そこが知りたい
達人が伝授する
日常皮膚診療の極意と裏ワザ

編集企画 **宮地良樹** 滋賀県立成人病センター病院長／京都大学名誉教授

全日本病院出版会

Monthly Book Derma.
創刊 20 周年を迎えて

　20 年と言えば，人間なら成人の年である．1997 年に創刊された本誌は，おなじみのグリーンの表紙とハンディな体裁に不似合いなほど盛り沢山の内容が詰め込まれ，乱立気味の皮膚科の雑誌の中でもユニークな地位を獲得してきた．筆者は，本誌の初代編集主幹の慶應義塾大学西川武二教授が退任された後これを引き継ぎ，それ以来 10 数年にわたり本誌の編集に携わってきた．その後，もう一人の編集主幹昭和大学飯島正文教授が退任され，以後は後任の日本大学照井 正教授と筆者の 2 人で担当してきたが，もう 20 年も経ってしまったのかというのが偽らざる心境である．
　本誌の特徴は，2 人の編集主幹が相談して年間の編者とテーマを各々 13〜14 本程決め，選ばれた各号の編者がそのテーマに沿った内容になるよう，10 本程度の著者を決めるというやり方をとっている点である．他の雑誌と比べ，本誌の編集方針は，各号の編者に（大まかなテーマは与えるものの）思い切り腕をふるってもらえるよう，細かい内容には一切口を出さない点がユニークである．そのため，各号を任された編者は一生懸命頭を絞り，結果としてその編者の個性が発揮されることになる．しかも全体のハンディさの割に，他誌なら総説に近い長さの原稿が主体となるため，本誌の著者ともなれば，とても片手間では書くことが出来ず，書く方にとっては荷の重い仕事である．活字離れが進む昨今，このような内容の濃い原稿が中心となっているため，短い原稿が主体の他誌と比べ，大変読みごたえのある内容になっている．そのため，論文を書く際や，学会へ演題を出すときには本誌の特集号がよく引用されている．
　皮膚科医は，他科医師より論文を読む事も，書くことも多いとされている．そうは言っても，昨今の若い医師達は雑誌の定期購読を余りしなくなっており，特に基礎系の雑誌の売れ行き不振は目を覆うものがある．その点，本誌は臨床に特化しており，臨床型雑誌の中では健闘している存在である．
　"人は変えるべきものを変えず，変えなくてもよいものを変えてしまう"と言ったのは，崎陽軒の社長だが，本誌はまさしく 20 年間表紙も変えず体裁も変えず編集方針も変えずにやってきた．それは，内容を重んじるという本誌の編集姿勢が貫かれた結果である．雑誌を読まずに知識は専らインターネットから得るという若い医師が増え続けている中，本誌はそういう若い医師たちに論文を読むことの素晴らしさ，書くことの楽しさを与え続けてきたように思う．
　本誌の創刊 20 周年記念書籍は宮地良樹先生編集の"そこが知りたい 達人が伝授する日常皮膚診療の極意と裏ワザ"である．ここには，診療のエッセンスがつまっており，実に読み応えのある 20 周年にふさわしい内容になっている．筆者は今年度で定年退職するため，編集主幹は後任の杏林大学教授の大山 学先生に交替する．さて，これから先の 20 年後，本誌は一体どのような変化を遂げているであろうか．

2016 年 4 月

編集主幹　塩原　哲夫
照井　正

Monthly Book Derma. 創刊20周年記念書籍
「そこが知りたい 達人が伝授する日常皮膚診療の極意と裏ワザ」

編集企画にあたって

　もう20年も経ったのか，というのが私の率直な感慨である．私が皮膚科医になってからの38年間に創刊された皮膚科専門誌はいくつかあるが，とりわけMB Derma. の創刊号は私の脳裏にいまでも鮮明な記憶をとどめている．各号とも責任編集企画者がいて，一つのテーマについて多彩な切り口で掘り下げ，毎回読み切りで完結する編集手法は当時からきわめて斬新であった．私も過去20年間に何回か編集企画を担当させていただいたが，さながら特定疾患のMookのようで，いまでも記念に全号を残しているほどである．

　なかでも印象に残るのは，なんといってもMB Derma. 創刊10周年記念書籍として編集した「すぐに役立つ日常皮膚診療における私の工夫」である．特大号であったのでかなりの分量であったが，幸いにして高い評価をいただき，いまでも購入が続いているのは編集者として望外の喜びである．

　あれからさらに10年経過した今回，MB Derma. 創刊20周年記念書籍の編集企画を依頼されたときはいささか驚いたが，MB Derma. の軌跡を総括した特大号を再び世に問うことができる感激もまたひとしおである．MB Derma. 創刊30周年記念書籍を編集することはまずないので，本書では，臨床皮膚科医としての私の集大成の意味も込めて，徹底して日常診療にこだわった企画を貫いた．「極意と裏ワザ」というのはややキワモノ風の表現であるが，言外に「学術論文ではとても書けないが，達人が喉まで出かかった，とっておきのスキルを惜しげもなく公開していただこう」という趣旨で，日々の実地診療に即効性のあるトピックばかりを厳選した．特に最近めざましく進歩した皮膚科領域の治療薬や診断ツールについてまずとりあげ，そのあと，ありふれた皮膚疾患の治療でありながら躓きやすいピットフォールの数々，あるいはもともと手こずる皮膚疾患の治療のホットな秘訣についてその極意を専門の先生方にご披露いただいた．最後に，最近新しく登場した皮膚疾患やいままでの常識が変容しつつある皮膚疾患にも丁寧な解説を加えていただいた．

　こうして完成した本書を改めて通覧してみると，この20年間の臨床皮膚科学の進歩を，日常診療の視点から俯瞰することができる気がする．創刊20周年という節目の年に，最先端の治療のスキルを網羅的に集約できたことは，皮膚科学の地平に新たな一里塚を刻んだようで，この次の10年への飛翔を垣間見た気がした．若い先生や中堅の皮膚科医のみでなく，老練な皮膚科専門医の先生にも有用な読み甲斐のある記念書籍に仕上がったと密かに自負している．明日からの皮膚科診療に是非活用いただくことを切望する．

2016年のバレンタインデーに
宮地　良樹

CONTENTS

そこが知りたい
達人が伝授する日常皮膚診療の極意と裏ワザ

I 話題の新薬をどう使いこなす？

1. BPO製剤 …………………………………………………… 吉田亜希, 林　伸和　2
2. クレナフィン® ……………………………………………………………… 渡辺晋一　9
3. ドボベット® ………………………………………………………………… 安部正敏　16
4. 抗PD-1抗体 ……………………………………………… 中村泰大, 山本明史　23
5. スミスリン®ローション ……………………………………………………… 石井則久　29
6. グラッシュビスタ® …………………………………………………………… 古山登隆　34

II 新しい診断ツールをどう生かす？

1. ダーモスコピー
   a) 掌蹠の色素性病変診断アルゴリズム ………………… 皆川　茜, 宇原　久　42
   b) 脂漏性角化症，基底細胞癌の診断ツールとして ……… 貞安杏奈, 田中　勝　48
   c) 疥癬虫を見つける ………………………………………………… 和田康夫　52
   d) トリコスコピーで脱毛疾患を鑑別する ……………………………… 乾　重樹　58
2. Ready-to-useのパッチテストパネル活用法 ……………………………… 伊藤明子　64

III 最新の治療活用法は？

1. ターゲット型エキシマライトによる治療 …………………………………… 森田明理　74
2. 顆粒球吸着療法 ……………………………………………………………… 金蔵拓郎　80
3. 大量γグロブリン療法—天疱瘡に対する最新の治療活用法は？ ……… 青山裕美　87
4. 新しい乾癬生物学的製剤 ……………………………………………… 大槻マミ太郎　92

IV ありふれた皮膚疾患診療の極意

1. 浸軟した趾間白癬の治療のコツ .... 常深祐一郎　*104*
2. 真菌が見つからない足白癬診断の裏ワザ .... 常深祐一郎　*108*
3. 特発性蕁麻疹治療―増量の裏ワザ .... 谷崎英昭　*112*
4. 蕁麻疹寛解後いつまで抗ヒスタミン薬を内服すべきか .... 田中暁生　*118*
5. アトピー性皮膚炎のプロアクティブ療法 .... 中原剛士　*123*
6. 母親の心を動かすアトピー性皮膚炎治療 .... 加藤則人　*129*
7. 帯状疱疹関連痛治療のコツ .... 渡辺大輔　*135*
8. 爪扁平苔癬と爪乾癬の鑑別 .... 遠藤幸紀　*143*

V 新しい皮膚疾患の診療

1. ロドデノール誘発性脱色素斑 .... 鈴木加余子，松永佳世子　*150*
2. 分子標的薬による手足症候群 .... 松村由美　*157*
3. イミキモドの日光角化症フィールド療法 .... 出月健夫　*162*
4. 日本紅斑熱と牛肉アレルギーの接点 .... 千貫祐子，森田栄伸　*168*

VI 手こずる皮膚疾患の治療法～いまホットなトピックは？

1. 病状が固定した尋常性白斑 .... 谷岡未樹　*178*
2. 多発する伝染性軟属腫 .... 馬場直子　*183*
3. 急速に進行する円形脱毛症 .... 大日輝記　*190*
4. 凍結療法に反応しない足底疣贅 .... 石地尚興　*198*
5. 尋常性痤瘡のアドヒアランス向上法 .... 島田辰彦　*204*
6. テトラサイクリンに反応しない酒皶 .... 大森遼子，山﨑研志　*211*
7. メスを使わない陥入爪・巻き爪の治療法 .... 原田和俊　*217*
8. 掌蹠多汗症は治せる .... 横関博雄　*224*
9. 痛みと抗菌を考えた皮膚潰瘍のドレッシング材活用法
   　　　　　　　　　　　　　　　　　　　　　　　　　　　　 門野岳史，宮川卓也，宮垣朝光　*230*

10. 伝染性膿痂疹—耐性菌を考えた外用薬選択法 ……………………………… 白濱茂穂　235
11. IgA 血管炎（Henoch-Schönlein）—紫斑以外に症状のないときの治療法は？
　　　……………………………………………………………………………… 川上民裕　240
12. 糖尿病患者の胼胝・鶏眼治療は？ ………………………………………… 中西健史　247

VII　変容しつつある治療の「常識」

1. 褥瘡患者の体位変換は考えもの？ ………………………………………… 磯貝善蔵　256
2. アトピー患者は汗をかいたほうがいい？ ………………………………… 室田浩之　262
3. スキンケアで食物アレルギーが防げる？ ………………………………… 猪又直子　267
4. フィラグリンを増やせばアトピーがよくなる？ ………………………… 大塚篤司　275
5. 保湿剤で痒疹が改善する？ ……………宇都宮綾乃，清原英司，室田浩之，片山一朗　281
6. 肝斑にレーザーは禁物？ …………………………………………………… 葛西健一郎　287
7. 小児剣創状強皮症にシクロスポリンが効く？ ………………… 天日桃子，竹原和彦　292
8. 下腿潰瘍の治療は外用より弾性ストッキングのほうが重要？ ………… 藤澤章弘　299
9. 皮膚科医に診断できる関節症性乾癬とは？ ……………………………… 山本俊幸　304
10. 一次刺激性接触皮膚炎の本態は？ ………………………………………… 川村龍吉　310
11. 長島型掌蹠角化症は意外に多い？ ………………………………………… 椛島健治　315
12. 菌状息肉症はアグレッシブに治療しないほうがいい？ ………………… 菅谷　誠　321
13. 脂腺母斑に発生する腫瘍は基底細胞癌ではない？ ……………………… 竹之内辰也　327
14. 扁平母斑とカフェオレ斑—日本と海外の認識の違いは？ ……………… 伊東慶悟　331
15. 帯状疱疹で眼合併症の有無を予見するには？ …………………………… 浅田秀夫　339

TOPICS

1. 乳児血管腫に対するプロプラノロール内服療法 …………………… 倉持　朗 *344*
2. 乾癬治療薬として公知申請に向け動き出したメトトレキサート …… 五十嵐敦之 *351*
3. 帯状疱疹ワクチン開発の現況 ………………………………………… 渡辺大輔 *354*
4. 日本人の肌の色を決定する遺伝子は？ ……………………… 阿部優子, 鈴木民夫 *357*
5. IgG 4 関連疾患 ………………………………… 多田弥生, 武岡伸太郎, 井関紗月 *360*
6. ジェネリック外用薬の問題点 ………………………………………… 大谷道輝 *363*
7. 好酸球性膿疱性毛包炎―日本の現状は？ …………………………… 野村尚史 *366*
8. 足底メラノーマは汗腺由来？ ………………………………………… 岡本奈都子 *370*
9. がん性皮膚潰瘍臭改善薬―メトロニダゾールゲル ………………… 渡部一宏 *373*

索引 …………………………………………………………………………………… *376*

執筆者一覧

編集
宮地　良樹　　滋賀県立成人病センター，病院長／京都大学，名誉教授

執筆者（執筆順）
吉田　亜希　　国家公務員共済組合連合会虎の門病院皮膚科
林　　伸和　　国家公務員共済組合連合会虎の門病院皮膚科，部長
渡辺　晋一　　帝京大学皮膚科，教授
安部　正敏　　医療法人社団廣仁会札幌皮膚科クリニック，副院長
中村　泰大　　埼玉医科大学国際医療センター皮膚腫瘍科・皮膚科，准教授
山本　明史　　埼玉医科大学国際医療センター皮膚腫瘍科・皮膚科，教授
石井　則久　　国立感染症研究所ハンセン病研究センター，センター長
古山　登隆　　医療法人社団喜美会自由が丘クリニック，理事長
皆川　　茜　　信州大学皮膚科
宇原　　久　　信州大学皮膚科，准教授
貞安　杏奈　　東京女子医科大学東医療センター皮膚科
田中　　勝　　東京女子医科大学東医療センター皮膚科，教授
和田　康夫　　赤穂市民病院皮膚科，部長
乾　　重樹　　大阪大学皮膚科，招聘教授／心斎橋いぬい皮フ科，院長
伊藤　明子　　新潟大学医歯学総合病院皮膚科，講師
森田　明理　　名古屋市立大学皮膚科，教授
金蔵　拓郎　　鹿児島大学皮膚科，教授
青山　裕美　　川崎医科大学附属川崎病院皮膚科，教授
大槻マミ太郎　自治医科大学皮膚科，教授
常深祐一郎　　東京女子医科大学皮膚科，准教授
谷崎　英昭　　大阪医科大学皮膚科，講師
田中　暁生　　広島大学皮膚科，学部内講師
中原　剛士　　九州大学皮膚科・体表感知学講座，准教授
加藤　則人　　京都府立医科大学大学院医学研究科皮膚科学，教授
渡辺　大輔　　愛知医科大学皮膚科，教授
遠藤　幸紀　　岩手医科大学皮膚科，講師
鈴木加余子　　医療法人豊田会刈谷豊田総合病院皮膚科，部長
松永佳世子　　藤田保健衛生大学皮膚科，教授
松村　由美　　京都大学医学部附属病院医療安全管理室，病院教授
出月　健夫　　NTT東日本関東病院皮膚科，主任医長
千貫　祐子　　島根大学皮膚科，講師
森田　栄伸　　島根大学皮膚科，教授
谷岡　未樹　　谷岡皮フ科クリニック，院長
馬場　直子　　神奈川県立こども医療センター皮膚科，部長
大日　輝記　　京都大学皮膚科，講師
石地　尚興　　東京慈恵会医科大学皮膚科，教授
島田　辰彦　　島田ひふ科，院長

大森　遼子	東北大学皮膚科	
山﨑　研志	東北大学皮膚科，准教授	
原田　和俊	東京医科大学皮膚科，准教授	
横関　博雄	東京医科歯科大学皮膚科，教授	
門野　岳史	聖マリアンナ医科大学皮膚科，准教授	
宮川　卓也	東京大学皮膚科	
宮垣　朝光	東京大学皮膚科，講師	
白濱　茂穂	聖隷三方原病院，院長補佐／皮膚科部長	
川上　民裕	聖マリアンナ医科大学皮膚科，准教授	
中西　健史	滋賀医科大学皮膚科，特任准教授	
磯貝　善蔵	国立研究開発法人国立長寿医療研究センター先端診療部・皮膚科，医長	
室田　浩之	大阪大学皮膚科，准教授	
猪又　直子	横浜市立大学皮膚科，准教授	
大塚　篤司	京都大学皮膚科，院内講師	
宇都宮綾乃	大阪大学皮膚科	
清原　英司	大阪大学皮膚科，助教	
片山　一朗	大阪大学皮膚科，教授	
葛西健一郎	葛西形成外科，院長	
天日　桃子	金沢大学皮膚科	
竹原　和彦	金沢大学皮膚科，教授	
藤澤　章弘	ふじさわ皮膚科クリニック，院長	
山本　俊幸	福島県立医科大学皮膚科，教授	
川村　龍吉	山梨大学皮膚科，准教授	
椛島　健治	京都大学皮膚科，教授	
菅谷　誠	東京大学皮膚科，准教授	
竹之内辰也	新潟県立がんセンター皮膚科，部長	
伊東　慶悟	東京慈恵会医科大学皮膚科，講師	
浅田　秀夫	奈良県立医科大学皮膚科，教授	
倉持　朗	埼玉医科大学皮膚科，教授	
五十嵐敦之	NTT東日本関東病院皮膚科，部長	
阿部　優子	山形大学皮膚科	
鈴木　民夫	山形大学皮膚科，教授	
多田　弥生	帝京大学皮膚科，准教授	
武岡伸太郎	帝京大学皮膚科	
井関　紗月	帝京大学皮膚科	
大谷　道輝	東京逓信病院薬剤部，副薬剤部長	
野村　尚史	京都大学医学部附属病院臨床研究総合センター開発企画部	
岡本奈都子	独立行政法人国立病院機構京都医療センター皮膚科	
渡部　一宏	昭和薬科大学臨床薬学教育研究センター，准教授	

（2016年3月現在）

そこが知りたい 達人が伝授する日常皮膚診療の極意と裏ワザ

I 話題の新薬をどう使いこなす？

1. BPO製剤
2. クレナフィン®
3. ドボベット®
4. 抗PD-1抗体
5. スミスリン®ローション
6. グラッシュビスタ®

I. 話題の新薬をどう使いこなす？

1 BPO製剤

押さえておきたいポイント

- BPOは欧米で古くから使用されている標準的な痤瘡治療薬である．
- BPOは抗菌作用と角質剥離作用を有する．
- BPOは薬剤耐性菌の報告がなく，増加する薬剤耐性 *P. acnes* を回避するためにも有用な痤瘡治療薬である．

●はじめに

　過酸化ベンゾイル（benzoyl peroxide；BPO）は，欧米では古くから使用されている標準的な痤瘡治療薬である．強い酸化作用を有する有機過酸化物で，痤瘡の原因菌である *Propionibacterium acnes*（以下，*P. acnes*）に対して抗菌的に働く．従来の抗菌薬とは異なり，BPOには薬剤耐性菌の報告がないのが最大の特徴である．欧米では，種々の抗菌薬に耐性を有する *P. acnes* の増加が近年大きな問題となっており[1]，抗菌薬の長期使用は控え，レチノイドやBPOを使用することが推奨されている[2]．本邦におけるBPO製剤は，2015年に2.5% BPOゲル（ベピオ®ゲル2.5%），同年続いて1%クリンダマイシン（以下，CLDM）-3% BPOゲル（デュアック®配合ゲル）が処方可能となった．本稿では，新たに日本で使用可能となったBPO製剤につき概説する．

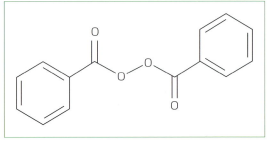

図1　過酸化ベンゾイルの構造

●BPOの歴史

　BPOは2個のベンゼン環を有する分子で（図1），分子量は242.23と小さい．その原末は熱，衝撃，摩擦などで爆発する恐れもあるが，水分を含むことで危険性が低下する．

　BPOは，皮膚に塗布後，数分で分解され安息香酸に変換されて血中に移行する．BPOが安息香酸に変換される際に生じる活性酸素が，*P. acnes* に対して強い抗菌力を発揮する．この作用は，漂

白剤や歯科領域におけるポリマーの合成開始剤としても利用されている．

医療用途としては，20世紀初めより熱傷や難治性皮膚潰瘍に使用されてきた歴史がある．痤瘡治療薬としては，1965年には5% BPOとイオウの合剤クリームを用いた報告[3]がみられる．

BPOの使用濃度に関しては，報告によりさまざまであったが，1986年に2.5%，5%，10%の各濃度のBPOにおける有効性と副作用を比較検討した結果，各濃度における有効性に差はなく，10%の高濃度で高い副作用がみられた[4]ことから，現在では2.5～5%のBPOが標準的に使用されている．

尋常性痤瘡治療ガイドライン

日本皮膚科学会により策定された本邦の尋常性痤瘡治療ガイドライン2008[5]では，面皰，丘疹，膿疱，囊腫，硬結，瘢痕といった主たる症状と重症度に応じた治療法が示されている．具体的には，面皰にはアダパレンの外用を，丘疹，膿疱にはアダパレンの外用に加え，抗菌薬の外用，内服を重症度に合わせて使用することを強く推奨している．その後登場した2.5% BPOは耐性菌の報告がなく，面皰改善作用と抗菌作用をあわせ持つことから，2016年の改訂ガイドラインでは，面皰，炎症性皮疹の両者に強く推奨され（推奨度A），急性炎症期・維持期のいずれにも強く推奨されている（推奨度A）．一方1% CLDM/3% BPO配合剤は，抗菌薬を含むことから，急性炎症期には強く推奨されている（推奨度A）が，維持期では推奨されていない[6]．

2003年のglobal allianceによる尋常性痤瘡治療のアルゴリズム[7]では中等症以上の炎症性皮疹でBPOの外用は外用レチノイドとともに第一選択薬として推奨されている．

2012年のヨーロッパ痤瘡治療ガイドライン[8]においても，軽～中等症の丘疹，膿疱を示す炎症性皮疹に対してBPOが推奨され，アダパレンとBPO，CLDMとBPOの合剤が強く推奨されている．

また，2013年に発表された米国小児科学会における小児痤瘡の診断治療に関するガイドライン[9]では，軽症ではBPOの単独，あるいはBPOとアダパレンや抗菌薬との外用併用療法が推奨され，中等症以上では，内服抗菌薬を加えた併用療法が推奨されている．

BPOの作用機序

BPOは，大きく分けて抗菌作用と角質剥離作用の2つを有する．

1．抗菌作用

BPOは強い酸化作用を有する有機過酸化物であり，分解により生じたフリーラジカルは $P.$ $acnes$, $Staphylococcus\ epidermis$（以下，$S.\ epidermis$）などの細菌の膜構造，DNA，代謝を直接障害し抗菌作用を示す[10]．BPOに対する耐性菌は現在までに報告がない．その理由は，BPOが細菌の細胞壁，細胞膜，核酸合成，タンパク質など複数の機序により非特異的に細菌に作用するためと考えられている．

2．角質剥離作用

BPOの分解により生じたフリーラジカルは，閉塞した毛包漏斗部において，角層のコルネオデスモゾームの構成タンパク質を変性させ，角質細胞同士の結合に作用し，角質剥離を促進させる働きを有する[11]．これは，既存の古い角層をピーリング作用によって剥離させる働きであり，面皰の形成を抑制する．

一方，同様に角質剥離作用を有する痤瘡治療薬であるアダパレンは，表皮角化細胞の分化を抑制することで，毛包漏斗部の角化を抑制し，閉塞を改善させる点で異なった機序を有する．

日本における臨床試験成績（有効性と安全性）

本邦では，尋常性痤瘡の患者を対象に，プラセボを対照として，2.5%および5% BPOゲルを1日1回夜外用，12週間継続塗布する無作為化比較試験が行われている[12]．

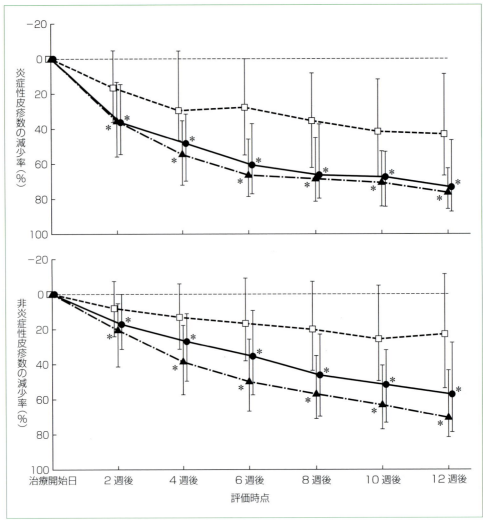

図2　BPOの炎症性皮疹・非炎症性皮疹に対する有効性（文献12より一部抜粋）
2.5%，5% BPOゲル，プラセボ1日1回夜外用時の炎症性皮疹および非炎症性皮疹数の減少率の経時推移
● : 2.5% BPOゲル
▲ : 5% BPOゲル
□ : プラセボ中央値（四分位範囲）
＊ : $p > 0.001$　2標本Wilcoxon検定（vs. プラセボ）

　この試験では，2.5% BPOゲル投与群，5% BPOゲル投与群のいずれも，炎症性皮疹，非炎症性皮疹，総皮疹のすべてで，投与開始2週後からプラセボと比較して皮疹数の減少率が有意に高かった（図2）．最終評価時の炎症性皮疹の減少率は2.5% BPOゲル群で72.7%，5% BPOゲル群で75.0%であった．また，非炎症性皮疹の減少率では，2.5% BPOゲル群で56.5%，5% BPOゲル群で68.2%であった．
　また，2.5% BPOゲルと5% BPOゲルを用いた52週間の長期臨床試験[13]では，12週以降も効果が持続し，52週後の炎症性皮疹の減少率は，2.5% BPOゲル群で75.0%，5% BPOゲル群で83.3%であった（図3）．BPOは抗菌薬の長期連用により出現した薬剤耐性 *P. acnes* に対してでも抗菌作用を示すとの報告[14]もあるが，本試験においても，高度耐性菌を有する痤瘡患者でも有効性に差はなく，抗菌薬への感受性にかかわらず作用すると考えられる．
　頻度の高い有害事象は，皮膚剝脱，刺激感，紅

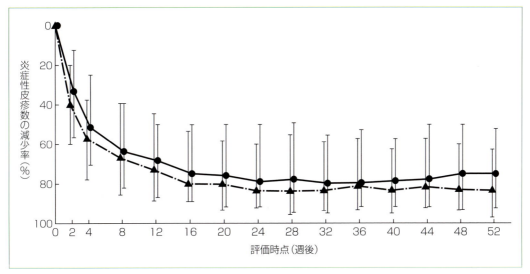

図3 BPOの長期使用試験（文献13より一部抜粋）
2.5%, 5% BPOゲル1日1回外用時の炎症性皮疹数の推移
●：2.5% BPOゲル
▲：5% BPOゲル

斑，乾燥，瘙痒感，接触皮膚炎であるが，その大部分は軽度であった（表1）．これら有害事象の発症時期は，比較的早期にみられることが多い．最初の1か月は31.2%であるが，2か月目以降には5%程度に低下することから，特に最初の1か月間は副作用に注意が必要である．

本臨床試験では，導入済みのアダパレンとの併用を可としていた．2.5% BPOとアダパレン外用薬を併用していた群の有害事象の発現割合は，アダパレン非併用群で46.2%であったのに対し，併用群では66.7%と有害事象が非併用群と比較して高くみられた．これらの効果と有害事象をもとに総合的に判断して2.5%製剤が発売された．

一方，1% CLDM/3% BPO配合ゲルの本邦における臨床試験[15]では，本剤を1日1回あるいは2回，12週間塗布し，1% CLDM単独外用群と比較検討した．その結果，炎症性皮疹，非炎症性皮疹，総皮疹のいずれにおいても，本剤1日2回群では1週間，1日1回群では2週間で，CLDM単独群と比較して有意な臨床効果が得られた（図4, 5）．特に1日1回群は，治療開始後2週間で炎症性皮疹が62.5%減少しており，炎症性皮疹を伴う急性期の治療に有効な薬剤と考えられる．また，1日1回の外用で従来の抗菌薬であるCLDM 2回塗布群よりも高い臨床効果を示したことは，より高

表1 過酸化ベンゾイル長期投与時（52週間）にみられる因果関係が否定できない有害事象
（文献12より一部抜粋）

	2.5% BPO 例数（%）	5% BPO 例数（%）	2.5＋5% BPO 例数（%）
安全性解析対象集団	231	227	458
（一般・全身障害および投与部位の状態）			
適用部位刺激感	44（19.0）	46（20.3）	90（19.7）
適用部位紅斑	32（13.9）	41（18.1）	73（15.9）
適用部位乾燥	30（13.0）	38（16.7）	68（14.8）
適用部位瘙痒感	14（6.1）	13（5.7）	27（5.9）
（皮膚および皮下組織障害）			
皮膚剥脱	42（18.2）	53（23.3）	95（20.7）
湿疹	0	3（1.3）	3（0.7）
皮膚炎	2（0.9）	1（0.4）	3（0.7）
接触皮膚炎	7（3.0）	4（1.8）	11（2.4）
蕁麻疹	0	0	0

いコンプライアンスが期待できる薬剤であるといえる．海外の報告では1% CLDM/3% BPO配合ゲルを3% BPO単剤と比較した結果，配合ゲルは炎症性皮疹，総皮疹において有意な臨床効果を得ている[16]．

すなわち，CLDM/BPO配合ゲルはCLDMあるいはBPO単剤のいずれよりも有用な薬剤であることが示された．

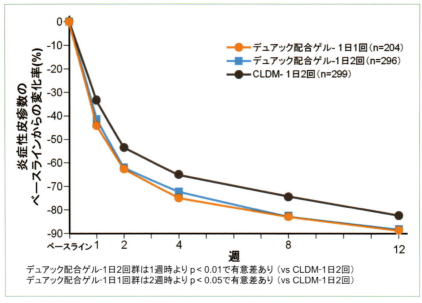

図4 1% CLDM/3% BPO配合ゲルの炎症性皮疹に対する有効性
(1% CLDMとの比較)(文献15より改変)

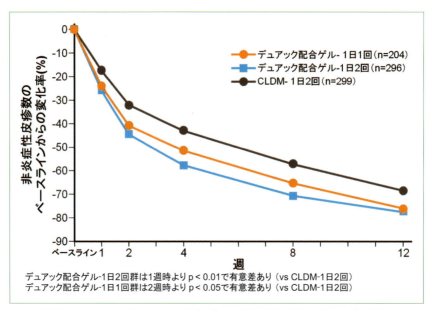

図5 1% CLDM/3% BPO配合ゲルの非炎症性皮疹に対する有効性
(1% CLDMとの比較)(文献15より改変)

● 使用方法の実際

　ベピオ®ゲル2.5%，デュアック®配合ゲルのいずれも，尋常性痤瘡を効能・効果に有し，健康保険が適用される外用薬である．使用法は，1日1回，洗顔後，患部に適量を塗布する．ベピオ®ゲル2.5%での1回の使用量の目安は，顔面全体に塗布する場合で1 finger tip unit（以下，FTU）= 0.5 gが目安となる．一方，デュアック®配合ゲルの場合，チューブの口径が細く1 FTUが約0.3 gとなっているため，半顔ではおよそ1 FTU，全顔ではおよそ2 FTUの塗布量になることに注意が必要である．

　実際の使用は，洗顔後に，皮疹部だけではなく，皮疹が出る可能性がある部位も含めて面で広めに塗布する．ときに刺激感の訴えがあったり，接触

皮膚炎を生じる可能性もあるため，初期には部分的に少量から塗布し徐々に範囲を広げるのもよい．皮膚剥脱や乾燥，刺激感に対しては，保湿剤を用いて保湿した後に外用することで緩和されることが多い．

また，BPO は毛髪や着色繊維などを脱色させることがあるため，処方時には，毛髪や衣類，寝具への付着に注意するように指導する．

併用薬については，アダパレンに注意したい．国内臨床試験では，アダパレンと 2.5% BPO を併用した群で BPO 単独外用群よりも副作用の頻度が高かった．海外では，アダパレンと BPO の配合剤が承認されており，副作用もあるが，効果も高いことが知られている．適切な保湿による対処や外用指導により，副作用を回避できれば，両者の併用は有用な治療になりうると考える．

デュアック®配合ゲルは，冷所保存とされているが，常温で 2～3 か月の安定性があり，急性炎症期のみの使用であることから，通常の使用であれば問題にはならないと考える．

BPO による接触皮膚炎に関しては，海外では粘着テープ，水泳用ゴーグルや義歯に含まれる BPO により生じた接触皮膚炎の報告[17]が，本邦では米国製ニキビケア化粧品に含まれる BPO による接触皮膚炎の報告[18]がある．また鷲崎[19]は，皮膚炎を有する患者を対象にした歯科金属，歯科材料のパッチテストを施行した結果，1% BPO に 2.7% で陽性がみられたと報告している．アレルギー性の接触皮膚炎の頻度は低いが，起こりうる可能性を患者に説明しておくことが望ましい．

●小児，妊婦への使用について

ベピオ®ゲル 2.5%，デュアック®配合ゲルのいずれも，添付文書上，使用経験がないため 12 歳未満の小児に対する安全性は確立されていないとされている．小児への薬剤使用に際しては安全性が重要である．BPO は，OTC として海外で長い使用歴があり，日本の医薬品医療機器総合機構も年齢による安全性に特段の差がないとしている．小児期からの薬剤耐性菌回避のためにも不要な抗菌薬の長期投与は避けたい．尋常性痤瘡であれば，12 歳未満の患者に対しても，BPO による急性炎症期治療および維持療法を推奨したい．

また妊婦に対しては，添付文書上，安全性の確立はなされておらず，授乳中の使用についても避けるように記載されている．しかし，BPO は皮膚に塗布直後，すぐに分解されて安息香酸に変わり，その後，馬尿酸として尿中に排出される．体内の薬物動態を調べた報告[20]では，BPO 塗布後，安息香酸は 30 分〜4 時間で投与前より上昇し，血中に吸収されていたものの，動物実験での催奇形性は報告がなく，胎児に影響する可能性はないと考えられる．一方，アダパレンは，催奇形性が否定できないことから妊婦および授乳婦への使用は禁忌となっている．妊娠を希望している痤瘡患者には，BPO は重要な選択肢となるであろう．

●おわりに

尋常性痤瘡は，慢性，再発性の皮膚疾患で，時に不可逆性の瘢痕形成をきたす．したがって早期の治療開始とともに，維持療法が重要である．近年，問題となっている薬剤耐性 *P. acnes* 出現の回避のためにも，抗菌薬の長期連用を減らすことが望ましい．本邦でもようやく BPO の使用が可能となり，海外の標準治療に近づいた．今後は，アダパレンとともに BPO を用いた痤瘡治療，維持療法への期待が高まる．

（吉田亜希，林　伸和）

●文　献

1) Coates P, Vyakrmam S, Eady EA, et al : Prevalence of antibiotic-resistant propionibacteria on the skin of acne patients : 10-year surveillance data and snapshot distribution study. *Br J Dermatol*, **146** : 840-848, 2002.
2) Thiboutot D, Gollnick H, Bettoli V, et al : New insights into the management of acne : an update from the Global Alliance to Improve Outcomes in Acne group. *J Am Acad Dermatol*, **60** : S1-50, 2009.
3) Pace WE : A Benzoyl peroxide-sulfur cream for

acne vulgaris. *Can Med Assoc J*, **93**：252-254, 1965.
4) Mills OH Jr, Kligman AM, Pochi P, et al：Comparing 2.5%, 5%, and 10% benzoyl peroxide on inflammatory acne vulgaris. *Int J Dermatol*, **25**：664-667, 1986.
5) 林　伸和, 赤松浩彦, 岩月啓氏ほか：尋常性痤瘡治療ガイドライン. 日皮会誌, **118**：1893-1923, 2008.
6) 林　伸和ほか：尋常性痤瘡治療ガイドライン2016年版. 日皮会誌, 2016(in press).
7) Gollnick H, Cunliffe W, Berson D, et al：Management of acne：a report from a Global Alliance to Improve Outcomes in Acne. *J Am Acad Dermatol*, **49**：S1-37, 2003.
8) Nast A, Dréno B, Bettoli V, et al：European evidence-based (S3) guidelines for the treatment of acne. *J Eur Acad Dermatol Venereol*, **26**：1-29, 2012.
9) Eichenfield LF, Krakowski AC, Piggott C, et al：Evidence-based recommendations for the diagnosis and treatment of pediatric acne. *Pediatrics*, **131**：163-186, 2013.
10) Cove JH, Holland KT：The effect of benzoyl peroxide on cutaneous micro-organisms *in vitro*. *J Appl Bacteriol*, **54**：379-382, 1983.
11) Kligman LH, Kligman AM：The effect on rhino mouse skin of agents which influence keratinization and exfoliation. *J Invest Dermatol*, **73**：354-358, 1979.
12) 川島　眞, 佐藤伸一, 古川福実ほか：過酸化ベンゾイルゲルの尋常性痤瘡を対象とした第Ⅱ/Ⅲ相臨床試験—プラセボ対照, ランダム化, 二重盲検並行群間比較, 多施設共同試験—. 臨床医薬, **30**(8)：651-668, 2014.
13) 川島　眞, 流　利孝, 桂巻常夫：尋常性痤瘡患者での過酸化ベンゾイルゲル長期投与時(52週間)の安全性および有効性評価—非盲検, ランダム化, 多施設共同第Ⅲ相臨床試験—. 臨床医薬, **30**(8)：669-689, 2014.
14) Eady EA, Farmery MR, Ross JI, et al：Effects of benzoyl peroxide and erythromycin alone and in combination against antibiotic-sensitive and-resistant skin bacteria from acne patients. *Br J Dermatol*, **131**(3)：331-336, 1994.
15) Kawashima M, Hashimoto H, Alió Sáenz AB, et al：Clindamycin phosphate 1.2%-benzoyl peroxide 3.0% fixed-dose combination gel has an effective and acceptable safety and tolerability profile for the treatment of acne vulgaris in Japanese patients：a phase Ⅲ, multicentre, randomised, single-blinded, active-controlled, parallel-group study. *Br J Dermatol*. **172**(2)：494-503, 2015.
16) Eichenfield LF, Alió Sáenz AB：Safety and efficacy of clindamycin phosphate 1.2%-benzoyl peroxide 3% fixed-dose combination gel for the treatment of acne vulgaris：a phase 3, multicenter, randomized, double-blind, active- and vehicle-controlled study. *J Drugs Dermatol*, **10**：1382-1396, 2011.
17) Shwereb C, Lowenstein EJ：Delayed type hypersensitivity to benzoyl peroxide. *J Drugs Dermatol*, **3**：197-199, 2004.
18) 加納宏行, 坂　義経：米国製ニキビケア化粧品に含まれる過酸化ベンゾイルによる接触皮膚炎. 皮膚病診療, **31**：1307-1308, 2009.
19) 鷲崎久美子：歯科金属, 歯科材料のパッチテスト成績の検討. 東邦医学会雑誌, **50**(3)：222-232, 2003.
20) 藤村昭夫, 尼岸宏章, 雲川忠雄ほか：過酸化ベンゾイルの尋常性痤瘡患者に対する臨床薬理試験. 臨床医薬, **30**(8)：639-649, 2014.

I. 話題の新薬をどう使いこなす？

2 クレナフィン®

押さえておきたいポイント

- クレナフィン以前の外用抗真菌薬は爪白癬には無効で，保険の適用もない．
- 経口抗真菌薬では，治療が難しい縦の楔状の混濁がみられる病型や dermatophytoma にはクレナフィンが第一選択薬
- クレナフィンの爪白癬に対する有効率は経口抗真菌薬と比べ，必ずしも劣っているわけではない．
- 爪の先端の爪甲下角質増殖部位に液剤を垂らし込むように使用すると，有効率が高まる．
- 経口抗真菌薬との併用で治療期間の短縮と治癒率の向上が期待できる．

●はじめに

爪真菌症はいくつかの病型に分類されているが，このうち爪の表面だけが罹患する表在性白色爪真菌症(superficial white onychomycosis；SWO)は罹患した爪の表面を削り，外用抗真菌薬をつけるだけでよくなる．しかしそれ以外の爪甲下角質増殖がみられる通常の爪真菌症は，経口抗真菌薬でないと治癒は期待できなかった．ただし内服薬でも dermatophytoma や縦に楔状の線状の混濁(longitudinal spike)が生じた爪白癬(図 1)には効果がないし，SWO も経口薬では治療は困難である．さらに経口抗真菌薬は全身的な副作用と薬物相互作用のため，内服できない患者も多い．そこで，全身的な副作用がなく，薬物相互作用がない抗真菌薬が世界中で求められていた．そこに登場したのがクレナフィン爪外用液である．

●クレナフィンの概要

クレナフィンは 1 g 中にエフィナコナゾール(efinaconazole) 100 mg を含有する無色～微黄色透明の液剤で，爪白癬に有効であることが確かめられた日本初の外用抗真菌薬である．クレナフィンはさらさらした液状の剤型で，爪の先端から垂らすことによって，爪甲下角質増殖部位の中を毛細管現象によって爪床の奥まで薬剤が浸透し，薬効を発揮すると考えられている．クレナフィンの主要成分であるエフィナコナゾールはトリアゾール系抗真菌薬で，トリアゾール系抗真菌薬には，いくつかの経口薬や注射薬があるが，外用薬としては世界初のものである(図 2)．

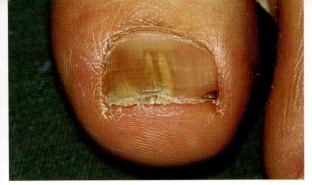

図1 縦に楔状の線状の混濁（longitudinal spike）が生じた爪白癬
このような病型では経口薬の投与を続けても，線状の混濁の幅は多少縮小することはあっても，完全に消失することはない．そのため従来の方法では，線状の混濁部位を爪切りやドリルなどで外科的に切除して，経口薬の投与を続けるしか治療法はなかった．

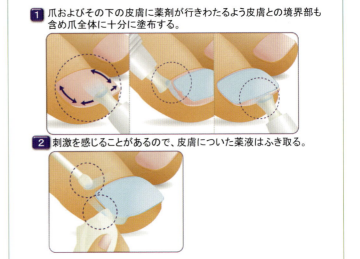

図2 クレナフィン（一般名：エフィナコナゾール）の化学構造式
アゾール系の抗真菌薬である．

図3 クレナフィンの使い方
（科研製薬　クレナフィンの使用方法より）

●適応症

エフィナコナゾールは既存の外用抗真菌薬のなかで抗真菌活性が高いことは勿論であるが，さらに幅広い抗真菌スペクトルを有している．その結果クレナフィンが認可された米国やカナダでは，適応疾患が爪真菌症になっている．しかし我が国では，爪白癬しか保険の適用はとれていない．その理由は不明であるが，日本で行われた爪真菌症には爪白癬しか含まれていなかったためと思われるが，いかにもお役所的な決定といわざるを得ない．

●使い方

製品はハケと一体型のボトルで，爪甲およびその下の爪床に薬剤が行きわたるように皮膚との境界部も含め爪全体に十分塗布することが推奨されている（図3）．特に爪切りなどで爪の病変部をできるだけ除去し，クレナフィンを爪の先端から爪床に垂らし込むようにして外用したほうが高い治癒率が期待できる．ただし皮膚刺激を感じることがあるので，皮膚についた薬液は拭き取る必要がある．また我が国では，新薬は発売後1年の間，投与期間の制限があるが，2015年の10月1日に投薬期間制限が解除された．

またクレナフィンは爪白癬にしか保険の適用はないし，皮膚刺激があるので足白癬には使用できない．そのため足白癬を合併している患者には，爪にはクレナフィン，足にはクレナフィン以外の外用抗真菌薬を併用するしかない．

●臨床試験

新規外用抗真菌薬エフィナコナゾールは日本のメーカーが開発したものであるが，臨床試験の第Ⅰ相と第Ⅱ相の試験は米国とカナダで行われ，第

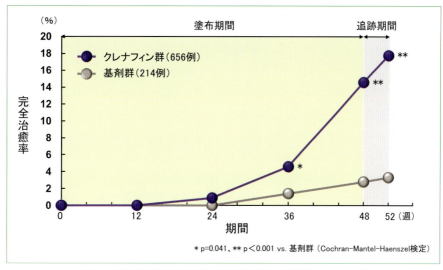

図4 国際共同第Ⅲ相試験の完全治癒率の推移(文献1より)
感染面積が0%で，かつ真菌学的治癒の割合（完全治癒率）の推移をみたものである．クレナフィンの外用36週以降，クレナフィン群はプラセボと比較して有意に高い完全治癒率を示し，外用終了後にも完全治癒率は上昇している．そのため，さらなる経過観察を行えば，さらに治癒率が上昇した可能性はある．

Ⅲ相比較試験の1つに日本も加わることになった．この薬剤はプラセボとの第Ⅲ相比較試験が2つ行われ，いずれの試験でもエフィナコナゾールはプラセボと比べ，有意に治癒率が高いことが証明された[1]．その結果，2013年にエフィナコナゾールはカナダで爪真菌症治療外用薬として認可され，2014年には日本および米国でも認可された．

この臨床試験[1]では中等症以下の爪真菌症が対象となっているため，爪病変が根本まで及ぶ症例の治癒率は今のところ不明といわざるを得ない．しかし治療中止後も治癒率が上昇しているので（図4），長期の治療を行えば，重症例に対しても治療効果があることが期待されている．外用52週の時点での完全治癒率（爪の混濁と真菌がともに消失した症例）は17.8%で，低い値に思われるかもしれないが，治験の後半になるにしたがって，治癒率が急上昇をしていることから，さらなる治療を継続すれば，経口薬と遜色がない治癒率が達成できたと思われる．実際，治験責任者であるElewski教授は，イトラコナゾールより治療効果が高い薬剤ではないかと米国の講演会で述べていた．さらに経口薬と外用との併用のほうが単独使用よりは有効性が高いという論文がいくつか発表されている[2〜7]ので，クレナフィンと経口抗真菌薬の併用により，治療期間の短縮と爪真菌症の治癒率が向上すると思われる．

副作用として，接触皮膚炎など外用した部位の皮膚刺激があるが，全身の副作用はない．さらに薬物相互作用もみられないことから，患者の全身状態を気にすることなく，気軽に処方できる画期的な薬剤であると思われる．

●クレナフィンが経口抗真菌薬より優れている点

クレナフィンが経口抗真菌薬より優れていることは，薬物相互作用がなく，全身的な副作用がないことであるが，それ以外に経口抗真菌薬では治療が困難な病型にクレナフィンが有効であることである．つまり経口抗真菌薬は，縦の楔状の混濁がみられる病型（図1）やdermatophytomaには効果がないこと[8]がわかっているが，クレナフィンはこのような病型に有効であるというデータが次々と蓄積されつつある．さらに，表在性白色爪真菌症は爪の表面の白濁している部位を削るなどで除去すればよい[8]が，クレナフィンの外用でより治癒が確実になる．

●今後の課題

　クレナフィンは爪白癬に有効であることが確認された外用抗真菌薬であるが，国際共同治験では，爪の混濁が50％以下の中等度までの爪真菌症の治験しか行われていないので，重症例に対する治療成績は今のところない．

　またクレナフィンをどのくらい外用し続ければ治癒するのかのデータもないが，これは経口抗真菌薬のイトラコナゾールを何パルス繰り返せば爪白癬が治癒するのか，あるいはテルビナフィンを何か月連続投与すれば治癒するかのデータがないのと同じである．大体足の爪が生え変わるのに1～1.5年かかるので，爪の混濁が消失する1～1.5年クレナフィンの外用を続けたほうがよいと思われるが，それより短期間の外用で済むかもしれない．また毎日外用することになっているが，毎日外用をしなくても2日に1回の外用でもよいかもしれないし，もっと少ない外用回数で済むかもしれない．いずれにせよ今後の治療成績の集積が待たれるところである．

●クレナフィン以外の外用爪白癬治療薬との比較

　日本で行われた爪真菌症に対する外用抗真菌薬の治験は，過去いくつかあるが，いずれも失敗し，今までは我が国には爪真菌症に保険適用がある外用抗真菌薬はなかった．ヨーロッパではアモロルフィン（商品名：Loceryl®ロセリル®）やシクロピロクス（商品名：Penlac®ペンラック®）というネイルラッカータイプの外用抗真菌薬がある．これらの外用薬は，ヨーロッパではプラセボとの比較試験が行われずに，爪真菌症に適応が認められた薬剤で，紙ヤスリとともに発売されている．つまりこれらの薬剤は紙ヤスリで爪甲を削ることを前提とした治療法で，爪床がむき出しになるぐらい爪甲を削り，外用抗真菌薬を使用すれば，治癒するかもしれないというものである．その意味でこの治療法は外用療法というよりは，病爪の外科的除去療法といってもよいものである．実際に我が国でも5％アモロルフィン外用剤の爪白癬に対する治験が行われたが，プラセボと有意差がつかなかった．また米国で行われた治験でも5％アモロルフィン外用薬（ロセリル）はほとんど治療効果を示さなかった．

　ペンラックやロセリルはいずれもネイルラッカータイプの薬剤で，その薬剤開発のコンセプトは，爪の表面に高い濃度の抗真菌薬を外用すれば，抗真菌薬が爪のなかに浸透するというものである．しかし，爪甲下角質増殖がみられる通常の爪真菌症では，原因真菌は爪床に沿って侵入するため，爪甲ではなく爪床に生きている真菌が多く存在する[8]．そのため抗真菌薬は爪甲下に存在する爪床にまで到達しなければならない．しかも爪甲下角質増殖部位はぼろぼろした粉状になっているため，外用抗真菌薬を爪表面に塗っても，薬剤が空気中を伝わって，爪床に到達することはない．つまり，ネイルラッカータイプの薬剤は，理論的にも爪甲下角質増殖がみられる爪真菌症に効果があるとは思われない．

　また米国では，第Ⅲ相比較試験を2つ行って，どちらかでプラセボとの有意差が認められると薬として認可される制度になっているが，ペンラックは第Ⅲ相比較試験の1つではプラセボとの有意差が認められなかったが，もう1つの治験で有意差が認められたために認可された薬剤である．しかし有意差がついた治験成績をみると，ペンラックの真菌学的効果は認められたものの，臨床的にはそれほど高い有効性がみられなかった．一般に真菌学的評価は治療前後での真菌培養の陰性化率をみるものであるが，抗真菌薬を使用している検体は，検体中に抗真菌薬を含んでいるため，抗真菌薬が入っていないプラセボより真菌の培養陽性率が低くなるのが普通である．したがって真菌学的治癒率をもって，ペンラックが優れた薬剤であるとはいえず，米国の爪真菌症の専門家は，ペンラックはあまり効果がないので，真菌症の専門家はほとんど使用しないと述べていた．

表1　最近米国で行われた外用爪真菌症治療薬の治療成績の比較

薬剤名 (商品名)	10%エフィナコナゾール (Clenafin®)	5%タバボロール (Kerydin®)[※1]	8%シクロピロクス (Penlac®)[※2]	10% terbinafine nail solution： TNS (未承認)[※3]	5%アモロルフィン (Loceryl®)[※3]
剤　形	液剤	液剤	ネイルラッカー剤	テルビナフィンの 爪用液剤	ネイルラッカー剤
投与方法	1日1回	1日1回	1日1回	1日1回	週2回
投与/評価	48週間/52週目	48週間/52週目	48週間/48週目	48週間/52週目	48週間/52週目
対　象	感染面積：20〜50%	感染面積：20〜60%	感染面積：20〜65%	感染面積：25〜75%	
デザイン	二重盲検・RCT・ 基剤対照	二重盲検・RCT・ 基剤対照	二重盲検・RCT・ 基剤対照	study1：二重盲検・RCT・基剤対照 study2：二重盲検・オープン試験・ アモロルフィン対照	
完全 治癒率	study1：17.8% vs 3.3% study2：15.2% vs 5.5% ※いずれも有意差あり	study1：6.5% vs 0.5% study2：9.1% vs 1.5% ※いずれも有意差あり	study1：5.5% vs 0.9% study2：8.5% vs 0.0% ※study1は有意差なし	study1：2.2% vs 0.0% (TNS vs 基剤) study2：1.2% vs 0.96% (TNS vs アモロルフィン) ※いずれも有意差なし	
真菌学的 治癒率	study1：55.2% vs 16.8% study2：53.4% vs 16.9% ※いずれも有意差あり	study1：31.1% vs 7.2% study2：35.9% vs 12.2% ※いずれも有意差あり	study1：28.6% vs 11.3% study2：35.7% vs 8.8% ※いずれも有意差あり	study1：18.8% vs 5.5% (TNS vs 基剤) ※有意差あり study2：16.2% vs 15.7% (TNS vs アモロルフィン) ※有意差なし	

完全治癒率：感染面積0%＋KOH直接鏡検陰性＋真菌培養検査陰性(全薬剤)
真菌学的治癒率：KOH直接鏡検陰性＋真菌培養検査陰性(全薬剤)
[※1]：Elewski BE：Expert Opin Pharmacother, 15(10)：1439-1448, 2014.
[※2]：Gupta AK, et al：J Am Acad Dermatol, 43(4 Suppl)：S70-80, 2000.
[※3]：Elewski BE, et al：J Eur Acad Dermatol Venereol, 27(3)：287-294, 2013.

　表1は爪真菌症に対する外用抗真菌薬の最近の臨床試験を示したものであるが，これ以外にも多くの臨床試験が行われている．そしてこれらの臨床試験の歴史をみると，クレナフィンが本当の意味で爪真菌症に有効な世界初の外用抗真菌薬であることがわかる．クレナフィン発売後，5%のタバボロール(商品名：Kerydin®ケリージン®)が米国のFDAによって認可されたが，その治癒率はクレナフィンと比べて低く，米国のように市場原理によって薬剤が淘汰される環境にある国で，タバボロールが生き残れるかは不明といわざるを得ない．また10%テルビナフィンの外用液の治験も行われたが，プラセボとの有意差が見いだせなかった．一方我が国ではさらに新しい爪真菌症に対する外用抗真菌薬が上梓される可能性がある．我が国の薬剤はほとんどが海外からの導入品であるなか，外用抗真菌薬の分野では日本が世界のトップを走っていることになる．

●皮膚科専門医が誤解していること

　我が国の皮膚科専門医には利益相反によるものか，勉強不足によるものか不明であるが，適切な治療ができない医師が大勢いる．今回は爪白癬に限って皮膚科医の問題点を述べることにする．

1．クレナフィン以前の外用抗真菌薬は爪白癬には無効で，保険の適用もない

　クレナフィン以前の外用抗真菌薬は爪白癬には無効(プラセボとの比較で有意差がない)であることは，国内ばかりでなく，海外の治験でも十分証明されている．さらに白癬予防のために抗真菌薬を投与することは保険では認められていない．確かに外用抗真菌薬を足白癬が治った後に外用していると足白癬の再発を防ぐことはできるが，白癬予防目的の外用抗真菌薬の処方は，保険では認められていない．また，既に爪白癬がある人にクレナフィン以前の外用抗真菌薬を爪に外用しても爪白癬を治すことはできないし，爪白癬の拡大を防

ぐことができるというエビデンスもない．このことを健康保険の番人たる保険の審査員が知らないため，クレナフィン以前の外用抗真菌薬が爪白癬に大量に使用され，医療費の無駄使いにつながっている．

2．有効率とはなにか？

薬剤の有効性をみるために有効率を算定するわけであるが，有効率の算定の仕方は，薬剤によって異なり，その中身をよく知らないと誤解することが多い．例えば最近発売された抗がん剤の有効性は，新薬と対照薬で治療した場合の平均予後を比較したものであるが，その結果は平均予後をたった半年伸ばしただけである．一方乾癬の生物学的製剤は，ある一定期間薬剤を投与すると臨床症状が改善したことを有効率として算定したもので，治癒率をみたものではない．しかし抗感染症薬は改善したかどうかをみるのではなく，治癒したかどうかをみるのが，本来の薬効評価の方法である．そのため，抗菌薬は治癒率が最も重要な指標である．しかし今までの多くの皮膚真菌症治療薬，特に爪白癬治療薬はどれだけ改善したかが有効性の指標であり，治癒率をみたものではない．そして，本来指標となるべき治癒率を有効性の主要評価項目とした最初の臨床試験が，クレナフィンの治験である．

3．経口抗真菌薬のほうがクレナフィンより治療効果が高い？

前述のように経口抗真菌薬とクレナフィンでは有効率の判定基準が異なっているので，その数値から経口薬のほうが優れていると判定するのは間違いである．確かに経口抗真菌薬は爪白癬に有効であるが，経口抗真菌薬の爪真菌症に対する治癒率をみるとそれほど高くない．最もエビデンスレベルが高い LION study は，ラミシールの 3，4 か月投与群とイトリゾールのパルス療法を 3，4 回行った群を 1 年にわたって観察した結果[9]，ラミシールが有意に優っているというもので，ラミシールを 3，4 か月投与すればよいというものではない．LION study の結果をみるとイトリゾールの 3 パルス療法の治癒率はたかだか 30％である．ラミシールはその後のフォローアップ試験[10]も参考にすると，3 か月投与では治癒率は 50％である．日本以外の国（韓国や中国を含む）のラミシールの投与量は 250 mg/日が標準であるが，日本では 125 mg/日なので，ラミシール 250 mg/日投与 3 か月は，125 mg/日投与 6 か月に相当すると思われる．そして我が国の爪白癬の治療成績をみると，若い人では 6 か月で治癒する患者もいるが，中高年の爪白癬患者は 1 年近く内服しないと治癒しないことが多い．しかしラミシール投与は 6 か月しか保険で認めないという保険審査員がいる．途中でラミシールをやめたら半分の患者は治癒せず，また内服を再開しなければならない．これは医療費の無駄遣いであるし，また耐性菌を誘導する結果となる．

（渡辺晋一）

●文　献

1) Elewski BE, et al：Efinaconazole 10％ solution in the treatment of toenail onychomycosis：Two phase Ⅲ multicenter, randomized, double-blind studies. *J Am Acad Dermatol*, **68**(4)：600-608, 2013.
2) Avner S, Nir N, Henri T：Combination of oral terbinafine and topical ciclopirox compared to oral terbinafine for the treatment of onychomycosis. *J Dermatolog Treat*, **16**(5-6)：327-330, 2005.
3) Olafsson JH, Sigurgeirsson B, Baran R：Combination therapy for onychomycosis. *Br J Dermatol*, **149**(Suppl 65)：15-18, 2003.
4) Bristow IR, Baran R：Topical and oral combination therapy for toenail onychomycosis：an updated review. *J Am Podiatr Med Assoc*, **96**(2)：116-119, 2006.
5) Rigopoulos D, Katoulis AC, Ioannides D, et al：A randomized trial of amorolfine 5％ solution nail lacquer in association with itraconazole pulse therapy compared with itraconazole alone in the treatment of Candida fingernail onychomycosis. *Br J Dermatol*, **149**：151-156, 2003.
6) Lecha M：Amorolfine and itraconazole combination for severe toenail onychomycosis；results of an open randomized trial in Spain. *Br J Dermatol*, **145**(Suppl 60)：21-26, 2001.

7) Baran R, Sigurgeirsson B, de Berker D, et al：A multicentre, randomized, controlled study of the efficacy, safety and cost-effectiveness of a combination therapy with amorolfine nail lacquer and oral terbinafine compared with oral terbinafine alone for the treatment of onychomycosis with matrix involvement. *Br J Dermatol*, **157**(1)：149-157, 2007.
8) 渡辺晋一ほか：皮膚真菌症診断・治療ガイドライン．日皮会誌，**119**：851-862，2009.
9) Evans EGV, Sigurgeirsson B (LION study group)：Double blind, randomized study of continuous terbinafine compared with intermittent itraconazole in treatment of toenail onychomycosis. *BMJ*, **318**：1031-1035, 1999.
10) Sigurgeirsson B, Olaffson JH, Steinsson JB, et al：Long-term effectiveness of treatment with terbinafine vs itraconazole in onychomycosis：a 5-year blinded prospective follow-up study. *Arch Dermatol*, **138**：353-357, 2002.

Ⅰ．話題の新薬をどう使いこなす？

ドボベット®

押さえておきたいポイント

- ドボベット®軟膏は，カルシポトリオールとベタメタゾンジプロピオン酸エステルの配合薬であり，これまでにも尋常性乾癬治療薬として広く海外で使われてきた．
- ドボベット®軟膏は，安定 pH 域が異なる 2 剤を混合するために非含水基剤を用いることで，結果として単一チューブ内で長期安定保存を可能にした．
- ドボベット®軟膏の 1 週間最大使用量は 90 g である．1 日 1 回患部に塗布すればよいが，顔面や粘膜には使用できない．

　近年，我が国の尋常性乾癬治療は，生物学的製剤 4 剤が重症例を主体に用いられるようになり大きな転換期を迎えた．生物学的製剤は PASI クリアと呼ばれる皮疹が全くない状態が得られる患者も比較的多く，その結果，最近の患者の治療目標はより高度化している．しかし，尋常性乾癬患者において生物学的製剤が適応となる患者は限られており，ほとんどの患者は従来どおり，外用療法が治療の基本であることに変わりはない．乾癬外用療法における久々の新薬であるドボベット®軟膏は患者の期待に応えうる治療選択肢であるといえる．

　尋常性乾癬に対する外用療法は，大きく分けて副腎皮質ステロイド外用薬と活性型ビタミン D_3 外用薬の 2 種が存在する．当然両薬剤ともに長所と短所を有し，実際の臨床現場では，患者の症状や併存疾患，さらには外用アドヒアランスを考慮し，それぞれを単独もしくは併用で治療が行われてきた．両者の長所を享受すべく，海外では以前よりカルシポトリオール水和物とベタメタゾンジプロピオン酸エステルの配合薬が，商品名：ドボベット®として尋常性乾癬治療に用いられ，その高い効果から本邦においても，長らく臨床応用が望まれていた．本稿では，本薬の概要とともに，本薬を用いた治療戦略について解説する．

● ドボベット®軟膏とは

　ドボベット®軟膏は 2001 年 10 月，デンマークにおいて尋常性乾癬治療薬として登場し，その後欧州や北米など 90 か国以上で承認されている[1]．我が国ではデンマークに遅れること約 13 年，2014 年 7 月にようやく承認がおりた．

　本薬はカルシポトリオール水和物 52.2 μg/g（カルシポトリオールとして 50.0 μg/g）とベタメ

タゾンジプロピオン酸エステル 0.643 mg/g を含有する配合薬である．以前よりそれぞれの成分は前者がドボネックス®軟膏，後者がリンデロンDP®軟膏として使用可能であった．このため両者を混合調剤すればよいと考えがちであるが，ビタミン D_3 外用薬は液滴分散型薬剤であることや，pH によりその効果に大きな影響が出ることから，ステロイド外用薬との混合調剤における問題点が指摘されていた[2]．実際，カルシポトリオールはアルカリ条件下で安定であるのに対し，ベタメタゾンジプロピオン酸エステルは酸性条件下で安定である．このため，両者を混合調剤した場合，両者もしくは一方が不安定となる可能性が懸念される．両者を混合処方した場合，実際には活性型ビタミン D_3 に比較し，効果出現速度の速い副腎皮質ステロイドの効果のみが前面に出ていた可能性も否定できない．この点において，ドボベット®軟膏は，安定 pH 域が異なる 2 剤を混合するため非含水基剤を用い安定保存を可能にした．具体的に本剤の基剤は，流動パラフィン，白色ワセリン，トコフェロール，ポリオキシプロピレン-11 ステアリルエーテルが用いられ，カルシポトリオールをポリオキシプロピレン-11 ステアリルエーテルに溶解して分散させ，ベタメタゾンジプロピオン酸エステルを微粒分散粒子として懸濁させることで問題点を克服した[3]．結果として，単一チューブ内で長期安定保存が可能となり，有用性が高まった．

なお，従来どおりカルシポトリオール軟膏とベタメタゾンジプロピオン酸エステル軟膏を混合調剤した場合には，グラム当たりの濃度はそれぞれが半分となるが，ドボベット®軟膏はグラム当たりのそれぞれの濃度が保たれる点も配合薬の利点である．

● ドボベット®軟膏の作用機序

ドボベット®軟膏は，活性型ビタミン D_3 と副腎皮質ステロイドの両者の効果が同時に得られる薬剤である．概ね活性型ビタミン D_3 は角化細胞に働き，ケラチノサイトの過剰増殖や異常な分化を抑制する．他方，ステロイドは炎症反応を促すサイトカインなどの分泌を抑制する．

1．カルシポトリオールの作用

活性型ビタミン D_3 外用薬は，ステロイド外用薬に比較し，以下のメリットがある[4]．

1) Tachyphylaxis（馴化）が少ない．
2) 重篤な局所性副作用が少ない．
3) ステロイド外用薬で治療した場合に対し，効果出現までの時間はかかるものの寛解期間が長い．

ビタミン D_3 は皮膚で産生され，その後肝臓および腎臓で水酸化されることで最終的な生理活性物質である活性型ビタミン D_3（カルシトリオール：$1\alpha 25(OH)_2D_3$）となる．カルシトリオールの表皮細胞への働きは，増殖抑制および分化誘導作用である．さらにカルシトリオールおよびその誘導体は培養ヒト角化細胞の IL-1，IL-6，IL-8 や TNF-α 産生を抑制する[5]ことや，TNF/iNOS 産生性樹状細胞および Th17 カスケードにおいて主要な増殖因子である IL-23 を抑制することが報告されており[6]，乾癬での有効性を発揮する機序が理解できる．活性型ビタミン D_3 は分子マーカーにおいて，トランスグルタミナーゼ，フィラグリン，インボルクリンの発現を転写レベルで促進し，カルシウム反応性を促進する．しかし，カルシウム代謝や骨形成に関与することから，その副作用を極力抑えるべく活性型ビタミン D_3 誘導体が開発された．なかでも，カルシポトリオールは in vitro のデータで，ビタミン D_3 受容体に対する親和性がカルシトリオールとほぼ同等であるとされ，動物での高カルシウム血症惹起能はカルシトリオールの 1/100 程度とされている．なお，高カルシウム血症の問題から，ドボベット®軟膏は 1 週間の最大使用量が 90 g までと定められている．

2．ベタメタゾンジプロピオン酸エステルの作用

ベタメタゾンジプロピオン酸エステルは，標的細胞に存在する糖質コルチコイド受容体に結合し，活性化させることにより，副腎皮質ステロイ

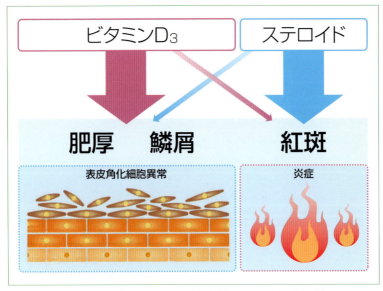

図1 活性型ビタミンD₃と副腎皮質ステロイドの作用機序

ドが皮膚に及ぼす一般的な以下の効果をもたらす．すなわち，血管収縮作用，膜透過性抑制作用，炎症促進性サイトカイン産生抑制，炎症性ケミカルメディエーター遊離抑制作用，アラキドン酸低下作用，免疫抑制作用，細胞分裂抑制作用，接着分子発現抑制である．

以上よりドボベット®軟膏は，活性型ビタミンD_3が表皮角化細胞に作用して鱗屑や肥厚を抑制し，同時に副腎皮質ステロイドが炎症性サイトカインに作用し，炎症，つまり紅斑を改善する効果を有することが容易に理解できる(図1)．炎症性角化症に分類される乾癬において，両者に作用する理想的な薬剤である．

● ドボベット®軟膏の臨床成績

海外において，ドボベット®軟膏の臨床試験は多数行われており，4～12週間の使用における有効性と安全性が複数の二重盲検群間試験で明らかとなっている．何より，米国皮膚科学会(AAD)ガイドラインは，推奨度A，エビデンスレベルⅠで推奨している．

我が国では，ドボベット®軟膏とカルシポトリオールおよびベタメタゾンジプロピオン酸エステルと比較した国内第Ⅲ相試験が行われている．本試験では，日本人尋常性乾癬患者676例をドボベット®軟膏1日1回塗布群(1回は実薬，1回は プラセボとして軟膏基剤)226例，カルシポトリオール軟膏1日2回塗布群227例，ベタメタゾンジプロピオン酸エステル軟膏1日1回塗布群(1回は実薬，1回はプラセボとして軟膏基剤)223例を比較検討している．その結果，塗布1週後および4週後のm-PASI(頭部を除外したPASIスコア変法)改善率はドボベット®軟膏群が，ほかの2群に比較し有意に改善した．また，塗布4週後の医師による重症度全体評価では，皮疹が「なし(消失)」もしくは「ほとんどなし(ほぼ消失)」と評価された例が，ドボベット®軟膏群においてほかの2群より有意に多かった．他方，安全性においては，副作用発現率がドボベット®軟膏群4.0％，カルシポトリオール軟膏群6.6％，ベタメタゾンジプロピオン酸エステル軟膏群1.8％であった．なお，ドボベット®軟膏群の主な副作用は毛包炎，単純ヘルペス，色素脱失，乾癬の悪化などであった[7]．

実際の臨床現場においては，ドボベット®軟膏が含有するベタメタゾンジプロピオン酸エステルの長期使用による皮膚萎縮などが当然懸念される．この点については，本薬を52週間塗布する二重盲検比較試験が行われている[8]．中等度以上の尋常性乾癬患者634例をドボベット®軟膏群，カルシポトリオール軟膏群，および両軟膏を4週ごとに交互使用した群に分けて検討したところ，有害事象の発現率は，ドボベット®軟膏群21.7％，

表1 本邦における活性型ビタミン D₃ 製剤

一般名	タカルシトール	タカルシトール	カルシポトリオール	マキサカルシトール	カルシポトリオール水和物/ベタメタゾンジプロピオン酸エステル
商品名	ボンアルファ®	ボンアルファハイ®	ドボネックス®	オキサロール®	ドボベット®
濃度	2 mg/g	20 mg/g	50 mg/g	25 mg/g	52.2 μg/g・0.643 mg/g
剤形	軟膏 クリーム ローション	軟膏 ローション	軟膏	軟膏 ローション	軟膏
使用回数	2回/日	1回/日	2回/日	2回/日 適宜減	1回/日
使用量	制限なし	10 g/日*	90 g/週	10 g/日**	90 g/週
薬価	107.7円	280.1円	138.2円	123.2円	276.4円
適応疾患	乾癬 魚鱗癬 掌蹠角化症 掌蹠膿疱症 毛孔性紅色粃糠疹	尋常性乾癬	尋常性乾癬	尋常性乾癬 魚鱗癬群 掌蹠角化症 掌蹠膿疱症	尋常性乾癬

*2 μg/g 製剤と併用する場合にはタカルシトールとして 200 μg/日までとする.
**1日の使用量はマキサカルシトールとして 250 μg までとする.

カルシポトリオール軟膏群 37.9％，交互使用群 29.6％であり，ドボベット®軟膏群はカルシポトリオール軟膏群に比較し有意に低かった．また，皮膚萎縮や毛包炎など副腎皮質ステロイドに起因すると考えられる有害事象発生に関して，52週間の長期使用においては3群間に有意な差はみられなかった．ベタメタゾンジプロピオン酸エステル単独52週間使用との比較ができない点は残念であるが，少なくともドボベット®軟膏は感染症誘発や皮膚萎縮に関しても，約1年間の長期継続使用において忍容性を有する可能性が高いと考えられる．

● ドボベット®軟膏の使用の実際

ドボベット®軟膏の登場により，活性型ビタミン D₃ 外用薬の選択の幅が増えた．現在本邦において使用可能な活性型ビタミン D₃ 外用薬は3種類であり，これにドボベット®軟膏が選択肢に加わる（表1）．ドボベット®軟膏は当然カルシポトリオール軟膏に準じた使用となり，顔面や粘膜へは使用できない．また，高カルシウム血症の懸念から，週90g以上は使用できない．ただし，カルシポトリオール軟膏は1日2回塗布であるのに対し，ドボベット®軟膏は1日1回塗布でよいため，結果としては広範塗布することが可能である．また，ドボベット®軟膏の薬価はカルシポトリオール軟膏の2倍である．

実際のドボベット®軟膏使用時の注意点であるが，最も注意すべきは，ほかの活性型ビタミン D₃ 外用薬同様，高カルシウム血症出現である．そのため，処方する際には，透析の有無や薬剤歴（カルシウム剤，ビタミン D₃ 内服製剤，サイアザイド系利尿剤，アロプリノール，尿酸排泄剤など）をチェックすることが重要である．ここで見落としてはならないのは，OTCや健康食品に含まれるカルシウム製剤である．また，妊娠・授乳中の女性に対しては，ビタミン D₃ の胎児，乳汁中への移行が確認されており用いるべきではない．さらに，エトレチナート内服例では経皮吸収が亢進するために高カルシウム血症が起こりやすくなるので，注意が必要である．

これらの条件をクリアした後，腎機能，血清カルシウム値，血清尿酸値，血糖値をチェックし，問題がなければ投与開始する．しかしながら，実際の臨床現場においては，採血結果を待って治療を開始することは実際的ではない．既往歴をきちんと確認した後，定期的な臨床検査の必要性と起こりうる副作用を説明し，同意を得れば十分であろう．特に高カルシウム血症が生じたときの臨床症状，すなわち全身倦怠感，嘔気，食欲不振，腹

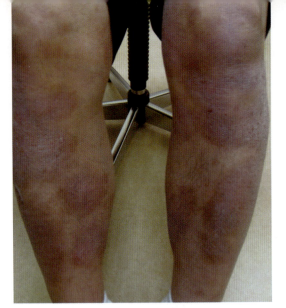

図2　尋常性乾癬
ドボベット®軟膏治療前

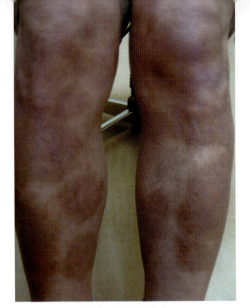

図3　尋常性乾癬
ドボベット®軟膏治療4週間後

痛，意識低下や筋肉痛については必ず説明し，これらが出現した場合にはとにかく自己判断で使用を中止するよう教育すべきである．さらに投与開始2〜4週後，およびその後も適時血清カルシウム，クレアチニン，尿素窒素を含めた臨床検査を実施することが望ましい．

　ドボベット®軟膏の外用指導は，使用量に関して「フィンガーチップユニット(FTU)」で指導するとよい．1 FTUは，チューブ型の軟膏を指の先端から第一関節まで出した量を指し，約0.5 gに相当する．この量を大人の手掌2枚に相当する面積に塗布するのが適量である．なお，ドボベット®軟膏には15 gチューブと30 gチューブがあるが，軟膏出口の形状が若干異なるため，15 gチューブのほうがよりFTU指導には合致する．

● ドボベット®軟膏の位置づけ

　実際の尋常性乾癬において，ドボベット®軟膏はどのような位置づけとなるのであろうか．まず，大前提として外用療法が適応となる患者でなければならない．ドボベット®軟膏は1日1回使用であり，1週間で90 gが使用可能である．FTUを基に計算すると理論上，乾癬皮疹面積(BSA；body surface area)が51.2%までの患者に使用可能である．しかし，BSAが10以上の場合は重症と考え，全身療法などが考慮されることが多い．ドボベット®軟膏が第一選択となるのはBSA 10以下の患者であろう．

　臨床現場での問題点として，ドボベット®軟膏は薬価の面から患者が使用を躊躇する場合があることである．特に，副腎皮質ステロイドと活性型ビタミンD_3の混合調剤を行っている患者は「なぜ変更するのか？」と疑問を呈する患者も多い．この場合，前述した配合薬のメリットを説明するのは勿論であるが，ある一定部位を決めてその部分だけ変更し，ほかの部位と効果発現程度を比較するのも一法である．図2は患者の希望でまず下腿のみをドボベット®軟膏に変更した尋常性乾癬患者であるが，使用開始4週間後にはほぼ略治し，患者は大いに満足した(図3)．その後体幹他部位に存在する皮疹にも使用を拡大した．限られた面積でドボベット®軟膏を少量試用することで，患者が費用対効果を実感し，適切な薬剤使用が可能となる．

　ドボベット®軟膏を投与開始した後も漫然と使用するのではなく，適時その効果をみながら使用継続を判断する(図4)．著明に改善すれば，投与間隔延長などによる減量や活性型ビタミンD_3外用薬単独療法への移行を考える．改善傾向にあれば，副作用の出現の有無をチェックしながら投与

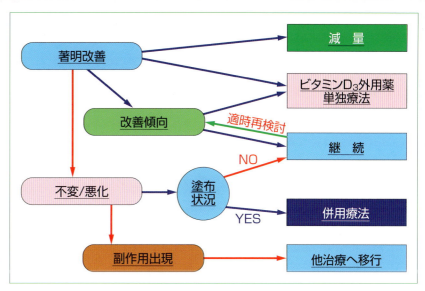

図4
ドボベット®軟膏治療ダイアグラム

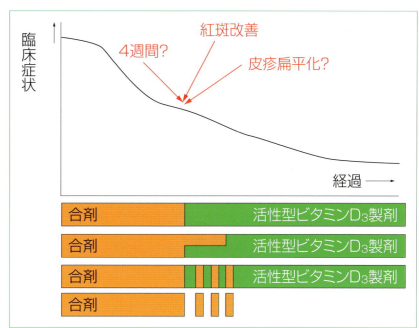

図5
ドボベット®軟膏による治療戦略

を継続する．不変もしくは悪化であれば，塗布状況を確認し継続，併用療法を考慮する．副作用発現の場合には他治療へ変更する．

　副腎皮質ステロイド副作用発現のリスクを減らすためには，症状改善とともに減量もしくは活性型ビタミンD_3外用薬単独療法への移行を考慮するとよい．海外においてドボベット®軟膏の使用期間を原則4週とする地域もあるが，本邦においては使用上の注意において「本剤の4週間を超えて投与した際の有効性及び安全性は確立していない．本剤による治療にあたっては経過を十分に観察することとし，漫然と使用を継続しないこと．」と記載されている．本薬を有効に使用するためには，ある程度臨床症状が改善した時点で維持療法を検討すべきである．その時期に関しては，さまざまな考え方があるが，副腎皮質ステロイドの効果が十分に出た時点と考えれば，筆者は紅斑消失が適当であると考える．維持療法はドボベット®軟膏の間歇投与や，活性型ビタミンD_3外用薬単独療法へのシークエンシャル療法などが挙げられるが，患者の好選性などを考慮し症例ごとに決めればよいと考える(図5)．

●ドボベット®軟膏の今後の課題

今後のドボベット®軟膏の課題としては，①薬価，②新剤形の追加，③適応拡大の問題が挙げられる．このうち，剤形に関しては海外においてジェル製剤があり，頭部乾癬に有用である．頭部は難治な部位であり，ぜひ多彩な剤形による患者アドヒアランスの向上を期待したい．また，活性型ビタミン D_3 外用薬は乾癬以外の多くの疾患に対する有効性が報告されており，それらには治療にてこずる疾患が多い．炎症を制御することが可能なドボベット®軟膏は，このような疾患に対しての大きな可能性を秘めている．

他方，乾癬への生物学的製剤応用により，他科領域における乾癬診療意欲の向上が見受けられる．無論，患者にとって朗報になればよいが，配合薬が正しい診断なしの安易で手軽な治療と化してはならない．抗生物質と副腎皮質ステロイドの配合外用薬が，診断を置き去りにされながら他科領域で頻用されている事実は，皮膚科医が誰しも知るところである．診断は勿論，皮疹の重症度を発疹学から把握することでプロとしてのスキルを遺憾なく発揮し，他科に真似のできないドボベット®軟膏治療を展開したいものである．

（安部正敏）

●文　献

1) 小糸和香子：尋常性乾癬治療剤 カルシポトリオール水和物/ベタメタゾンジプロピオン酸エステル配合剤（ドボベット®軟膏）．日病薬誌，**51**(1)：81-83，2015．
2) 江藤隆史：ビタミン D_3 外用薬の混合調製をめぐって．*J Visual Dermatol*, **4**：278-282, 2005.
3) Simonsen L, Høy G, Didriksen E, et al：Development of a new formulation combining calcipotriol and betamethasone dipropionate in an ointment vehicle. *Drug Dev Ind Pharm*, **30**(10)：1095-1102, 2004.
4) 安部正敏，石川　治：活性型ビタミン D_3 のどれを使うか？ *J Visual Dermatol*, **4**：222-227, 2005.
5) Zhang JZ, Maruyama K, Ono I, et al：Regulatory effects of 1,25-dihydroxyvitamin D_3 and a novel vitamin D_3 analogue MC903 on secretion of interleukin-1 alpha (IL-1 alpha) and IL-8 by normal human keratinocytes and a human squamous cell carcinoma cell line (HSC-1). *J Dermatol Sci*, **7**(1)：24-31, 1994.
6) Baeke F, Takiishi T, Korf H, et al：Vitamin D：modulator of the immune system. *Curr Opin Pharmacol*, **10**(4)：482-496, 2010.
7) 小澤　明，江藤隆史，照井　正ほか：日本人尋常性乾癬患者に対する活性型ビタミン D_3/ステロイド配合外用薬の有効性と安全性について—配合外用薬と各単剤外用薬との二重盲検，並行3群間比較，第Ⅲ相試験—．臨床医薬，**30**(8)：691-703, 2014．
8) Kragballe K, Austad J, Barnes L, et al：A 52-week randomized safety study of a calcipotriol/betamethasone dipropionate two-compound product (Dovobet/Daivobet/Taclonex) in the treatment of psoriasis vulgaris. *Br J Dermatol*, **154**(6)：1155-1160, 2006.

I. 話題の新薬をどう使いこなす？

4 抗PD-1抗体

押さえておきたいポイント

- 進行期メラノーマに対する免疫チェックポイント阻害薬の抗PD-1抗体は，従来用いられていた殺細胞性抗がん剤に比べて効果が高く，かつ長期間の効果持続が期待できる．
- 有害事象は従来の殺細胞性抗がん剤に比べて軽度であるが，間質性肺炎，甲状腺機能障害，腸炎，infusion reactionなど，免疫チェックポイント阻害薬特有の重篤な有害事象を発症する可能性があり，注意が必要である．
- 今後は抗PD-1抗体の投与前に効果，予後，有害事象などを予測できるバイオマーカーの開発や，ほかの免疫チェックポイント阻害薬との併用により，より高い効果が期待される．

はじめに

近年の腫瘍免疫の研究の進歩により，腫瘍微小環境における「がん免疫逃避機構」の存在が明らかとなってきた．その経路の1つであるT細胞性免疫の機能抑制に関わる免疫チェックポイントPD-1/PD-L1に対する阻害薬である抗PD-1抗体が，近年進行期メラノーマの治療薬として開発・実用化された．既に臨床の現場で使用され，従来の殺細胞性抗がん剤に比べて高い効果がみられている．そこで本稿では，PD-1/PD-L1経路の基礎的背景と抗PD-1抗体の臨床治験の経緯と成績，実際の使用法と有害事象，今後の使用法の展望などについて概説する．

がん免疫逃避機構

がん細胞の発生過程でそのほとんどが宿主免疫により監視され排除されているという，「がん免疫監視機構」が1960年代にBurnetにより提唱された[1]．さらに2011年にはSchreiberらにより，T細胞系の獲得免疫のみならず，NK細胞や樹状細胞などの自然免疫にも「がん免疫監視機構」が関連していることが証明された[2]．この「がん免疫監視機構」のメカニズムにもかかわらず，実際にはがんは増殖するわけであるが，2002年にDunnら[3]は，がん細胞自身が腫瘍抗原・HLA発現の消失や，免疫抑制物質の発現や分泌，制御性T細胞などの免疫抑制性細胞の誘導などにより，免疫の監視から逃れる「がん免疫逃避機構」によって，がんの増殖がもたらされることを提唱した．

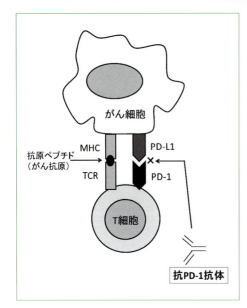

図1
PD-1/PD-L1経路と抗PD-1抗体
がん細胞はPD-L1を発現することにより，T細胞の活性化を抑制し，宿主の免疫監視から逃れている．抗PD-1抗体によりこの抑制性シグナルを遮断することでT細胞が活性化して免疫応答が増強する．
MHC：主要組織適合遺伝子複合体
TCR：T細胞受容体

● PD-1/PD-L1経路

PD-1分子は，CD28ファミリーに属する免疫抑制性副シグナル受容体であり，T細胞の細胞死刺激により発現が誘導される遺伝子として，1992年に本邦で単離同定された[4]．その後，PD-1は活性化したT細胞，B細胞や骨髄系細胞に発現し，リガンドとの結合によって認識した抗原に対して特異的にT細胞活性を抑制することから，末梢性免疫寛容やその破綻による自己免疫，さらに移植免疫，妊娠免疫，腫瘍免疫など，多岐にわたって影響する分子であることが解明されてきている[5]．

PD-1のリガンドは，免疫副シグナルB7ファミリーに属するPD-L1とPD-L2がある．PD-1/PD-1リガンド経路は，自己への免疫反応や炎症反応を鎮静化する「免疫チェックポイント」として，主に末梢組織で働き，がん細胞や異物などの標的細胞への免疫抑制に関与している[5)6]．

● 抗PD-1抗体の臨床試験の経緯と成績

PD-1/PD-1リガンド経路によるがん細胞への免疫抑制シグナルを遮断し，抗腫瘍効果をもたらす目的で抗PD-1抗体が開発された（図1）．2010年には固形腫瘍39例に対する完全ヒト型抗PD-1抗体（旧：MDX-1106/ONO-4538/BMS-936558/一般名：nivolumab）を用いた第I相試験の結果が報告された（完全奏効1例，部分奏効2例）[7]．
2012年の米国臨床腫瘍学会にて，メラノーマ，非小細胞肺がん，腎細胞がんの計296例を対象とした第I相試験[8]が報告され，奏効率はそれぞれ28％，18％，27％と良好な結果であった．有害事象は発疹12％，下痢11％，瘙痒9％の順に多く，grade 3，4では下痢，肝機能異常，肺炎が1％の患者でみられた．肺炎では3人の死亡が報告された．本邦においては進行期メラノーマ35例を対象に第II相試験が行われ，奏効率22.9％（8/35例，完全奏効1例，部分奏効7例：90％信頼区間[13.4, 36.2]），無増悪生存期間中央値169.0日（90％信頼区間[72.0, 277.0]），免疫関連無増悪生存期間中央値279.0日（90％信頼区間[126.0, -]），全生存期間中央値473.0日（90％信頼区間[276.0, -]）であった．腫瘍の変化率は奏効例および不変例でも，抗腫瘍効果が長期間維持される傾向にあった．有害事象は35例中30例（85.7％）にみられたが，その多くがgrade 1，2の軽微なものであった．これらの試験結果をもって，2014年7月にnivolumab（オプジーボ®）が，世界で初めて本邦にて薬事承認された．以降，海外でもnivolumabと従来の化学療法（ダカルバジンもしくはパクリタキセル＋カルボプラチン）を比較した第III相ランダム化比較試験（CheckMate 037試験）[9]の結果が報告され，奏効率がnivolumabで31.7％（95％信頼区間[23.5-40.8]），化学療法で10.6％，95％信頼区

表1 国内第Ⅱ相試験における検査スケジュール

検査項目	治療開始前	day 1（初回投与日）			day 3	day 10	day 22（2回目投与日）		day 43
		投与前	投与終了後	投与開始3時間後			投与前	投与終了後	
バイタルサイン	○	○	○	△	△	△	○	○	○
心電図	○	△	△	△	△	△			
胸部X線	○						○		○
臨床検査	○				□	□	○		○
妊娠検査	血液検査	尿検査							尿検査
ウイルス検査	○								
performance status	○				△	△	○		○

△は初回コース時，7回目の投与コース時，□は初回コース時のみ施行

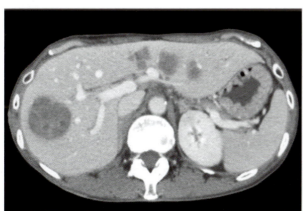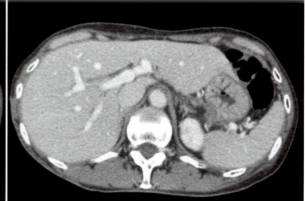

図2 抗PD-1抗体による肝転移著効例
a：治療前
b：抗PD-1抗体8コース終了後，36か月にわたり完全寛解を維持

間［3.5-23.1］）と大きく化学療法を上回る奏効率であった．Grade 3, 4の有害事象の発生率はnivolumabで5％，化学療法で9％であった．これより，米国でも2014年12月に米国食品医薬品局（FDA）より承認された．

●本邦での実際の投与法

1．対象患者

ダカルバジン不応性の進行期メラノーマが対象となる．本邦では術後補助療法や，ほかの抗悪性腫瘍剤（殺細胞性抗がん剤，分子標的薬，ほかの免疫チェックポイント阻害薬）との併用療法に関する効果，安全性も確立していないため，現時点では進行期症例に本薬剤単剤での使用が原則である．また，自己免疫疾患の既往や併存がある患者に対する本剤の使用は，自己免疫疾患を増悪させる可能性がある．間質性肺炎の既往ないし併存している患者での本剤の使用も，有害事象としてより増悪する可能性があり使用しにくい．

2．投与前・投与中検査

後述する本剤による有害事象の発見を加味した定期的な検査スケジュールが必要となる．国内第Ⅱ相試験の際の検査スケジュールが参考となる（表1）が，後述する市販後調査で明らかになってきた重篤な有害事象を早期に発見するための検査項目も必要である．

当科では，これらの有害事象を考慮して，毎回の治療投与日前日に胸部X線，心電図に加え，血液生化学一般検査として，血算，白血球分画，AST，ALT，LDH，ALP，γ-GTP，T-Bil，CK，BUN，CRE，Na，K，CRPを行っている．また奇数回の投与前日にはTSH，free T3，free T4，血

表2 海外第Ⅲ相試験(CheckMate 063試験)によるnivolumabの主な有害事象

有害事象	全発生率(%)	grade 3, 4 発生率(%)
易疲労感	24	1
関節痛	5	0
貧血	4	0
皮膚症状	29.1	0.4
瘙痒症	16.0	0
皮疹	9.3	0.4
斑状丘疹様皮疹	5.2	0
白斑	5.2	0
皮膚炎	1.9	0
紅斑様皮疹	1.1	0
消化器症状	11.6	1.1
下痢	11.2	0.4
嘔気	9	0
食欲不振	5	0
嘔吐	3	0
便秘	2	0
腸炎	1.1	0.7
内分泌症状	7.8	0
甲状腺機能低下	5.6	0
甲状線機能亢進	1.9	0
血中TSH上昇	1.1	0
肝症状	4.5	0.7
AST上昇	4.1	0.4
ALT上昇	2.6	0.7
肺症状	2.2	0
肺炎	1.9	0
腎症状	1.5	0.4
血中クレアチニン上昇	0.7	0
過敏症・infusion reaction	1.9	0.4
Infusion-related reaction	1.1	0.4

糖値,HbA1c,KL-6(SP-D)を追加している.また糖尿病専門医の指示のもと,尿検査,抗GAD抗体,血中Cペプチドを随時追加している.さらに初回には感染症検査として,HBs抗原・抗体,HBc抗体,HCV抗体,TPHA,RPRを行い,HBs抗原・抗体,HBc抗体のいずれかが陽性の場合は1〜3か月おきにHBV-DNA定量をチェックしている.標的病変の効果判定CTは9週もしくは12週に1回検査している.

3．投与法

Nivolumab 2 mg/kgを1時間以上かけて点滴にて静脈内投与で,3週間おきに投与する.投与は外来通院もしくは短期入院で行う.明らかな病変の進行ないし忍容不能な有害事象が出現しない限り,投与を継続する.奏効例を図2に示す.

4．有害事象とその対応

前述のように国内第Ⅱ相試験,海外第Ⅲ相試験[9]では有害事象は軽微なものが多く,従来の殺細胞性抗がん剤に比べても有害事象のgradeは低い(表2).一方で,国内第Ⅱ相試験および海外第Ⅰ相,第Ⅲ相試験にて,間質性肺疾患,肝機能障害,肝炎,甲状腺機能障害,infusion reactionなど,少数ながら重篤な有害事象として報告されている[8,9].また,国内の市販後調査では,重篤な有害事象として多形紅斑型薬疹,大腸炎,下垂体機能低下症,劇症1型糖尿病などが報告されている.特に大腸炎については,発症後に敗血症を生じ死亡に至っている.これらはいずれも発生頻度が極めて低いものの,発症する可能性を常に念頭に置きながら本薬剤を使用する必要がある.代表的な重篤な有害事象出現時の対応については,推奨されている対応およびフォローアップ[9]を表3に示す.

●今後の展望

1．バイオマーカーの探索・開発

抗PD-1抗体を用いても症例によっては効果に差があり,今後使用前に治療効果や有害事象,予後をある程度予測できるバイオマーカーの発展が期待される.現在,がん細胞表面のPD-L1発現[8]や,がん抗原NY-ESO-1,MART-1に特異的に反応するCD8陽性T細胞,抗PD-1抗体治療中の制御性T細胞の増減が治療効果と相関があるとする報告がみられる[10].

2．ほかの免疫チェックポイント阻害薬との併用による効果増強

海外では,免疫チェックポイント阻害薬である

表3 Nivolumabの有害事象に対する対応とフォローアップ

肺臓炎(grade)	対応	フォローアップ
grade 1 画像変化のみ	・nivolumabの投与延期を検討 ・2〜3日ごとの症状モニタリング ・呼吸器，感染症内科医へのコンサルト検討	・最低3週間ごとの画像診断 症状悪化→gradeごとの対応へ
grade 2 軽度〜中等度の新症状	・nivolumabの投与延期 ・呼吸器，感染症内科医へのコンサルト ・毎日の症状モニタリング ・静注メチルプレドニゾロン(1 mg/kg/日)，または同等量の経口剤を投与 ・気管支鏡検査・肺生検の検討	・1〜3日おきの画像診断 症状改善→1か月以上かけてのステロイド漸減，nivolumabの投与再開，抗生剤の予防投与検討 症状悪化→grade 3〜4の対応へ
grade 3〜4 重度の新症状 新たな低酸素症出現・悪化	・nivolumabの投与中止 ・呼吸器，感染症内科医へのコンサルト ・毎日の症状モニタリング ・静注メチルプレドニゾロン(2〜4 mg/kg/日)，または同等量の経口剤を投与 ・日和見感染症への抗生剤の予防投与 ・気管支鏡検査・肺生検の検討	症状改善→6週間以上かけてのステロイド漸減 症状改善なし→免疫抑制剤の追加投与(インフリキシマブ，シクロフォスファミド，免疫グロブリン(IVIG)など)
肝機能障害・肝炎(grade)	**対応**	**フォローアップ**
grade 1 AST，ALT：正常上限〜3倍 D-Bil：正常上限〜1.5倍	・nivolumabの投与継続	・肝機能モニタリングの継続 悪化→gradeごとの対応へ
grade 2 AST，ALT：正常上限3〜5倍 D-Bil：正常上限1.5〜3倍	・nivolumabの投与延期 ・3日おきの肝機能モニタリング	改善→通常診療の肝機能モニタリングへ切り替え．nivolumabの投与再開 不変ないし悪化→静注メチルプレドニゾロン(0.5〜1 mg/kg/日)，または同等量の経口剤を投与 回復すれば1か月以上かけてのステロイド漸減
grade 3〜4 AST, ALT：正常上限5倍以上 D-Bil：正常上限3倍	・nivolumabの投与延期 ・1〜2日おきの肝機能モニタリング ・静注メチルプレドニゾロン(1〜2 mg/kg/日)，または同等量の経口剤を投与 ・日和見感染症への抗生剤の予防投与 ・消化器専門医へのコンサルト	改善→1か月以上かけてのステロイド漸減 不変ないし悪化→ミコフェノール酸モフェチルの投与．改善しない場合はほかの免疫抑制剤の使用を検討(0.5〜1 mg/kg/日)，または同等量の経口剤を投与
内分泌障害	**対応**	**フォローアップ**
無症候性TSH増加 TSH：正常下限0.5倍未満 　　　正常上限2倍以上 　　　2回以上の正常値逸脱	・nivolumabの投与継続 ・内分泌専門医へのコンサルト検討	
症候性内分泌障害 ①検査値 or 下垂体撮影異常 ②症状のみの持続	①・内分泌機能の評価と下垂体撮影の検討 　・nivolumabの投与延期を検討 　・静注メチルプレドニゾロン(1〜2 mg/kg/日)，または同等量の経口剤を投与 　・ホルモン療法の開始 ②1〜3週間ごとの臨床検査または1か月ごとのMRI	①改善→1か月以上かけてのステロイド漸減，日和見感染症への抗生剤の予防投与，nivolumabの投与再開
副腎クリーゼの疑い 重度の脱水，低血圧，ショックなど	・nivolumabの投与延期ないし中止 ・敗血症の除外 ・ストレス用量の鉱質コルチコイド作用を有するステロイドの静注 ・輸液 ・内分泌専門医へのコンサルト	副腎クリーゼ除外→症候性内分泌障害の対応へ

抗CTLA-4抗体ipilimumabが2011年に承認され，本邦でも2015年7月に薬事承認された．免疫チェックポイント阻害薬のより一層の効果向上のため，nivolumabとipilimumabの併用療法に関する第Ⅲ相ランダム化比較試験（CheckMate 067試験）[11]が報告されている．本試験ではnivolumab + ipilimumab併用群，nivolumab単剤群とipilimumab単剤群に無作為に割り付けし，無増悪生存期間と全生存期間をco-primary end pointとした試験デザインである．無増悪生存期間中央値は，nivolumab + ipilimumab併用群で11.9か月（95％信頼区間［8.9，16.7］），nivolumab単剤群で6.9か月（95％信頼区間［4.3，9.5］），ipilimumab単剤群で2.9か月（95％信頼区間2.8，3.4］）と，いずれもipilimumab単剤群に比べて有意に延長がみられ，かつ2剤併用のほうがnivolumab単剤群に比べて，より無再発生存期間が長い傾向にあった．

有害事象についてはnivolumab単剤群に比較してnivolumab + ipilimumab併用群のほうが，発生率が高い傾向にあり，grade 3，4の発生率についても，16.3％対55.0％と，併用群で高い傾向にあった．しかし，併用群でのgrade 3，4の有害事象は，有害事象に対する加療にて85～100％の確率で解決できており，併用療法も有害事象に対応しながらの施行が可能であると考えられる．本試験の結果をもって米国ではnivolumab + ipilimumab併用療法が2015年10月にFDAより承認された．

加えて，本報告ではがん細胞のPD-L1発現陽性例についてサブグループ解析しているが，無再発生存期間中央値はnivolumab + ipilimumab併用群とnivolumab単剤群でいずれも14.0か月と全く差がみられず，両者の生存曲線もほとんど一致していた．この結果より，将来的に本邦でnivolumab + ipilimumabの併用療法が薬事承認された際には，腫瘍表面のPD-L1の発現頻度が，nivolumab単剤療法ないしnivolumab + ipilimumab併用療法の選択をする際にバイオマーカーとして有用かもしれない．

（中村泰大，山本明史）

● 文　献

1) Burnet F：Immunological surveillance. Pergamon Press, Oxford, 1970.
2) Schreiber RD, Old LJ, Smyth MJ：Cancer immunoediting：integrating immunity's roles in cancer suppression and promotion. Science, **331**：1565-1570, 2011.
3) Dunn GP, Bruce AT, Ikeda H, et al：Cancer immunoediting：from immunosurveillance to tumor escape. Nat Immunol, **3**：991-998, 2002.
4) Ishida Y, Agata Y, Shibahara K, et al：Induced expression of PD-1, a novel member of the immunoglobulin gene superfamily, upon programmed cell death. EMBO J, **11**：3887-3895, 1992.
5) Kier ME, Butte MJ, Freeman GJ, et al：PD-1 and its ligands in tolerance and immunity. Annu Rev Immunol, **26**：677-704, 2008.
6) Ribas A：Tumor immunotherapy directed at PD-1. N Engl J Med, **366**：2517-2519, 2012.
7) Brahmer JR, Drake CG, Wollner I, et al：Phase Ⅰ study of single-agent anti-programmed death-1 (MDX-1106) in refractory solid tumors：safety, clinical activity, pharmacodynamics, and immunologic correlates. J Clin Oncol, **28**：3167-3175, 2010.
8) Toparian SL, Hody FS, Brahmer JR, et al：Safety, activity, and immune correlates of anti-PD-1 antibody in cancer. New Engl J Med, **366**：2443-2454, 2012.
9) Weber JS, D'Angelo SP, Minor D, et al：Nivolumab versus chemotherapy in patients with advanced melanoma who progressed after anti-CTLA-4 treatment (CheckMate 037)：a randomised, controlled, open-label, phase 3 trial. Lancet Oncol, **16**：375-384, 2015.
10) Weber JS, Kudchadkar RR, Yu B, et al：Safety, efficacy, and biomarkers of nivolumab with vaccine in ipilimumab-refractory or-naïve melanoma. J Clin Oncol, **31**：4311-4318, 2013.
11) Larkin J, Chiarion-Sileni V, Gonzalez R, et al：Combined nivolumab and ipilimumab or monotherapy in untreated melanoma. N Engl J Med, **373**：23-34, 2015.

I. 話題の新薬をどう使いこなす？

5 スミスリン®ローション

押さえておきたいポイント

- フェノトリン（スミスリン®）ローションは有効性・安全性の高い抗疥癬保険適用薬である．
- 通常疥癬では頸部以下の皮膚に塗布し，12時間以上経過した後に洗浄・除去する．
- 小児・妊婦・授乳婦への使用は安全性・有効性を十分に確認すること．

●はじめに

疥癬は性感染症の1つであるが，近年では高齢者施設，精神科病院，さらに一般病院，保育園などでも感染・流行が起こり，患者のみならず家族や医療関係者，施設関係者はその治療，予防対策に難渋している．

2006年に疥癬に有効な内服薬，イベルメクチン（ストロメクトール®錠3 mg）が保険適用になり[1]，2014年には外用薬，フェノトリン（phenothrin）ローション（スミスリン®ローション5%）も保険適用になった[2]．イベルメクチンは2015年にノーベル賞を受賞した大村　智博士が日本の土壌から発見し開発した医薬品である[3]．一方フェノトリンローションは外国での使用経験がないため[4]，論文などでの言及が難しい．治験データなどを中心にフェノトリンローションの有効性や安全性，使用法などを明らかにしたい[5)6]．

●フェノトリンローション上市前の疥癬治療薬

日本で使用可能な抗疥癬薬は表1に示すように内服薬のイベルメクチンと，外用薬のイオウとクロタミトンクリーム，安息香酸ベンジルのみであった．イオウ外用薬は医科向けには入手困難で，市中の薬局で購入可能である．また安息香酸ベンジルは院内製剤である．以前用いられていたγ-BHCは残留性有機汚染物質に関するストックホルム条約で，2010年4月から入手困難になり，使用されていない（使用すべきではない）．

多くの医師は疥癬治療にイベルメクチン内服か，クロタミトンクリーム外用，あるいは両者を併用していたのが現状であった．

イベルメクチンは小児，妊婦などでの使用が制限される．イオウ外用薬は皮膚の乾燥や刺激性などもあり，使用される機会はほとんどない．クロタミトンクリームの殺ダニ効果は弱く，連日外用が必要である．安息香酸ベンジルは院内製剤で刺

表1 疥癬の治療薬剤

投与法	保険適用の有無	一般名	製剤名	薬理作用	小児への適応	妊婦への適応
内服	保険適用	イベルメクチン	ストロメクトール®錠3 mg	神経細胞のCl⁻チャネルに主に作用	体重15 kg未満の小児に対する安全性は確立していない.	安全性は確立していない(動物実験では催奇形性あり).
外用	保険適用	フェノトリン	スミスリン®ローション5%	神経細胞のNa⁺チャネルに主に作用	安全性は確立していない(使用経験がない).	安全性は確立していない(使用経験がない).
		イオウ	イオウ末	イオウが表皮で代謝されてダニの増殖を抑制	適	適
		有機イオウ	イオウ・サリチル酸・チアントール軟膏など(OTCのみ)			
	保険適用外※	クロタミトン	オイラックス®クリーム	不明	広範囲の使用を控える.	大量または長期にわたる広範囲の使用は控える.
	特殊製剤	安息香酸ベンジル	安息香酸ベンジル	不明	使用を控える.	使用を控える.

※保険適用外だが,保険診療報酬の審査上では容認

表2 フェノトリン(phenothrin)の作用

殺虫作用	合成ピレスロイド(pyrethroid)である.ピレスロイドは除虫菊に含まれる有効成分の総称で,殺虫剤として利用されている.
主な作用	昆虫類・両生類・爬虫類の神経細胞上の受容体に作用し,Na⁺チャネルを持続的に開くことにより脱分極を生じさせる神経毒.哺乳類・鳥類の受容体に対する作用は弱い.
化学構造式	(構造式) 分子式:$C_{23}H_{26}O_3$ 分子量:350.45

表3 ラットを用いたフェノトリンとペルメトリンの急性毒性

薬剤名	経口 LD_{50} (mg/kg)	経皮 LD_{50} (mg/kg)	吸入 LD_{50} (mg/m³)
フェノトリン	>5,000	>5,000	>2,100 (4h)
ペルメトリン	430〜470	>2,500	>685 (3h)

激性がある.以上のことなどから,有効で安全性の高い外用薬が待望されていた.

●新規外用薬フェノトリンローションの登場

フェノトリンは,殺虫剤として利用されている除虫菊の有効成分であるピレスロイド(pyrethroid)のグループで,合成ピレスロイドに分類される(表2).海外で疥癬やアタマジラミ症に用いられているペルメトリン(permethrin)外用薬も合成ピレスロイドである.両者の安全性比較では表3のようにフェノトリンのほうが安全性が高い.

●フェノトリンの薬効薬理

フェノトリンはほかのピレスロイド系化合物と同様に,ヒゼンダニ(疥癬虫)の神経細胞のNa⁺チャネルに作用し,その閉塞を遅らせることにより反復的な脱分極,あるいは神経伝導を遮断することで殺虫作用を示す[7].

●フェノトリンローションの有効性

現在アタマジラミ症やケジラミ症の治療薬として市販されているスミスリン®のパウダーやシャンプーは0.4%濃度である.0.4%の低濃度では疥癬治療には無効である.

海外で抗疥癬薬として広汎に用いられているペルメトリン外用薬は5%濃度であるため,同じピレスロイド系であるフェノトリンも5%濃度として疥癬の治験が行われた.

5%濃度のフェノトリンローションについては治験時に種々のデータが集積されている(表4).

表4 フェノトリンローション(5%)について

販売名	スミスリン®ローション 5% (SUMITHRIN® Lotion 5%)
現在の効能	疥癬
角層内濃度	初回塗布後 24 時間時点での薬剤の未変化体濃度の平均は 3.567 $\mu g/cm^2$, 洗浄後に速やかに減少(クラシエ薬品の治験データより)
血漿中濃度	初回塗布後,未変化体濃度は 10 ng/ml 未満(クラシエ薬品の治験データより)
投与方法	1 週間隔で 1 回 1 本(30 g)を頸部以下の皮膚に塗布し,塗布後約 12 時間以上経過してから入浴,シャワーなどで洗浄除去する.少なくとも 2 回の塗布を行う.
投与時の注意	潰瘍,びらん面への塗布は避ける.眼,粘膜には使用しない.
高齢者への投与	注意して使用
妊婦,産婦への投与	安全性は確立していない(使用経験がない).
授乳婦への投与	授乳は避ける.
小児への投与	安全性は確立していない(使用経験がない).

表5 フェノトリンローション外用のポイント

- 1 週間隔で外用
- 首から下の全身にボトル 1 本(30 g=大人)を塗り残しなく外用
- 幼児,高齢者では頸部を含めた全身に塗り残しなく塗布する.
- 腋窩,手指趾間,陰部,臀部間,シワの間なども外用
- 潰瘍部,びらん部,粘膜などには外用しない.
- 外用後しばらくは手洗いをしない(外用前排尿をする).
- 小児では外用後手袋着用などを考慮する.
- 塗布した手で眼を擦らないようにする.
- 塗布後に新しい衣服に着替えて,今まで着ていた衣類は洗濯する.
- 外用後 12 時間以上あけてシャワーや入浴で洗い流す.または濡れタオルなどで丁寧に拭き取る.
- 薬を洗い流した後は下着,夜具などを洗濯済みのものに取り換える.

フェノトリンは角層に塗布すると,ほとんど角層に残り,洗浄後速やかに減少する.外用後も血中移行は少なく,血漿中濃度は低い.また有効率は 92.6%(88/95 例)と高値である.治験は成人を対象として実施されているので,妊婦,産婦,授乳婦,小児などでのデータはない.

●フェノトリンローションの安全性

臨床試験では臨床検査値の異常を含む副作用の発現は 102 症例中 8 例(7.8%)であった.副作用の主なものは皮膚炎 2 例(2.0%),AST(GOT)上昇 2 例(2.0%),ALT(GPT)上昇 2 例(2.0%)であった.

●フェノトリンローションの使用法

フェノトリンはヒゼンダニの卵には無効である.一方卵は 3～5 日で孵化する.そのため 1 週間隔で少なくとも 2 回外用する(表5).ローションなので伸びがよく,塗布も容易である.通常疥癬では頸から下の全身に外用する.皮疹のない部位にも外用する.塗り残しの多い耳後部,指趾間,腋窩,陰部,臀部なども忘れずに外用する.シワの間の塗り残しがあるので,シワを伸ばして塗る.また患者 1 人では全身を外用できないので,ほかの人に背部などの外用を依頼する.

外用部位を誤って舐めても大きな問題はないが(表3),小児などでは舐めることの予防に手袋着用を考慮する.

フェノトリンローション外用初期に一過性に瘙痒や皮疹が増悪することがある.外用によってヒゼンダニが多数死ぬことによる反応と考えられる.

●妊婦,授乳婦,小児へのフェノトリンローションの使用について

妊婦や授乳婦,小児への治験を行っていないため,安全性は確立されていない.しかし海外で使

用されているペルメトリンは妊婦や2か月以上の幼小児に使われているので，フェノトリンについても使用が可能と考える．しかし使用経験がないため，患者に十分な説明をして慎重に使用すべきであろう．授乳婦への使用の場合は，乳汁中にフェノトリンが分泌される可能性がある．しかし正確なデータがないため，血漿中濃度が測定限界未満となる外用7日後までは授乳を避けるべきである．

●高齢者へのフェノトリンローションの使用について

高齢者は合併症を有していたり，ほかの薬剤を併用している場合が多いため，注意して使用する．

●通常疥癬の治療

フェノトリンローションは2回外用で治癒し，その4週間後の治癒維持率は100％（88/88例）であった．フェノトリンローションを外用できない場合には，ほかの外用薬や内服薬を用いる．

●フェノトリンローションとイベルメクチンの併用について

薬理作用が異なるフェノトリンローションとイベルメクチンを同時に使用することで，治療効果が向上し，治癒までの期間が短縮でき，感染予防にも有効であることが期待されるが，現在それを明示できるデータはない．さらに外用と内服を同時に使用する治療法は海外では角化型疥癬では示されているが[8)9)]，その効果についての言及はない．

通常疥癬で，外用あるいは内服単独で治療期間が延長するものには外用と内服の併用も考慮してもよいかもしれない．例として高齢者，ステロイド投与者，胃瘻からイベルメクチン投与している者，透析患者，免疫低下者，免疫抑制剤使用者，角化型疥癬へ移行が考えられる患者などである．

●角化型疥癬の治療

角化型疥癬は多数（数百万匹）のヒゼンダニが寄生し，ほかの人への感染力も強いので，フェノトリンローション外用とイベルメクチン内服（眠前または空腹時投与）との併用が必要になることが多い[8)9)]．いずれも1週間隔で投与するが，厚い角質層を除去する処置も必要である．

●爪疥癬の治療

外用治療前に過剰の角質除去と，厚く長い爪を薄く短くすることを行う．フェノトリンローション単純塗布では不十分であり，サリチル酸軟膏などの浸軟剤を重ね塗りするか，重ね塗り後にODT療法を行う．爪へのフェノトリンローション外用は1週間隔であるが，爪のみには毎日外用の処置も検討すべきであろう．高齢者では爪が肥厚していることがあるが，ヒゼンダニの有無を検査をする．

●ステロイド外用薬使用が治療に与える影響

フェノトリンローション使用直前1週間にステロイド外用薬使用経験のある症例では，有効率は88.4％（38/43例），使用経験がない症例は96.2％（50/52例）であり（治験データより），両者には有意差は認められないものの，ステロイド外用薬使用者は疥癬の治癒が遅れると考えられる．したがってステロイド外用薬使用者では，外用を可能な限り中止すること．そしてフェノトリンローションの外用回数も2回，あるいはさらに追加外用（1週間隔）することも考慮するべきであろう．

●集団感染での薬剤の使い方

集団感染では，感染源や角化型疥癬患者を確認し，感染拡大を時間的変化，施設内・病棟/外来地図などをもとに疫学的解析を行う．同時にヒゼンダニの有無の検査を行う．検査時は潜伏期間のため検査が陰性のことも考慮に入れて，「疥癬の疑い患者」にはフェノトリンローション外用ないしイベルメクチン内服の選択肢がある．しかし予防投与についてはいまだ一定のコンセンサスがない．施設内の状況や蔓延状況，スタッフの不安な

どを考慮して対策(頻度を高めた検診, 外用, 内服など)を講じる.

●フェノトリンローションの豆知識

フェノトリンは魚類や昆虫には毒性があるので, それらの飼育や世話は手などに付着したローションを洗い流してから行うのがよい.

治療では塗布 12 時間後に洗浄除去すべきであるが, 塗布 72 時間後でも血中濃度に大きな変化はなく, 有害事象もなかった(治験データ).

1 週間空けずに 2 回目を塗布する場合でも, 安全性に影響を与える可能性は低いと考えられる.

光パッチテストで安全性は確認されているので, 一般的に浴びる紫外線量では安全性に影響を及ぼさないと考えられる. なお薬剤自体は光や熱などにも安定的である. ローションが眼に入った場合は, 水またはぬるま湯で十分に洗い流す.

陰部外用では男子では亀頭部に皮疹があれば外用, 女子では小陰唇の外側まで外用する. 尿道には外用しない.

1 本 30 g であり, 成人の場合はほぼ 1 回量である. 体の大きい人では不足の可能性, 小さい人では余る可能性がある.

●フェノトリン抵抗性ヒゼンダニを出現させないために

フェノトリン抵抗性のアタマジラミが増加している. 日本では 5% 程度とされているが, 沖縄県に限ると 100% が抵抗性アタマジラミである[10]. フェノトリンの濃度が 0.4% であり, 多量, 頻回にピレスロイド系薬剤を外用したために抵抗性アタマジラミが出現したと考えられる.

同じようなことがヒゼンダニで起こる可能性がある. フェノトリン抵抗性ヒゼンダニの出現防止には適正な使用を守ることが大切である. すなわち漫然とフェノトリンローションの使用を繰り返さずに, 臨床症状やヒゼンダニ検出などのチェックを定期的に行う.

●おわりに

医家向けに有効性の高い抗疥癬外用薬, フェノトリンローションが新たに使用できるようになった. しかし現時点で有効性の高い薬剤は外用のフェノトリンローションと, 内服のイベルメクチンのみである. 治療の選択肢を広げ, 抵抗性ヒゼンダニ対策として, さらに 1～2 種類の外用薬の上市が望まれる.

(石井則久)

●文　献

1) 疥癬診療ガイドライン策定委員会：疥癬診療ガイドライン(第 2 版). 日皮会誌, **117**：1-13, 2007.
2) 疥癬診療ガイドライン策定委員会：疥癬診療ガイドライン(第 3 版). 日皮会誌, **125**(11)：2023-2048, 2015.
3) 石井則久：疥癬の治療. 皮膚病診療, **31**：985-991, 2009.
4) 和田康夫：スミスリン®ローション. 臨皮, **69**(5)：125-128, 2015.
5) クラシエ製薬株式会社：スミスリンローション 5% 第 2 部 CTD の概要 2.6.2 薬理試験の概要文, 2014.
6) 根本　治, 大野晶子, 高橋隆二：フェノトリンローション剤の第 I 相試験—皮膚安全性試験およびプラセボ対照二重盲検比較による皮膚曝露試験—. 臨床医療, **31**：385-399, 2015.
7) Hutson DH, Roberts TR：Insecticides, John Wiley & Sons Ltd, New York, pp. 28, 1985.
8) CDC：Scabies in Sexually transmitted diseases treatment guidelines, 2010. MMWR, **59**(RR-12)：89-90, 2010.
9) Scott GR, Chosidow O：European guideline for the management of scabies, 2010. *Int J STD AIDS*, **22**：301-303, 2011.
10) Kasai S, Ishii N, Natsuaki M, et al：Prevalence of *kdr*-like mutations associated with pyrethroid resistance in human head louse populations in Japan. *J Med Entomol*, **46**：77-82, 2009.

I. 話題の新薬をどう使いこなす？

6 グラッシュビスタ®

押さえておきたいポイント

- 副作用軽減のため，使用法指導を行う．
- フォローアップにより，継続使用を促進する．
- 「自由診療」や「クリニック受診」の入り口として活用する．

● はじめに

この稿では，グラッシュビスタ®（グラッシュビスタ®外用液剤 0.03%/Glash Vista® cutaneous solution 0.03%）の活用方法として，①薬剤の紹介，②処方の際の留意点，そして③クリニックの経営にどう役立てるか，について触れる．

はじめに，グラッシュビスタ®とは，米国アラガン社が開発した睫毛貧毛症の患者向けの外用薬である．睫毛貧毛症とは，「睫毛が不十分である，または物足りない」ことを特徴とする疾患であり，その原因としては，特発性（加齢などが原因）や薬物誘発性の脱毛症（がん化学療法などが原因）などが挙げられる．ただし，原因が不明であることも多い．

脱毛症をはじめ，睫毛や眉毛の喪失を含めた抜け毛の症状のある人は，顔の主要な特徴を欠くためにアイデンティティーの問題を抱えることが多く，睫毛を含む脱毛は化学療法を受けた患者によくみられ，心理的影響を及ぼしうる厄介な副作用と考えられている[1]．

睫毛はまた外見的な美しさにおいて大きな印象を占めるものであり，特に女性において長く豊かな睫毛を求める声は多い．これまで，既存の睫毛の色を濃く，豊かに，長くするにはマスカラがよく用いられてきた．また，天然抽出物，ビタミン類，プロスタグランジン誘導体またはペプチド（特許取得）などを含有するさまざまな市販製品が睫毛の増長を謳っている．しかし，このような製品については十分な試験が実施されておらず，その効果は証明されていなかった[2]．

こうしたなか，米国アラガン社が開発したビマトプロストが，日本人被験者での臨床試験において，上睫毛の長さ，豊かさ（太さ），濃さを改善する有効性と安全性が認められた[2]．

グラッシュビスタ®の製品情報については表1のとおりである．

● 偶然の発見

ビマトプロストは本来，緑内障治療薬として米国アラガン社で開発された薬であった．ビマトプ

表1 グラッシュビスタ®の製品情報（文献3より）

販売名	グラッシュビスタ®外用液剤 0.03% 5 ml Glash Vista® cutaneous solution 0.03% 5 ml	溶液の色	無色澄明
含有量	1 ml 中：0.3 mg 5.0 ml	容器の形状	〈専用ブラシ 140 本添付〉
有効成分	ビマトプロスト		
添加物	ベンザルコニウム塩化物，塩化ナトリウム，リン酸一水素ナトリウム・七水和物，クエン酸水和物，塩酸，水酸化ナトリウム		

ロスト外用液剤 0.03%（Lumigan®, Allergan, Inc.）は眼圧降下薬として開発され，2001 年，開放隅角緑内障または高眼圧症患者の眼圧（IOP）の低下を目的として承認された．

ビマトプロスト外用液剤 0.03%の睫毛への影響は，同薬の降圧特性を評価する試験で薬の投与を受けた被験者の観察所見による偶然の発見であった[1]．この試験で，多くの患者が睫毛の変化に関する有害事象を報告した．2 つの 1 年間の多施設無作為化二重盲検並行群間実薬対照比較試験では，1 日 1 回ビマトプロストを投与（片眼に 1 滴）した患者の 42.6%に睫毛の成長を認めた．このビマトプロストの「副作用」をあらためて，動物実験，臨床試験を経て安全性・有効性を証明し[1]，2008 年，睫毛を伸ばす適応，つまり世界で初めて「睫毛の治療薬」として，アメリカの FDA にて認可され，効能・効果・安全性が認められたのが，Latisse®（日本名：グラッシュビスタ®）である．

● 作用機序

ビマトプロスト外用液剤 0.03%が睫毛の成長を促す詳細な機序は解明されていないが，この薬は図 1 に示したように，睫毛の毛周期に影響すると考えられている．

ヒトの毛は一定のパターンにしたがって成長し生え変わる．その周期を毛周期といい，睫毛の毛周期は約 5〜12 か月といわれている（図 2）[4〜7]．

ビマトプロストは，毛包に作用することで，毛周期（毛が生える周期）における成長期を延長することで，毛が長くなり，太くなる作用を発揮して

いると考えられる．また，毛幹数を増やすことで毛の本数を増やす効果もあるが，毛包の数自体を増やすことはできないので，発毛の効果はなく，あくまでも育毛の効果となる．また，睫毛基部に塗布するため毛包からの吸収が中心であるが，一部粘膜からの吸収も可能性は否定できない．

● 日本臨床試験での有効性

これまでに発表された試験は，主に白人被験者を対象に実施されたものであった[1]．日本人を含むアジア人は，白人に比べ，睫毛の本数，豊かさ，およびカールの強さに差があることが報告されている[4]．Harii らは 2014 年，日本人の被験者を対象にビマトプロスト外用液剤 0.03%の有効性および安全性を評価し，報告した[2]．

日本人を対象とした多施設無作為化二重盲検並行群間比較試験 2 試験において，睫毛の全般的な際立ち度の改善，および同剤の安全性を評価した．これらの試験には，特発性睫毛貧毛症患者 173 例およびがん化学療法による治療歴を有する睫毛貧毛症患者 36 例が参加した．患者はビマトプロスト外用剤 0.03%またはプラセボを上眼瞼辺縁部に 1 日 1 回夜，滅菌済みアプリケータを用いて 4 か月間塗布した．

評価基準として GEA-J を用いた．GEA-J とは，米国アラガン社が開発した日本人用画像数値化ガイド付き総合的睫毛評価スケールで，日本人患者の睫毛の際立ち度を判定するために，標準写真を参考に，医師が患者の上睫毛の全般的な印象を 4 段階（①：低い，②：普通，③：高い，④：著

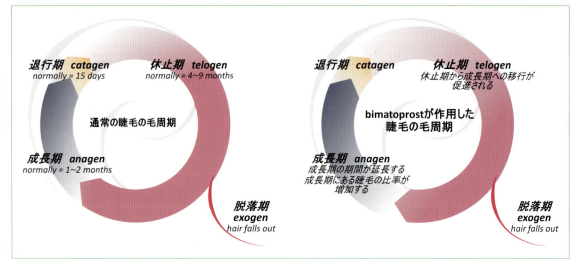

図1 正常な睫毛の毛周期（左）およびビマトプロスト外用液剤 0.03％ が睫毛の毛周期にもたらしうる作用機序（右）（文献3より）

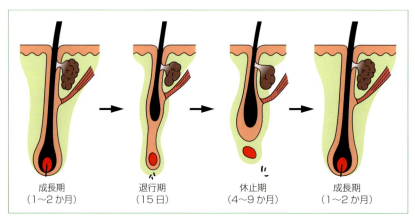

図2 睫毛の毛周期（文献3より）

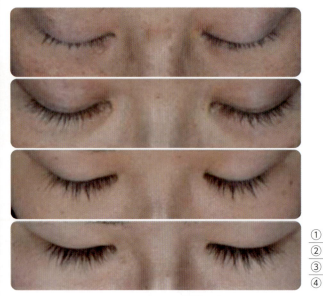

図3 GEA-J スケールに用いた標準写真（文献3より）
①：低い　②：普通　③：高い　④：著しく高い

しく高い）で評価する基準である（図3）.

　投与開始4か月後の GEA-J スケールによるスコアが，1段階以上の改善が認められた場合を有効として評価した結果，特発性睫毛貧毛症患者では投与後のすべての観察時点（1か月，2か月，4か月および5か月時点）で，がん化学療法による睫毛貧毛症患者では4か月時点に加え5か月時点においても，プラセボに比し有意な GEA-J スコアの改善が認められた（図4，表2）. なお，本臨床試験では，GEA-J スコア1および2の患者を対象とした.

　上睫毛の長さ，豊かさ（太さ），濃さについて，デジタル画像により解析をした結果，この薬を使用してから4か月間の変化量は，使用しなかった人に比べていずれの項目についても効果が認めら

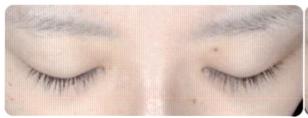
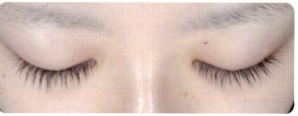

a．使用前　　　　　　　　　　　　　　　b．4か月後

図4　効果が認められた代表例（文献3より）

表2　4か月目における評価スケール（GEA-J）スコアのベースラインから1段階以上の改善が認められた患者の割合（%）（文献3より）

	特発性睫毛貧毛症		がん化学療法による睫毛貧毛症	
	グラッシュビスタ®群 n=88 %（n）	プラセボ群 n=85 %（n）	グラッシュビスタ®群 n=18 %（n）	プラセボ群 n=18 %（n）
4か月*	77.3%（68）	17.6%（15）	88.9%（16）	27.8%（5）

＊：有効性主要評価は4か月目に実施

表3　4か月目におけるベースラインからの変化の平均値（%）（文献3より）

評価項目	特発性睫毛貧毛症	
	グラッシュビスタ®群	プラセボ群
上睫毛の長さ（mm）	n=88 24%	n=85 −1%
上睫毛の豊かさ（太さ）（mm²）	n=88 45%	n=84 −1%
上睫毛の濃さ*（明度単位）	n=88 −8%	n=84 1%

＊：マイナスの変化はより濃い睫毛を示す．

表4　4か月目におけるベースラインからの変化の中央値（%）（文献3より）

評価項目	がん化学療法による睫毛貧毛症	
	グラッシュビスタ®群	プラセボ群
上睫毛の長さ（mm）	n=17 42%	n=17 11%
上睫毛の豊かさ（太さ）（mm²）	n=15 142%	n=14 51%
上睫毛の濃さ*（明度単位）	n=15 −14%	n=14 −6%

＊：マイナスの変化はより濃い睫毛を示す．
プラセボ群における変化率はがん化学療法終了後の睫毛の自然回復の程度を示す．

表5　4か月目における使用満足度（文献3より）

質問項目	特発性睫毛貧毛症		がん化学療法による睫毛貧毛症	
	グラッシュビスタ®群 n=88 %（n）	プラセボ群 n=85 %（n）	グラッシュビスタ®群 n=18 %（n）	プラセボ群 n=18 %（n）
上睫毛の長さに対する満足度	58.0%（51）	18.8%（16）	66.7%（12）	11.1%（2）
上睫毛のボリュームに対する満足度	46.6%（41）	18.8%（16）	66.7%（12）	22.2%（4）
睫毛の総合的な満足度	55.7%（49）	22.4%（19）	72.2%（13）	11.1%（2）

れた（表3，4）．
　この薬の使用満足度について睫毛満足度質問表を用いて評価した結果，この薬を使用してから4か月後の評価の「上睫毛の長さ，ボリュームに対する満足度」ならびに「睫毛の総合的な満足度」の各合計スコアにおいて，この薬を使用しなかった人に比べて差が認められた（表5）．なお，この薬の使用を中止すると，使用前の状態に戻った．

●国内臨床試験での安全性

特発性睫毛貧毛症を対象とした国内臨床試験において，安全性評価対象87例中14例(16.1%)に副作用が認められた．その主な副作用は，結膜充血3例(3.4%)，眼脂3例(3.4%)，皮膚色素過剰3例(3.4%)であった．

また，がん化学療法による睫毛貧毛症を対象とした国内臨床試験において，安全性評価対象18例中3例(16.7%)に副作用が認められた．その主な副作用は，皮膚色素過剰2例(11.1%)，眼瞼紅斑1例(5.6%)であった．

●具体的な使用方法

具体的な使用方法であるが，この薬は点眼剤として使用せず，上眼瞼辺縁部の睫毛基部にのみ塗布し，下眼瞼には使用しないことが重要である．具体的には片眼ごとに，1滴を専用のアプリケータに滴下し，1日1回就寝前に上眼瞼辺縁部の睫毛基部に塗布する．また，片眼ごとに新しいアプリケータを使用することが求められる．がん化学療法による睫毛貧毛症の患者では，この薬の投与はがん化学療法終了4週間後以降に開始することが望ましい．これは，がん化学療法施行中および終了4週間後までの間における，本剤投与に関する安全性および有効性が確立していないためである．

●使用上の注意

この薬の投与により，虹彩や眼瞼への色素過剰(メラニンの増加)が現れることがある．これらは投与の継続により徐々に進行し，投与中止により症状は停止する．眼瞼色素過剰については，投与中止後徐々に消失，あるいは軽減する可能性があるが，虹彩色素過剰については投与中止後も消失しないことが報告されている．混合色虹彩の患者では虹彩の色素過剰は明確に認められるが，暗褐色の単色虹彩の患者(日本人に多い)においても変化が認められている．これらの症状について患者に十分説明するとともに，患者を定期的に診察し，症状に応じて投与継続の可否を検討することが必要である．

また，投与中に角膜上皮障害(点状表層角膜炎，糸状角膜炎，角膜びらん)が現れることがあるので，しみる，瘙痒感，眼痛などの自覚症状が持続する場合には，直ちに眼科医を受診するように患者への十分な指導が必要である．

同様に，投与により，内眼部および外眼部の炎症や角膜上皮障害が悪化する可能性，および眼圧が影響を受ける可能性があるため，眼疾患または眼手術後で治療中の患者に投与する際は，眼科医に相談することが望ましい．

さらに，眼瞼色素過剰，接触皮膚炎，眼周囲の多毛化などの予防あるいは軽減のため，投与の際に液が上眼瞼辺縁部以外に付着した場合には，よくふき取るか洗い流すよう患者に指導することが必要である．

また，他部位への効果であるが，眉毛に関してなどまだはっきりとした知見は得られていない．

そして，前述のように，投与を中止すると睫毛の成長は投与前の状態に戻るとされていることを患者に説明することが重要である．

●事前の使用法指導とフォローアップの重要性

それでは，実際の処方に対し，留意すべき点は何だろうか．それは，①使用前の使用法指導と，②投与後のフォローアップである．医師が自ら実施する治療ではなく，患者が持ち帰る処方薬であることと，副作用が重篤ではないことから，クリニックの視点でみると，ほかの治療法と比べて，そこまで気を遣わないということが予想される．一方で，患者視点では，クリニックでの処方薬に対する期待感，そして，処方薬にたどり着くまでに行ったセルフケアや美容液の効果に対する不満足感から，ひとえに「効いてほしい」という思いで，患者は薬液をつけすぎる傾向にある．塗れば塗るほどよいという認識のもと，1回当たりの薬液が多いことや，1日に何度も塗布するなどの

オーバードーズ，さらには下睫毛にも塗布するケースがありうる．これらによる副作用の発現は，適切に使用すれば回避することができるため，事前の使用法の指導が重要となる．

　この薬は1度使用すれば睫毛貧毛症が完治し，一生続くというものではなく，効果を持続するためには継続的な使用が必要な薬剤のため，いかに副作用を軽減し，継続を促すかが大切になってくる．そのため，事前のカウンセリングにおいて塗布の仕方について指導をしっかりと行うことが，その後の継続使用に大きく影響を与える．

　そして，投与中に副作用が出た場合も，小さな異変を見逃さず，適切なタイミングで適切なアドバイスが必要となってくる．これまで何も塗布しなかった部位に異物が塗られるという事象から，薬効による副作用ではなく，単に生理的反応という場合も考えられる．「副作用＝完全に投与中止」ではなく，一時停止して，症状の改善を待って再開することや，隔日での使用への変更などのアドバイスが有効である．患者は効果への期待度から，副作用が現れてもそれを無視して使用し続けるケースも考えられるため，適切なフォローアップが，副作用の悪化を軽減するだけでなく，患者の自己判断による使用中止も減らすことが可能となる．

　同時に，患者の満足度，そして継続使用のモチベーションを維持するためにも，効果に対するフォローアップが重要になってくる．皮膚疾患の治療の際と同じように，患者は日々の変化に目が慣れ，なかなか効果が出ていることに気がつかないことも多い．そのため，医師でなくとも，看護師やカウンセラーなど第三者からの「伸びましたね」などの声掛けや「変化を感じましたか？」といった質問が，さらなる患者満足度と継続使用意向の向上に繋がると考えられる．また，アラガン・ジャパン社が提供しているアプリの使用などを促すことも，変化を感じられ患者の励みになると思われる．

●クリニックでの位置づけ

　では，18,000～25,000円が平均のグラッシュビスタ®を導入するにあたり，クリニックの治療メニューのなかでどのような役割を持たせるのが適切であろうか．まずは，「クリニックの受診」や「自由診療」への入り口の役割が考えられる．保険診療を主とするクリニックの場合，既存の患者が自由診療に踏み出す際の入り口に，そして自由診療を主とするクリニックの場合，新規の患者がクリニックを受診する際の入り口になりうる．

　美容医療を受けたことのない患者にとって，外科的治療に対して心理的抵抗があることはいうまでもないが，外科的治療よりも侵襲性の低い施術である注入治療やレーザー治療に関しても，以前と比べて昨今は広く普及してきたとはいえ，入り口とするにはまだ心理的抵抗があると予想される．それに対して，侵襲性が低いというだけでなく，医療従事者による施術ではなく患者が自分で塗布するかたちであることからも，グラッシュビスタ®は心理的抵抗が低く，気軽に使用を始めることが可能である．

　また，「睫毛が不十分である，または物足りない」という状態であれば，グラッシュビスタ®の適応となり，対象となる患者像として年齢を問わないことも，適応患者が限られる治療法の告知と比較した利点である．こういった年齢を問わない薬剤は，クリニック受診，もしくは保険診療患者にとっての自由診療のきっかけとして，広く告知するには適切であろう．

　もう1つ，治療方法が簡単でわかりやすいことも「入り口」として適している要因であると考えている．クリニックのホームページにどのような使用方法なのかを記載しておけば，患者はクリニック受診前に想像がつき，ほかの治療に比べて不安を払拭した状態での受診につながるだろう．院内での告知についても同様，小冊子やポスターなどで紹介をすれば，スタッフから積極的に紹介をしなくとも，患者の睫毛への関心の高さから，

スタッフへの問い合わせにつながりやすい.

　最後に，グラッシュビスタ®は，その特性から，さらに重要な役割が考えられる．前述のとおり，1度治療をすれば完治し，一生続くというものではないため，その効果の維持には，継続使用が必要とされる．そのため，患者は定期的に受診することになり，その積み重ねが患者とクリニックとの長期的な関係を構築することになるのである．クリニックで販売されている化粧品などと違って，医療用薬品としての高い効果はもちろんのこと，治療効果が得られるまでに何度も受診が必要な治療方法とも違い，患者は効果があることがわかったうえで，それを維持するための複数回受診となる．そのため，患者の満足度は高く，長期的な関係構築は，クリニックへの信頼にも繋がると考えられる．

●おわりに

　グラッシュビスタ®は睫毛貧毛症に対して，少ない副作用で高い効果が期待できる薬剤であり，外見的な美しさはもとより，内面的な自信においても患者のQOLを改善するものである．効果的な使用法の指導により，継続使用を促すことで，患者満足度を向上させ，ひいてはクリニックへの信頼度を高め，患者との長期的な関係を構築することができる薬剤と考えている．

　今後の研究では，眉毛，頭髪の貧毛症治療としての可能性をはじめ，ほかの用途を対象に含めるかもしれない．こうした将来的な応用への期待も高い薬であることから，今後ますますの患者のQOL改善とクリニック経営への貢献が期待される．

〈古山登隆〉

●文　献

1) Fagien S：Management of hypotrichosis of the eyelashes：focus on bimatoprost. *Clin Cosmet Investig Dermatol*, **3**：39-48, 2010.
2) Harii K, Arase S, Tsuboi R, et al：Bimatoprost for eyelash growth in Japanese subjects：two multi-center controlled studies. *Aesthetic Plast Surg*, **38**(2)：451-460, 2014.
3) 資料提供：アラガン・ジャパン株式会社
4) Na JI, Kwon OS, Kim BJ, et al：Ethnic characteristics of eyelashes：a comparative analysis in Asian and Caucasian females. *Br J Dermatol*, **155**：1170-1176, 2006.
5) Johnstone MA, Albert DM：Prostaglandin-induced hair growth. *Surv Ophthalmol*, **47**(1)：S185-S202, 2002.
6) Thibaut S, De Becker E, Caisey L, et al：Human eyelash characterization. *Br J Dermatol*, **162**(2)：304-310, 2010.
7) Elder MJ：Anatomy and physiology of eyelash follicles：Relevance to lash ablation procedures. *Ophthal Plast Reconstr Surg*, **13**(1)：21-25, 1997.

II 新しい診断ツールをどう生かす？

1. ダーモスコピー
    a) 掌蹠の色素性病変診断アルゴリズム
    b) 脂漏性角化症，基底細胞癌の診断ツールとして
    c) 疥癬虫を見つける
    d) トリコスコピーで脱毛疾患を鑑別する
2. Ready-to-use のパッチテストパネル活用法

Ⅱ．新しい診断ツールをどう生かす？

1 ダーモスコピー
a）掌蹠の色素性病変診断アルゴリズム

押さえておきたいポイント

- ダーモスコピーを用いた掌蹠の色素性病変診断アルゴリズムは後天性の病変に適応する．
- 第1段階では皮丘平行パターンの有無，第2段階で病変全体が典型的な皮溝平行パターンや格子様パターンや規則的な細線維状パターンで構成されているかを調べ，第3段階では病変のサイズ（7 mm以下か，7 mmを超えるか）を測定し，臨床的対応を決める．
- ダーモスコピー所見を解釈する能力には個人差があるため，迷った場合はエキスパートに相談するか短期間での経過観察，または生検を行う．

●はじめに

　掌蹠の色素性病変にダーモスコピーを行う最大の目的は色素細胞母斑とメラノーマを鑑別することである．2011年に改訂された「ダーモスコピーを用いた掌蹠の色素性病変診断アルゴリズム（図1）」を活用すると，メラノーマを見逃すことなく，生検やフォローアップの数を必要最小限に抑えながら掌蹠色素性病変の診察を行うことができる[1]．

●診断アルゴリズムに含まれる掌蹠色素性病変のダーモスコピーパターン

1．良性パターン

　指紋の凹凸の凹を皮溝，凸を皮丘という．皮溝に一致する平行な色素沈着は皮溝平行パターンと呼ばれ，良性パターンの基本形である．皮溝平行パターンにはさらに色素沈着の形状により，一本線・点や二本線・点の亜型がある．皮溝平行パターンに加えて皮丘を直交する線状色素沈着があるものは格子様パターンという．土踏まずの病変に多いパターンである．また荷重部では角層内のメラニンが斜めに傾き，刷毛で掃いたような斜線の色素沈着になる．これを細線維状パターンと呼ぶ．色素細胞母斑の約8割はこれら3パターンのいずれかに分類される（図2，3）．

2．皮丘平行パターン

　早期のメラノーマでは，帯状の色素沈着が皮丘優位に出現する．これを皮丘平行パターンと呼ぶ（図2〜4）．メラノーマに対する皮丘平行パターンの特異度は99％と報告されており，色素細胞母斑との鑑別において非常に有用な所見である[2]．

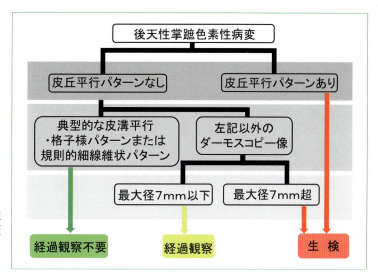

図1
ダーモスコピーを用いた掌蹠の色素性病変診断アルゴリズム・2011年改訂版
（文献1より抜粋改変）

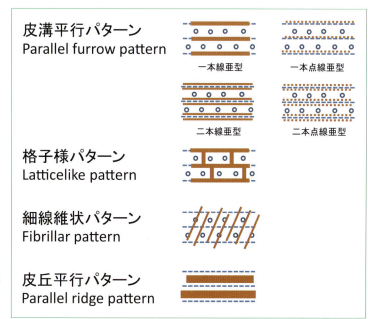

図2
診断アルゴリズムに含まれる掌蹠色素性病変のダーモスコピーパターン

●アルゴリズムについて

1．概要と運用

　アルゴリズムの対象となる病変は後天性に生じた掌蹠の色素性病変である．先天性の病変や出血，薬剤による色素沈着などは対象としない（後述）．アルゴリズムでは病変を3段階に分けて順番に検証し，最終的に経過観察不要・要経過観察・要生検の3つの臨床的取扱い群に分類できるようになっている．

　まず第1段階で皮丘平行パターンの有無を調べる．病変の一部にでも皮丘平行パターンを検出した場合は，メラノーマの可能性を念頭に置き生検を行う．皮丘平行パターンに加えて良性パターンが病変内に認められても，メラノーマを否定する根拠にはならないので注意を要する．次に第2段階では，病変全体が典型的な皮溝平行パターンや格子様パターン，または規則的な細線維状パターンで構成されているかを検討する．病変全体が前述の良性パターンで構成される場合は，病変の大きさにかかわらず経過観察は不要である．ただし，所見を解釈する能力には個人差があるため，迷った場合は躊躇なく第3段階に進む．第2段階で前述の良性パターンと判断されなかった場合は第3

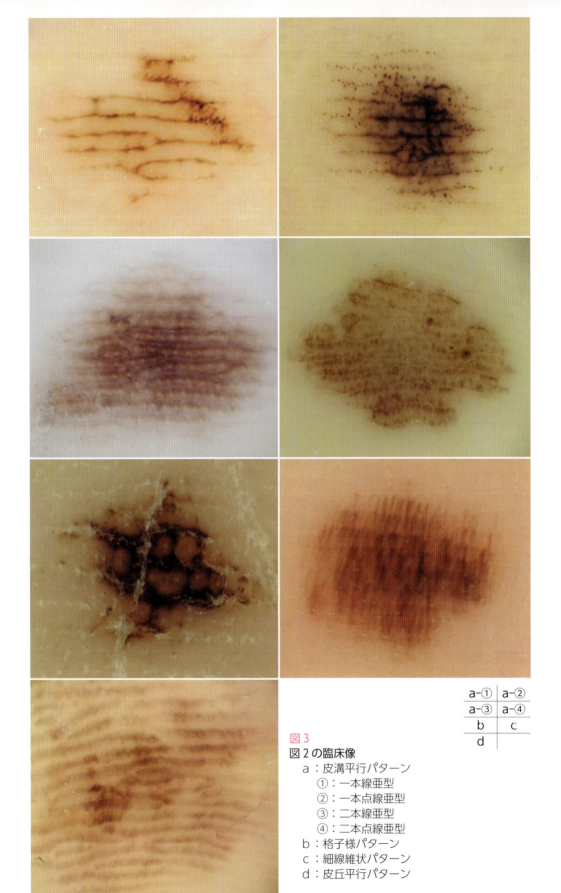

図3
図2の臨床像
　a：皮溝平行パターン
　　①：一本線亜型
　　②：一本点線亜型
　　③：二本線亜型
　　④：二本点線亜型
　b：格子様パターン
　c：細線維状パターン
　d：皮丘平行パターン

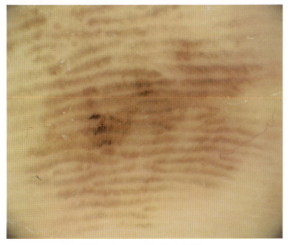

図4 皮丘平行パターンを示す早期メラノーマ

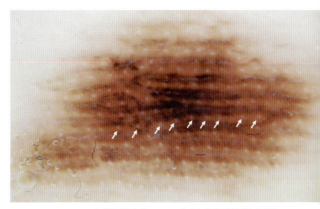

図5 皮溝平行パターンを示す色素細胞母斑
白い小点(矢印)は皮丘に配列した汗孔である.

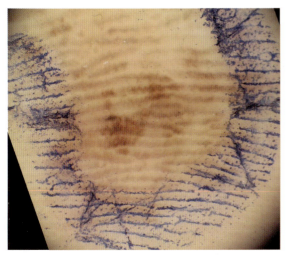

図6 皮丘平行パターン(図4)に行った furrow ink test
皮溝に残ったホワイトボードマーカーインクが青い線である．色素沈着は青い線の間(皮丘)にあることがわかる．

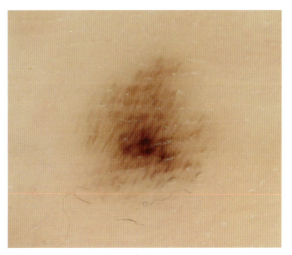

図7 規則的細線維状パターンを示す色素細胞母斑

段階に進んで病変の大きさを測定する．病変の最大径が7mm以下であれば経過観察とし，最大径が7mmを超える場合は生検を検討する．

2．アルゴリズム運用上の問題点

a) 皮丘と皮溝の判別

皮丘部の角層には汗管が開孔している．汗孔はダーモスコピーでは白いキラキラと光る小点として観察されるので，この小点を結んだ線が皮丘だとわかる(図5)．またホワイトボードマーカーを用いた furrow ink test も皮丘と皮溝の判別に有用である(図6)[3]．ホワイトボードマーカーで病変周囲の皮膚表面をなぞりティッシュペーパーなどで軽く拭うと，皮溝にのみインクが残るので認識しやすくなる．

b) 細線維状パターンの規則性

細線維状パターンは荷重で傾いた角質内のメラニン柱によって形成される．色素細胞母斑の細線維状パターンの多くは皮溝平行パターンから生じており，よって線維状の色素沈着の起点が皮溝に揃う傾向がある．また色素沈着の線維の一本一本が細く，長さや色調が均一である．このような細線維状パターンは規則的とみなすことができる(図7)．一方メラノーマの細線維状パターンでは線維の幅が太く，色や長さ，傾斜の方向が揃っていないことが多い．このような場合は不規則と判

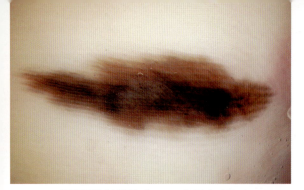

図8 不規則細線維状パターンを示すメラノーマ

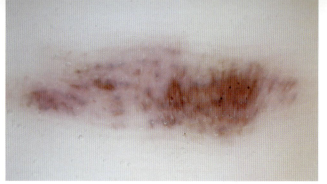

図9 分類不能パターンを示す色素細胞母斑

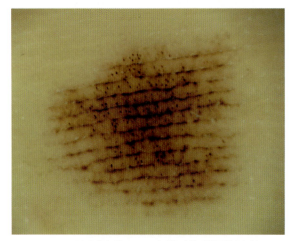

図10 そら豆パターンを示す色素細胞母斑
（小型の先天性色素細胞母斑）

断する（図8）．角質の傾斜を補正して観察する方法として斜めダーモスコピーが提唱されている[4]．病変を大量のジェルで覆い，角層の傾きに合わせて斜め方向からダーモスコープで細線維状パターンの病変を観察すると，角層の傾きが補正された像（色素細胞母斑であれば皮溝平行パターン）をみることができる．

c）分類不能パターン

色素細胞母斑の十数％は既知のダーモスコピーパターンに分類できないとされる．これらの病変とメラノーマをダーモスコピーのみで鑑別することは容易ではない．特に大型の病変については原則的には生検が望ましい．我々は色素細胞母斑のうちダーモスコピーパターンが既知のパターンに分類できなかった病変について，「色が薄い」「色が濃い」「隆起性病変」の3要因に分けて検討した．症例の年齢との関係を調べたところ，15歳以下ではすべて「色が濃い」病変であったのに対し，

65歳以上では「色が薄い」病変が8割を占めた（図9）[5]．色素細胞母斑のなかには経年変化で色素が消褪し，ダーモスコピーパターンが不明瞭になるものがあると考えられた．また隆起した母斑は真皮成分が豊富なため，病変の中央で皮溝皮丘の幅が拡大し，しばしばびまん性の色素沈着を示す．そのためダーモスコピー所見が判断しにくくなる．

d）経過観察期間

現時点で厳密な規定はないが，我々の施設では3～6か月を目安に主として大きさや色調の変化について観察している．3mm以下の色が濃い色素細胞母斑では，経過観察中にしだいにパターンが明瞭化することがある．逆に色が薄い色素細胞母斑は，経過中さらに色調が薄くなっていく場合がある．しかし病変が増大したり，病変の一部の色調が増強または減弱する場合などは生検が望ましい．

● アルゴリズム対象外疾患

1．先天性色素細胞母斑

「先天性」の発症時期をいつまでとするかについては諸説あるが，臨床の現場では「生直後から2歳ごろまでに気づかれた色素細胞母斑」を指すこと多いと思われる．手掌足底における小型の先天性色素細胞母斑や小児の色素細胞母斑では，皮溝平行パターンに皮丘小点が加わったそら豆パターンの頻度が高い（図10）[6]．なかには皮丘小点のみで皮溝平行パターンを欠く症例があり，この場合は皮丘平行パターンと紛らわしくなる．皮丘平行パターンが皮丘全体に及ぶ帯状のべたっとし

た色素沈着であるのに対し,皮丘点状パターン(そら豆パターン)は皮丘のほぼ中央に規則正しく配列する点ないしは線であることが鑑別上の参考になるかもしれない.また先天性色素細胞母斑では,病変の中央に灰青色の色素沈着や紅色の拡張した皮丘が観察されることも多い[7].

2．その他

掌蹠の出血,いわゆる black heel のダーモスコピーでは皮丘に赤や黒の小点が配列する(図11).皮丘に色素沈着がある点でメラノーマと紛らわしいが,色素の中に赤や紫の色調を見いだせば出血とわかる.抗がん剤をはじめとする各種薬剤では皮丘優位の色素沈着が生じやすい.また Peutz-Jeghers 症候群などの手足の色素沈着も皮丘優位であることが知られている.いずれの病変も多発するため,メラノーマとは容易に鑑別できると思われる.

●さいごに

掌蹠の色素性病変はダーモスコピーが最も威力を発揮する疾患の1つである.ただし,所見を解釈する能力には個人差があるため,迷った場合はエキスパートに相談するか,慎重な経過観察,または生検を検討すべきである.

(皆川　茜，宇原　久)

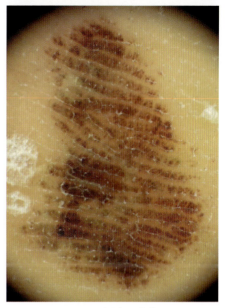

図11　足底の出血
皮丘に赤褐色の焦点が配列する pebbles on the ridges の像である.

●文　献

1) Koga H, Saida T：Revised 3-step dermoscopic algorithm for the management of acral melanocytic lesions. *Arch Dermatol*, **147**：741-743, 2011.
2) Saida T, Miyazaki A, Oguchi S, et al：Significance of dermoscopic patterns in detecting malignant melanoma on acral volar skin：results of a multicenter study in Japan. *Arch Dermatol*, **140**(10)：1233-1238, 2004.
3) Uhara H, Koga H, Takata M, et al：The whiteboard marker as a useful tool for the dermoscopic "furrow ink test". *Arch Dermatol*, **145**：1331-1332, 2009.
4) Maumi Y, Kimoto M, Kobayashi K, et al：Oblique view dermoscopy changes regular fibrillar pattern into parallel furrow pattern. *Dermatology*, **218**：385-386, 2009.
5) 御子柴育朋,皆川　茜,古賀弘志ほか：既知のダーモスコピーパターンを示さない掌蹠色素性母斑の臨床的検討．日皮会誌，**124**：829，2014.
6) 皆川　茜,古賀弘志：最近のトピックス 2015 Clinical Dermatology 2015．新しい検査法と診断法．小児掌蹠色素性病変のダーモスコピー像の特徴．臨皮，**69**：79-83，2015.
7) Chuah SY, Tsilika K, Chiaverini C, et al：Dermoscopic features of congenital acral melanocytic naevi in children：a prospective comparative and follow-up study. *Br J Dermatol*, **172**：88-93, 2015.

II．新しい診断ツールをどう生かす？

1 ダーモスコピー
b）脂漏性角化症，基底細胞癌の診断ツールとして

押さえておきたいポイント

- 脂漏性角化症では乳頭腫症を探せ．
- 脂漏性角化症は全体に色が均一につながっている．
- 基底細胞癌は青灰色で散在する構造と潰瘍化

●はじめに

ダーモスコピーは，臨床診断と病理診断の中間に位置する第3の診断ツールである．周知のとおり色素性皮膚病変の診断に高い有用性が示されているが，特に脂漏性角化症と基底細胞癌については高い感度と特異度で診断が可能である．本稿では，この2つの皮膚腫瘍をダーモスコピーで正しく診断するための3つのポイントを説明する．

●脂漏性角化症
　（seborrheic keratosis；SK）

1．表面の乳頭腫症を探せ

SKは，前駆病変である日光黒子からの移行がみられ，外方向性に発育する表皮増殖つまり乳頭腫症の程度により，特徴的なダーモスコピー所見を呈する．したがって，乳頭腫症に対応するダーモスコピー所見を見いだすことがSKの診断上，極めて重要である．

日光黒子において基底層のメラニン沈着を伴う表皮索がつぼみ状に下方に増殖すると，淡褐色の無構造な背景に褐色の線条が指紋のように平行に放射状に配列する指紋様構造（図1）となる．指紋様構造は病変の辺縁にみられることが多い．

さらに表皮の乳頭状増殖が進むと，溝と隆起（図2）を生じる．図2では辺縁部の溝は淡褐色，隆起は灰色であるが，中央部の溝は濃褐色，隆起は青灰色である．青灰色にみえるのは，乳頭腫症が進み基底層のメラニン沈着が浅いところから深いところまで厚く分布するようになるからである．辺縁から中央部に向かって乳頭腫症がだんだん厚くなるため，このような色調のグラデーションがみられる．

溝と隆起が全体に及ぶと脳回転様外観（図3）となる．角質増殖は目立たないが乳頭腫症が強い場合は，敷石状外観（図4）となることもある[1]．この場合，点状，またはヘアピン血管を囲むように白色のhaloがみられる．

2．全体に色が均一につながっている

もう1つのポイントは，背景が全体に均一な灰

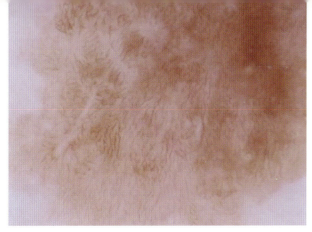

図1 指紋様構造(fingerprint-like structures)

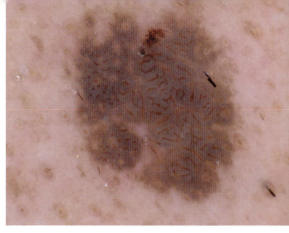

図2 溝・隆起(fissures/ridges)

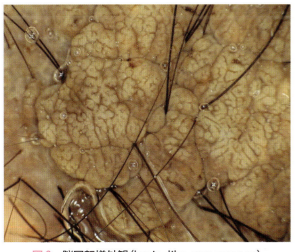

図3 脳回転様外観(brain-like appearance)

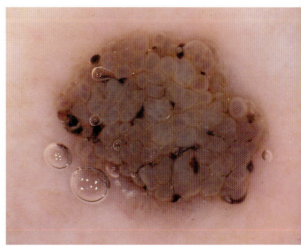

図4 敷石状外観(cobblet-stone appearance)

褐色～黒褐色領域を呈することである．SKは，連続する表皮細胞の増殖であることがその理由である．背景が全体に褐色を示すのは基底層の一様なメラニン沈着を反映する．この均一な背景に，輪郭がぼんやりとした多発性稗粒腫様囊腫と，くっきりした面皰様開孔が全体に多発性にみられる．

多発性稗粒腫様囊腫(図5：矢頭)は，多発散在する小型の黄白色円形の構造物で，組織学的には乳頭腫症によりできた偽角質囊腫に相当する．面皰様開孔(図5：矢印)は，境界明瞭な黄褐色～黒褐色の面皰様の構造物で，組織学的に表面の陥凹部や，毛包開孔部に堆積・充満した角質に相当する．茶色が濃いほど古い角質であることを意味する．

被刺激型のSKでは，真皮内の毛細血管拡張が

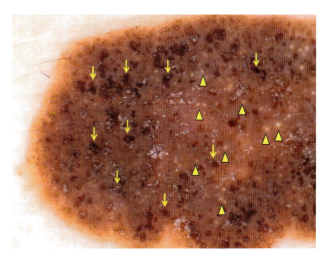

図5 多発性稗粒腫様囊腫(multiple milia-like cysts)：矢頭
面皰様開孔(comedo-like opening)：矢印

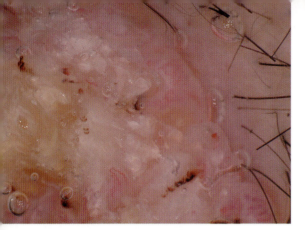

図6 繊細なヘアピン様血管（delicate hairpin like vessels）

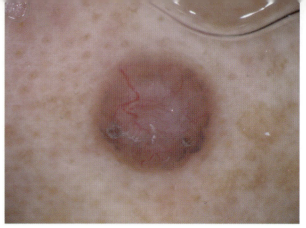

図7 樹枝状血管（arborizing vessels）

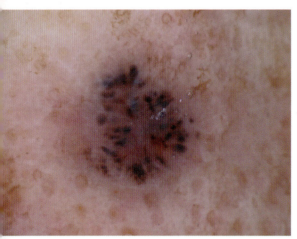

図8 塊（clods）

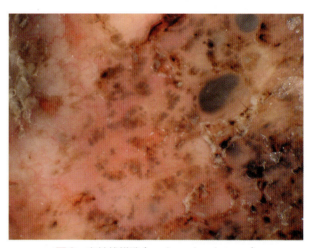

図9 車軸状構造（spoke wheel areas）

乳頭腫症により，特に辺縁部で繊細なヘアピン様血管（図6）となってみえる．

● 基底細胞癌（basal cell carcinoma；BCC）

1．青灰色で散在する構造と潰瘍化

BCCは，全体に背景が紅色で，そのなかにさまざまな大きさとかたちの青灰色構造物と潰瘍化がみられる．色素の少ない結節型の病変では，腫瘍表面を走る樹枝状・分岐性・蛇行性の血管（図7）のみが診断のポイントになることもある[2]．こうした紅色の背景に，メラニンを含む細胞集塊である青灰色の構造物がみられる．

やや小型の散在する青灰色構造は multiple blue-gray globules と呼ばれ，病理組織では小型の腫瘍胞巣やメラノファージに対応する．小型胞巣が徐々に大きな胞巣となると large blue-gray ovoid nests と呼ばれるが，厳密な大きさの区分は定義されておらず，最近では総称して塊（図8）と呼ばれることもある．また，小型の胞巣が拡大して生じる車軸状構造（図9）は，中心部に濃褐色小点があり，そこから棘状の淡褐色放射状突起が配列する構造で，表皮から下垂する表在性の胞巣が真皮内で四方八方に突起を出す所見に対応する．車軸状構造が大きく・太くなると葉状構造（図10）と呼ばれる．

胞巣が辺縁に向かって拡大していく過程で辺縁が堤防状に隆起し，中心部が壊死し，潰瘍化する場合が多く，潰瘍化は診断の重要なポイントになる（図10）．潰瘍化が進むと瘢痕化・線維化・上皮化もみられ，shiny white areas と呼ばれるやや光沢を帯びた白色〜淡紅色調の領域となる（図11）．

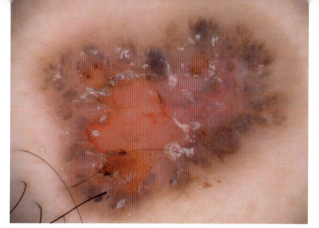

図10　葉状構造(leaf-like areas), 潰瘍化(ulceration)

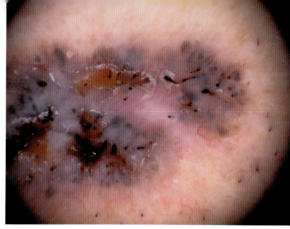

図11　光沢白色領域(shiny white areas)

● まとめ

　SKは, 比較的均質で連続性に表皮角化細胞が増殖する良性腫瘍であるため, ダーモスコピーでも全体に同じような色と構造がみられることが特徴的である. また, 病理組織学的に乳頭腫症を呈することが特徴であるため, その所見がダーモスコピーにも反映される. BCCでは, 血管増生と腫瘍胞巣のかたちと深さを反映して, 特徴的な色とかたちがみられる. しかしすべての症例でこれらの特徴的所見がみられるわけではなく, 診断に迷う症例もある. たとえ特徴的所見がみられなくても, 説明した3つのポイントを念頭に置き病理組織を想像することで, 診断が可能な症例も出てくるであろう.

（貞安杏奈, 田中　勝）

● 文　献

1) 貞安杏奈, 田中　勝：ダーモスコピーで確定診断できる脂漏性角化症. 臨皮, **68**：67-71, 2014.
2) 斎田俊明, 大原國章, 土田哲也ほか：カラーアトラス Dermoscopy, 金原出版, pp.124-144, 2003.

Ⅱ．新しい診断ツールをどう生かす？

1 ダーモスコピー
c）疥癬虫を見つける

押さえておきたいポイント

- まず疥癬トンネルを探して，その先端に着目する．
- ヒゼンダニは，疥癬トンネルの先端部に黒色三角としてみえる．
- 偏光タイプでレンズ径の大きいダーモスコピーが疥癬診療に適している．

はじめに

疥癬はダーモスコピーが1つあれば，診断がおおむねできるようになった．これまで疥癬と診断するためには，患者の皮疹部から落屑を採取し，それを顕微鏡検査で虫体がいるかどうか確認する必要があった．いわばやみくもに行っていた．虫体が見つからないと，診断に困った．疥癬ではないのか，あるいは落屑の採取方法が悪くて虫体が見つからないのか判断に困った．今では，ダーモスコピーを用いると寄生したヒゼンダニを直接目視できるようになった．落屑の採取手技の巧拙にかかわらず，虫体がその場にいれば目でみえる．診断効率が飛躍的に向上した．

ダーモスコピーで疥癬と診断するのは，みる場所さえ適切であれば，難しいことではない．悪性黒色腫や基底細胞癌などの鑑別のように，見え方の違いを深く理解する必要はなく，単に黒色三角に着目するとよい．難しいのは，どこを探すかである．探す場所さえ適切であれば，疥癬と診断がつく．

本稿では疥癬の探し方，疥癬の見え方，ダーモスコピーの選び方について述べる．

探し方

疥癬と診断するには，どこを探すか，何を探すかがまず重要となる．疥癬患者の体幹にはおびただしい数の掻破痕が生じるが，体幹の掻破痕から虫体が見つかることは稀である．ヒゼンダニが多く寄生している部位をまず探すことが大切である．ヒゼンダニが多く寄生しているのは，手や足，男性外陰部である．疥癬を疑ったときには，まず手や足を念入りに精査する．次に何を探すかであるが，探すべきは疥癬トンネルである．疥癬トンネルの利点は2つある．1つは疥癬トンネルは肉眼でみえることである．ヒゼンダニは大きさが約0.4 mmと微細で，直接探すのは難しい．一方，疥癬トンネルは長さが5 mm前後あるため，肉眼でもみえる．ただ肉眼でみえるとはいっても，遠目でみるとわかりにくい．よくみると，小さなささ

くれであったり，微細な鱗屑にしかみえなかったりする．肉眼で識別できるわずかな皮表の変化である．疥癬の好発部位，すなわち，手や足に小さな線状鱗屑があれば，ダーモスコピーで観察するとよい．2つ目の利点は，疥癬トンネルの先端に虫体がいることである．疥癬トンネルは，ヒゼンダニ雌成虫の生涯の住み家である．疥癬トンネルが見つかれば，その先端に虫体がいる．疥癬トンネルは肉眼でみえ，かつ，見つかればその先端に虫体がいるため，重要な手掛かりとなる．男性外陰部もヒゼンダニの好発部位である．男性外陰部には結節が生じる．結節の表面には，通常1本の疥癬トンネルがあり先端に虫体がいる．手や足は，純粋な疥癬トンネルとしてみえるが，男性外陰部の場合には，結節としてみえる．結節の表面には疥癬トンネルがあるため，いずれにせよ疥癬トンネルを探す作業になるのだが，男性外陰部の場合には結節が先に目につく．

● 見え方を理解するために

ダーモスコピー所見の特徴は，黒色三角である．これがヒゼンダニを識別するうえでの一番のポイントである．

黒色三角は，ヒゼンダニの形態と関係がある．理由を述べるために，まずヒゼンダニの形態をみてみよう．ヒゼンダニはほぼ正円形で短い脚が8本ある．着目すべきは，口器と前脚が黒褐色をしていることである（図1）．そのためヒゼンダニが皮膚角層に寄生していても，微細な黒い点としてみえる．ダーモスコピーを用いると，口器と隣接する二対の前脚が一塊となって，背の低い黒い二等辺三角形としてみえる．後脚も黒褐色をしているが，後脚はわかりにくい．後脚は胴部の背面に隠れているからである．口器と前脚は，胴部からせり出しているため，黒い二等辺三角形としてみえる．

ダーモスコピーによる具体的な見え方をHeine社 DELTA20を用いて解説する．

疥癬トンネルをそのまま写したものが図2-a

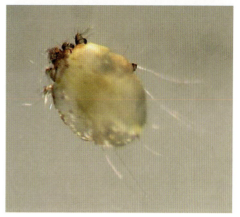

図1　ヒゼンダニ雌成虫
口器と二対の前脚は黒褐色をしている．

である．中央に四角い穴があいているのは疥癬トンネルの入口である．この穴から"逆くの字"に疥癬トンネルが続き，先端の黒い部分がヒゼンダニの口器・前脚である．このDELTA20は非偏光タイプであるため，表面の乱反射によりヒゼンダニが表皮角層にまぎれて観察しづらい．

アルコール綿花で皮膚表面を一拭きして観察したものが図2-bである．疥癬トンネルはわかりにくくなるが，先端の虫体がみえやすくなっている．黒い二等辺三角形が識別できる．厳密には，二等辺三角形の2つの斜辺は，平滑ではなく鋸歯状にでこぼこしている．二対の前脚，中央の口器，合計5つの山がある．

疥癬トンネル先端の天井の角層を剥ぎとったものが図2-cである．潜んでいるヒゼンダニ雌成虫がみえる．口器・前脚が黒くみえる．黒色三角がヒゼンダニかどうか確証が持てない場合には，このようにダーモスコピー観察下に表面の角層を除去することで，虫体自身を直視下に観察することができる．

まとめると，ダーモスコピー所見の特徴は，疥癬トンネル先端部にある黒色三角である．

● どのダーモスコピーがよいのか？

疥癬診療に適したダーモスコピーは，①偏光タイプであること，②レンズ径が大きいこと，この2点である．偏光だと，皮膚角層内を透かしてみえるため，角層直下に潜んだ虫体が見つけやすい．

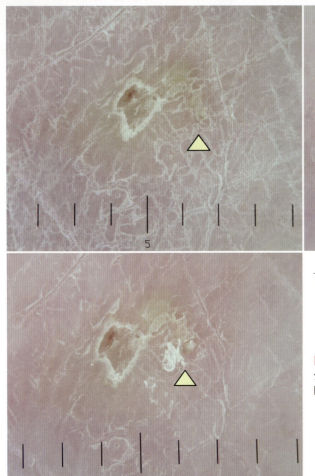

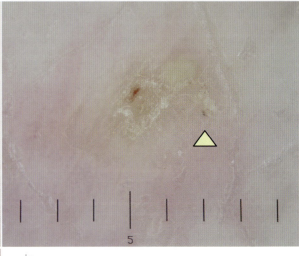

図2 ダーモスコピーによる見え方
Heine 社 DELTA20（非偏光）
　a：そのまま撮影．黒点が虫体である．
　b：アルコール綿花で拭いてから撮影．黒色三角がみやすくなる．
　c：天井の角層を除去後．白い虫体と，黒い口器・前脚がみえる．

1. 偏光 vs 非偏光

　ダーモスコピーというと，偏光（polarized）タイプが多い．ここが普通のライト付きルーペと違うところである．偏光であるがゆえに，皮膚表面の乱反射が抑えられ，表皮内の微細な構造を観察しやすくなる．では普通の光源（非偏光）ではどうであろうか？

　3種類の拡大ツールを比較する．1つ目は，偏光タイプのDermLite DL100（図3），2つ目は非偏光タイプのDELTA20（図4）である．3つ目としてエッシェンバッハ製のライト付きルーペ（10倍）でヒゼンダニがみえるかどうか検証した（図5）．エッシェンバッハ製のルーペは医科向けのダーモスコピーではないが，1万円以下と安価で入手できる．疥癬診療に利用できるか比較した．

　偏光タイプのDL100では皮膚のなかに寄生しているヒゼンダニが視野の中にすぐ識別できる．口器・前脚の三角形がわかる．うっすらと後脚も"ハの字"にみえる．非偏光タイプのDELTA20でも虫体が識別できる．そのまま用いると皮膚表面の乱反射で虫体がわかりにくいが，アルコール綿花で拭いてから観察すると虫体がわかる．DELTA20では表面にガラス板が付いている．密着させると硝子圧法のごとく表面の乱反射がある程度抑制されるため，観察しやすい．エッシェンバッハ製ライト付きルーペでは，観察してもどこに虫体がいるのかが一見するとわかりにくい．その目でみると虫体がいるのがわかるが，虫体の識別は困難である．一般向けのライト付きルーペは疥癬の実診療には適さない．

　まとめると，偏光タイプのダーモスコピーが，疥癬診療に使いやすい．

2. レンズ径が大きいこと

　レンズ径が大きいことのメリットは2つある．

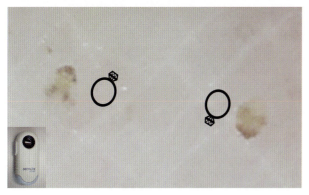

図3　DermLite DL100

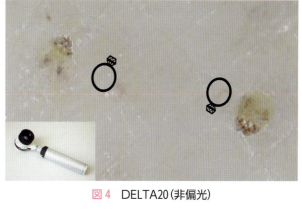

図4　DELTA20（非偏光）

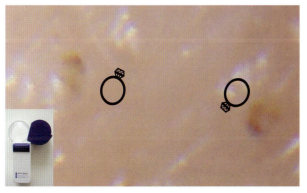

図5　エッシェンバッハ製10倍ライトルーペ
（エッシェンバッハLEDライトルーペ
＋ソニーDSC-T30）

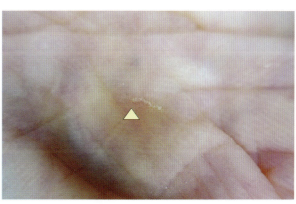

図6　エピライトエイト
疥癬トンネルが白く浮いてみえる．左端の黒点がヒゼンダニである．

1つ目は，疥癬トンネルを探しやすいこと，2つ目は顔を近づけなくてもみえることである．

　疥癬診療で難しいのが疥癬トンネルを探すことである．いったん疥癬トンネルが見つかってしまえば，どのダーモスコピーを用いても，見え方には大差はない．問題はどこを観察するかである．レンズ径が小さいと，みるべき対象がはっきりしないと，どこを観察していいのかがわからない．その点，レンズ径が大きいと，一度に広い範囲を観察でき，ヒゼンダニを見いだしやすい．また，疥癬診療では男性外陰部は重要な診察ポイントである．レンズ径が小さいダーモスコピーは，顔を皮膚に数cmまで近づける必要がある．外陰部を至近距離で観察するのは，患者，医師お互いにとってストレスがある．この点，レンズ径が大きいと，顔を近づけなくとも観察ができる．

3．機種別の比較

　具体的にどのような機種がよいのか，使い勝手や見え方について紹介する．

a）エピライトエイト（旧おんでこ，現エムエムアンドニーク社）（図6）

　疥癬診療に，現在一番適していると考える．理由はレンズ径が大きいからである．エピライトエイトは，一度に広範囲を見渡すことができ，どこに疥癬トンネルがあるのか見つけやすい．倍率が8倍とやや小さめであるが，逆に視野が広く疥癬トンネルを探すのに適している．8倍でも疥癬トンネル先端のヒゼンダニを見いだすことができる．偏光タイプであるため，皮膚角層に潜ったヒゼンダニを透視することができる．

b）DELTA20，DELTA20 polarized（図7-a, 8-a）

　従来のDELTA20は，非偏光の接触型であった．ゼリーを使わずにみると，表面の角層にまぎれてヒゼンダニ虫体がみえづらいという欠点があった．欠点を回避するには，アルコール綿花で皮膚表面を一拭きして観察するとよい．ただ皮膚

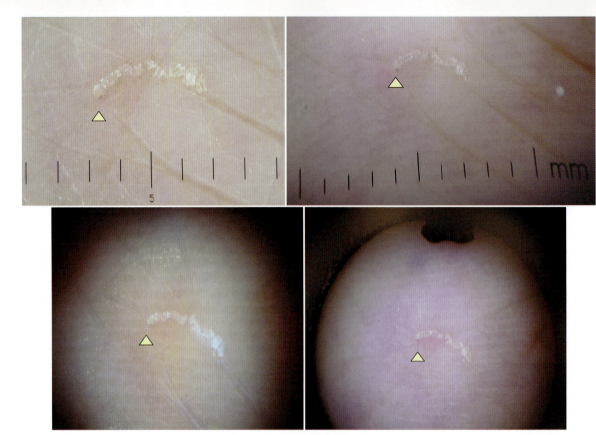

図7 各種ダーモスコピーの比較（図6と同一部位）
　a：Heine 社 DELTA20
　b：DermLite Ⅱ Pro
　c：DermLite DL100
　d：DermLite UV-a

a	b
c	d

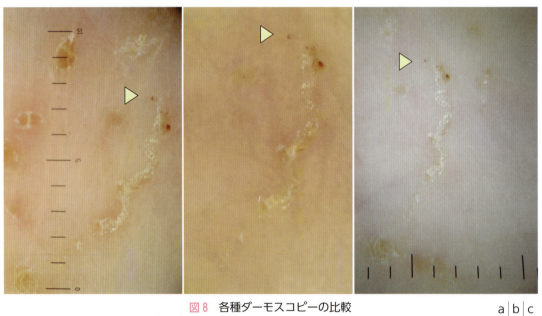

図8 各種ダーモスコピーの比較
どのダーモスコピーでも，大きな違いはない．
　a：DELTA20（偏光タイプ）＋Canon 社 EOS6D
　b：Derma9500＋Canon 社 PowershotG16
　c：DermLite Ⅱ Pro ＋Nikon 社 Coolpix P5100

| a | b | c |

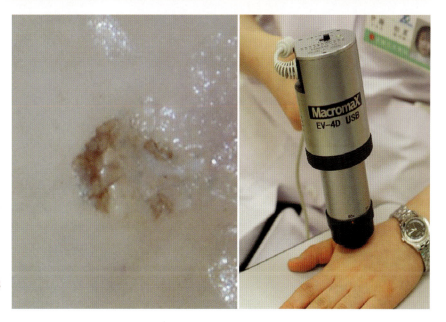

図9
MacromaX EV-4D USB

表面を拭くと，疥癬トンネルがどこにあるのか判別しにくくなるという不自由さもある．

　近年，DELTA20に改良が施され，偏光タイプに変わった．ゼリーを使わなくとも，ヒゼンダニの観察がしやすくなった．疥癬診療にも使えるし，カメラを接続すると写真に記録することができる．DELTA20の欠点は高価であることである．

c）DermLite II Pro（図7-b，8-c）

DL100のレンズ径を大きくしたタイプである．アダプターを介して，写真を撮ることもできる．欠点は高価であることと，やや握りにくく落としそうになることである．

d）DermLite DL100（図7-c）

コンパクトでどこにも持ち運びができてデザインもよい．疥癬トンネルが肉眼で見つかれば，DL100を用いるとヒゼンダニを見いだすことができる．欠点はレンズ径が小さいことで，外陰部の診察がしづらい．

e）DermLite UV-a（図7-d）

光源として紫外線が出る．ヒゼンダニもみえる．ただ光源が暗いため，診察室を暗くして目が暗順応をするのを待つという工夫がいる．疥癬診療に使えなくもないが，別のダーモスコピーがあればそちらがよい．

f）Derma9500 写真専用（図8-b）

写真撮影専用である．ほかのダーモスコピーで虫体を見いだしたときに，その記録用として用いる．この機種単体でヒゼンダニを探そうとするのは効率的ではない．

g）MacromaX EV-4D USB（図9）

高倍率ダーモスコピーである．ダーモスコピーは10倍のものが多いが，この機種は130倍まである．ヒゼンダニの見え方の特徴として，黒色三角を紹介したが，これを用いると，ヒゼンダニの構造そのものがみえ，余計な説明すら不要である．欠点は視野が狭く扱いにくいことである．将来的に，高倍率ダーモスコピーが普及すると，診療の質が向上することが期待できる．

（和田康夫）

● 文　献

1) 和田康夫：虫の生態に基づく疥癬検出法．臨皮，**59**(5)：66-70，2005．
2) 和田康夫：疥癬虫の生態から学ぶ検出法．*MB Derma*，**101**：51-56，2005．
3) 和田康夫：疥癬の検査法．*MB Derma*，**151**：51-56，2009．

Ⅱ．新しい診断ツールをどう生かす？

1 ダーモスコピー
d）トリコスコピーで脱毛疾患を鑑別する

押さえておきたいポイント

- 円形脱毛症では黒色点，切れ毛・折れ毛，漸減毛/感嘆符毛，黄色点，短軟毛が特徴的である．
- 男性型脱毛症，女性型脱毛症では毛直径の不均一性が必須である．
- 瘢痕性脱毛症では毛孔消失，毛孔周囲紅斑および鱗屑が三徴である．

●トリコスコピーとは

　ダーモスコピーは色素性病変を主として診断するために広く用いられてきた．しかしながら，近年脱毛症や毛髪疾患においてダーモスコピーを用いて，頭皮，毛孔，毛幹を観察することがその診断に有用であることが知られるようになった．そのような方法はスカルプダーモスコピー，もしくはトリコスコピー[1)2)]と呼ばれ，脱毛症や毛髪疾患の新しい診断ツールとして臨床の場でもよく使われることとなった．従来は肉眼的に観察することにより脱毛症の診断が行われてきたが，トリコスコピーを用いるとより正確に毛孔や毛幹をみることができる．場合によっては，皮膚生検を行うことが必要とされたような症例においても，その前段階検査としての意味合いがある．実際，トリコスコピー所見から診断ができ，皮膚生検を回避できることもよく経験される．ゲルを必要とするダーモスコピーでは残存する毛髪にゲルが付着して使いにくいので，筆者はゲルを必要としないタイプのダーモスコピーを用いている(図1)．

●脱毛症における代表的な鑑別のポイント

　よく遭遇する脱毛症として，円形脱毛症，男性型脱毛症，瘢痕性脱毛症，トリコチロマニアについて，その鑑別のポイントとなるトリコスコピー所見を述べる．

1．円形脱毛症
a）黒点(black dot)
　円形脱毛症では成長期にある毛組織が自己免疫性の炎症によって障害される．それによって，毛周期が急激に退行期（移行期），休止期へと移行してしまう．ところが，毛幹の伸長は急に止まらず，引き続き生じる．すると，前述のとおり自己免疫性炎症によって障害された状態でも毛幹が伸長する．ここで産生されてくる毛幹は非常に脆弱で簡単に折れたり切れたりしてしまう．その毛幹が脱

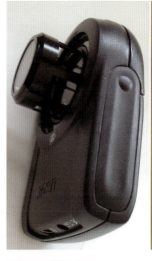
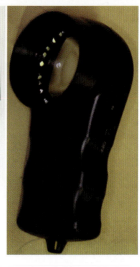

図1
トリコスコピーに使用しやすいダーモスコープ
a：DermLite Ⅱ pro（3GEN）
b：エピライトエイト（Epilight Eight：エムエムアンドニーク（旧，おんでこ））
ゲルを必要とするダーモスコピーでは残存する毛髪にゲルが付着して使いにくいので，筆者はゲルを必要としないタイプのダーモスコピーを使用している．

落した後の基部は，毛孔に残存し，黒い点となって観察されることとなる（図2：矢頭）．この所見は黒点（black dot）といわれ，円形脱毛症の重要な鑑別所見である．筆者らが経験した円形脱毛症300例の検討では，この所見は44.3%にみられ，頭皮の脱毛面積（重症度）と病勢に正に相関した[3]．鑑別のうえで注意が必要なのは，後述するトリコチロマニアである．この疾患においても患者が自分自身で毛を切ったり，抜いたりする行為があるため，その基部が円形脱毛症と同様に黒点となる．そのため両疾患の鑑別においては，ほかのトリコスコピー所見や脱毛斑の形状が人工的かどうかなどに注意する必要がある．

b）切れ毛・折れ毛（broken hair）

自己免疫性炎症によって障害された，毛組織から産生される毛幹は前述のとおり脆弱となる．それが破壊され，切れたり折れたりした後も毛幹の伸長は急に止まらず継続する．その結果，切れ毛・折れ毛（broken hair）として観察される（図2：矢印）．自験300例の検討では45.7%にみられ，病勢に正に相関した[3]．比較的特異度は高いが，前述した理由によりトリコチロマニアでもみられ，鑑別する場合は他所見と総合的に考える．

c）漸減毛/感嘆符毛（tapering hair/exclamation mark hair）

成長期にあった毛組織が急速に退行期に移行するとともに組織全体としては縮小していく．このときも毛幹の伸長は急には止まらず，続いて毛幹

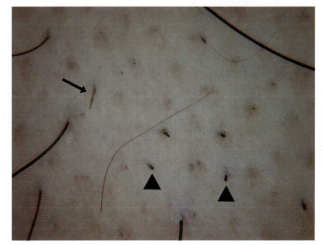

図2　円形脱毛症のトリコスコピー所見：黒点，切れ毛
黒点（矢頭）：切れた毛髪の基部，切れ毛（矢印）：障害され切れてしまった脆弱な毛幹

が形成され続ける．しかしながら，萎縮していく毛組織から形成される毛幹の直径は細くなっていく．その結果，毛幹は毛孔側に向かって毛直径の縮小した形状となる．その変化が毛幹の先端から基部までに現れた像が漸減毛/感嘆符毛（tapering hair/exclamation mark hair）である（図3）．筆者らの症例の300例のうち31.7%にみられ，病勢に正に相関した[3]．特異度の高い所見でトリコチロマニアではみられない．さらに，病勢の強い円形脱毛症において，しばしば脱毛部辺縁に正常な長さを保ちながらも毛孔側の毛直径が縮小した毛がみられる（図4）[4]．この変化は1984年にShusterが正常な長さを有し，毛孔側に折り曲げると肘のように折れる肘折れ毛（coudability hair）として報

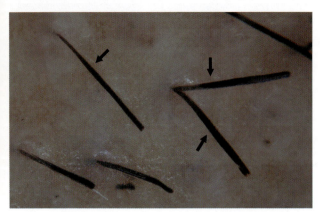

図3 円形脱毛症のトリコスコピー所見：漸減毛/感嘆符毛
急速に退行期・休止期に移行したために毛直径が縮小したことによる像

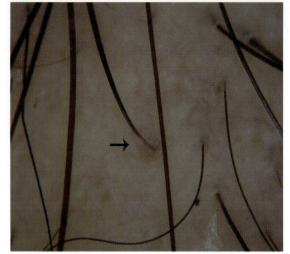

図4 円形脱毛症のトリコスコピー所見：肘折れ毛
（文献4より引用）
病勢が活動性であるときにみられる一種の漸減毛である．正常の長さを有するが基部では毛直径の縮小がみられる．

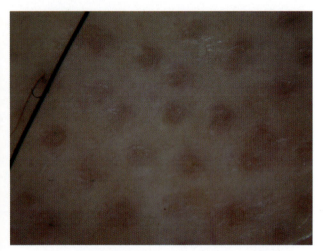

図5 円形脱毛症のトリコスコピー所見：黄色点
ダーモスコープを使用し乱反射を遮断しなければ観察できない所見．皮脂と不完全に形成された毛幹の混合物と推測されている．

告したもの[5]と一致すると考えられる．

d）黄色点（yellow dot）

この所見は肉眼では観察されず，さらにはルーペでもみることが難しい．ダーモスコピーを使用し皮膚表面からの乱反射を遮断しなければ観察できない．ゲルを用いないドライダーモスコピーの場合，角化性の小局面として観察される．正常な毛幹を失った毛孔が黄色の点として観察される（図5）．組織学的には未熟な毛幹と皮脂の混合物に相当する．自験300例の検討では，63.7％にみられ，脱毛面積（重症度）に正に相関し，病勢とは正に相関する傾向がみられた[3]．円形脱毛症では比較的高頻度にみられるので，敏感な診断マーカーといえる．ところが，男性型脱毛症やその他の疾患にもみられるので，必ずしも円形脱毛症において特異度は高くない[2]．しかしながら，男性型脱毛症では頭皮全体でも観察される黄色点はせいぜい10個くらいまでであるが，円形脱毛症ではその個数ははるかに多く，無数にみられることが通常である．

e）短軟毛（short vellus hair）

円形脱毛症は非瘢痕性脱毛症の一種であり，毛組織の破壊が起こるのではなく，毛周期の異常が病態の主体である．休止期で停滞する毛組織も多いものの，短い毛周期を繰り返しているところもある．また，円形脱毛症が治癒傾向にある場合では再び成長期へ移行している毛組織からは非常に細い毛幹が産生されつつある．そのような部分では，一見完全な無毛部として観察されるような場合でも，長さ1cm以下の短軟毛がみられる（図6）．自験300例では72.7％にみられ，脱毛面積（重症度）と病勢に負に相関した．敏感な診断マーカーで，この所見と前述の黄色点のいずれかの組み合わせは，94％の症例でみられた[3]．この短軟毛が密生した像がみられれば回復中である．その場合

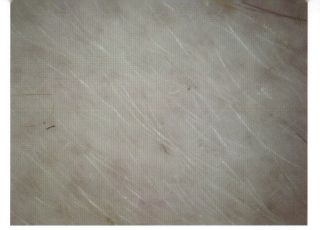

図6 円形脱毛症のトリコスコピー所見：短軟毛
早期段階の再生毛がみられる．多数みられれば回復中と考えられる．多くは白毛である．

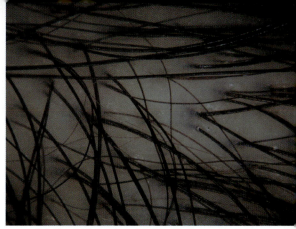

図7 女性型脱毛症のトリコスコピー所見
毛直径の不均一：明らかにほかよりも細くなった毛髪が20％以上を占める．10％程度であれば正常でもみられる．

は毛幹の色は回復早期においては白色であるので，観察には注意が必要である．また毛幹の毛孔側にメラニン色素が戻りつつあるところを注意深く観察すれば，白毛から黒色毛への回復をごく早期に予想することが可能である．

2．男性型脱毛症，女性型脱毛症

a）毛直径の不均一性（hair diameter diversity）

明らかにほかと比べて細い毛幹の割合が20％以上を占めている所見は，毛直径の不均一性（hair diameter diversity）と呼ばれている．この所見は毛周期のうち成長期の長さが短縮した結果，毛幹が軟毛化していることを示している（図7）．男性型脱毛症，女性の男性型脱毛症（女性型脱毛症）の全例でみられ，鑑別診断においてはhallmarkともいえるサインである[6]．両疾患とも多くの例では肉眼的所見から診断は容易である．しかし，他疾患との鑑別に迷う症例やまだ粗毛があまり明確でない早期例においては，有用な所見である．また，治療効果の判定でも肉眼的所見に改善が現れる前に毛直径不均一性の減少もしくは消退がみられ，鋭敏で有用な所見となる（図8）．

b）毛孔周囲色素沈着（perifollicular pigmentation/peripilar sign）

筆者らが検討したところによると，男性型脱毛症の66％（33/50例），女性型脱毛症の20％（2/10例）に観察された[6]．白人種においてperipilar signとして報告されており，ほぼ全例にみられる．他

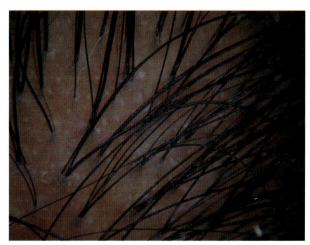

図8 フィナステリド内服で加療中の男性型脱毛症におけるトリコスコピー所見
毛直径の均一性は向上している．

方，アジア人種では正常皮膚色の干渉により，その頻度は白人種より低い[6]．

c）黄色点（yellow dot）

元々は円形脱毛症に特徴的な所見として報告されたが，男性型脱毛症の26％（13/50例），女性型脱毛症の10％（1/10例）にも観察された．しかし，前述のとおり観察される個数に大きな差がある[6]．

3．瘢痕性脱毛症

毛組織の幹細胞が炎症により消失するために組織再生能を失い，毛組織が線維組織で置き換わってしまう病態である．したがって，皮表をみると毛孔が消失することとなる．また，毛組織の炎症

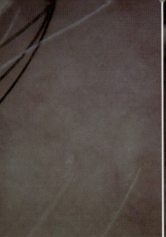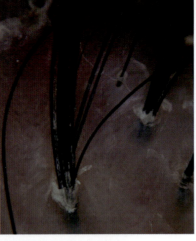

図9 瘢痕性脱毛症のトリコスコピー所見
（文献2より引用）
a：Frontal fibrosing alopecia にみられた毛孔消失であるが，ほかの瘢痕性脱毛症でも共通する．毛孔消失，毛孔周囲紅斑，毛孔周囲鱗屑が瘢痕性脱毛症の三徴である．
b：Folliculitis decalvans のトリコスコピー所見．Hair tufting が容易に観察される．

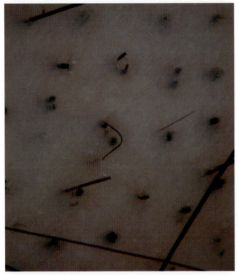

図10 トリコチロマニアにみられるカールした毛幹
円形脱毛症にトリコチロマニアを合併した14歳，女性の症例．トリコスコピーにより，自己牽引を示唆するカールした毛幹が見つかり，トリコチロマニアの合併と診断した．

を反映し，毛孔の周囲に紅斑が生じ，さらには鱗屑が過剰にみられる．以上の所見，すなわち毛孔消失（図9-a），毛孔周囲紅斑および鱗屑を三徴とする[7]．また，瘢痕性脱毛症のうち folliculitis decalvans では診断に有用な hair tufting が，トリコスコピーでは肉眼よりも容易に観察される（図9-b）．Discoid lupus erythematosus（DLE）では毛孔に一致した赤色点（red dot）が診断的所見である[8]．瘢痕性脱毛症である frontal fibrosing alopecia は前頭から側頭の生え際にかけて生じるが，この脱毛部位の分布はオフィアシス型円形脱毛症と類似しており，臨床像からこの両者を鑑別することは難しいことが多い．トリコスコピーで毛孔が黄色点などで確認できればオフィアシス型円形脱毛症との診断がつき，毛孔消失があれば frontal fibrosing alopecia との診断となる．しかしながら，オフィアシス型円形脱毛症において，トリコスコピーにても毛孔の存在がみにくいことがある[9]ので，前述した円形脱毛症に特徴的なトリコスコピー所見や臨床像，治療や経過などを総合的に検討し，慎重に鑑別を行うべきである．

4．トリコチロマニア

トリコチロマニアは黒点，切れ毛がみられるために円形脱毛症との鑑別がトリコスコピー所見だけでは難しい症例がある．特に脱毛斑の形状が円形であれば，より円形脱毛症との鑑別が困難となる．しかしながら，漸減毛がなく，図10に示したようなカールした毛幹が見つかれば，自己牽引を示唆する所見としてよいと思われる．また，しばしば円形脱毛症に併発することもある．毛髪を引き抜いてから早期ならば，毛孔の微小出血点（follicular microhemorrhage）[10]（図11）がみられる．円形脱毛症の診断がついている症例で，このような所見があればトリコチロマニアが合併していることを示す重要な所見である．

●トリコスコピーの診断手段としての意義

脱毛の形状や問診から診断できる場合が多いものの，ときに診断に迷う症例に遭遇することがある．そのような場合，トリコスコピーは有用な診

断ツールとなる．しかし，臨床像とトリコスコピーを考え合わせても結論を下すのが難しければ，従来どおり皮膚生検などの検索を行うことが必要である．トリコスコピーはそれのみに頼るべき手段ではなく，一種の便法であって，種々の臨床情報と総合的に考慮されるべきである．

（乾　重樹）

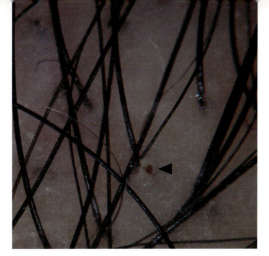

図11　トリコチロマニアにみられる毛孔の微小出血点
10歳，女児に生じたトリコチロマニアでみられた．

● 文　献

1) Olszewska M, Rudnicka L, Rakowska A, et al：Trichoscopy. *Arch Dermatol*, **144**：1007, 2008.
2) Inui S：Trichoscopy for common hair loss diseases：Algorithmic method for diagnosis. *J Dermatol*, **38**：71-75, 2011.
3) Inui S, Nakajima T, Nakagawa K, et al：Clinical significances of dermoscopy in alopecia areata：Analysis of 300 cases. *Int J Dermatol*, **47**：688-693, 2008.
4) Inui S, Nakajima T, Itami S：Coudability hairs：A revisited sign of alopecia areata assessed by trichoscopy. *Clin Exp Dermatol*, **35**：361-365, 2010.
5) Shuster S：'Coudability'：a new physical sign of alopecia areata. *Br J Dermatol*, **111**：629, 1984.
6) Inui S, Nakajima T, Itami S：Scalp dermoscopy of androgenetic alopecia in Asian people. *J Dermatol*, **36**：82-85, 2009.
7) Inui S, Nakajima T, Shono F, et al：Dermoscopic findings in frontal fibrosing alopecia：Report of four cases. *Int J Dermatol*, **47**：796-799, 2008.
8) Tosti A, Torres F, Misciali C, et al：Follicular red dots：a novel dermoscopic pattern observed in scalp discoid lupus erythematosus. *Arch Dermatol*, **145**：1406-1409, 2009.
9) Inui S, Itami S：Emergence of trichoscopic yellow dots by topical corticosteroid in alopecia areata mimicking frontal fibrosing alopecia：A case report. *J Dermatol*, **39**：39-41, 2012.
10) Ise M, Amagai M, Ohyama M：Follicular microhemorrhage：a unique dermoscopic sign for the detection of coexisting trichotillomania in alopecia areata. *J Dermatol*, **41**：518-520, 2014.

Ⅱ. 新しい診断ツールをどう生かす？

2 Ready-to-use のパッチテストパネル活用法

押さえておきたいポイント

- 製品パッチテストは偽陰性反応を生じる可能性がある．したがって可能な限りジャパニーズスタンダードアレルゲンを貼ることが望ましい．
- パッチテストパネル®(S)はジャパニーズスタンダードアレルゲンのうち21種に対応しており，簡便である．ただし，ミックスアレルゲンの内容が一部異なり，水銀や植物アレルゲンが配置されていない．
- パッチテスト後は，必ず経過や結果と症状の因果関係の有無を確認する．パッチテストが陽性であったアレルゲンは必ずしも問題となっている皮膚炎の原因とは限らない．

●はじめに

　パッチテストは接触皮膚炎診療には欠かせない検査である．しかし，なぜごく一部の皮膚科医しか活用できていないのだろうか．これには，①手技が煩雑で手間がかかる，②保険点数が低い，③試薬が入手しにくいという理由があった．製品パッチテストだけ行っても原因を見逃す可能性があり，ジャパニーズスタンダードアレルゲン（以下，JSA）を貼布することで，原因を発見できる場合があるため，JSAの貼布は有意義である．しかし，これまでのJSAは「日本のスタンダードアレルゲン」であるにもかかわらず，25種のアレルゲンのうち，国内で入手できる試薬が4種類のみで，ほかのアレルゲンは個人の責任で海外より個人輸入しなければならなかった．これらの問題点を解決するツールが，2015年5月末に本邦で保険収載されたready-to-useのパッチテストパネル®(S)（佐藤製薬）である．これまでは，軟膏チューブやシリンジに入った試薬の1つ1つをテストユニットに載せる必要があったため，手間暇がかかるうえに，検査手技が一定ではないことから，すべての症例に同量のアレルゲンを貼布することは困難であった．この度発売されたパッチテストパネル®(S)は，既に海外で発売されていたT. R. U. E. TEST®（SmartPractice, Phoenix, Arizona, USA）の一部を本邦で使用できるようにしたものである．T. R. U. E. TEST®は，欧米で実施された臨床試験においてFinn Chamber法により貼布される国際接触皮膚炎研究班（ICDRG；International Contact Dermatitis Research Group）のスタンダードアレルゲンと同程度の反応と安全性が認め

表1 パッチテストパネル®(S)とJSA2008の比較

a. 金属関連アレルゲン

パネルNo	アレルゲン名	JSA2008	パッチテストパネル®(S)
1	硫酸ニッケル	硫酸ニッケル	○
4	重クロム酸カリウム	重クロム酸カリウム	○
11	金チオ硫酸ナトリウム	金チオ硫酸ナトリウム	○
12	塩化コバルト	塩化コバルト	○
―	塩化第二水銀	塩化第二水銀	なし

b. 化粧品関連アレルゲン

パネルNo	アレルゲン名	JSA2008	パッチテストパネル®(S)
2	ラノリンアルコール	ラノリンアルコール	○
6	香料ミックス	α-アミルシンナムアルデヒド	○
		シンナムアルデヒド(ケイ皮アルデヒド)	○
		シンナミルアルコール(ケイ皮アルコール)	○
		オイゲノール	○
		ゲラニオール	○
		ヒドロキシシトロネラール	○
		イソオイゲノール	○
		なし	オークモスアブソリュート
		サンダルウッドオイル	なし
10	ペルーバルサム	ペルーバルサム	○
20	パラフェニレンジアミン	パラフェニレンジアミン	○

c. ゴム関連アレルゲン

パネルNo	アレルゲン名	JSA2008	パッチテストパネル®(S)
15	カルバミックス	なし	ジフェニルグアニジン
		ジメチルジチオカルバミン酸亜鉛	なし
		ジエチルジチオカルバミン酸亜鉛	○
		ジブチルジチオカルバミン酸亜鉛	○
		エチルフェニルジチオカルバミン酸亜鉛	なし
16	黒色ゴムミックス	N-1,3-ジメチルブチル-N'-フェニルパラフェニレンジアミン	なし
		なし	N-シクロヘキシル-N'-フェニルパラフェニレンジアミン
		N, N'-ジフェニルパラフェニレンジアミン	○
		N-イソプロピル-N'-フェニルパラフェニレンジアミン	○
19	メルカプトベンゾチアゾール	メルカプトミックスに含まれる	○
22	メルカプトミックス	シクロヘキシルベンゾチアゾリルスルフェナミド	○
		ジベンゾチアゾリルジスルフィド	○
		モルフォリノチオベンゾチアゾール(モルホリニルメルカプトベンゾチアゾール)	○
		メルカプトベンゾチアゾール	なし
24	チウラムミックス	テトラメチルチウラムジスルフィド	○
		テトラエチルチウラムジスルフィド(ジスルフィラム)	○
		テトラメチルチウラムモノスルフィド	○
		テトラブチルチウラムジスルフィド	なし
		なし	ジペンタメチレンチウラムジスルフィド
		ジペンタメチレンチウラムテトラスルフィド	なし

表1 パッチテストパネル®(S)とJSA2008の比較 つづき

d. 樹脂関連アレルゲン

パネルNo	アレルゲン名	JSA2008	パッチテストパネル®(S)
7	ロジン（精製松脂）	ロジン（精製松脂）	○
13	p-tert-ブチルフェノールホルムアルデヒド樹脂	p-tert-ブチルフェノールホルムアルデヒド樹脂	○
14	エポキシ樹脂	エポキシ樹脂	○

e. 外用剤アレルゲン

パネルNo	アレルゲン名	JSA2008	パッチテストパネル®(S)
3	フラジオマイシン硫酸塩	フラジオマイシン硫酸塩	○
5	カインミックス	ベンゾカイン（アミノ安息香酸エチル）	○
		ジブカイン塩酸塩	○
		プロカイン塩酸塩	なし
		なし	テトラカイン塩酸塩

f. 防腐剤アレルゲン

パネルNo	アレルゲン名	JSA2008	パッチテストパネル®(S)
8	パラベンミックス	ベンジルパラベン	○
		ブチルパラベン	○
		エチルパラベン	○
		メチルパラベン	○
		プロピルパラベン	○
17	イソチアゾリノンミックス（ケーソンCG）	5-クロロ-2-メチル-4-イソチアゾリン-3-オン	○
		2-メチル-4-イソチアゾリン-3-オン	○
21	ホルムアルデヒド	ホルムアルデヒド	○（N-ヒドロキシメチルスクシンイミド）
23	チメロサール	チメロサール	○

g. 植物関連アレルゲン

パネルNo	アレルゲン名	JSA2008	パッチテストパネル®(S)
—	プリミン	プリミン	なし
	ウルシオール	ウルシオール	なし
	セスキテルペンラクトンミックス	アラントラクトン	なし
		デヒドロコスタスラクトン	なし
		コスツノリド	なし

られているreday-to-useタイプのアレルゲンである．パッチテストユニットに既に試薬が載っているので簡単に貼ることができる．パッチテストパネル®(S)は，これまで使用されてきたJSAとは内容が若干異なるものの，JSA中の21種類のアレルゲンに対応している（表1）．貼布が簡便で，手技のばらつきもなく，保険収載されたことにより，今後，皮膚科医にとって強力なツールになることが期待できる．

●パッチテストパネル®(S)について

既に本邦では，ready-to-useの試薬としてパッ

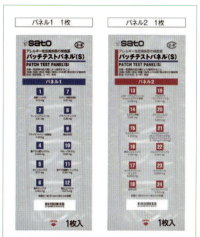

図1
パッチテストパネル®(S)（佐藤製薬提供資料）
　a：2枚一組（No. 1-12, No. 13-24）で使用する．
　b：アルミラミネート袋のなかにテープが封入されている．袋より出して，ポリエチレンフィルムを剥がし，そのまま貼布できる．

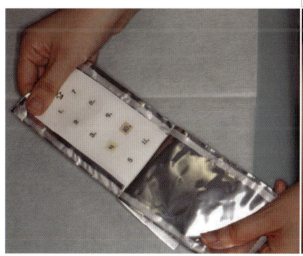
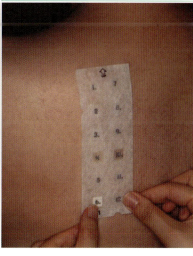

チテストテープが発売されていた．種類が硫酸ニッケル，重クロム酸カリウム，塩化コバルト，メルカプトベンゾチアゾール，ホルムアルデヒド，チメロサールの6種のみで，1枚のテープに1つのアレルゲンが載っており，各テープのサイズが大きいため，臨床現場ではサイズを小さくカットして貼布するなどの工夫を要した．この度発売されたパッチテストパネル®(S)は，22種類のアレルゲンと陰性対照を2か所に配置した試薬が2つのパネルに分かれている（図1）．パネル2に配置されているホルムアルデヒドは，常温においては気体で，揮散しやすく不安定であることから，皮膚表面の汗や経表皮水分蒸散によりホルムアルデヒドを遊離するN-ヒドロキシメチルスクシンイミドが使用されている．このN-ヒドロキシメチルスクシンイミドが貼布までの間に分解しないようにパネル2にのみ除湿シートが入っている．

JSAのうち21種のアレルゲンに対応しているので，これまでJSAを1つ1つユニットに載せていたことを考えれば，大変簡便となった．従来の方法では載せる試薬量にばらつきがあったが，常に一定のアレルゲン量で検査できる．大きさは従来使用している一般的なパッチテストユニットとほぼ変わらず（図2），従来のユニットも用いて製品やほかの試薬と一緒に貼ることが可能である．

● JSAとは？

パッチテストパネル®(S)を活用するにあたり，JSAについての知識は欠かせない．世界でよく知られているスタンダードシリーズには，European standard series, North American standard seriesとJapanese standard allergens（JSA）がある．日本皮膚アレルギー接触皮膚炎学会では，毎年，JSAのパッチテスト陽性率について全国調査

2. Ready-to-useのパッチテストパネル活用法　67

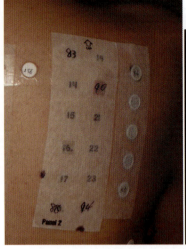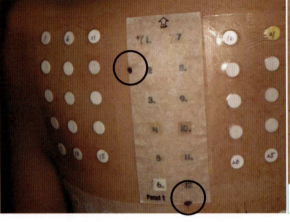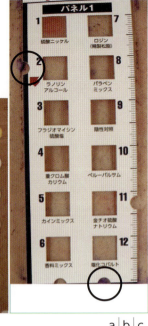

図2 パッチテストパネル(S)®の貼布例
a：従来のパッチテストユニットと比較して大きさも変わらない(Finn Chamber® on Scanpor tape®と並べて貼布した様子)
b：パネルには2か所のくぼみがあり，ペン(当科ではピオクタニンペンを使用)で印をつける(パッチテスター「トリイ」®と並べて貼布した様子)．
c：印にあわせて診断補助ゲージを当てた様子．アレルゲン貼布部位が特定できる．ニッケル(No.1)が陽性．補助ゲージは表がパネル1用，裏がパネル2用となっている．

を行っており，1994年より各アレルゲンの年次推移を観察し，どのようなアレルゲンが日本で問題となっているのかを検討している．その結果などをもとに，必要に応じてJSAの構成アレルゲンを適宜見直している．構成アレルゲンは，パッチテスト陽性率が1％以上を示すアレルゲンを中心に選択されている．各アレルゲンがどのような製品に含まれているかについて患者に説明するための資料が，日本皮膚アレルギー・接触皮膚炎学会のHPの有益情報(http://www.jsdacd.org/html/yueki.html)に掲載されており，ダウンロードして実際の患者指導に使用できる．表1に示すように，金属，化粧品，ゴム関連アレルゲン，樹脂，外用剤，防腐剤，植物の7つのカテゴリーに分けられている．パッチテストパネルはJSAの植物以外のカテゴリーに所属するアレルゲンに対応している．金属アレルゲンのうち，コバルトやニッケル，クロムが陽性になった場合，皮膚に直接触れる金属製品に含有して，接触皮膚炎の原因となりうるだけでなく，食品中に含有して全身性の金属アレ

ルギーの原因となりうることから，パッチテスト結果を生活指導に活用できる[1]．ニッケルは，JSAのなかでも最も高い陽性率を示し[2)3)]，ベルトのバックルや，ビューラーなどによる接触皮膚炎を確認することに役立つ[4]．当科において金のパッチテストを歯科金属アレルギーが疑われる症例に行う場合は，治療費などに影響を及ぼすため，当科ではJSAのなかのBrial製アレルゲンに加えてTrolab，鳥居薬品より販売されているアレルゲンなども同時に貼布し，複数のアレルゲンで陽性反応がみられるかを確認している．化粧品アレルゲン中のパラフェニレンジアミン(PPD)は，理美容師の接触皮膚炎だけではなく，顔面の接触皮膚炎の原因究明に役立つことも多い．直接，顔につけている意識がない製品が原因の場合は，患者も原因に気がつきにくく，皮膚科医が酸化染毛剤のアレルギーを疑って使用の中止を求めても指導に従わない患者も多い．JSAを貼布して患者とともにPPDの陽性反応を確認することで，患者の意識を変えることができる．香料も同様に，直接，患

部に使用している意識がないため，原因として疑うことが難しく，JSAの香料アレルゲンは有用である．ゴム関連アレルゲンであるジチオカーバメートミックスやチウラムミックスはゴム製造過程で使用される加硫促進剤で，家庭や職場で使用される一般的なゴム，塩化ビニル，ニトリルゴム手袋中による接触皮膚炎を疑ったときに活用できる．樹脂関連アレルゲンのロジン(精製松脂)は化粧品に含有されるだけでなく，菓子，ワックス類や弦楽器の手入れにも使用され，日常生活に密接なアレルゲンである．$p\text{-}tert\text{-}$ブチルフェノールホルムアルデヒド(PTBF)は，クロロプロピレン系接着剤の接着力強化を目的に配合され，広く日用品に使用されている．防腐剤のうちパラベンが広く知られているが，最近ではケーソンCGの陽性率が上昇しており[3]，日本だけではなく海外でも問題となっている．ケーソンCGはメチルイソチアゾリノンとメチルクロロイソチアゾリノンの合剤で，本邦ではリンスオフ製品(洗い流すシャンプーやリンスなど)に使用が許可されていたが，2004年にリーブオン製品(クリームや乳液など)にメチルイソチアゾリノンの使用が許可された．一部のアレルゲンについて簡単に述べたが，通常の接触皮膚炎診療ではJSAと製品を用いたパッチテストで十分に対応できる．

● パッチテストパネル®(S)の構成アレルゲンとJSAの違い

パッチテストパネル®(S)の構成アレルゲンは従来のJSAとは内容が若干異なることを知っておく必要がある．JSAでは，①メルカプトミックス中に入っていたメルカプトベンゾチアゾールが単剤となっていること，②香料やカイン，ゴム関連ミックスの成分が一部異なること，③JSAに含まれていた塩化第二水銀がなく，④感作の問題や試薬作成技術の問題で3種類の植物関連アレルゲン(ウルシオール，プリミン，セスキテルペンラクトンミックス)が入っていないことである．うるしや菊は日本人の生活に深い関わりがあり，接触皮膚炎も生じる．ウルシオールについては鳥居薬品よりパッチテスト用試薬が発売されている．はじめから疑えなくても，ウルシオールが陽性となったことから，再問診を行い原因が判明する場合もあり，パネルと同時に貼布が必要と考える．プリミン，セスキテルペンラクトンミックスについては，執筆時の2015年では海外技術交易株式会社(東京都中央区日本橋2-16-3 18山京ビル9F TEL：03-3275-3461 FAX：03-3275-3463)を通して，0.01％Primineおよび0.1％sesquiterpene-lactone mix(Brial allergen GmbH, Germany)の入手が可能である．香料やゴム関連アレルゲンのミックス成分の違いが，どの程度問題となるかについては今後の検討課題と考える．

● パッチテストパネル®(S)の活用法

今後，具体的にパネルをどのように役立てればよいのか．これまで使用してきたJSA活用例を紹介する．

1．予測した原因を確定したい

原因が推測できるが，具体的な生活指導に役立てたい場合に活用できる．症例(図3-a)は経過より歯科衛生士として勤務している医院で使用している手袋による接触皮膚炎を疑われながらも，漫然とステロイド外用をしていた症例である．手袋の接触皮膚炎を疑ったが，原因確定と代替製品の選択のために使用しているラテックスゴム手袋とJSA中の加硫促進剤を貼布した．その結果，手袋とJSA中の加硫促進剤チウラムミックスおよびジチオカーバメートミックスが陽性であった(図3-b)．手袋の製造元に問い合わせてジチオカーバメート類が手袋に使用されていることを確認したため，加硫促進剤非使用手袋を紹介した．具体的に原因を示すことで，患者も我々も生活指導が容易になり，症状の軽快も期待できる．

2．製品パッチテストの偽陰性を補う

原因製品を貼布しても偽陰性になってしまうことがある．例えばフラジオマイシンなどのアミノグリコシド系抗生物質配合外用剤の製品パッチテ

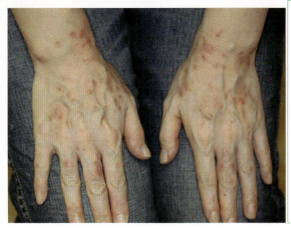
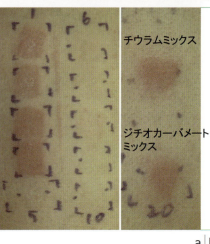

図3　症例　a|b

a：手袋による接触皮膚炎を疑った症例
　歯科衛生士．ステロイド外用による対症療法を行っていたが難治だった．職場で使用している手袋の接触皮膚炎を疑ってパッチテストを施行した．

b：製品およびJSAのパッチテスト結果
　ラテックス手袋とJSAのうち加硫促進剤が陽性．手袋にはジチオカーバメートが使用されていた．

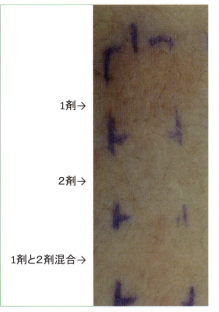
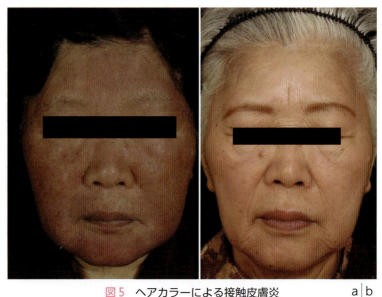

図4　ヘアカラー剤のオープンテスト
ヘアカラー剤のオープンテスト．
1剤は陽性だが，混合製剤では反応が減弱している．

図5　ヘアカラーによる接触皮膚炎　a|b

a：10か月間，ステロイド外用剤を使用．顔に直接使用する化粧品は中止していたが，毛染めは使用していた．使用していたヘアカラーのオープンテストは陰性であったが，JSAのパラフェニレンジアミンが陽性

b：パッチテスト後，染毛剤の使用を控えることで，ステロイド外用も中止できた．

ストでは，抗生物質成分の含有濃度がパッチテストの至適濃度より低いため偽陰性になる場合をよく経験し[6]，製品のみのパッチテストでは原因を見逃す可能性がある．この場合，パッチテストパネル(S)®中のフラジオマイシンは大変有用である．また日常診療ではヘアカラーの接触皮膚炎を疑う症例によく遭遇する．消費者が行うセルフテストや，我々が診療現場で行うオープンテストは

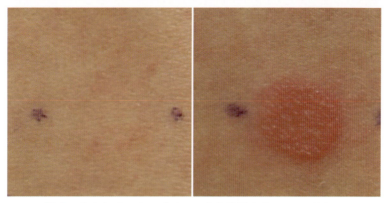

a｜b

図6 メチルイソチアゾリノン含有製品とケーソンCGの
　　　パッチテスト所見(72時間判定時)
　使用していたヘアトリートメントには，メチルイソチアゾリノン/クロロメチルイソチアゾリノンが含有されていたが，製品のパッチテスト(1% aq.)は貼布後48時間〜1週間後まで陰性．JSAのケーソンCG(メチルイソチアゾリノン/クロロメチルイソチアゾリノンミックス)は陽性．パッチテストが陰性となった製品の成分表示の確認も重要である．
　　a：メチルイソチアゾリノン/クロロメチルイソチアゾリノンを含有していた製品
　　b：JSA中のケーソンCG

通常，1剤と2剤を混合した製品を用いるが，1剤のみを塗布の場合には陽性となっても，混合すると反応が現弱する場合もある(図4)．なかには，1剤のみを使用したオープンテストですら偽陰性となる場合もある．JSAのパラフェニレンジアミンのパッチテストはオープンテストの偽陰性を補うことができる(図5)．ケーソンCGが陽性になっても，リンスオフ製品のパッチテストが陰性になる(偽陰性)症例も経験する(図6)．本アレルゲンが陽性となった場合には，メチルイソチアゾリノンやメチルイソチアゾリノン/クロロメチルイソチアゾリノンなどについて成分表記の有無を注意深く観察する．

3．予測外の原因を見つけられる

　パッチテストをする前に問診をとることは重要であるが，JSAは日本人にとって原因となりやすいアレルゲンで構成されているため，パッチテストの結果から，検査前の問診で気がつくことができなかった原因が判明する場合がある．たとえば，化粧品の接触皮膚炎を疑われていた眼瞼の皮膚炎が，JSAのニッケルが陽性であることよりビューラーによる接触皮膚炎であることが判明した症例[4]．職業性の接触皮膚炎が疑われていたが，実際にはベルトのバックル中のニッケルによる全身性接触皮膚炎症候群であった症例[5]などが例として挙げられる．

●因果関係を考える

　しかし，いくら簡便になったとはいえ，パッチテストパネルを貼布したことで，自動的に原因が判明するわけではない．また，陽性アレルゲンが問題となる皮膚炎の原因とは限らない．陽性アレルゲンがあった場合，この反応は何を意味しているのか因果関係を検討することが原因解明に結びつく．因果関係が疑われた原因を除いてみて症状が軽快するのか，ほかに原因があるのか，接触皮膚炎ではない可能性はどうかなどの点について経過の確認により検討することが重要である[7]．

●さいごに

　アレルギー性接触皮膚炎におけるパッチテストの魅力は，どのような対症療法にも勝るということにある．なぜならば，アレルギー性接触皮膚炎は，いかなる対症療法を行っても原因を除かなければ治すことができない疾患だからである．もちろん，テストを行わなくても推測した原因を除去して，治すことができればテストは不要である．しかし，顔や手，全身性接触皮膚炎の場合に推測

される原因成分や製品は1つではないことが多い．原因除去が難しく，ステロイド外用などの対症療法が漫然と継続されることから，医原性の皮膚炎を続発する．パッチテストを契機に，長年悩んだ皮膚炎が治ったときの患者の喜びはもちろん，私たち皮膚科医の喜びも大変大きい．多くの皮膚科医にその有用性が認識され，手技も難しくないパッチテストが本邦で普及しない一因は，試薬入手の困難性にある．日本人のためのスタンダードアレルゲンにもかかわらず，JSAのほとんどが海外からの自己輸入を必要としたうえに，保険点数も低く，手技が煩雑で手間暇がかかることが問題であった．コスト面からは，まだ十分とはいえないが，パッチテストパネル®(S)は，保険収載もされ，パッチテストパネル®(S)には22種類のアレルゲンが配置されているため，パネルを貼布した場合，手技料350点と薬材料が算定できる．アレルゲンの貼布も大変簡便になった．我々の施設では，患者の既往から強い反応が予測されるアレルゲンを除いて貼布し，特に慎重に判断したいアレルゲンは，2か所に離して貼り，判定に悩んだアレルゲンは再検により確認しているが，パネルを用いた再検や，パネル中の一部のアレルゲンの使用はコスト上躊躇される．これまでのJSAの試薬と比較して偽陽性や偽陰性がないか，またミックスの成分が異なる試薬について，本邦の事情に即しているかなどにつき，今後検討を要する．

これまであまりパッチテストを行っていなかった施設にとって，5セット単位の販売では入手し難いという意見もある．しかしパッチテストパネルの発売は本邦におけるパッチテスト普及のチャンスである．これにより1人でも多くの患者の接触皮膚炎の原因が判明することを期待する．

(伊藤明子)

● 文 献

1) 足立厚子，堀川達弥：金属アレルギーに対するパッチテスト―全身型金属アレルギーの臨床症状，アレルゲンの特徴や生活・食事指導―．*MB Derma*, **200**：37-44, 2013.
2) 鈴木加余子，松永佳世子，矢上晶子ほか：ジャパニーズスタンダードアレルゲン(2008)の陽性率2010〜2012の推移．*J Envion Dermatol Cutan Allergol*, **9**：101-109, 2015.
3) 鈴木加余子：ジャパニーズスタンダードアレルゲン2008の活用方法．*MB Derma*, **231**：1-7, 2015.
4) 増井由紀子，伊藤明子：装飾品や化粧品による皮膚障害を見逃さない．*MB Derma*, **231**：39-44, 2015.
5) 伊藤明子：クイズ！接触皮膚炎．洗浄剤やエポキシ樹脂による接触皮膚炎の疑い．*J Visual Dermatol*, **13**：45-46, 2014.
6) 西岡和恵，小泉明子，瀧田祐子：最近5年間の外用剤によるアレルギー性接触皮膚炎46例のまとめ．*J Envion Dermatol Cutan Allergol*, **9**：25-33, 2015.
7) 伊藤明子：これだけは身につけておきたい接触皮膚炎の診断法 one point．*J Visual Dermatol*, **14**(4)：462-465, 2015.

III 最新の治療活用法は？

1. ターゲット型エキシマライトによる治療
2. 顆粒球吸着療法
3. 大量γグロブリン療法
   —天疱瘡に対する最新の治療活用法は？
4. 新しい乾癬生物学的製剤

Ⅲ. 最新の治療活用法は？

1 ターゲット型エキシマライトによる治療

押さえておきたいポイント

- ターゲット型光線療法は，病変部分のみ照射をすることで，正常皮膚の光老化や皮膚がんのリスクを抑える．
- 全身照射後の部分的に残る皮疹や，局所的ではあるが外用で難治である皮疹に対しても有効
- 308 nm エキシマライトがターゲット型光線療法の代表的な光源であるが，ナローバンドUVB に比べると，乾癬であれば照射回数が少なくなること，週1回でも効果が得られる特徴がある．
- 発がん性に対するリスクの評価（調査研究）は，行われていない．

● 光線療法の見直しとターゲット型光線療法

ナローバンドUVB 照射方法では，正常部位の皮膚への照射がなされるため，皮膚がん，光老化のリスクが高くなること，頻回および比較的長期間の照射が必要であること，十分な効果を得るためには1週間に2回以上の照射が必要であることなどが問題となってきた．特に，働く世代に対して光線療法を継続的に行うことは，労働生産性の意味からみても非常に難しく，一方で，高齢者では，頻回にクリニックを含めた医療機関に受診することが困難となり，将来，在宅光線療法の必要性があると考えられる．以前に問題となった光発がんの問題ではなく，あらためて光線療法を見直す時期となってきた．

このため，照射回数や週当たりの受診回数を少なくすることが現在の光線療法での課題である．特に，全身型照射器で治療する際には，小さな範囲の皮疹であれば，不必要な照射を防ぐために遮光などが必要である．そのため，乾癬や白斑皮疹部にのみ照射されるターゲット型光線療法が考案され，開発が行われた．308 nm エキシマライトが，代表的なターゲット型光線療法の光源である．

● 乾癬治療におけるターゲット型光線療法のポジショニング

乾癬治療の外用での問題として，肘や膝の紅色局面が取れない場合，手指の乾癬が難治な場合，被髪頭部が難治な場合，部分的な皮疹がよくなら

ないためstrongestクラスのステロイド外用薬や，ビタミンD_3・ステロイド配合薬を長期に使用した場合などに，第二選択となるシクロスポリンやナローバンドUVBなどの光線療法を考慮するが，実際には病変の範囲が狭く，PASIスコアで3～5とある程度低い場合は躊躇し，外用のみの治療継続になる可能性がある．現在，生物学的製剤の治療目標は，PASI 75が90となり，PASIの絶対値も非常に低い状態を維持(タイトコントロール)することが可能となった．そのため，PASIスコアが10以上ではないために，生物学的製剤が選択できず，また，3～5程度の中等度である場合も，シクロスポリンやナローバンドUVB(全身照射器)を選択しにくく，外用療法にとどまるケースが多いことが推定される．このために，皮疹部のみに照射されるターゲット型光線療法が開発された．

乾癬であれば，図1に示すように，まず全身照射から開始し，部分的に残る皮疹に追加照射(部分照射)を行う．ナローバンドUVBで患者の皮疹の80％以上に寛解が得られる．さらに，部分的に残る皮疹や局所の皮疹に対してターゲット照射を行い，正常皮膚への過剰な照射を防ぐべきである．使いやすいターゲット型照射機器の登場によって，全身照射，部分照射，ターゲット型照射をどのようにすればよいか明らかになるだろう[1]．

●在宅光線療法とターゲット型光線療法

海外では，在宅光線療法でナローバンドUVB療法を行うことは，臨床試験や実績で，治療効果，安全性については問題ないとされ，外来での照射と比べて，医療経済上のメリットや患者のQOLから考えると有利な点が多い．今までの考えでは，仕事上の理由により頻回の外来通院が困難な場合が理由で，在宅光線療法の必要性が検討されてきたが，皮膚科専門医不在地域では，皮膚科専門医療機関まで遠距離であること，また，在宅医療の一部として光線療法を提供できる可能性がでてき

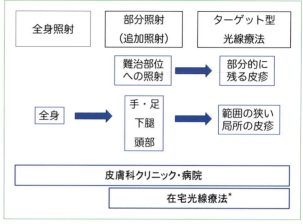

図1 光線療法の照射方法(全身・部分・ターゲット型照射)
＊在宅光線療法は，本邦では未承認

た．今のところ，本邦では家庭で使用する承認を受けた照射機器はなく，実施されていない医療である．しかし，在宅医療を進めるうえでは，今後加速度的に仕組みや医療環境が整う可能性もある．

在宅光線療法を安全性が高く，いかに有効性が出るようにしていくかなど，made in Japanの機器開発が期待される部分でもある．5～10年で，大きく在宅光線療法に移行していくことが未来予想である．ターゲット型光線療法は，範囲の狭い皮疹に使用することからも，在宅光線療法として大きな役割を果たす可能性がある(図1)．

●ターゲット型光線療法 ─エキシマライト療法

本邦の皮膚科で使用される光線療法は，海外から遅れをとることなく，2015年には，ナローバンドUVBは全国でも2,000か所以上，308 nmエキシマライトも1,000か所以上で稼働し，選択的波長を用いた光線療法が，一般診療レベルでも使用されるようになり，皮膚科診療の大きな柱となった．これらの選択的な波長特性を持つナローバンドUVBや308 nmエキシマライトは，光増感薬であるソラレンを必要としないため，非常に簡便で有効性も得られやすく，世界中でPUVAからの移行がみられる[2]．ナローバンドUVBは，ピー

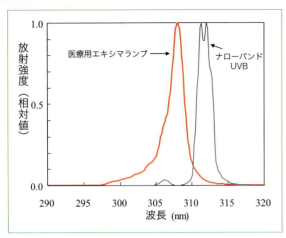

図2 エキシマライトおよびナローバンドUVBの光線療法の波長

クだけでなくほとんどが311〜312 nm付近に分布する放射帯域幅の非常に狭い光源(狭帯域(ナローバンド)発光光源)であり，TL 01というランプが用いられる(図2)[2]．また，エキシマライト療法には，誘電体バリア放電エキシマランプが用いられ，エキシマガスの励起により各種の波長を放射することができる．

エキシマ(excimer)とは，excited dimmer(励起2量体)からの造語で，励起2量体からの発光が，エキシマ発光と呼ばれる．誘電体バリア放電エキシマランプは各種の波長により，現状，Ar：126 nm，F_2：158 nm，Xe：172 nm，KrF：249 nm，Cl：259 nm，XeCl：308 nm が商品化されている．主に，液晶や半導体分野でXe：172 nmを用いて光による有機物表面改質に用いられているが，医療への光放射の応用としては，XeCl：308 nmが用いられている．図2に示すように，エキシマランプには，308 nmよりも短波長側の紫外線が含まれるので，ナローバンドUVBに比べると紅斑反応を惹起しやすい．照射機器にもよるが，最小紅斑量(minimal erythema dose；MED)がナローバンドUVBに比べ，1/5〜1/2程度になる．MEDが少ない機器を用いる場合には，紅斑反応が惹起されやすいので，ある程度の照射に対して経験が必要である．

● 308 nm エキシマライトがターゲット型光線療法として選択される理論背景

乾癬に有効な波長が調べられ[3)4)]，各波長の乾癬への治療効果が確認できる最小光量(minimal psoriasis treatment dose；MPsD)が得られるが，その逆数(1/MPsD)をとることで，波長ごとの効果を示すことができる．同時に，MEDの逆数(1/MED)を取ることで，波長ごとの赤くなりやすさ(紅斑反応の起こしやすさ)を示すことができる．図3に乾癬に対する効果波長(1/MPsD)と紅斑作用波長(1/MED)を示す．効果波長と紅斑作用波長に差があることがわかり，効果波長のピークは300 nmより少し長い波長にあることがわかる．波長が短くなれば，発がん性の問題もあり，過剰な紅斑反応を引き起こし，治療上の大きな問題となる．そこで，効果波長で紅斑作用波長を割ることで，赤くならず(なりにくく)治療効果が高くなる計算値を推定した．図3に示す赤色のグラフであるが，303 nm，305 nm，307 nmにピークが並び，長波長側であり，紅斑作用が少ない波長を選ぶとすれば，307 nmとなる．あくまでも計算値であるが，効果の点から考えれば，308 nmエキシマライトは，乾癬治療に理想的な光線治療といえるだろう．

● 乾癬と掌蹠膿疱症に対するエキシマライト

ターゲット型光線療法としてのエキシマライト療法は，乾癬では初回を含めMED以上で照射されることが多く，さらに増量幅も1 MED以上であり，強力に照射を行うが，白斑ではナローバンドUVBと同様に照射されることが多い(表1)．名古屋市立大学病院では，1 MEDから開始し，20％ずつ増量，もしくは0.1 J/cm²の増量を行うような照射を行っている．

乾癬と掌蹠膿疱症に対してのエキシマライトの効果では，乾癬患者35例に週2回照射し，74.6％

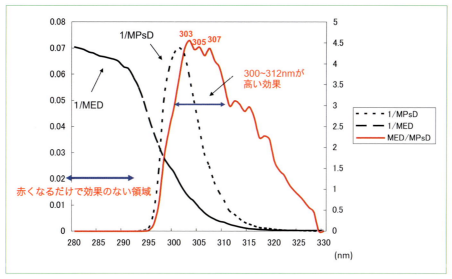

図3 乾癬に対する効果波長と紅斑作用波長

表1 エキシマライト照射方法

報告者	対象疾患	初回照射量	増量幅（方法）
Mavilia L	尋常性乾癬	2～4 MED	0.15～0.5 J/cm^2
Köllner K	尋常性乾癬	1 MED	1 MED（2回ごと）
		2 MED	2 MED（2回ごと）
Aubin F	尋常性乾癬	13 MED*	
	掌蹠膿疱症	11.8 MED*	
	アトピー性皮膚炎（手掌）	13 MED*	
	アトピー性皮膚炎（手指）	8.4 MED*	
	円形脱毛症	9.1 MED*	
Tang LY	尋常性白斑	0.5～0.6 J/cm^2（70% MED）	0.1 J/cm^2
Mori M	菌状息肉症	2～3 MED（0.5～1 J/cm^2）	0.15～0.5 J/cm^2

*1回あたりの平均照射量

で改善，36.7％で寛解が得られた．また，掌蹠膿疱症の患者15例に対して週1回照射し，52.5％が改善，6.7％で寛解が得られ，高い効果が確認された[5]．また，308 nmエキシマレーザーの効果では，乾癬患者152例に対して，週1回照射で計6～16回を行い，149例がプロトコールを遂行でき，57例を1年，92例を半年，隔週で治療効果を観察したところ，4か月後で寛解87例，部分寛解37例，軽快25例が得られ，寛解期間も長期であることが明らかとなった[6]．結節性痒疹に対しては，週1回，平均8回の照射で4か月経過観察したところ，効果が認められ[7]，難治性で抗生剤に抵抗性の毛囊炎に対しては，8例に週2回エキシマライトを照射し，12週経過観察を行い，平均13回（4～16回）ですべての患者で症状の軽快が認められた[8]．このように，光線療法が一般的に用いられない難治性疾患に対してもエキシマライト・レーザーの有用性が認められた．また，エキシマライト照射によって掌蹠膿疱症患者の末梢血中で，制御性T細胞の誘導・上昇がみられ，寛解期間が長くなることとの関与が推定された[9]．

● 白斑に対するエキシマライト

ナローバンドUVBは，汎発型尋常性白斑に対して非常に有効な治療方法である．部位によって色素沈着が異なることや分節型では色素沈着がみられにくいこと，さらには100回を超える照射が必要なことなど，ナローバンドUVBによる白斑治療には照射方法の検討などを含め課題が多いことは事実であり，今後白斑に対する光線療法のガイドラインを設定する際に，検討されなければならない問題である．2009年にNew England Jour-

表2 本邦で使用可能なエキシマライト照射機器

	ターゲット照射型　エキシマライト		
製造販売元	DEKA	PhotoMedex	GME
国内代理店	メトラス (METRAS)	ジェイメック (JMEC)	ジェイメック (JMEC)
型式	ExciLite μ	VTRAC	ExSys 308
寸法 (W×D×H)	50×24×38 (cm)	69×47×92 (cm)	30×30×25 (cm)
重量	19 kg	59 kg	10 kg
強度 (mW/cm^2)	50	150	30
エキシマフィルター	無	無	無
冷却方式	水	水	強制空
ハンズフリー機能	×	×	×
操作自由度	◎	○	◎
照射面積	60×50 mm	61×31 mm	50×35 mm
生産国	イタリア製	米国製	ドイツ製
発売開始	2009年2月	2007年8月	2015年12月
装置写真			

	ターゲット照射型　エキシマライト		
製造販売元	ウシオ電機	ウシオ電機	Quantel Derma
国内代理店	ウシオ電機	ウシオ電機	アブソルート (Absolute)
型式	Thera Beam® UV308	Thera Beam® UV308mini	308エキシマーシステム
寸法 (W×D×H)	50×115×130 (cm)	28×24×22 (cm)	24×27×26 (cm)
重量	約40 kg	約5.5 kg	約1.7 kg
強度 (mW/cm^2)	20	22	50
エキシマフィルター	有	有	無
冷却方式	強制空	強制空	空冷
ハンズフリー機能	◎	×	×
操作自由度	×	◎	◎
照射面積	120×100 mm	50×50 mm	40×40 mm
生産国	日本製	日本製	ドイツ製
発売開始	2008年11月	2016年2月	2012年2月
装置写真			

nal of Medicine に掲載された，成人に対する尋常性白斑の治療指針では，汎発型(非分節型)に対して第一選択としてナローバンド UVB が記載され，さらにはターゲット型光線療法についても追加の必要性が記載された[10]．

名古屋市立大学病院における白斑に対するエキシマライトの照射プロトコールを紹介する．使用する機器によってプロトコールが異なるが，Thera Beam® UV308(ウシオ電機)の場合は，$0.3\,J/cm^2(=1\,MED)$から開始し，20％ずつ増量，もしくは$0.1\,J/cm^2$の増量を行い，白斑部が淡くピンクになるように照射を行う．VTRAC(JMEC)では，非病変部位で MED を測定し，その値に従い初回照射量を決定する．MED が0.2〜$0.3\,J/cm^2$であれば，初回照射は$0.1\,J/cm^2$とし，また0.4〜$0.5\,J/cm^2$であれば，$0.2\,J/cm^2$を初回照射量とする．また，増量幅については20％とした．今後，ほかの光線療法との比較が行われ有用性が明らかになり，至適照射(推奨される照射)方法が検討されなければならない．また，一方紫外領域であるため，皮膚がんのリスクに対しても，詳細な検討がなされなければならない．

●本邦で使用可能なエキシマライト

照射方法もプロトコール化される傾向があり，ユーザーフレンドリーな照射機器が多数日本でも使用可能となってきた(表2)．全身型照射で問題であった，病変部ではない部分への過剰照射は，ターゲット型光線療法(エキシマライト療法)によって避けることができるようになった．光線療法の作用機序として，主には病因となる細胞のアポトーシス以外に，制御性 T 細胞の誘導(免疫抑制)が重要であるが[11]，波長ごとの光生物学的な作用から，疾患ごとに有効な光源(波長)や照射方法を考えなければならない．

光線療法を行うために必要な基本的な理論と背景を理解し，有効性が高く安全性が得られやすい光線療法の開発を今後も進めたい．

(森田明理)

●文 献

1) 森田明理：ナローバンド UVB などの光線療法. 一冊でわかる光皮膚科(森田明理，宮地良樹，清水 宏編)，文光堂，pp. 176-185，2008.
2) Krutmann J, Morita A：Therapeutic photomedicine phototherapy. Fitzpatrick's dermatology in general medicine(Freedberg IM, Eisen AZ, Wolff K, et al ed)7th ed, McGraw-Hill, New York, pp. 2243-2249, 2007.
3) Parrish JA, Jaenicke KF：Action spectrum for phototherapy of psoriasis. *J Invest Dermatol*, **76**：359-362, 1981.
4) Fischer T, Alsins J, Berne B：Ultraviolet-action spectrum and evaluation of ultraviolet lamps for psoriasis healing. *Int J Dermatol*, **23**：633-637, 1984.
5) Han L, Somani AK, Huang Q, et al：Evaluation of 308-nm monochromatic excimer light in the treatment of psoriasis vulgaris and palmoplantar psoriasis. *Photodermatol Photoimmunol Photomed*, **24**：231-236, 2008.
6) Nisticò SP, Saraceno R, Costanzo A, et al：Monochromatic excimer Light treatment of psoriasis. *J Plastic Dermatol*, **4**：263, 2008.
7) Saraceno R, Nisticò SP, Capriotti E, et al：Monochromatic excimer light (308 nm) in the treatment of prurigo nodularis. *Photodermatol Photoimmunol Photomed*, **24**：43-45, 2008.
8) Nisticò SP, Saraceno R, Carboni I, et al：Treatment of folliculitis with monochromatic excimer light (308 nm). *Dermatology*, **218**：33, 2008.
9) Furuhashi T, Torii K, Kato H, et al：Efficacy of excimer light therapy (308 nm) for palmoplantar pustulosis with the induction of circulating regulatory T cells. *Exp Dermatol*, **20**：768-770, 2011.
10) Taieb A, Picardo M：Clinical practice. Vitiligo. *N Engl J Med*, **360**：160-169, 2009.
11) Furuhashi T, Saito C, Torii K, et al：Bath-psoralen UVA and narrowband UVB reduce circulating Th17 cells and restore circulating regulatory T cells in psoriasis. *PLoS ONE*, **8**(1)：art. no. e54895, 2013.

Ⅲ. 最新の治療活用法は？

2 顆粒球吸着療法

押さえておきたいポイント

- 顆粒球吸着療法は末梢血中の活性化した顆粒球と単球を選択的に吸着除去する．
- 治療時間が短く副作用の少ない，外来でも行える安全で簡便な体外循環療法である．
- 膿疱性乾癬に対する保険適用が承認されている．

● はじめに

　好中球と単球は炎症組織に遊走・集積し，感染防御など生体防御の最前線で機能する細胞である．好中球は活性酸素や加水分解酵素を放出することによって病原微生物を殺菌・貪食し，単球系のマクロファージは各種サイトカインを産生し生体を護る．一方で微生物の侵入などとは関係なくこれらの細胞が活性化し組織に浸潤・集積し組織傷害を引き起こす病態がある．潰瘍性大腸炎や関節リウマチがその代表的なもので，皮膚疾患では壊疽性膿皮症，ベーチェット病，スウィート病，隆起性持久性紅斑などいわゆる好中球性皮膚症，尋常性乾癬，膿疱性乾癬，掌蹠膿疱症，関節症性乾癬など乾癬とその類縁疾患群，結節性多発動脈炎，皮膚アレルギー性血管炎など組織学的に白血球破砕性血管炎の病理像を呈する血管炎症候群などがこの範疇に含まれる．

　近年関節リウマチや乾癬に対して広く使用されるようになった生物学的製剤は，顆粒球や単球が産生する炎症性サイトカインの作用を阻害する概念で開発された薬剤である．それに対して顆粒球吸着療法(granulocyte and monocyte adsorption apheresis；GMA)は，病因となっている活性化した顆粒球と単球の除去とその細胞機能の制御を目的として開発された体外循環療法である．

● 顆粒球吸着療法

　吸着担体である酢酸セルロースビーズを充填したカラム(アダカラム®：JIMRO)を用い，血液を肘静脈から脱血しカラムを通し対側の肘静脈に返血する，シャントを作成する必要のない簡便な体外循環療法である(図1)．1本のカラムには直径2 mmのビーズが220 g，約30,000個充填されている．1回の治療で毎分30 mlの流速で60分間，合計1,800 mlの血液を循環させる．循環治療中は抗凝固剤としてヘパリンまたはメシル酸ナファモスタットを生理食塩液に溶解し持続して注入する．この体外循環治療を週に1〜2回，合計5〜10回施行するのが基本的なプロトコールである[1]．

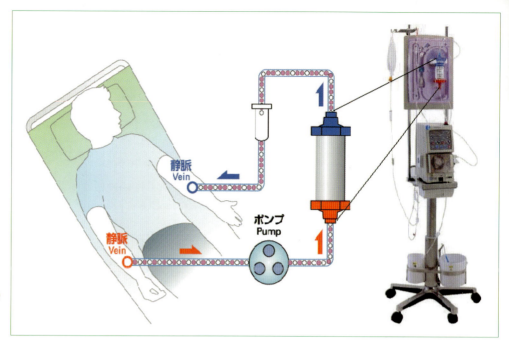

図1
顆粒球吸着療法の治療模式図

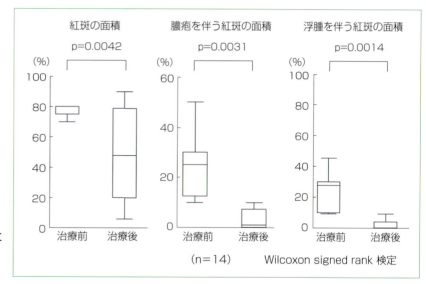

図2
膿疱性乾癬の顆粒球吸着療法に対する反応

開発時の基礎研究でGMAは顆粒球・単球の量的変化のみでなく，サイトカイン産生能の低下など質的変化もきたすことが明らかとなった[2)～5)]．臨床応用としては最初に潰瘍性大腸炎に対する有用性が確認され，2000年に保険収載された．続いて同じく炎症性腸疾患であるクローン病に対して2008年に効能が追加された．

筆者らは2000年にGMAが製造承認を取得した直後から好中球性皮膚症，乾癬類縁疾患群，血管炎症候群に対する本療法の有効性に関する臨床研究を積み重ね，優れた効果を報告してきた[6)7)]．

● 膿疱性乾癬に対する顆粒球吸着療法

筆者らはGMAの皮膚疾患に対する効能の承認を目指し多施設共同試験を計画した．まず日本皮膚科学会による「膿疱性乾癬（汎発型）診療ガイドライン2010：TNFα阻害薬を組み入れた治療指針」で重症度判定基準が確立している膿疱性乾癬を対象疾患とした[8)]．

多施設共同試験はオープン，シングル試験として全国11施設で実施された．試験には男性11例，女性4例，計15例が登録され，平均年齢は50.3

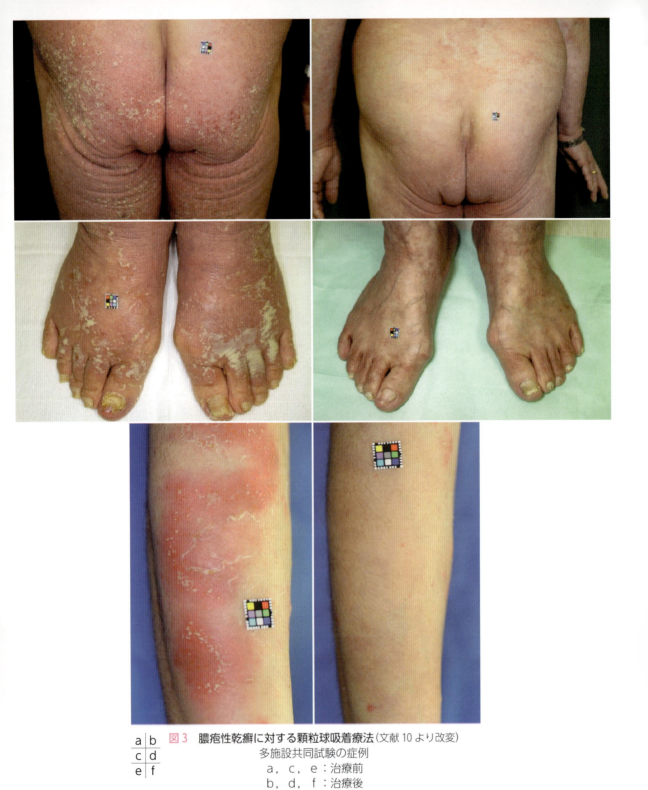

a	b
c	d
e	f

図3　膿疱性乾癬に対する顆粒球吸着療法（文献10より改変）
　　　多施設共同試験の症例
　　　　　a, c, e：治療前
　　　　　b, d, f：治療後

歳であった．GMAを1週間に1回，5週連続で行い，最終治療日の2週間後に効果を判定した．1例は初回治療後に脱落したため有効性は14例，安全性は15例で評価した．

治療によって紅斑の面積は76.8±13.7%が47.9±30.7%（p値＝0.0042），膿疱を伴う紅斑面

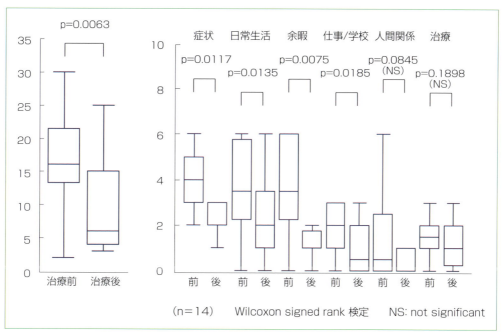

図4 顆粒球吸着療法による dermatology life quality index の変化

積は 24.7±12.8% が 5.2±8.1%（p 値＝0.0031），浮腫の面積は 26.3±19.1% が 6.4±11.0%（p 値＝0.0014）へといずれも有意に改善した（図2）．全体の重症度スコアも 8.6±1.3 が 4.0±3.6 へ有意に低下した（p 値＝0.0027）．代表的な症例の治療前後の臨床写真を図3に示す．副作用は頭痛・めまい，合併症（水疱性類天疱瘡）の悪化，胸部陰影が各1例ずつ報告され，因果関係はそれぞれ「たぶん有」，「不明」，「たぶん有」とされた．胸部陰影がみられた症例は GMA を開始する2か月前にインフリキシマブの投与歴があり，1か月前から本試験終了時までメソトレキサートを併用していた．膿疱性乾癬のような慢性かつ難治性の疾患では複数の治療が実施される例が多く，副作用の原因の特定は困難である場合が少なくない．いずれにしても本試験で報告された副作用は3例とも重篤なものではなく GMA の安全性が示された．

Dermatology life quality index（DLQI）のアンケート調査の結果，症状，日常生活，余暇，仕事/学校，人間関係，治療のすべての項目で改善がみられ DLQI は 16.6±7.9 から 9.7±7.8（p 値＝0.0063）へ有意に改善した（図4）[9]．

以上のように多施設共同試験で GMA の膿疱性乾癬に対する有効性と安全性が示され，2012 年 6 月に製造販売が承認され，同年 10 月 1 日に保険収載された．

●効果を発現するメカニズム

GMA の抗炎症作用のメカニズムについてさまざまな観点から検討がなされている．

活性化した病的な好中球・マクロファージは細胞表面に接着分子である Mac-1（インテグリン CD11b/CD18）を発現している．一方，吸着担体である酢酸セルロースは補体を活性化しその表面に吸着する作用があるため，血液がカラムを循環しビーズと接触すると，その表面に活性型補体である iC3b が吸着される．この iC3b は Mac-1 のリガンドの1つであるため，両者の結合を介して病的好中球・マクロファージが選択的に吸着除去される（図5）[6]．このように酢酸セルロースビーズがいわばオプソニン化されるため，カラム内に擬似炎症ともいうべき状態が惹起され，吸着刺激を受けた白血球は活性酸素を放出するなど炎症局所と類似の反応を示す．このためビーズに吸着されずにカラムを通過した好中球・マクロファージは活性酸素などに曝露されることで，接着分子の発現低下，炎症性サイトカイン産生能の低下，抗炎症性サイトカインの産生亢進など，その細胞機能

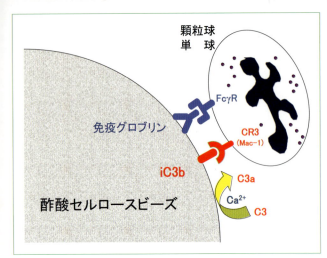

図5
吸着担体への顆粒球・単球の吸着機序
(膿疱性乾癬に対する顆粒球吸着療法ガイドブック．池田志乎，金蔵拓郎監修，JIMRO，2013より引用)
まず血液中の補体や免疫グロブリンがビーズに付着し，次いでそれらに対する受容体を持つ白血球が吸着する．免疫グロブリンや補体のビーズへの付着には，Caイオンが必要であるため，Caイオンをキレートするような抗凝固剤は使用できない．

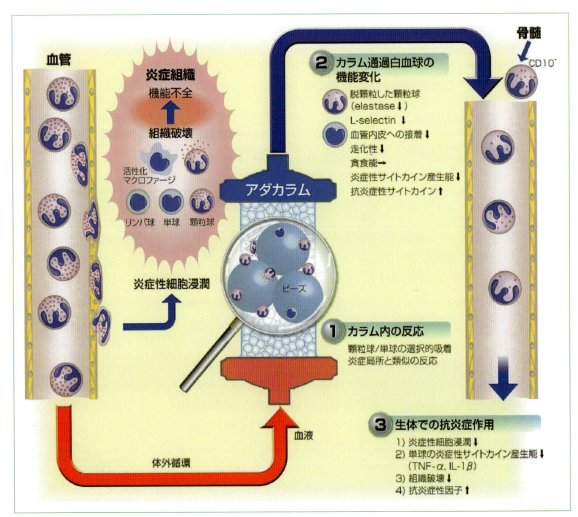

図6　顆粒球吸着療法の抗炎症作用のメカニズム
(膿疱性乾癬に対する顆粒球吸着療法ガイドブック．池田志乎，金蔵拓郎監修，JIMRO，2013より引用)

が変化する(図6)[2)~5)]．実際にGMA治療後はTNF-α，IL-1β，IL-6，IL-8などの炎症性サイトカインの血中レベルが低下する[3)]．補体-インテグリンを介する系以外にも，ビーズ表面に吸着された免疫グロブリンと顆粒球・マクロファージ上のFcγリセプターの結合も病的細胞の除去と機能変化に寄与している(図5)[4)]．これらの反応の結果，炎症局所に浸潤する顆粒球・単球の数が減少し，細胞機能の変化による免疫調節効果と相まって抗炎症作用が発揮され，組織破壊が軽減されると考えられる．また，顆粒球・単球が吸着除去されるのに伴って骨髄から末梢血へ細胞が動員されること，これらの細胞はCD10抗原を発現していない幼若な顆粒球で炎症局所へ浸潤しにくい性質を有することも報告されている[3)]．

●その他の皮膚疾患に対する顆粒球吸着療法

前述のように筆者らは好中球性皮膚症，乾癬類縁疾患群，血管炎症候群に対するGMAの有効性について臨床研究を展開している．最初に治療を試みたのは壊疽性膿皮症の症例で劇的な効果がみられた[10)]．その後，膿疱性乾癬，関節症性乾癬，稽留性肢端皮膚炎，ベーチェット病，スウィート病，結節性紅斑，ライター病，成人スチル病，関節リウマチに伴う下腿潰瘍，皮膚アレルギー性血管炎，SLEの皮膚病変に対する有用性を報告してきた[6)7)]．GMA治療を試みた報告例73例中無効例は12例のみで，8割を超える症例で効果が得られた．特に膿疱性乾癬，関節症性乾癬，壊疽性膿皮症，ベーチェット病はそれぞれ29例，21例，10例，11例と多くの症例に対して治療を行い，治療成績は生物学的製剤に劣らない印象である[6)7)]．治療により白血球数，好中球数，CRP値および末梢血好中球上のMac-1の発現量の平均値はすべて有意に低下していた．重篤な副作用がみられた症例はなかった．

このようにGMAは有効性，安全性ともに優れており，難治性の皮膚疾患に対する新たな治療の選択肢として期待される．

●顆粒球吸着療法の位置づけ

顆粒球吸着療法の適応疾患として皮膚疾患としては膿疱性乾癬が最初に承認された．本稿を執筆している2015年の時点で関節症乾癬に対する多施設共同試験が進行中で，いずれ承認が得られるものと期待される．

両疾患を含め，GMAと免疫抑制剤や生物学的製剤の対象となる疾患は重複する．これらの先進的治療を行う際には感染症あるいは小児，妊婦への使用について配慮が必要である．GMAの使用に当たっても免疫抑制剤や生物学的製剤と同様，感染症を有する患者への使用は慎重であるべきで，副作用としての感染症の発症・増悪に注意を払う必要がある．しかしGMAの作用機序から考えて感染症に関するリスクは小さいといえよう．小児と妊婦に対してGMAの系統的な臨床試験はいまだになされていないが，炎症性腸疾患における市販後調査で登録された18歳未満の症例27例では，18歳以上の症例と比較して有効性と不具合の発生率には有意差がなく，重篤な副作用はみられなかった．また炎症性腸疾患と膿疱性乾癬の市販後調査ではGMAで安全に治療された妊婦例が蓄積されつつある．このようにGMAは難治性皮膚疾患の治療の選択肢を広げるのみでなく，免疫抑制剤や生物学的製剤を使用しづらい症例に対して新たな治療の道を開くものである．

●おわりに

顆粒球吸着療法はアフェレシスと称される治療法の1つである．アフェレシスは「悪いもの」を取り除くという「瀉血」に由来するシンプルな発想の治療法である．手術が臓器や器官の「悪いもの」を除去するのに対して，アフェレシスは体液成分中の「悪いもの」を取り除く治療法である．単純な原理に基づくアフェレシスではあるが，その作用機序は単純ではない．それは取り除く対象が多岐にわたることによる．血球成分あるいは血

漿中の抗体，免疫複合体，その他の種々のタンパクなどアフェレシスが対象とする成分は多彩である．これらの成分は生体内で独立して機能しているのではなく互いに複雑に連関し合っているため，アフェレシスの作用機序は複雑で，またそれゆえに応用の可能性は広い．

筆者らはGMAが膿疱性乾癬をはじめとする各種の難治性皮膚疾患に有効であることを示してきた[6)7)]．その作用機序に関する研究も進められているが，まだ解明されるべき点も多く残されている．炎症性サイトカインの産生低下により症状が鎮静化するのみでなく，より積極的に炎症を抑制する作用も示されている．実際に臨床の現場で治療経過をみていると，壊疽性膿皮症やベーチェット病では創傷治癒を促進する作用もあるように思われる．それらのメカニズムを詳らかにすることが，適応症の拡大を含めてより効果的な臨床応用につながるであろう．

顆粒球吸着療法が初めて皮膚疾患に応用されて以来14年を越えた．保険適用の承認を取得し，この治療法に対する認識が皮膚科医に広まりつつあるのは，難病に苦しむ患者にとって喜ばしいことである．決して達人ではないが，難治性疾患に対して新たな治療を工夫し試みること，これが筆者が伝えたい「日常皮膚診療の極意と裏ワザ」である．

（金蔵拓郎）

●文　献

1) Saniabadi AR, Hanai H, Takeuchi K, et al：Adacolumn, an adsorptive carrier based granulocyte and monocyte apheresis device for the treatment of inflammatory and refractory diseases associated with leukocytes. *Ther Apher Dial*, **7**：48-59, 2003.
2) Kashiwagi N, Hirata I, Kasukawa R：A role for granulocyte and monocyte apheresis in the treatment of rheumatoid arthritis. *Ther Apher*, **2**：134-141, 1998.
3) Kashiwagi N, Sugimura K, Koiwai H, et al：Immunomodulatory effects of granulocyte and monocyte adsorption apheresis as a treatment for patients with ulcerative colitis. *Dig Dis Sci*, **47**：1334-1341, 2002.
4) Hiraishi K, Takeda Y, Shiobara N, et al：Studies on the mechanism of leukocyte adhesion to cellulose acetate beads：an *in vitro* model to assess the efficacy of cellulose acetate carrier-based granulocyte and monocyte adsorptive apheresis. *Ther Aher Dial*, **7**：334-340, 2003.
5) Takeda Y, Shiobara N, Saniabadi AR, et al：Adhesion dependent release of hepatocyte growth factor and interleukin-1 receptor antagonist from human blood granulocytes and monocytes：evidence for the involvement of plasma IgG, complement C3 and $\beta 2$ integrin. *Inflamm Res*, **53**：277-283, 2004.
6) Kanekura T, Hiraishi K, Kawahara K, et al：Granulocyte and monocyte adsorption apheresis (GCAP) for refractory skin diseases caused by activated neutrophils and psoriatic arthritis：evidence that GCAP removes Mac-1-expressing neutrophils. *Ther Apher Dial*, **10**：247-256, 2006.
7) Sakanoue M, Takeda K, Kawai K, Kanekura T：Granulocyte and monocyte adsorption apheresis for refractory skin diseases due to activated neutrophils, psoriasis, and associated arthropathy. *Ther Apher Dial*, **17**：477-483, 2013.
8) 岩月啓氏，照井　正，小澤　明ほか：膿疱性乾癬（汎発型）診療ガイドライン2010：TNFα阻害薬を組み入れた治療指針．日皮会誌，**120**：815-839, 2010.
9) Ikeda S, Takahashi H, Suga Y, et al：Therapeutic depletion of myeloid lineage leucocytes in patients with generalized pustular psoriasis indicates a major role for neutrophils in the immunopathogenesis of psoriasis. *J Am Acad Dermatol*, **68**：609-617, 2013.
10) Kanekura T, Maruyama I, Kanzaki T：Granulocyte and monocyte adsorption apheresis for pyoderma gangrenosum. *J Am Acad Dermatol*, **47**：320-321, 2002.

3 大量γグロブリン療法
—天疱瘡に対する最新の治療活用法は？

押さえておきたいポイント

- 投与後，血清 IgG 値が正常域に入れば抗体分解力が減弱する．
- 天疱瘡では，基本の免疫抑制療法を十分に効かせたうえで併用する．
- 治療効果判定のために開始前と開始後に臨床スコアと抗体価を測定し比較評価する．

●はじめに

　大量γグロブリン療法（IVIg）は，献血由来のポリクロナル免疫グロブリン（IgG）製剤で，さまざまな疾患に世界的に使用されている．献血製剤は貴重であり，使用に際しては，症例の選定と効果判定に慎重であるべきである．皮膚科領域でIVIg は，天疱瘡，水疱性類天疱瘡，皮膚筋炎，ANCA 関連血管炎，スティーブンスジョンソン症候群・中毒性表皮壊死症に保険適用がある．なかでも，使用経験症例の蓄積が十分にされている天疱瘡について，活用のポイントを概説する．

●天疱瘡治療における IVIg の位置づけと使用方法

　天疱瘡では，静注用免疫グロブリン製剤をステロイド剤で十分な効果が得られないときに使用する．日本皮膚科学会の天疱瘡診療ガイドラインでは，重症例に対してまずステロイド内服治療を行い，治療抵抗例に対して行う併用療法群のなかの選択肢の 1 つとしての位置づけで使用することが提唱されている[1]．この併用療法群には，免疫抑制剤，IVIg，血漿交換療法，ステロイドパルス療法が含まれている．ステロイド内服治療と併用療法には免疫抑制作用があるが，IVIg は唯一免疫抑制作用のない治療法であり，それゆえ，感染リスクの高い高齢者にも選択しやすいという特徴を持つ．ステロイド減量したのちの再発症例に，通常はステロイド量を症状に応じて増量して治療を仕切り直すが，また裏ワザ的な使い方として，再燃時の併用療法としても使用することがある．再発症例に使用する場合のコツを後述する．

　通常 400 mg/kg/day を 5 日間連続して点滴静脈投与する．体重 50 kg の成人であれば 1 日 20 g を 5 日間使用することになる．量が多いので，初めて使用するときは慎重に計算する．投与速度は，初日の開始から 1 時間は 0.01 ml/kg/分で開始し，副作用など異常所見がみられなければ，速度を 0.03 ml/kg/分になるまで徐々に上げていく．副作用は，ショック，肝機能異常，腎機能異常と

いったもののほか，本製剤に特徴的なものとして，頭痛，血小板減少，血栓塞栓症などがある．

●IVIgを活用するために理解しておきたい作用機序

　複数の作用機序が想定されているが，天疱瘡では血管内皮細胞などに発現し結合した免疫グロブリンを再利用する機能のあるneonatal Fc receptor(FcRn)を静脈投与した免疫グロブリンが占拠することにより自己抗体の再利用が抑制され分解が促進する[2)3)]という機序のほか，免疫グロブリン製剤が各種免疫担当細胞に作用して免疫調整作用をもって抗体価を減少させる機序[4)]が主たるものと考えられる．それ以外に，表皮細胞に対して抗アポトーシス機序を誘導する[5)]といった研究成果も報告されている．IVIgを効果的に使用するためには，治療する症例の病態とIVIgの2つの作用点，すなわち抗体の分解促進と免疫調整作用に着目して観察しながら使用することが必要である．

●抗体の分解作用は，血清IgG値が正常値より高く維持されている期間に限定的である

　我々が経験した症例の経過表を図1に示す[6)]．初期治療はベタメサゾン6mgと二重膜濾過血漿交換療法(DFPP)を行った．しかし，DFPP5回の終了後にデスモグレイン1(Dsg1)抗体が開始前よりも高値を示しており，除去した以上に産生されていたことがわかった．産生亢進した状態でIVIg1クール目を投与した．血清IgG値が1,500mg/dlになるまでは抗Dsg1抗体が減少しているがその後増加している．同じ現象が2～3クール目にも観察された．

　IVIgの作用機序の1つに，病因抗体の分解促進作用がある．通常，血清中蛋白は速やかに分解されていくが，IgGは内皮細胞などに発現しているFcRnに結合すると細胞内に取り込まれ，再度血液中に放出される機序によりリサイクルされている．FcRn欠損マウスに，デスモグレイン抗体や抗BP180抗体を投与すると健常マウスより早く分解が進むことが報告されている．つまりIVIgとして大量のIgGを投与するとリサイクル機能を持つFcRnは投与されたIgGにより占拠され，デスモグレイン抗体のリサイクル割合が減少し分解速度が速くなる．したがって，血清中のIgGが正常濃度になると，病因抗体の分解速度促進作用がみられなくなる．このような理由によって，症例の1クール目のIVIgでは終了後にDsg1抗体が急激に上昇したわけである．

　効果持続期間すなわち血清IgG値が正常域に戻る時期を簡便に予測するコツがある．図1グラフ赤線に示すように，IgGを5日間投与すると投与終了日翌日には血清IgGが最高値となるが，7～8日目に正常域まで低下する．この分解速度には当然個人差があるが，投与開始日からおおよそ10～14日で血清IgG値を測定し，正常域まで低下していたら，IVIgの抗体分解促進効果は消失していると推察することができる．

●抗体のリバウンドは基礎になる免疫抑制療法に左右される

　投与開始後2週間になると投与したIgG値が正常域になり，抗体分解作用が期待できない時期に入る．IVIgに併用されている免疫抑制療法が不十分であると，このころから抗体価が増加してくる(図1グラフ青色＊印)ので注意が必要である．感染症などの理由により，免疫抑制療法を弱めに施行せざるを得ない場合は，IVIgを繰り返し行いつつ，感染症治療を強化し，軽快後に免疫抑制療法を強めることも考慮されるが，このような状況では我々が経験した症例でみられたようにIVIg効果が血中濃度依存性の限定的なものとなり，できれば避けたいものである．

●IVIgには，免疫調整(抑制)作用がみられることがある

　次に示す症例では，30～60病日にかけてDFPP後のリバウンド現象を認めている[7)]．プレドニゾ

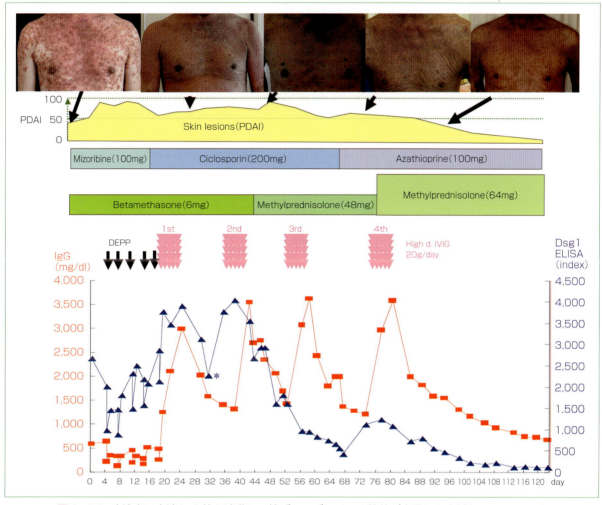

図1 IVIg療法中に血清IgG値と連動して抗デスモグレイン1抗体が変動した症例（文献6より引用）

ロン50mgを開始しDFPPを行い抗体価を下げてからIVIgを投与した．ステロイドを減らしてきているにもかかわらず，リバウンド現象は観察されず，抗体価の増加や皮疹の悪化はみられなかった(図2)．十分なステロイド量がIVIg後に抗体産生を抑制した大きな要因であることは間違いないが，それ以外に，この症例ではIVIgの免疫調整作用が発揮された可能性がある．

近年，IVIgを投与すると血中の制御性T細胞の数が増え，その抑制効果も増強するという報告や研究成果が蓄積されている．具体的には，シアル化されたIgGが樹状細胞のC-type lectin受容体に結合すると，エフェクターT細胞の活性を抑制，制御性T細胞を活性化し，炎症性サイトカインの誘導を抑制するといわれている．IVIgを投与後にステロイド減量がうまくいく症例を経験することもあるが，このような機序が関連しているのかもしれない．IVIgによる制御性T細胞の増強効果は，新しく報告された作用機序として注目されている．制御性T細胞による免疫調整による臨床効果は即時にみられない可能性もあり，どのように評価していくかが今後の課題である．

● 治療効果判定の実際

岡山大学病院にて2010〜2013年にかけてIVIgにより加療された6名の落葉状天疱瘡(PF)症例の治療効果を後ろ向きに調査した結果を表1に示す．IVIgを投与する前に臨床症状としてpemphigus disease area index(PDAI)と抗デスモグレイン1抗体価(ELISA法，インデックス値)を測

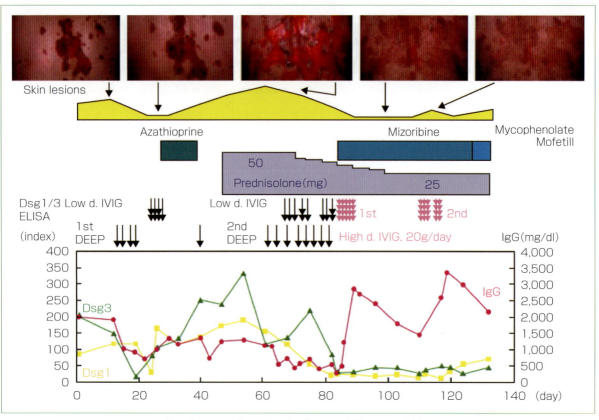

図2 DFPPの後に生じたリバウンド現象がIVIgで制御された症例(文献7より引用)

表1 岡山大学病院で行った落葉状天疱瘡6例に施行した10回の大量γグロブリン療法の有効性

Case No.	性別	年齢	PSL (mg)	開始前 PDAI	終了後 PDAI	有効性 (PDAI)	開始前 抗体価*	終了後 抗体価*	有効性 (抗体価)
1	女	59	60	50	43	あり	5,157	4,000	あり
1	女	59	60	43	38	あり	4,718	1,234	あり
1	女	59	45	25	13	あり	949	450	あり
2	男	58	30	5	2	あり	19.7	0	あり
3	男	80	50	45	1	あり	3,193	1,248	あり
3	男	80	40	8	0	あり	593	258.5	あり
3	男	80	55	84	63	あり	3,182	3,193	なし
4	女	72	15	ND	ND	あり	97.5	112	なし
5	男	40	20	13	9	あり	726	794	なし
6	女	77	12.5	7	7	なし	104.9	110	なし

ND：PDAIの測定記録がないが皮疹面積より有効性を判断した．
＊：抗体価(インデックス値)はELISA法で測定した．

定した．IVIgを5日間行い，開始後7〜14日目で再度PDAIと抗デスモグレイン1抗体を測定した．開始前と比較して投与後に値が下がっているときに有効と判定した．6例の症例でIVIgに併用したステロイド量は，12.5〜60 mgであった．

PDAIで有効と判定できたのは，10回のIVIgのうち9回(90%)であった．抗体価が減少したのは6回(60%)で，抗体価が下がらなくてもPDAIが低下することが3回(75%)観察されたことは興味深い．IVIgと併用したステロイド内服療法には

抗体価とは関係なく上皮化を促進する作用があることを示唆している．

また，天疱瘡が再燃しても PDAI がそれほど高くないが，ステロイドの副作用を懸念し内服ステロイド量を増量したくない症例を経験する．そのようなときに IVIg を併用してみたという症例（症例 1，2，6）があった．症例 1，2 は臨床的には IVIg の効果があったが抗体価はかえって増えており長期的には無効と考えた．症例 6 は効果が得られなかった．治療効果を得るためには，ステロイド量を増量する必要があるのではないかと仮説を立て，PDAI スコアまたは抗体価により判定した有効群と無効群で使用ステロイド量の平均を計算した．臨床スコアによる判定で，有効群は 41.7 mg，無効群は 12.5 mg，抗体価による判定で，有効群は 47.5 mg，無効群は 25.6 mg であった．単施設の後ろ向き調査で，症例数も 6 例と少ないことを考慮して判断する必要があるが，PF では IVIg を使用するときにステロイド量が 20 mg 以下では効果がみられても一時的な効果である可能性があり，使用するならば用量を 30 mg 以上に増やしたほうがよいと筆者は考えている．

●まとめ

IVIg を使用した天疱瘡治療では，症例ごとの反応性に差があるので，客観的な効果判定のために，指標となるスコアや検査値などを使用して治療前後で比較することが重要である．また治療の特性を考慮して評価のタイミングや基本治療を選択することが有効性を上げるコツである天疱瘡の治療法のなかで，IVIg は唯一免疫抑制作用のない治療法であり，感染リスクの高い症例にも使いやすいが，献血製剤は貴重であり，かつ高価な製剤であるため使用症例を吟味する必要がある．本剤の作用機序をより詳細に明らかにし新規治療開発の糸口とすることが望まれている．

（青山裕美）

●文 献

1) 天谷雅行，谷川瑛子，清水智子ほか：天疱瘡診療ガイドライン．日皮会誌，**120**(7)：1443-1460, 2010.
2) Li N, Zhao M, Hilario-Vargas J, et al：Complete FcRn dependence for intravenous Ig therapy in autoimmune skin blistering diseases. *J Clin Invest*, **115**(12)：3440-3450, 2005.
3) Sesarman A, Vidarsson G, Sitaru C：The neonatal Fc receptor as therapeutic target in IgG-mediated autoimmune diseases. *Cell Mol Life Sci*, **67**：2533-2550, 2010.
4) Kaufman GN, Massoud AH, Dembele M, et al：Induction of regulatory T Cells by intravenous immunoglobulin：A bridge between adaptive and innate immunity. *Front Immunol*, **6**：469, 2015.
5) Toosi S, Habib N, Torres G, et al：Serum levels of inhibitors of apoptotic proteins (IAPs) change with IVIg therapy in pemphigus. *J Invest Dermatol*, **131**(11)：2327-2329, 2011.
6) Aoyama Y, Moriya C, Kamiya K, et al：Catabolism of pemphigus foliaceus autoantibodies by high-dose IVIg therapy. *Eur J Dermatol*, **21**(1)：58-61, 2011.
7) Aoyama Y, Nagasawa C, Nagai M, et al：Severe pemphigus vulgaris：successful combination therapy of plasmapheresis followed by intravenous high-dose immunoglobulin to prevent rebound increase in pathogenic IgG. *Eur J Dermatol*, **18**(5)：557-560, 2008.

Ⅲ．最新の治療活用法は？

4 新しい乾癬生物学的製剤

押さえておきたいポイント

- 乾癬の病態においてはTNF-α，IL-23，IL-17Aの3つのサイトカインが重要であり，IL-17Aは下流におけるkey cytokineとして中心的な役割を果たすと理解されている．
- 乾癬に対する生物学的製剤は従来の3剤（インフリキシマブ，アダリムマブ，ウステキヌマブ）に加え，2015年2月からセクキヌマブ（抗IL-17A抗体製剤）が，IL-17標的薬の先陣を切って使用可能となったが，セクキヌマブについても生物学的製剤承認施設における使用が求められており，日本皮膚科学会マニュアルとは別に日本皮膚科学会ホームページ上にアップロードされた「セクキヌマブ使用上の注意」にのっとるかたちで市販後調査が進められている．
- セクキヌマブに続いて承認が見込まれる，イキセキズマブとブロダルマブを含むIL-17標的薬はいずれも有効性が高く，乾癬における生物学的製剤の地図を塗り替えようとしているが，真菌感染や炎症性腸疾患など，従来の製剤とは異なる特有の副作用に対する注意が必要である．

これまでの生物学的製剤治療と
日本皮膚科学会マニュアルについて

　乾癬に対する治療法は，最も古くから存在する紫外線療法に始まり，外用療法，内服療法，そして21世紀に入ってバイオテクノロジー（モノクローナル抗体製造技術）の飛躍的向上を背景に生物学的製剤が登場し，治療の大いなる変革がもたらされた（図1）．乾癬の病態は免疫担当細胞であるT細胞と樹状細胞，そして表皮ケラチノサイトの3者の間の相互作用によって成り立っており，乾癬に対する生物学的製剤も，これらの細胞の相互作用を阻害するような細胞膜上の分子や，これらの細胞が産生するサイトカインが標的となっている．

　2010年1月に，関節リウマチや炎症性腸疾患をはじめとする免疫疾患治療に革命的なパラダイムシフトをもたらした抗TNF-α抗体製剤，インフリキシマブ（レミケード®）とアダリムマブ（ヒュミラ®）の乾癬への適応追加が承認されたのに続き，2011年3月には抗IL-12/23p40抗体，すなわちIL-12とIL-23に共通のサブユニット（p40）に対

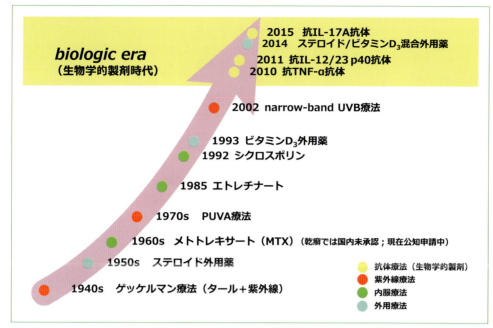

図1 国内における乾癬治療の歴史

する抗体，ウステキヌマブ(ステラーラ®)が，乾癬のみを適応として国内でも発売となった．これらの生物学的製剤はいずれも関節症性乾癬にも適応が認められており，皮膚症状だけでなく乾癬性関節炎に対しても，従来の全身療法を凌駕する卓越した効果が示されている．

2010年2月に日本皮膚科学会(以下，日皮会)が策定したTNF-α阻害薬の使用指針は，2011年8月にウステキヌマブを加えた統合版(乾癬における生物学的製剤の使用指針および安全対策マニュアル2011)[1]に改訂され，さらに2013年には英語版ガイダンス[2]も作成されている．生物学的製剤の治療導入については，日本皮膚科学会の承認施設，すなわち主に基幹病院に限定するかたちで市販後調査が進められており，前述の3剤については全例調査の登録も観察期間も既に満了している．

尋常性乾癬に対する生物学的製剤の使用にあたっては，原則としてまずほかの全身療法を考慮すべきであるのに対し，進行性の関節破壊をきたす乾癬性関節炎を合併した場合は，日常生活に支障が現れる以前に関節破壊を抑制することが望ましく，治療にあたってはまず早期介入が必要な関節炎の有無を評価することが重要である．また近年，糖尿病や心血管系疾患をはじめとするメタボリックシンドロームの合併が乾癬患者で多いことがクローズアップされ，乾癬は単なる皮膚疾患ではなく，慢性の全身性炎症疾患として捉えられつつある．

治療選択にあたっては，個々の患者に即してその疾患要因，治療要因，背景要因を十分に吟味勘案し，それらを患者と共有するかたちで治療選択を決めることが重要であるが，乾癬に使用可能な生物学的製剤には，それぞれ特徴的な長所と短所がある．すなわち，乾癬が重症であればあるほど，また関節をはじめとする皮膚以外の症状に対しても最も強力かつ迅速な効果を示すインフリキシマブについては，投与時反応と二次無効の問題が(ただし乾癬で認められていない用量増量や投与間隔短縮は現在承認申請中)，そして自己注射やクリニックでの投与を含めて維持治療の自由度が高いアダリムマブについては，一次無効というより効果発現の遅さが(治療早期に80 mgへの増量を行わないとしばしばバイオスイッチを余儀なくされる)，一方重症感染症のリスクが抗TNF-α療法より低く，通院間隔の利便性や継続率で優れる(長期継続による医療費負担軽減のメリットも大きい)ウステキヌマブについては，関節炎への効果

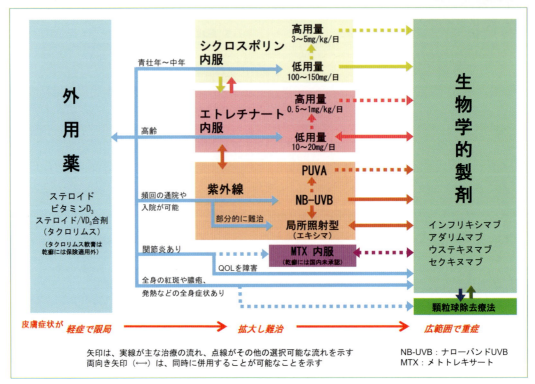

図2 乾癬の治療方針(文献3より改変)

が劣ることや間質性肺炎に対する注意が，それぞれ問題点として挙げられる．

外用，内服，紫外線，そして生物学的製剤に至る各治療法のアルゴリズム的位置づけ(私案)について，図2に示した(文献3も参照されたい)．また，国内で乾癬に承認されている生物学的製剤4剤の特徴について，表1にまとめた．

● 乾癬の病態からみた，治療標的としてのIL-17

1980年代以前，乾癬はケラチノサイトの異常に起因する疾患と考えられていたが，免疫抑制薬をはじめとする薬剤の開発に伴って，その病態の考え方は大きく変化してきた．現在では，主に生物学的製剤の台頭に伴い，TNF-α，IL-23，IL-17Aの3つのサイトカインが病態形成において極めて重要な役割を果たすことが明らかになっている．乾癬はいったん発症すると炎症が長期に持続するが，その理由として，Th17細胞をはじめとする免疫細胞が産生するIL-17Aがケラチノサイトを刺激してTNF-αを産生し，そのTNF-αが樹状細胞を活性化することでIL-23を介してTh17細胞からのIL-17A産生を，あるいはTNF-αがマクロファージや好中球を活性化して直接IL-17A産生を導く，という慢性炎症ループ(すなわち悪循環)の存在が示唆されている(図3)．

それでは，乾癬病態のサイトカインカスケードにおいて，TNF-α，IL-23，IL-17Aの位置づけはどう理解されているだろうか．TNF-αを標的とした治療は当初，ケラチノサイトと免疫担当細胞との間で病態を悪循環させているTNF-αを中和することがその主作用と考えられていたが，実は抗体依存性細胞傷害(ADCC)活性などの機序も介して，TNF-αを産生する細胞をも傷害しうることが示された．それはTNF-α産生樹状細胞に対する直接の効果も期待できることを意味し，結局TNF-αは現在想定されている乾癬の病態カスケードの最も上流に位置する免疫担当細胞を抑え，IL-23やIL-17よりも上流に作用していることになる(図4)．一方，ウステキヌマブのようなp40抗体は，もともとTh1疾患と考えられていた乾癬治療薬として，当初はTh1細胞の誘導・活性

表1 国内で乾癬に対して承認されている生物学的製剤

薬剤名	インフリキシマブ レミケード®	アダリムマブ ヒュミラ®	ウステキヌマブ ステラーラ®	セキキヌマブ コセンティクス®
標的(構造)	抗TNF-α抗体(キメラ型)	抗TNF-α抗体(完全ヒト型)	抗IL-12/23p40抗体(完全ヒト型)	抗IL-17A抗体(完全ヒト型)
皮膚科での適応	尋常性乾癬,関節症性乾癬,汎発性膿疱性乾癬,乾癬性紅皮症	尋常性乾癬,関節症性乾癬	尋常性乾癬,関節症性乾癬	尋常性乾癬,関節症性乾癬,汎発性膿疱性乾癬
他科における適応	関節リウマチ,クローン病,ベーチェット病の眼病変など	関節リウマチ,クローン病,腸管ベーチェット病など	なし(乾癬のみ)	なし(乾癬のみ)
投与形態	静脈注射	皮下注射	皮下注射	皮下注射
投与量	5 mg/kg 体重あたりで用量調節可 10 mg/kgへの増量は未承認(申請中)	初回80 mg,以後40 mg 効果不十分なら80 mgに増量可	1回45 mg 効果不十分なら90 mgに増量可	1回300 mg 体重60 kg以下なら150 mgでも可
通院間隔	0, 2, 6週投与後,8週間隔 投与間隔短縮は未承認(申請中)	2週間隔;ただし自己注射を行えば延長可 十分な効果維持できれば投与間隔延長も可能	0, 4週投与後,12週間隔	0, 1, 2, 3, 4週に毎週5回連投後,4週間隔
自己注射	点滴静注なので不可	可能	不可	2016年4月に承認
効果発現	極めて早い シクロスポリンによる前治療から切り替え可能	遅い シクロスポリンからの切り替え時は数週間の併用が望ましい	やや遅い シクロスポリンからの切り替え時は数週間の併用が望ましい	早い シクロスポリンからの直接切り替え試験を実施中
関節炎への効果	極めて早く,強力 関節破壊進展抑制効果あり	早い 関節破壊進展抑制効果あり	弱い 関節破壊進展抑制効果あり	比較的強い 関節破壊進展抑制効果あり
効果減弱(二次無効)	多い(1年間で10〜30%の症例)	80 mgに増量しないと効果不十分な例が比較的多くみられる	少ない(継続率が高い)	少ない(と期待される)
投与中断/再開	中断により再開時の投与時反応のリスクが上昇	中断後の再燃に対しては早期に再開すれば効果回復	中断後の再燃に対しては再開により約8割で効果回復	使用経験がまだ少ない
投与時反応	重篤な場合あり(市販後調査では1.3%)	ほとんどなし(ただし投与時に痛みを伴う)	ほとんどなし	ほとんどなし
重症感染症	十分な注意が必要	十分な注意が必要	少ない	使用経験は浅いが,少ないものと期待
市販後調査での副作用	結核(肺外含む),ニューモシスチス肺炎など	結核(肺外含む),B型肝炎ウイルス再活性化など	間質性肺炎など	カンジダ感染症,炎症性腸疾患などへの注意喚起
高齢者への使用	糖尿病や呼吸器疾患が併存する場合は十分な対策が必要	糖尿病や呼吸器疾患が併存する場合は十分な対策が必要	感染症リスクと高齢者医療費優遇の両面から比較的使いやすい	使用経験がまだ少ない
医療費患者負担	高額療養費制度が適用可能	増量継続や自己注射により高額療養費制度が適用可 投与間隔延長すればコスト軽減	高額療養費制度が適用可 ただし間隔延長すれば不適用	自己注射が認められれば高額療養費制度が適用可能
メリットのまとめ	乾癬の4病型すべてに適応,皮膚にも関節にも迅速な効果(関節炎には第一選択),安全性データの蓄積	自己注射,連携クリニックでの維持治療,投与間隔延長など自由度が高い,関節炎には第一選択	投与間隔長く利便性あり	安全性が高いと期待
デメリットのまとめ	効果減弱が生じやすい,投与時反応,稀ながら重症感染症のリスクあり	効果不十分例あり,稀ながら重症感染症のリスクあり	関節炎には第三選択	使用経験がまだ少ない,既存の製剤とは異なる安全性プロファイル

(大槻マミ太郎:臨皮,67:94, 2013および2014年度日皮総会教育講習会テキストより引用改変)

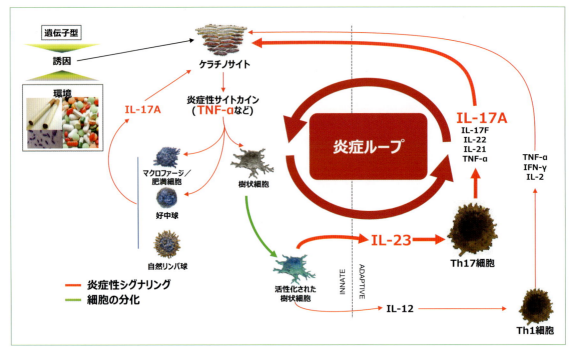

図3 乾癬の免疫学的病態の概要
(Lynde CW, et al：J Am Acad Dermatol, 71：141-150, 2014 より引用改変)

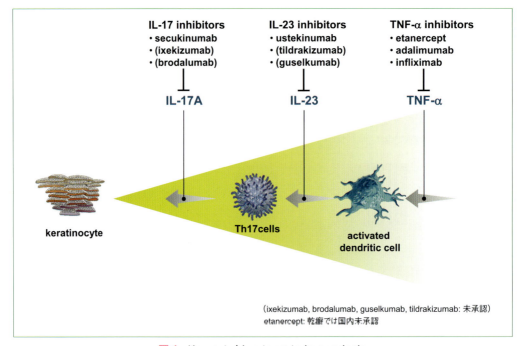

図4 Key cytokine targets in psoriasis
(Lynde CW, et al：J Am Acad Dermatol, 71：141-150, 2014 より引用改変)

化に必要なIL-12を阻害することが主作用と目されていたが，実は標的となるp40はIL-12だけでなくIL-23にも共通に含まれる分子であり，現在ではIL-23を抑制することによるTh17細胞誘導抑制効果のほうがより重要と理解されている．

IL-17ファミリーとしては現在，IL-17A～Fの6つのサブタイプ分子が同定されており，またそれらの受容体としてIL-17RA～Eの5種類が知

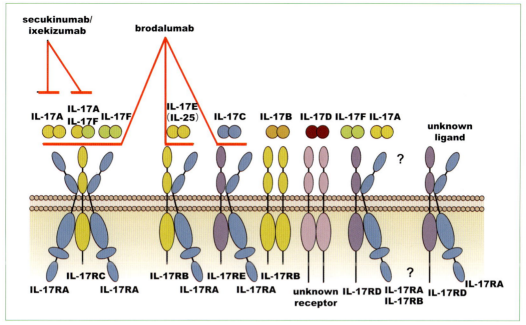

図5　IL-17ファミリーとその阻害薬
(Patel DD, et al：Ann Rheum Dis, 72：116, 2013 より引用改変)

られている．Th17細胞は主にIL-17AまたはIL-17Fのホモダイマー，あるいはIL-17A/Fのヘテロダイマーを作り，これらはケラチノサイトを含む種々の細胞に発現している共通の受容体サブユニット，IL-17RAに結合する（図5）．IL-17は主に局所に好中球を誘導して感染防御に関与するサイトカインとして知られ，乾癬皮疹部ではIL-17A，F，Cの発現亢進が認められる．IL-17はケラチノサイトに働き，好中球や樹状細胞の遊走を促すIL-8，CCL20などのサイトカイン，ケモカインを産生して炎症を促進するほか，乾癬表皮で増加しているS100A7やβ-defensinなどの抗菌ペプチド産生を誘導し，これらの反応を相乗的に促進するのがTNF-αである．

Th17細胞は，IL-17を産生するヘルパーT細胞として命名されたが，実はIL-17産生細胞は多岐にわたる．IL-17A，Fは主にTh17細胞とγδT細胞から産生されるが，その他にNK細胞，マスト細胞，好中球などもIL-17の重要な供給源と考えられている．ケラチノサイトが産生することが示されているのはIL-17Cのみであり，IL-17を合成している本質的に重要な細胞は何なのか，ホットな議論が展開されている．

さて，以上のような研究を背景として，IL-17Aを標的とする治療法の開発が試みられてきた．IL-17Aを選択的に阻害するセクキヌマブとイキセキズマブ，そしてIL-17ファミリーによる複数のシグナルを幅広く阻害するIL-17受容体（IL-17RA）拮抗薬，ブロダルマブ（図5）の乾癬に対する効果と安全性が検証されている（イキセキズマブとブロダルマブは承認申請中）．病理組織学的検討では，Munro微小膿瘍やKogoj海綿状膿疱には好中球浸潤やIL-17A高発現が認められるが，抗IL-17A抗体投与によって好中球浸潤抑制とともにIL-17A発現も速やかに低下すること，そしてこれらの現象と臨床症状改善が相関することが示されており，病理組織学的および臨床薬理学的に抗IL-17A抗体による治療の合理性を裏付ける所見といえよう．

なお，Th17細胞やIL-17シグナル伝達系については文献4に詳述されているので参照されたい．

● セクキヌマブのエビデンス
　　―有効性と安全性

完全ヒト型抗IL-17Aモノクローナル抗体製剤

であるセクキヌマブは，2014年12月に世界に先駆けて日本で尋常性乾癬と関節症性乾癬に対して承認され，2015年2月に保険収載された．皮下注製剤であり，300 mgを1週間隔で5回投与した後，4週ごとに投与するが，体重60 kg以下の場合は1回150 mgの投与を考慮してもよい．

1．セクキヌマブの有効性

代表的なエビデンスが，ERASURE試験およびFIXTURE[5]試験である．ERASURE試験は738名の中等～重症の乾癬患者を対象にセクキヌマブ300 mg，150 mgとプラセボの3群比較，FIXTURE試験は同様に1,306名を対象にセクキヌマブ2用量とエタネルセプト，プラセボの4群比較で行われた．投与12週後のPASI 75，90，100達成率は，セクキヌマブ300 mg群でそれぞれ81.6％，59.2％，28.6％（ERASURE），77.1％，54.2％，24.1％（FIXTURE）であり，セクキヌマブ150 mg群でもPASI 75ではそれに匹敵する効果が示されたが，PASI 90，100では劣っていた．

ERASURE試験では日本人87例のサブ解析の結果[6]も報告されており，投与12週後のPASI改善，特にPASI 75ではセクキヌマブ150 mg群の値が国際共同試験に比べると高いものの，52週の長期でみると国際共同試験とほぼ同様の結果（300 mgに比べると低い）が得られている．日本人では相対的に体重が少ないため，セクキヌマブ150 mg群でも導入初期のPASI 75達成率が高いと推察されるが，長期にわたる効果維持という点からは，国内外を問わず高用量のほうが推奨されると結論できる．いずれにせよ，従来の生物学的製剤では実現が容易ではなかったPASIクリアが，一定の割合で期待できることが示された意義は大きく，導入期に5週連続で集中的投与を行うセクキヌマブは効果発現が早いこともその特徴といえる．

乾癬性関節炎に対しては，セクキヌマブ300 mg，150 mg，75 mgとプラセボの4群比較がなされており（FUTURE 2試験）[7]，24週時点におけるACR 20達成率は，それぞれ54％，51％，29％，15％であった．累積確率プロットによるセクキヌマブの関節破壊抑制効果も示されてはいるが，現在の承認とは異なる用法・用量，すなわち導入期に10 mg/kgの点滴静注が行われたプロトコールによるデータであるため，抗TNF-α製剤との比較はできない．

2．セクキヌマブの安全性

安全性については次項でも解説するが，まず重要なのは皮膚および粘膜のカンジダ症が，一定の頻度で生じることである．大規模に実施されたFIXTURE試験におけるカンジダ症発現率は，セクキヌマブ150 mg群で2.3％（11/469例），同300 mg群で4.7％（22/467例）であり，ほとんどは軽症または中等症とされているが，高用量群でより多く認められている．IL-17はカンジダに対する生体防御反応に不可欠のサイトカインであり，IL-17ファミリーやIL-17受容体の遺伝的機能不全により慢性皮膚粘膜カンジダ症が生じることも示されているため[8)9)]，抗IL-17A抗体製剤を用いた治療の副作用としてカンジダ症が生じるのは当然といえる．生体におけるIL-17の働きとしてはほかに，黄色ブドウ球菌，クレブシエラ，ヘリコバクター・ピロリなどにも及んでおり[10]，それらの起炎菌と関連した有害事象が治験時にもいくつか報告されている．乾癬患者はアトピー性皮膚炎と異なり，黄色ブドウ球菌への易感染性を有してはいないと考えられるものの，留意すべき点といえる．

次に重要なのは炎症性腸疾患，特にクローン病である．セクキヌマブの効果，ないしは適応拡大を期待して行われたクローン病への海外臨床試験[11]において，セクキヌマブ群ではプラセボ群に比べ，クローン病が活動期にある場合は一般に症状が悪化する傾向がみられた．また，セクキヌマブ投与中の乾癬患者において，少数ではあるがクローン病や潰瘍性大腸炎を含めた炎症性腸疾患の新規発症も報告されている．

IL-17標的治療による粥状動脈硬化，ひいては心筋梗塞リスクについては，プラークに対して想

定されるIL-17の作用機序からすると賛否両論あり[12)13)]，現時点では増加するのか減少するのか判断できないが，これまでのセクキヌマブの臨床試験では心血管系イベントの増加はみられていない．また，悪性腫瘍発生についても，発生リスクの上昇は認められていない．なお，抗セクキヌマブ抗体の出現率は0.4％(4/980例)とされている．

最後に，ウステキヌマブとhead-to-headで比較検討されたCLEAR試験[14)]の結果についても紹介しておく．この試験では，セクキヌマブ300 mg(承認用量と同じ)とウステキヌマブ(こちらも用法は同様だが用量は欧米と同一，すなわち体重100 kg以下は45 mg，100 kg超は90 mg)を直接比較しており，16週時点におけるPASI 90，100はウステキヌマブ群57.6％，28.4％に対してセクキヌマブ群では79.0％，44.3％，4週時点におけるPASI 75はウステキヌマブ群20.6％に対してセクキヌマブ群50.0％であった．プラセボ比較がない試験では一般に効果が高く出る傾向がある点を考慮する必要があるが，少なくとも保険診療で認められている投与法の範囲では，セクキヌマブの治療効果が有意に高く，かつ速やかであることが示されたわけである．

●セクキヌマブ使用上の注意，選択順位について

セクキヌマブ使用上の注意[15)]が，日皮会ホームページに掲載されている(http://www.dermatol.or.jp/uploads/uploads/files/news/J20160314_sekukinumabu.pdf)．その内容についていくつか説明を付記する．

1．製剤および市販後調査

まず，製剤および市販後調査については，使用施設はこれまでの製剤の承認後の対応と同様，日皮会承認施設に限定されること，一方市販後調査はこれまでのような義務づけられた全例調査ではなく，特定使用成績調査(目標症例数900例)が実施されること，などが記されている．

2．効能・効果，用法・用量など

次に，効能・効果については，日皮会ホームページに使用上の注意がアップロードされた時点では認められていなかった膿疱性乾癬に対する追加適応が，2015年12月に承認されている．用法・用量については，既に述べたように体重が60 kg以下の患者では1回150 mg投与も可能であるが，長期的な効果維持には300 mgのほうが優れる．

なお，在宅自己注射が2016年4月に保険診療として承認されたため，今後は導入期も維持期も通院負担が軽減されることになる．

3．慎重投与・副作用

慎重投与・副作用については，まず結核や肝炎を含めた感染症(特にその再活性化)に対する留意点は，これまでの生物学的製剤と同様と記載してある．しかし実のところ，ウステキヌマブと異なりIL-12のシグナルを抑制しない(すなわちウイルスや結核菌などの生体防御の主役となるTh1への影響がないと考えられる)IL-17標的薬は，ウステキヌマブよりもさらに安全との呼び声も高く，結核スクリーニング検査は事実上不要との意見も海外では高まりつつある．

慎重投与・副作用として，これまでの生物学的製剤と異なる重要なポイントは，前項でも述べたとおり，クローン病に関する注意である．クローン病患者を対象，および乾癬患者を対象としたそれぞれの海外臨床試験において，セクキヌマブでは疾患悪化や新規発症の有害事象が報告されており，セクキヌマブ投与中に下部消化器症状が発現した場合はこれらの可能性も念頭に置き，消化器内科にコンサルトすることが望ましい．なお，IL-17A単独の抑制では悪化の方向に作用することが多いが，IL-17AとIL-17Fの両者を抑制，あるいはIL-23を抑制するほうがクローン病には効果的という見解も示され，腸管粘膜におけるIL-17シグナルおよびTh17/Th1/Tregの機能については，今最もホットな議論が繰り広げられている領域である[16)]．

さて，IL-17阻害薬に特徴的と考えられる別の

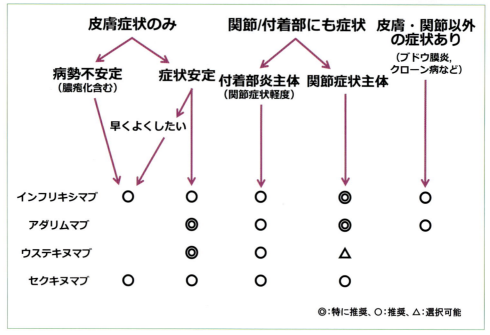

図6 乾癬治療における生物学的製剤の選択(私案)

重要な副作用として,好中球減少および真菌感染症,なかでも特に皮膚および粘膜のカンジダ症が挙げられる.IL-17は,既に述べたように生体内で真菌防御に重要なサイトカインであり,IL-17やその受容体遺伝子が慢性皮膚粘膜カンジダ症の疾患遺伝子となることからも,口唇および口腔のみならず,食道や外陰部などの症状にも十分注意し,症状によっては他科(口腔外科,耳鼻科,消化器内科,婦人科など)と連携する必要がある.

4. 生物学的製剤の選択順位

生物学的製剤の選択順位については,尋常性乾癬に対しては我が国ではすべて,内服や光線などほかの全身療法が効果不十分,または副作用などで使用できない場合の適応となっており,セクキヌマブもその例に漏れない.しかし,セクキヌマブは他疾患領域における使用経験がないものの,TNF-α阻害薬と比べると呼吸器領域をはじめとする重症感染症に関する安全性が高いと判断されており,欧米における適応は「全身療法が必要な患者」という記載のみで,内服や光線など,ほかの既存全身療法に関する前治療の条件については言及がない.

一方,乾癬性関節炎のACR評価では,セクキヌマブはウステキヌマブより優れた効果が示されているが,累積確率プロットによるセクキヌマブの関節破壊抑制効果は,承認された用法・用量とは異なる投与方法(導入期が点滴静注)を用いたデータであることから,乾癬性関節炎における選択順位はTNF-α阻害薬が第一選択,セクキヌマブは現時点ではそれに次ぐ第二選択,そしてウステキヌマブは第三選択という見解が示されている.

私案であるが,4剤の大まかな位置づけを図6に示した.膿疱性乾癬の急性増悪への対応を含め,迅速な効果を期待できるのはインフリキシマブとセクキヌマブの2剤,関節炎がある場合の第一選択は抗TNF-α製剤であるが,ほかの併存疾患がある場合の抗TNF-α製剤の優越性も,これまでの他疾患領域での実績(ブドウ膜炎,クローン病などにも有効)を反映する結果といえるだろう.抗TNF-α製剤では,早期導入による心筋梗塞予防の可能性についても言及されているが,その一方で治療による体重増加も指摘されていることから,乾癬患者には生物学的製剤治療の有無を問わず,体重コントロールを含めた生活指導が重要なのはいうまでもない.

●セクキヌマブ以外のIL-17標的薬,IL-17以外を標的とする生物学的製剤について

ヒト化抗IL-17A抗体(イキセキズマブ),完全ヒト型抗IL-17受容体抗体(ブロダルマブ)による臨床試験が国内で終了し,現在承認申請中である.イキセキズマブはほかのIL-17標的薬のなかでは唯一キメラ型,そしてIgG1ではなくIgG4の薬剤である点,そしてブロダルマブは受容体を抑制することで,IL-17AだけでなくIL-17FやIL-25のシグナルも幅広く抑制しうる点が特徴である.12週時のPASI 90改善率が,それぞれ71%[17],75%[18]とこれまでの生物学的製剤の数字を凌駕しており,ブロダルマブではさらにPASI 100が62%という驚異の数字を示している.これらの薬剤の承認で近い将来"生物学的製剤の地図"が塗り替えられる可能性も十分考えられる.

IL-12とIL-23に共通のサブユニットであるp40とは異なり,p19はIL-23だけに含まれているため,それを抑える抗IL-23 p19製剤はIL-23のみ特異的に抑制する.IL-12の抑制効果はないが,乾癬の病態における実際の主役がIL-23であることは今や明らかであり,またIL-23はTh1およびTc1の誘導を必要とする感染症や悪性腫瘍に対する生体防御反応を抑制しないことから,抗p19抗体は抗p40抗体と効果はほぼ同等,かつ安全性をさらに高めた薬剤といえよう.これまでに国内外で3剤の開発が進められており,1剤(グセルクマブ[19])では国内で掌蹠膿疱症への治験も実施されている.なお,ウステキヌマブと同様の抗IL-12/23 p40抗体として開発されたブリアキヌマブ[20]は,米国における第Ⅲ相臨床試験での過去最高ともいえる高い有効性をもとに承認申請が行われたが,心血管系有害事象がプラセボ群に比して多かったことが問題視され,2011年1月に申請取り下げとなった.

IL-22, IL-20, IFN-αなどを標的とする抗体製剤は,乾癬への臨床試験で効果不十分と判断されて開発中止となっているが,今後のホープといえるのがIL-36のシグナル伝達(特にその受容体)を標的とする抗体治療薬である.IL-36RN(受容体アンタゴニスト)が汎発性膿疱性乾癬の原因遺伝子として同定された今,膿疱性乾癬に対する特効薬として期待される.

●生物学的製剤時代の新たなステージにおける治療ゴール,日皮会マニュアルの改訂など

QOLの代表的指標であるDLQI総スコアの0または1,いわゆるDLQI寛解は,PASI 75ではなくPASI 90と相関することが知られている.乾癬における"生物学的製剤の地図"を塗り替えるかもしれないIL-17標的薬の台頭とともに,生物学的製剤時代の新たなステージを迎えたといえる今,これからの日常診療における治療目標がPASI 90になろうとしているのは事実である.しかし,関節リウマチで論議されているようなバイオフリー寛解が,乾癬でも十分期待できる時代が到来したといえるだろうか.

乾癬性関節炎では,生物学的製剤の早期導入によりほぼ無治療で寛解維持可能な,すなわち根治に近い状態が得られるかどうか,まだ明らかではない.皮膚症状についてはなおさらのこと,早期の生物学的製剤導入が完全寛解をもたらすというエビデンスを導くのは,IL-17標的治療薬が台頭してもなお容易ではない.メタボリックシンドロームがある患者に,抗TNF-α療法を早期導入することで心筋梗塞発症まで予防できるとすれば,乾癬患者の生命予後改善も期待しうることを意味するが,そのようなエビデンスを示していくのも今後の課題であろう.

さて,生物学的製剤時代が新たなステージを迎え,IL-17標的治療がどこまで全身療法のファーストラインになるか注目されるなかで,Janus kinase(JAK)阻害薬であるトファシチニブ,phosphodiesterase 4(PDE 4)阻害薬であるアプレミラストなどの低分子化合物も,内服薬の新世代

の旗手として乾癬治療に名乗りをあげている．我が国で乾癬の内服薬として汎用されてきたシクロスポリンやエトレチナート，そして現在公知申請中のメトトレキサート（MTX）を含めた位置づけは，今後どうなっていくのであろうか．生物学的製剤の日皮会マニュアルは，現在承認待ちのイキセキズマブとブロダルマブを含めた IL-17 標的薬 3 剤すべてが承認された段階で改訂される予定となっている．

　今後は，どの製剤がどのような患者に適するのかを示しうる，すなわち患者選択を含め治療の最適化に繋がるようなバイオマーカーを探索する研究も，強く望まれるところである．

（大槻マミ太郎）

●文　献

1) 大槻マミ太郎，照井　正，小澤　明ほか：日本皮膚科学会マニュアル　乾癬における生物学的製剤の使用指針および安全対策マニュアル（2011 年版）．日皮会誌, **121**：1561-1572, 2011.
2) Ohtsuki M, Terui T, Ozawa A, et al：Japanese guidance for use of biologics for psoriasis (the 2013 version). *J Dermatol*, **40**：683-695, 2013.
3) 大槻マミ太郎：治療方針の組み立て方．ここまでわかった乾癬の病態と治療（大槻マミ太郎，古江増隆編），中山書店，pp. 208-217, 2012.
4) Gaffen SL, Jain R, Garg AV, et al：The IL-23-IL-17 immune axis：from mechanisms to therapeutic testing. *Nature Rev Immunol*, **14**：585-600, 2014.
5) Langley RG, Elewski BE, Lebwohl M, et al：Secukinumab in plaque psoriasis-results of two phase 3 trials. *N Engl J Med*, **371**：326-338, 2014.
6) Ohtsuki M, Morita A, Abe M, et al：Secukinumab efficacy and safety in Japanese patients with moderate-to-severe plaque psoriasis：subanalysis from ERASURE, a randomized, placebo-controlled, phase 3 study. *J Dermatol*, **41**：1039-1046, 2014.
7) McInnes IB Mease PJ, Kirkham B, et al：Secukinumab, a human anti-interleukin-17A monoclonal antibody, in patients with psoriatic arthritis (FUTURE 2)：a randomised, double-blind, placebo-controlled, phase 3 trial. *Lancet*, **386**：1137-1146, 2015.
8) Underhill DM, Iliev ID：The mycobiota：interactions between commensal fungi and the host immune system. *Nat Rev Immunol*, **14**：405-416, 2014.
9) Hernández-Santos N, Gaffen SL：Th17 cells in immunity to Candida albicans. *Cell Host Microbe*, **11**(5)：425-435, 2012.
10) 角木基彦，岩倉洋一郎：IL-17 と感染防御．臨床免疫・アレルギー科, **57**：430-436, 2012.
11) Hueber W, Sands BE, Lewitzky S, et al：Secukinumab, a human anti-IL-17A monoclonal antibody, for moderate to severe Crohn's disease：unexpected results of a randomised, double-blind placebo-controlled trial. *Gut*, **61**：1693-1700, 2012.
12) Yu X-H, Zhang J, Zheng XL, et al：Interferon-γ in foam cell formation and progression of atherosclerosis. *Clin Chim Acta*, **431**：33-43, 2014.
13) Taleb S Tedgui A, Mallat Z：IL-17 and Th17 cells in atherosclerosis：subtle and contextual roles. *Arterioscler Thromb Vasc Biol*, **35**：258-264, 2015.
14) Thaçi D, Blauvelt A, Reich K, et al：Secukinumab is superior to ustekinumab in clearing skin of subjects with moderate to severe plaque psoriasis：CLEAR, a randomized controlled trial. *J Am Acad Dermatol*, **73**：400-409, 2015.
15) 日本皮膚科学会生物学的製剤検討委員会：「セクキヌマブ」使用上の注意．日本皮膚科学会ホームページ，2016. https://www.dermatol.or.jp/uploads/uploads/files/news/J20160314_sekukinumabu.pdf
16) Galvez J：ISRN Inflammation 2014：Article ID 928461, 2014.
17) Leonardi C Matheson R, Zachariae C, et al：Anti-interleukin-17 monoclonal antibody ixekizumab in chronic plaque psoriasis. *N Engl J Med*, **366**：1190-1199, 2012.
18) Papp KA, Leonardi C, Menter A, et al：Brodalumab, an anti-interleukin-17-receptor antibody for psoriasis. *N Engl J Med*, **366**：1181-1189, 2012.
19) Gordon KB, Duffin KC, Bissonnette R, et al：A Phase 2 Trial of Guselkumab versus Adalimumab for Plaque Psoriasis. *N Engl J Med*, **373**：136-149, 2015.
20) Kimball AB, Gordon KB, Langley RG, et al：Safety and efficacy of ABT-874, a fully human interleukin 12/23 monoclonal antibody, in the treatment of moderate to severe chronic plaque psoriasis：results of a randomized, placebo-controlled, phase 2 trial. *Arch Dermatol*, **144**：200-207, 2008.

そこが知りたい 達人が伝授する日常皮膚診療の極意と裏ワザ

IV ありふれた皮膚疾患診療の極意

1. 浸軟した趾間白癬の治療のコツ
2. 真菌が見つからない足白癬診断の裏ワザ
3. 特発性蕁麻疹治療—増量の裏ワザ
4. 蕁麻疹寛解後いつまで抗ヒスタミン薬を内服すべきか
5. アトピー性皮膚炎のプロアクティブ療法
6. 母親の心を動かすアトピー性皮膚炎治療
7. 帯状疱疹関連痛治療のコツ
8. 爪扁平苔癬と爪乾癬の鑑別

IV. ありふれた皮膚疾患診療の極意

1 浸軟した趾間白癬の治療のコツ

押さえておきたいポイント

- 外用抗真菌薬には刺激性があるため，足白癬治療にあたっては，刺激性皮膚炎を起こさないように病変の状態を観察し，対応策をとる．
- 足白癬が浸軟をはじめとした合併症を伴っている場合，合併症の治療を先に行い，その後，足白癬の治療を開始する．
- 軟膏基剤の外用抗真菌薬や経口抗真菌薬を利用することおよび趾間ガーゼなどの補助療法を行うことで，刺激性皮膚炎を回避しつつ足白癬治療を進めることができる．

●外用抗真菌薬の刺激性を忘れない

いうまでもなく足白癬では外用療法が中心となる．外用療法は薬を塗るだけであるから簡単で副作用もないと思われるかもしれないが，それは大きな間違いである．特に抗真菌薬の外用療法においては押さえるべきポイントがいくつかある[1〜6]．単に「塗り薬を出しますから，塗っておいてください」ではだめなのである．外用薬は適切に使用しないと効果がないばかりか，逆に悪化させることすらある．大切なポイントの1つが外用抗真菌薬の刺激性である．つまり塗布することで刺激性皮膚炎を起こすかもしれないということである[1]．多くはアレルギー性ではなく刺激性皮膚炎であるから，誰にでも起こりうるという意識が大切である．この刺激性皮膚炎は病変の皮膚の状態が悪いと起こりやすい．

●最初に病変の状態を吟味する

足白癬，特に趾間型足白癬では，浸軟やびらん，二次感染，湿疹，（ほかの外用薬や消毒薬の）接触皮膚炎などを伴っていることがあるが，このような病変に外用抗真菌薬を塗布すると刺激性皮膚炎を起こす可能性が高くなる．よって，足白癬と診断したら，次は病変の状態を吟味することを忘れてはならない[1,2]．外用抗真菌薬を塗っても大丈夫な状態かどうかを必ず見極める．合併症がなければ，外用抗真菌薬は塗布可能である．また，軽度の浸軟程度であれば趾間ガーゼや5本趾靴下を使用することで浸軟への対応をすれば，外用抗真菌薬の使用が可能となる．

●合併症を先に治療する

しかし，高度な浸軟（図1）のある場合や，びら

図1
高度な浸軟を伴った趾間型足白癬
このような状態の病変に外用抗真菌薬を塗布し，さらに趾間が密着していると，刺激性皮膚炎で強い炎症を起こしてしまうことがある．このような場合，亜鉛華軟膏などで浸軟を解除してから軟膏基剤の外用抗真菌薬を使用し，趾間ガーゼや5本趾靴下を着用してもらうことで，うまく治療を進めることができる．

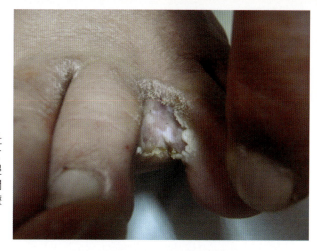

図2
接触皮膚炎を合併した趾間型足白癬
患者の自己判断で市販の外用薬を塗布して，接触皮膚炎を引き起こした症例．たとえ鏡検で真菌が検出されても外用抗真菌薬は使用せず，まずこの接触皮膚炎の治療を行う．ステロイド外用薬を塗布して趾間ガーゼをはさむのがよい．接触皮膚炎が治癒したら外用抗真菌薬に切り替えるが，趾間ガーゼや5本趾靴下は継続したほうが無難である．

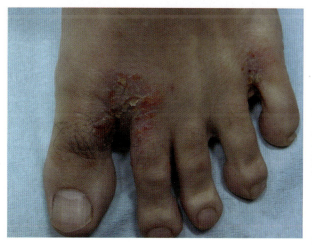

表1 軟膏基剤のある外用抗真菌薬

アスタット®（ラノコナゾール）
ルリコン®（ルリコナゾール）
アトラント®（ネチコナゾール）

んや二次感染，湿疹・接触皮膚炎（図2）を合併している場合には，これらの治療を先に行わなければならない[2)～5)]．具体的にはステロイド外用薬や亜鉛華軟膏，経口抗菌薬などを用いて治療する．趾同士が密着したままでは治療はうまくいかないので，この際にも趾間ガーゼや5本趾靴下を使用する．そして合併症が治癒した後，外用抗真菌薬を開始する．趾間が密着している足の場合，そのままにしておくと，再び浸軟が生じ，外用抗真菌薬の刺激性皮膚炎を起こしかねないので，趾間ガーゼや5本趾靴下を使用して浸軟の予防を図ることがコツである[2)]．つまり，常に趾間の密着や浸軟には気をつける．この点は患者にもよく指導しておかなければならない．

●外用抗真菌薬の基剤も重要

外用薬の基剤も重要となる．外用薬の刺激性は軟膏＜クリーム＜液の順に大きくなる．よって，合併症を起こしやすい足の場合，軟膏基剤を使用することで刺激性皮膚炎を起こりにくくすることができる[2)～6)]．逆に合併症の心配のない病変の場合，使用感を優先してクリームや液を処方すると，アドヒアランスが向上し，治療効果を上げることができる．ちなみに，軟膏基剤のある外用抗真菌薬はラノコナゾール，ルリコナゾール，ネチコナゾールである（表1）．特に，ラノコナゾールとルリコナゾールは白癬菌に対する最小発育阻止濃度や最小殺真菌濃度が小さく，非常に優れた効果を発揮する．

Column 1　趾間ガーゼ

　趾間ガーゼにもコツがある．「足の趾の間にガーゼをはさんで下さいね」といっただけでは，患者にはうまく伝わらず，個々の患者がいろいろなやり方で行うことになってしまう．小さく切ったガーゼを趾の間にはさんでもすぐにずれてしまう．またティッシュペーパーをはさむ患者もいるが，これはかえって悪化要因となる．ずれずに，簡単に，しかも複数の趾間にガーゼを挿入するには，細長く切ったガーゼを趾間に交互にはさんで，両端をテープで留めればよい（図3）[1]．こうすればガーゼ同士はつながっているので歩いてもずれないし，すべての趾間にガーゼは挿入される（図4）．しかも簡単である．これを1度診察室で実演しておけば，患者は実行してくれる．

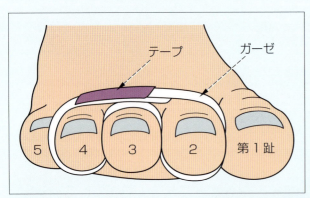

図3
趾間ガーゼの方法の模式図
細長く切ったガーゼを趾間に交互にはさんで，両端をテープで留める．こうすればガーゼ同士はつながっているので歩いてもずれないし，簡単にすべての趾間にガーゼが挿入される．

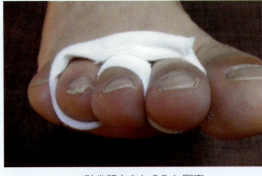

a．趾尖部方向からみた写真　　　　b．足背方向からみた写真
図4　**趾間ガーゼ**
細長く切ったガーゼを趾間に交互にはさんで，両端をテープで留める．

●経口抗真菌薬を活用する

　合併症の治療を先に行うことを強調したが，経口抗真菌薬には（当たり前のことでいうまでもないが）刺激性皮膚炎のリスクはないので，最初から使用することができる．つまり，病変局所には合併症の治療のための外用薬を塗布し，白癬菌に対しては経口抗真菌薬で対応するという作戦である[2)3)5)]．内服は合併症の治療を行っている期間だけでよく，その後は外用抗真菌薬に移行すればよいので，2週間程度の短期間の内服で終わることができる．しかし短期間であっても経口抗真菌薬を投与することにより，白癬菌を効率よく減少させておくことができ，全体の治療期間を短縮することができる．経口抗真菌薬の積極活用をお勧めする．ちなみに，白癬菌に対してはイトラコナゾールよりテルビナフィンが優れているので，血球減少や肝機能障害がなければ（ただし，軽度なら使用可能），テルビナフィンを使用するのがよい．

●皮膚科医であればこのくらい細やかな治療を

　まとめると，足白癬の治療においては，病変の状態を観察し，合併症があれば先に治療を行う．そして，趾間ガーゼや5本趾靴下を積極的に活用し，外用薬の基剤にも気を配ることで刺激性皮膚炎を回避する．そして経口抗真菌薬を使用すれば治療がより効率よく進められる．

　　　　　　　　　　　　　　　（常深祐一郎）

●文　献

1) 常深祐一郎：毎日診ている皮膚真菌症．南山堂, pp. 88-97, 2010.
2) 常深祐一郎：白癬：治療の現況．*MB Derma*, **190**：147-153, 2012.
3) 常深祐一郎：白癬菌．感染症内科, **2**：626-633, 2014.
4) 常深祐一郎：皮膚真菌症．日本医師会雑誌, **143**(2)：S209-S211, 2014.
5) 常深祐一郎：薬物治療のポイント．調剤と情報, **20**：712-714, 2014.
6) 常深祐一郎：白癬．内科, **113**：1302-1303, 2014.

Column 2
白癬の病変にステロイド外用薬を塗っても大丈夫？

　感染症にステロイドを使用することは，一般には御法度とされている．では，白癬の病変にステロイド外用薬を塗布してはいけないのであろうか？　その答えは「期間限定なら可能」である．2週間程度の短期間であれば，白癬にステロイド外用薬を塗布しても悪化することはない．白癬の病態は，角層に寄生する白癬菌に対する一種の接触皮膚炎と解釈することができる．つまり，そこには，生体側の反応が大きく関わっている．ステロイド外用薬を塗布するとその生体反応が抑制されるため，実は白癬の病変は一旦改善するのである．短期間であれば，悪化するどころか改善する．ただし，長期間塗布していると，白癬菌は増殖し，結果として病変は悪化し始めるので，ステロイド外用薬を塗布する期間は限定する．そして必ず次回の再診日を決めて，患者に受診するように伝えておかなければならない．

Ⅳ. ありふれた皮膚疾患診療の極意

2 真菌が見つからない足白癬診断の裏ワザ

押さえておきたいポイント

- 足白癬を臨床像だけから診断することは困難であり，診断にあたっては必ず鏡検などの真菌学的検査により白癬菌を検出することが必須である．
- 臨床的には足白癬を疑うものの白癬菌が見つからないときには，鏡検の過程を見直すとともに，病変部にステロイドを外用し，後日再度鏡検を行う．
- 繰り返し検査を行ううちに菌が見つかれば足白癬と診断でき，逆に，何度か検査しても菌が見つからないときに初めて足白癬を否定できる．

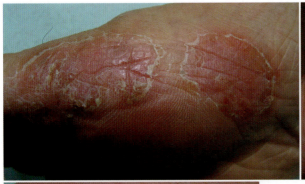
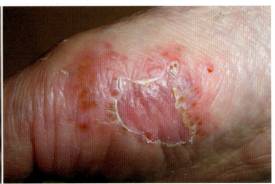
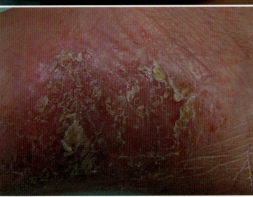

図 1-a〜c
足白癬はどれであろうか？
いずれも足の母趾球から土踏まずあたりの鱗屑や小水疱からなる病変である．

●はじめに

前頁の図1のうち，足白癬はどれであろうか？

●足白癬は見た目で診断できない

いかにも足白癬のようにみえる臨床像であるが，鏡検してみても菌が見つからないことがある．忙しい外来のなかではつい，「水虫と診断してしまおう」という悪魔のささやきが聞こえてくることがある．この誘惑は皮膚科医であれば誰でも経験したことがあるに違いない．経験を積めば，見た目で診断できるようになると思われるかもしれないが，現実は逆で，まめに鏡検し，多数の症例を経験するほど，水虫のようにみえるが何度鏡検しても菌が見つけられないということがあることもわかってくる．そして，まじめにやればやるほど，臨床診断は意外と当てにならないことも身にしみてくる．足白癬は（もちろんほかの真菌症も然り）見た目で診断できないのである．よって，どんなに足白癬にみえても，見た目で断定してはいけない．もちろん抗真菌薬を使用するのは論外である．はじめに挙げた写真は「どれが水虫かわからない」でも正解である．大切なのは，見た目ではわからないからしっかり調べようという姿勢である．

●足白癬の診断の鉄則は菌を見つけること

では，足白癬を正確に診断するにはどうすればよいかというと，簡単なことであるが，真菌を見つければよいのである[1)~3)]．多くの場合，直接鏡検が行われる[1)~6)]．直接鏡検を行って，菌糸や分節胞子などの菌要素を見つければ，白癬の診断は確定する．菌要素を見つければ白癬であることは証明できる．では，その逆はどうであろうか？　鏡検で菌要素が見つからなければ足白癬ではないといえるのであろうか？　答えは"No"である．存在しないことの証明は理論上不可能である．見つけ方が悪いだけかもしれないからである．つまり，足白癬ではないというための理論は，適切な方法で，かつ繰り返し鏡検を行っても一度も菌が見つからない場合，白癬である可能性は極めて低くなる，というものである．したがって，繰り返し検査を実施することが大切になる．

●鏡検の過程を見直す

検体の採取部位が不適切，検体の溶解が不十分，顕微鏡の設定が合っていない，菌要素をそれと認識できていない，菌が極めて少数しかいない，など鏡検で菌を見落とす要因は多々ある．よって，これらの点をまず見直す[1)~6)]．検体は菌の多い場所から採取する．鱗屑は剥がれてぺらぺら浮いているものではなく，まだ付着している剥がれる直前の部分を剥がし取る．水疱があれば必ず取る．浸軟しきっているところも不適切である．そして検体はできるだけ多く採取することが大切である．多く取れば見つかる可能性は高くなる．逆にたった1か所しか取らずに，そこに菌がいなかったとしても，たまたま採取した部分に菌がいなかっただけかもしれない．検体はKOH溶液で十分に溶解し，カバーグラスの上から押しつぶして，平たくして透光性をよくしてから観察する．厚い検体のままではまともに観察できない．顕微鏡は病理組織を観察するのとは設定が違う．開口絞りは絞って，コンデンサーは下げて観察する．こうすることによりコントラストが付いて菌要素の輪郭が明瞭になり，見つかりやすくなる．そして，各種菌要素を確実に認識する．長い菌糸だけではなく，短い菌糸や，変形した菌糸，分節胞子やそれがもっとばらばらになったもの（丸い胞子）など結構多彩である．長い菌糸だけを意識していると見落としがちである．これに関しては，各種アトラスをみること，鏡検するときに自信がなければ上級医に一緒にみてもらうことなどで経験を積む．

●ステロイドを外用する

ここまでは正攻法である．裏ワザでも何でもな

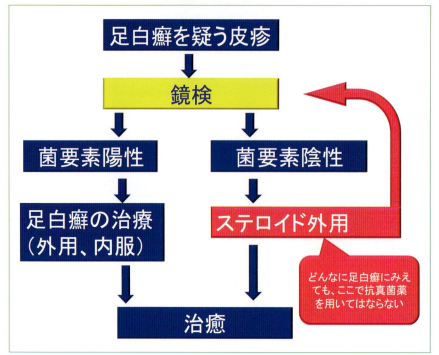

図2 足白癬の診断と治療のフローチャート
　足白癬を疑う皮疹があれば，鏡検を行う．鏡検で菌要素が見つからないときには，いかに臨床的に足白癬にみえても絶対に抗真菌薬を使用せず，ステロイドを外用する．そして後日再度鏡検を行う．もし白癬であれば菌が増えているので見つかりやすくなる．

い．裏ワザといえるのは，ステロイドの外用である[2)〜4)7)8)]．しかし，実はこれもよく行われていることであり，皮膚科医にとっては裏ワザの部類には入らないかもしれない．「浸軟した趾間白癬の治療のコツ」のコラム(P.107)でも述べたとおり，足白癬にステロイドを外用しても短期的には悪化しないどころか，症状は改善する．しかもステロイド外用により，免疫反応や表皮のターンオーバーは抑制されるため，白癬菌自体は増えてくれる．また，足白癬の病変部にはほかの湿疹が混じっていて足白癬の病変か湿疹の病変か区別が難しいことがあるが，ステロイド外用によって湿疹は治ってくれるため，足白癬の病変だけが残る．菌が増えるうえに，紛らわしい病変が消えるため，鏡検で白癬菌を見つけることが格段に容易になる．しかも，臨床的には悪化しないとくれば，よいことばかりである．もっといえば，このステロイドを塗っている期間に，浸軟があれば趾間ガーゼを使用したり，二次感染があれば抗菌薬を使用したりすることにより，これも「浸軟した趾間白癬の治療のコツ」の稿で述べたことであるが，合併症の治療も同時に終わらせることができるので，白癬菌を見つけたところで，すぐに足白癬の外用療法に入ることができる．つまり，診断のための準備と外用抗真菌薬を塗布するための下地作りが同時にできてしまうのである．逆に，その病変が足白癬ではないときには，多くの場合湿疹病変であるから，ステロイド外用のみで治癒してしまうことも珍しくない．ステロイドを外用した後に鏡検を行っても菌要素が見つからないときには引き続きステロイドを外用すればよい．3回くらいこのサイクルを繰り返しても真菌が見つからないときには，足白癬ではないと判断する(図2)．そして，白癬菌が見つかれば，外用抗真菌薬はもちろん，必要により経口抗真菌薬も使用して，最大限効率のよい方法でしっかりと治療する(紙面の関係で治療には深入りしないが，経口抗真菌薬の積極的な活用も皮膚科医の使命である)．
　ここまで理解してステロイド外用薬を活用すれば，裏ワザといっても過言ではないかもしれない．

皮膚科医の最も使用するステロイド外用薬は，添付文書的には御法度になっている足白癬にも非常に有力なツールなのである．ただし，2週間程度までの短期外用という条件付きである．足白癬にステロイド外用薬を長期に外用すれば，途中から悪化に転じることは忘れてはならない．

ちなみに，冒頭で挙げた写真は，図 1-a は湿疹，図 1-b が足白癬，図 1-c は湿疹である．もちろんある程度臨床像から区別はできるが，絶対合っているかといわれると自信が持てないのではないだろうか？

（常深祐一郎）

● 文　献

1) 常深祐一郎：白癬菌．感染症内科，**2**：626-633，2014．
2) 常深祐一郎：白癬の鏡検．*J Visual Dermatol*，**14**：386-392，2015．
3) 常深祐一郎：足白癬の病態．調剤と情報，**20**：704-710，2014．
4) 常深祐一郎：真菌鏡検．*MB Derma*，**216**：81-86，2014．
5) 常深祐一郎：真菌検査―真菌同定入門―．皮膚臨床，**55**：1502-1507，2013．
6) 常深祐一郎：カビの検査を日常診療に．*MB Derma*，**183**：65-69，2011．
7) 常深祐一郎：白癬：治療の現況．*MB Derma*，**190**：147-153，2012．
8) 常深祐一郎：毎日診ている皮膚真菌症，南山堂，pp. 75-76，2010．

IV. ありふれた皮膚疾患診療の極意

3 特発性蕁麻疹治療 —増量の裏ワザ

押さえておきたいポイント

- 増量には非鎮静性の抗ヒスタミン薬を用いる．
- 通常量の抗ヒスタミン薬治療開始2週間後に増量療法を検討する．
- 副作用増大についても常に念頭に置くべきである．

● はじめに

　蕁麻疹は，皮膚科の日常診療で最もありふれた疾患の1つで，外来患者の約2〜3％を占め，患者はしばしば強い痒みに悩まされる．「蕁麻疹診療ガイドライン」(2011年策定)においては，蕁麻疹の主たる病型が4グループに整理され，実地医療の観点から診断に至る手順，ならびに病型ごとの検査と治療内容がEBMに基づいて示され，今まで以上に皮膚科専門医のみならず多くの臨床医に広く利用されることが期待されている[1]．しかしながら，抗ヒスタミンH_1薬をはじめとする薬物治療に抵抗性の難治症例を経験することも多く，その際の薬物の変更や追加，または増量に関する検討についてはいまだ十分に体系づけられてはいない．本稿では，非鎮静性抗ヒスタミンH_1薬の選択の際に助けとなる知見を，本邦の新ガイドラインと海外の蕁麻疹診療ガイドラインと照らし合わせながら日常診療の一助となる情報を発信したい．

● 蕁麻疹の病態

　蕁麻疹ではヒスタミンをはじめとする化学伝達物質が皮膚マスト細胞から放出され，血管の拡張(紅斑)と一過性・限局性の浮腫(膨疹)，および痒みが生じる．誘因としては，食物，薬剤，接触物などが比較的頻度が高くⅠ型アレルギーがその主体と考えられているものの，マスト細胞の脱顆粒が生じる機序はいまだ不明な点が多い．一方，Ⅰ型アレルギー以外(物理的刺激や薬剤・運動など)の種々の誘因によって膨疹が形成される場合，ある種の背景因子をもつ患者(自己免疫性蕁麻疹やクリオピリン関連周期性症候群(CAPS；cryopyrin-associated periodic syndrome)などを含む)に複数の因子が関与することによって病態を形成していることも考えられ，蕁麻疹の原因が多様であることに加えて，誘因となる抗原・分子を解明できないことも多い．したがって，日常診療においては特定の内的または外的因子を解明することのみを目標とするのではなく，症例ごとに治療目標

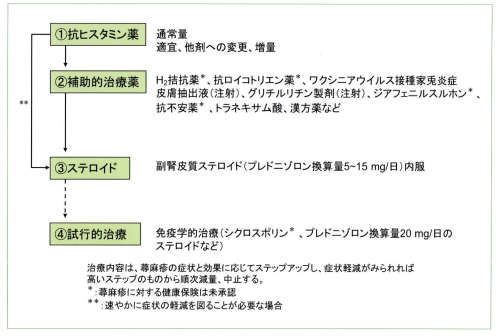

図1 特発性蕁麻疹に対する薬物治療手順(文献1より改変引用)

ガイドラインに基づいた治療

2011年に策定された「蕁麻疹診療ガイドライン」では、臨床経過により1か月以内に経過するものを急性蕁麻疹、それ以上持続するものを慢性蕁麻疹と定義している[1]。特発性蕁麻疹に対する薬物治療手順においては、抗ヒスタミン薬(通常量の後適宜他剤への変更・増量)が第一選択薬に位置しており、次の治療ステップとしてH_2拮抗薬などを含む補助的治療薬、さらにステロイド内服やシクロスポリン投与などの試行的治療を実施すべきとされている(図1)。抗ヒスタミン薬の変更と増量については、「Aというお薬が効かなかったときにBという薬に変更すればよい」というエビデンスはなく、薬剤の変更に際しては、個々の患者に合った薬剤が見つかるまで順に変更もしくは追加することが多いと思われる。一方で、現在投与している抗ヒスタミン薬に一定の効果が認められる場合、1日1錠が常用量であれば1日2錠に、1日2錠が常用量であれば1日4錠に増量することで薬理作用を上昇させ、内服効果の増強が期待できる。有害事象の出現頻度の観点から、安全に増量加療を行うためには非鎮静性抗ヒスタミン薬のなかから個々の症例に最も適した抗ヒスタミン薬を選択していくことが重要である。

海外における蕁麻疹の診療指針

EAACI/GA²LEN/EDF/WAOによって示されたEUガイドライン(2009年発表、2013年update)では、主として慢性蕁麻疹に対する指針が示されており、治療アルゴリズムのfirst levelとして非鎮静性抗ヒスタミンH_1受容体薬を2週間投与し、改善が認められなければsecond levelとして最大4倍量まで増量してさらに1〜4週間経過を観察する。Third levelでは非鎮静性抗ヒスタミン薬の変更もしくは1週間までの全身ステロイド内服投与、fourth levelではシクロスポリンや非鎮静性抗ヒスタミンH_2受容体薬などの他の候補が提示されている(図2)[2]。原因の究明と除去が治療の基礎となるものの、蕁麻疹が患者のquality of lifeに大きく影響する疾患である観点から、鎮静性の増加を避けるため抗ヒスタミン薬を安易に複数併用するよりも効果を期待できる薬剤を増量するほうがよいと提言されている。

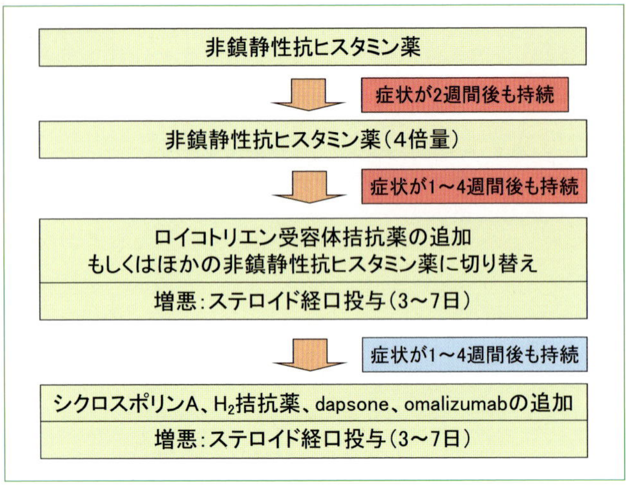

図2 慢性蕁麻疹における治療アルゴリズム
（文献2より改変引用）
EAACI/GA²LEN/EDF/WAO ガイドラインでは，薬剤の増量は second level に推奨されている.

● 治療の実際

蕁麻疹治療の原則は，原因・悪化因子の除去・回避と，抗ヒスタミン薬を中心とした薬物治療である．抗ヒスタミン H_1 受容体拮抗薬は，その特性から第一世代，第二世代に分類され，使用に際しては抗ヒスタミン作用が強く，かつ中枢抑制作用の少ない第二世代後半に開発された抗ヒスタミン H_1 薬が第一選択となる．第一世代抗ヒスタミン H_1 薬は，その構造が精神安定薬と類似していることもあり中枢神経系に移行しやすい．服薬によって眠気，めまい，倦怠感などの副作用が高率にみられることがある．また，抗コリン作用による口渇や前立腺肥大の増悪による排尿障害などもときに経験する．第二世代抗ヒスタミン H_1 薬は化学伝達物質の遊離抑制作用などの抗アレルギー作用を持ち合わせるものもあり，より大きな効果が期待できる．しかしながら，第二世代初期に開発された薬剤においては第一世代と同様に高い脂溶性を有して血液脳関門を通過し，中枢神経抑制作用を起こしうることもあるので注意が必要である．

急性蕁麻疹が疑われる場合，抗ヒスタミン H_1 薬の内服を主体としながら疲労やストレスを避ける生活指導を治療の中心とする．上気道感染，関節炎，扁桃炎など急性感染症を契機に発症する症例も多く，明らかな細菌感染巣がみられる場合には，抗生物質の投与も検討すべきである．原因が特定できなくとも，適切な治療によって1か月以内に治癒に至る症例が多い．

患者罹患歴から慢性蕁麻疹が考えられる場合，連日もしくは不定期に長期間にわたって紅斑と膨疹が出現するため，患者の重症度や生活スタイルに合わせた抗ヒスタミン H_1 薬を選択する必要がある．アレルギー機序に基づく病態を証明することができる症例では，スクラッチテストや再投与試験を行って陽性反応を確認する．刺激誘発型の蕁麻疹（特に物理性蕁麻疹：日光，寒冷刺激，機械性刺激，発汗や食物依存性運動誘発アナフィラキシーなど）症例についても原因となる物理刺激を明らかにすることを目標として，ともに悪化原因の除去と回避を行うことが改善につながる．基本的に病態の全体像を説明しうる誘因が不定であることも多く，治療期間が数週間～数か月にわたる．

1．薬剤の選択について

抗ヒスタミン H_1 薬の脳内ヒスタミン H_1 受容体占拠率を positoron emission tomography (PET) を用いて解析した結果によると，抗ヒスタミン H_1 薬の中枢神経系移行性について薬剤間で大きな差があることが近年知られつつある（図3）[3]．このなかで，脳内ヒスタミン H_1 受容体占拠率が20％以下の薬剤を非鎮静性抗ヒスタミン H_1 薬として分類し，安全面および抗ヒスタミン作用から臨床使用に際して第一選択とすることが推奨されている．

非鎮静性抗ヒスタミン H_1 薬に該当するものには，フェキソフェナジン塩酸塩（アレグラ®），エピナスチン塩酸塩（アレジオン®），レボセチリジン塩酸塩（ザイザル®），セチリジン塩酸塩（ジルテック®），オロパタジン塩酸塩（アレロック®），ベポタスチンベシル塩酸塩（タリオン®），ロラタジン（クラリチン®），エバスチン（エバステル®）の8製剤が含まれる．これらの薬剤は薬物動態試験（PK）・薬力学試験（PD）の観点に加え，構造式の観点から分類することが森田によって提唱され，その違

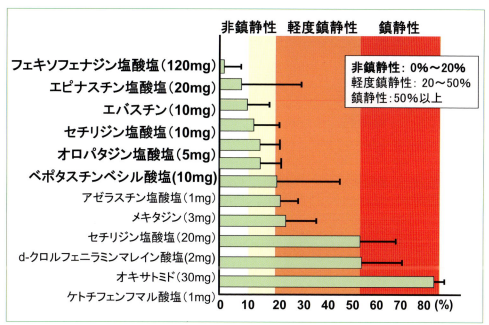

図3 中枢抑制作用の観点からみた抗ヒスタミン薬の分類(文献3より改変引用)
脳内のヒスタミン H_1 受容体占拠率の解析から,抗ヒスタミン薬を非鎮静性,軽度鎮静性,鎮静性に分類している.第二世代後期に発売されたものが非鎮静性の抗ヒスタミン薬である.

いを理解することで薬剤選択の助けとなる[4].薬物動態の観点からは,Tmax(h)の短いオロパタジン塩酸塩(1.0),ベポタスチンベシル塩酸塩(1.2),セチリジン塩酸塩(1.4),エピナスチン塩酸塩(1.9),フェキソフェナジン塩酸塩(2.2)と Tmax の長いロラタジン(2.3),エバスチン(5.3)に分類できる[4].これらの特性から,散発的な膨疹に対しては Tmax の短い製剤を選択するほうがよく,個疹の持続時間の長い患者や長期的なコントロールが必要となる患者に対しては,Tmax の長い製剤を選択するほうがよい.また,構造式の観点からは,ピペリジンあるいはピペラジン骨格を有するフェキソフェナジン塩酸塩とセチリジン塩酸塩の製剤群と,三環系構造を有するオロパタジン塩酸塩を代表とする製剤群に分けられる[6].抗ヒスタミン薬の効果が不十分な場合,三環系構造を有する製剤を使用していたならば,ピペラジン系あるいはピペリジン系製剤を選択するなどの工夫が可能となる(表1).

通常量の抗ヒスタミン H_1 薬を1～2週間程度内服して効果が不十分であった場合,それまでにある程度効果を確認できている抗ヒスタミン H_1 薬

表1 第二世代抗ヒスタミン薬の最高血中濃度と構造分類
（文献4より改変引用）

薬物血中濃度,持続時間と構造分類に着目することで,薬剤変更により有効性を高めることができる.

製剤	最高血中濃度到達時間(Tmax)	構造
オロパタジン塩酸塩	1.0	三環系
エピナスチン塩酸塩	1.9	三環系
ロラタジン	2.3	三環系
ベポタスチンベシル酸塩	1.2	ピペリジン系
セチリジン塩酸塩	1.4	ピペラジン系
フェキソフェナジン塩酸塩	2.2	ピペリジン系
エバスチン	5.3	ピペリジン系

を増量することでさらなる効果が期待しうる.セチリジン塩酸塩[5]とエピナスチン塩酸塩[6]においては本邦においても膨疹の形成能,皮疹の持続時間,痒みにおいて増量による抑制効果が報告されており,ほかの非鎮静性抗ヒスタミン H_1 薬においても同等の効果があると予想される.筆者らも,ヒスタミンイオントフォレーシスによって誘導される皮疹に対して,レボセチリジン塩酸塩が紅斑,膨疹の両方において有意に増量による抑制効果が

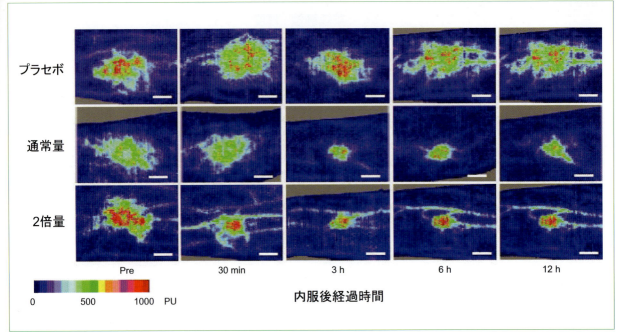

図4 倍量療法による膨疹形成抑制能の検討(文献7より改変引用)
ヒスタミンイオントフォレーシス法による紅斑と膨疹の形成に対して，通常量，2倍量による抑制能を経時的に観察，Laser doppler imager により血流を画像化して血管拡張を評価．倍量投与では，内服後早期から長時間に至るまで強い抑制効果を認める．

あることを見いだし，副反応である眠気増強効果は伴わなかったことを報告している(図4)[7]．増量療法における薬物血中濃度の立ち上がりの速さと有効血中濃度の維持について，皮膚病変部における効果として実証できたものと考えている．しかしながら実臨床における有効性を示す報告がある一方で[8]，本邦で採用されていない bilastine などの薬剤において増量効果が認められないとする報告が散見される[9]．いずれの報告も慢性蕁麻疹患者を対象としているものの，蕁麻疹の病型や罹患期間，誘因などに触れている報告は少数である．薬剤の選択のみならず，蕁麻疹のタイプをできる限り明らかにした臨床研究が行われることで，今後のより明確な治療指針につながることが期待される．

EU のガイドラインにおいては最大4倍量までの増量が推奨されているが[3]，本邦では安全性と保険診療の面から考慮して当面2倍量までの増量を試みるのがよい．増量において重要なのは，各薬剤における有害事象の出現も増大する可能性があることを念頭に置くことであり，非鎮静性抗ヒスタミン H_1 薬に限定して慎重に投与し，皮疹と痒みの出現頻度などを患者本人に問診することによって，増量療法開始後の効果を確認しながら増量投与をいつまで継続するかなど適宜判断していく．

2．予防的内服について

慢性蕁麻疹においても抗ヒスタミン H_1 薬が十分効果を発揮し，症状を消失しえた場合などには短期間で内服を中止してしまうことがある．その際は，原因の除去が不十分であったり，患者背景が十分解決されていなかったりすることも多く，しばしば再発を繰り返す．再発を防ぐためにどのくらいの期間内服を継続すべきかについては，1か月程度で終了するよりも，一定の効果があって安全性にも問題のない場合には3か月間継続したほうが有用であることが川島らによって報告されている[10]．この理由の1つとして，抗ヒスタミン H_1 薬の逆作動説(inverse agonist)の理解から，一定期間内服することで抗ヒスタミン H_1 受容体の平衡を不活性型優位に維持し，シグナルの発生しにくい状況を作り出すとしている．筆者も症状をコントロールしえた症例においては，抗ヒスタミ

ンH₁薬の内服間隔を徐々に空けることからはじめ，最終的には最低2か月以上は内服を継続するように心がけている．

●おわりに

蕁麻疹治療において，通常量の抗ヒスタミン薬で十分な効果が得られない場合に，同じ薬剤の内服量を増量することでより効果が認められることがあることは，かなり認知されるようになってきていると思われる．患者個人のQOLに影響を及ぼす影響と治療に伴う金銭的な負担も考慮して増量療法を検討するべきであり，そのなかで多くの患者の望む薬剤は，効果が実感できて中枢抑制作用の少ない非鎮静性抗ヒスタミン薬である．それらは同時に，副反応と安全性においても増量を検討しやすい薬剤であるといえる．本稿で示した薬剤選択の工夫が今後の日常診療の一助となれば幸いである．

（谷崎英昭）

●文　献

1) 秀　道広, 森田栄伸, 古川福実ほか：蕁麻疹診療ガイドライン．日皮会誌, **121**：1339-1388, 2011.
2) Zuberbier T, Asero R, Bindslevjensen C, et al：EAACI/GA²LEN/EDF/WAO guideline：management of urticaria. *Allergy*, **64**：1427-1443, 2009.
3) Yanai K, Tashiro M：The physiological and pathophysiological roles of neuronal histamine：An insight from human PET studies. *Pharmacology & Therapeutics*, **113**：1-15, 2007.
4) 森田栄伸：抗ヒスタミン薬のPK/PD，薬物構造をふまえた使い分け．臨皮, **64**(5)：100-103, 2010.
5) Kameyoshi Y, Tanaka T, Mihara S, et al：Increasing the dose of cetirizine may lead to better control of chronic idiopathic urticaria：an open study of 21 patients. *Br J Dermatol*, **157**：803-804, 2007.
6) 古川福実, 太田智秋, 金内日出男：瘙痒性皮膚疾患に対する塩酸エピナスチン増量投与の有効性と安全性の検討．日皮アレルギー誌, **14**：97-102, 2006.
7) Tanizaki H, Nakamizo S, Nakahigashi K, et al：A double dose of levocetirizine leads to better control of histamine-induced flare, wheal, and itch in healthy donors. *Pharmacology*, **92**：71-74, 2013.
8) Staevska M, Popov TA, Kralimarkova T, et al：The effectiveness of levocetirizine and desloratadine in up to 4 times conventional doses in difficult-to-treat urticaria. *J Allergy Clin Immunol*, **125**：676-682, 2010.
9) Zuberbier T, Oanta A, Bogacka E, et al：The Bilastine International Working Group. Comparison of the efficacy and safety of bilastine 20 mg vs levocetirizine 5 mg for the treatment of chronic idiopathic urticaria：a multi-centre, double-blind, randomized, placebocontrolled study. *Allergy*, **65**：516-528, 2010.
10) 川島　眞, 幸野　健：抗ヒスタミン薬の予防的内服期間の違いが慢性蕁麻疹の予後に与える影響の検討．臨皮, **64**：523-531, 2010.

IV. ありふれた皮膚疾患診療の極意

4 蕁麻疹寛解後いつまで抗ヒスタミン薬を内服すべきか

押さえておきたいポイント

- 寛解後の抗ヒスタミン薬の内服は，特発性の慢性蕁麻疹の再発の予防につながる．
- 特発性の蕁麻疹では，病悩期間に応じて抗ヒスタミン薬の予防的内服の期間を変えるのがよい．
- 刺激誘発型の蕁麻疹では，そのときの症状の程度によって，抗ヒスタミン薬の内服を中止するべきか継続するべきかを決定するのがよい．

●はじめに

　蕁麻疹は，個々の皮疹（膨疹）が数時間から最長でも24時間以内（例外的には2～3日まで）に跡形も残さずに消褪するという特徴がある．これほど皮疹の持続時間が短く，また，器質的な変化を残さない皮膚疾患はないため，個々の皮疹の時間経過さえ確認できれば蕁麻疹の診断は難しくない．しかしながら，誘因なく夕方になると全身に皮疹が毎日出現する蕁麻疹や，物理的刺激あるいは発汗などの，ある特定の刺激を受けたときのみに皮疹が出現する蕁麻疹など，その誘因や経過に目を向けると，その臨床的な特徴はさまざまである．日本皮膚科学会の「蕁麻疹診療ガイドライン」では，誘因などの臨床的な特徴を基にして，蕁麻疹を16種類の病型（そのうち物理性蕁麻疹にはさらに7病型が含まれる）に分類している（表1）[1]．症例によっては2つ以上の病型を認めることもあるが，いずれにせよ病型と皮疹の重症度によって診療内容は大きく異なる．そのため，蕁麻疹の診療においては，まず病型を明らかにすることが前提であり，その病型に基づいた薬剤の選択，生活指導，治療目標の設定を行うことになる．

　抗ヒスタミン薬は多くの病型で効果があり，最近の薬剤は副作用も少ないことから，蕁麻疹の薬物療法の基本となる薬剤である．特に，自発的に皮疹が現れる特発性の蕁麻疹や，皮疹を誘発することができる刺激誘発型の蕁麻疹で薬物療法が必要な場合では，抗ヒスタミン薬が第一選択として使用されることが多い．蕁麻疹の治療の第一目標は，現在の皮疹を抑制することであり，それが達成した後に，治療により症状が現れない状態，さらには無治療で症状が現れない状態を目指すことになるが（図1）[1,2]，症状が出ていない状態で，いつどのようにして抗ヒスタミン薬を中止するかを迷う場合もある．「蕁麻疹寛解後いつまで抗ヒス

タミン薬を内服すべきか」という命題については，病型だけではなく，中止後の症状の程度や薬剤の副作用，経済的事情など，個々の症例における背景も加味する必要があるが，今回は特発性の蕁麻疹と刺激誘発型の蕁麻疹のそれぞれについて考えてみたい．

● **特発性の蕁麻疹では寛解後いつまで抗ヒスタミン薬を内服すべきか**

特発性の蕁麻疹は抗ヒスタミン薬が奏効することが多く，最初に試すべき治療薬である．いわゆる難治性の蕁麻疹を除き，多くの特発性の蕁麻疹では抗ヒスタミン薬のみ，あるいは抗ヒスタミン薬と補助的治療薬の併用で全く症状がない，または日常生活に支障がない状態にまで導くことができる．しかし，内服薬で症状のない状態に導くことができたとしても，内服を中断すると症状が再燃することもあり，特に慢性蕁麻疹では内服により症状が現れない状態から治療の終了への移行に工夫が必要になることがある．

これまでに抗ヒスタミン薬の内服により症状が消失，またはほぼ消失した慢性蕁麻疹に対して，引き続き内服を継続する場合と，内服を中止して症状が出現したときにのみ対症的に内服する場合を比較した臨床研究がいくつか報告されている．

Grob らは，抗ヒスタミン薬であるデスロラタジン（ロラタジンの体内代謝物，我が国では未承認）の内服で症状がほぼ消失した蕁麻疹に対して，その後 8 週間の予防内服をした場合と，いったん内服を中止して症状が出現した場合にのみ対症的に内服をした場合の患者の QOL（quality of life）を比較している．症状消失後の 8 週間については，連日予防内服したほうが対症的に内服するよりも QOL が高いことが示された[3]．また，古川らはエピナスチンについて同様の検討を行い，症状消失後の 8 週間の予防内服期間では，予防的に連日内服するほうが症状出現時に内服するよりも痒みやQOL の改善に効果があることが示された[4]．これらの検討は，慢性蕁麻疹では症状が消失してから

表1 「蕁麻疹診療ガイドライン」における病型分類（文献 1 より）

Ⅰ．特発性の蕁麻疹
1．急性蕁麻疹
2．慢性蕁麻疹
Ⅱ．刺激誘発型の蕁麻疹（特定刺激ないし負荷により皮疹を誘発することができる蕁麻疹）
3．アレルギー性の蕁麻疹
4．食物依存性運動誘発アナフィラキシー
5．非アレルギー性の蕁麻疹
6．アスピリン蕁麻疹（不耐症による蕁麻疹）
7．物理性蕁麻疹（機械性蕁麻疹，寒冷蕁麻疹，日光蕁麻疹，温熱蕁麻疹，遅延性圧蕁麻疹，水蕁麻疹，振動蕁麻疹（振動血管性浮腫））
8．コリン性蕁麻疹
9．接触蕁麻疹
Ⅲ．血管性浮腫
10．特発性の血管性浮腫
11．外来物質起因性の血管性浮腫
12．C1 エステラーゼ阻害因子（C1-esterase inhibitor；C1-INH）の低下による血管性浮腫（遺伝性血管性浮腫（hereditary angioedema；HAE），自己免疫性血管性浮腫など）
Ⅳ．蕁麻疹関連疾患
13．蕁麻疹様血管炎
14．色素性蕁麻疹
15．Schnitzler 症候群
16．クリオピリン関連周期熱（CAPS：cryopyrin-associated periodic syndrome）

Ⅰ 現在の症状を抑制する

Ⅱ 治療により症状が現れない状態

Ⅲ 無治療で症状が現れない状態

図1 蕁麻疹の治療目標（文献 1, 2 より改変）

も抗ヒスタミン薬を予防的に内服したほうがよいことを示している．

さらに，川島らは慢性蕁麻疹の予防的内服期間の違いが痒みや患者の QOL に与える影響について検討を行っている．慢性蕁麻疹患者を，エバス

表 2 特発性の蕁麻疹の症状が消失した後の抗ヒスタミン薬の予防的な内服の期間
（文献 1 を基に筆者作成）

予防投与後は「1 日当たりの内服量の減量」または「内服の間隔をあけること」で徐々に減量する.

症状消失までの病悩期間	推奨される予防投与期間
4 週間以内（急性蕁麻疹）	数日〜1 週間
1〜2 か月	1 か月
2 か月以上	2 か月

チンの予防的内服期間によって 4 週間, 8 週間, 12 週間の 3 群に分け, それぞれの期間は連日内服した後に, その後の 12 週間は症状が出現したときのみ対症的に内服を行った. その結果, 予防的内服終了後の対症的投与期間において, どの群においても同程度の患者 QOL の改善がみられたが, 再発率と改善維持率においては, 予防的投与を 12 週間連続して行った群がその他の群よりも優れていた[5]. 三原らも, 発症後 2〜6 週の抗ヒスタミン薬の投与で 48 時間以上症状が消失している特発性の蕁麻疹患者に対し, さらに 4 週間のフェキソフェナジンの予防的内服を行った群と, 行っていない群の 12 週目における累積再発率を検討し, 症状消失後の予防的投与群は, すぐに治療を中止した群よりも再発率が有意に低下していたことを報告している[6]. 以上の報告から, 特発性の蕁麻疹では特に慢性蕁麻疹の場合, 抗ヒスタミン薬の内服で症状を制御した後も予防的に内服を継続するほうが患者 QOL を改善し, その予防的内服をより長期に行うことが蕁麻疹の再発予防につながると考えられる.

それでは具体的にいつまで抗ヒスタミン薬を内服するのがよいのだろうか. 全身に膨疹を認めるような激しい蕁麻疹であっても, 急性の経過であれば寛解後に速やかに薬剤を中止できる場合が多い反面, 症状の程度にかかわらず慢性の経過であれば, 薬剤の中止により皮疹の再燃を招くことが多い. そのため, 皮疹の出現を完全に抑制しえた後の予防的内服の期間は, 蕁麻疹の症状の激しさよりも, 症状消失までの病悩期間によって決定するのがよいと考えられる. 日本皮膚科学会の蕁麻疹診療ガイドラインでは, 症状の出現を完全に抑制しえた後の予防的な内服の期間について, 「症状消失後の予防的内服期間は, 症状消失までの病悩期間が 4 週間以内（急性蕁麻疹）であれば数日〜1 週間程度, 1〜2 か月であれば 1 か月, それ以上の慢性蕁麻疹では 2 か月を目安とする」と推奨している[1]. また, その後の減量方法としては「1 日当たりの内服量の減量」または「内服の間隔をあける」ことを推奨しており, 「3 日に 1 回程度内服することで症状が出現しない状態まで改善したら, いったん内服を中止し, 週に 2〜3 回程度, 1 回に出現する膨疹の数が数個以内の程度であれば適宜頓服に変更する」としている（表 2）[1].

基本的には, このガイドラインに示された期間を参考にしながら予防的な内服を行い, その後は蕁麻疹の症状が現れない状態を維持しつつ減量していくのがよい. 減量方法として, 「1 日当たりの内服量の減量」と「内服の間隔をあける」のどちらがよいかについては検証されていないが, 筆者は「内服の間隔をあける」ことが多い. その理由は, 予防的内服後に減量する際, 症状のない状態が維持できなくなった場合に患者自身で再び連日内服に戻すといった, 内服方法の調節がより簡単だからである. このときに蕁麻疹日記をつけてもらうなど, 内服していない日と蕁麻疹の出現状況を記録してもらうことは, その時点での病勢の把握と, その後さらに薬を減量する際の有益な情報となる.

そのようななかで, 抗ヒスタミン薬で症状をコントロールできても, 治癒の状態に導くことが困難な場合もある. 例えば, 急性蕁麻疹で比較的速やかに抗ヒスタミン薬で症状が制御できたにもかかわらず, 1 週間程度の予防的内服期間後に内服

間隔をあけると蕁麻疹が現れ，結局なかなか抗ヒスタミン薬を減量できない症例や，慢性蕁麻疹で予防的内服期間が数年にわたる症例などである．そのような場合に，必要最低量の抗ヒスタミン薬で症状が出現しない状態を維持するのがよいのか，その他の薬剤を追加するなどのさらなる治療アプローチを試みるのがよいのかを示す数値的なエビデンスはなく，十分検討されていない．一方，予防的内服を続けているうちに内服間隔をあけることが可能になることも珍しくない．これらのことを考慮すると，抗ヒスタミン薬で症状を制御できているのであれば，治癒を早める目的でほかの薬剤の追加や変更を試すよりも，最小限の抗ヒスタミン薬で症状が出現しない状態を維持しながら根気よく予防的内服を続けるのがよいと思われる．

●刺激誘発型の蕁麻疹ではいつまで抗ヒスタミン薬を内服すべきか

刺激誘発型の蕁麻疹は，特定の刺激ないし負荷によって皮疹が出現する蕁麻疹であり，その刺激がなければ皮疹が出現することはない．そのため，刺激誘発型の蕁麻疹の治療は誘引刺激の除去または回避であり，抗ヒスタミン薬の内服は症状が出現したときの緩和目的に使用することが基本である[1]．しかし，誘因の種類によっては日常生活をおくるうえで回避することが困難な場合もあり，抗ヒスタミン薬を予防的に連日内服することで症状を緩和ないし抑制し，患者のQOLの向上をもたらす場合もある．

1．外来物質によるアレルギー性，非アレルギー性の蕁麻疹，接触蕁麻疹

表1で分類されるアレルギー性の蕁麻疹，食物依存性運動誘発アナフィラキシー，非アレルギー性の蕁麻疹，アスピリン蕁麻疹は，その誘因が食物や薬物などの特定の外来物質であり，誘因の回避は難しくないことが多い．また，抗ヒスタミン薬の内服がこれらの病型の蕁麻疹の将来的な軽快や治癒に影響を与えるという十分なエビデンスはないため，抗ヒスタミン薬の役割は主に症状の緩和に限定される．そのため，抗ヒスタミン薬の連日の予防的な内服が必要になることは少ない．しかしながら，症状が強く，出現時の苦痛が大きい場合，さらに抗ヒスタミン薬を予防的に内服することでそれらを緩和することができるのであれば，予防的な内服も治療選択肢となりうる．そのような場合に予防的内服を行うかどうか，そしてそれをいつ終了するかは，症状の出現頻度と患者の希望を加味して決定することになるが，これらの病型では原因物質の回避や対策により症状の出現をコントロールすることに重点を置き，不必要な内服継続を行わないように気をつける必要がある．

2．物理性蕁麻疹，コリン性蕁麻疹

これらの病型では，外来物質による蕁麻疹とは異なり，多くの場合は日常生活において完全に誘因となる刺激を回避することは困難である．そのため，ある程度の苦痛を伴う蕁麻疹が毎日出現する場合など，蕁麻疹の症状の程度と出現頻度によっては，患者のQOL向上のために，抗ヒスタミン薬を連日内服したほうがよい．また，森田らはオロパタジンで加療した機械性蕁麻疹の症例を集積し，抗ヒスタミン薬の継続投与により膨疹抑制の効果が上昇したと報告しており[7]，少なくとも機械性蕁麻疹については，出現する皮疹の軽減のために抗ヒスタミン薬を継続して連日内服する意義がある可能性がある．

抗ヒスタミン薬を内服していれば症状が出ない，または日常生活に支障がないという段階で，いつ薬剤を減量・中止するべきかについては，現在のところ明確な指標がない．これらの病型においても，抗ヒスタミン薬の内服が将来的な治癒を早めるという十分なエビデンスはなく，抗ヒスタミン薬の内服はそのときの症状の緩和が主たる目的である．そのため，特発性の蕁麻疹とは異なり，抗ヒスタミン薬の内服を中止するタイミングは皮疹出現時の症状の激しさやつらさによって決定する．あえて内服しない日を作ったり，内服し忘れ

た日の皮疹の程度を聞いたりすることは，抗ヒスタミン薬を内服していないときの症状の程度を把握するのに参考になる．そして，抗ヒスタミン薬を内服しないことで皮疹が出たとしても，それが患者の受け入れられる程度であれば，連日の内服から，症状の激しいときのみの内服への移行を試みてもよいであろう．

●おわりに

実臨床の場では，抗ヒスタミン薬のみでは症状のコントロールが困難な蕁麻疹も珍しくはないが，本稿では抗ヒスタミン薬で症状を制御しえた場合に焦点を当てて，その後の治療方法について考察した．近年，抗ヒスタミン薬は単なる対症療法にとどまらず，特に特発性の蕁麻疹においてはその後の経過に影響することが明らかになりつつある．抗ヒスタミン薬はヒスタミンが H_1 受容体へ結合することを阻害する拮抗作用のほかに，H_1 受容体へのインバース・アゴニスト（逆作動薬）の作用によって蕁麻疹に対する治療効果を発揮すると考えられている[8]．アゴニストは受容体を活性化させる作動薬であるが，それとは逆に受容体を抑制するように刺激するのがインバース・アゴニストである．H_1 受容体はヒスタミンが存在しない状況においても活性化している活性型受容体と不活性型受容体とが平衡状態にあることが知られており[9]，抗ヒスタミン薬によるインバース・アゴニストはこの活性型受容体を不活性型にシフトさせると考えられている．したがって，特発性の蕁麻疹においても，抗ヒスタミン薬は単なる対症療法ではなく，予防的な内服による再発抑制の効果を持つと考えられる．蕁麻疹はその臨床的な特徴からひとくくりにされているが，病型ごとに症状出現の機序は異なり，抗ヒスタミン薬の作用や効果も異なる．蕁麻疹の治療に際しては，このような抗ヒスタミン薬の作用も念頭に置き，病型ごとに抗ヒスタミン薬を使い分ける必要がある．

（田中暁生）

●文 献

1) 秀 道広，森田栄伸，古川福実ほか：蕁麻疹診療ガイドライン．日皮会誌，**121**：1339-1388，2011.
2) 平郡真記子，秀 道広：蕁麻疹の自然経過．アレルギー・免疫，**19**：1394-1402，2012.
3) Grob JJ, Auquier P, Dreyfus I, et al：How to prescribe antihistamines for chronic idiopathic urticaria：desloratadine daily vs PRN and quality of life. *Allergy*, **64**：605-612, 2009.
4) 古川福実，川田 暁，秀 道広：慢性蕁麻疹治療における抗ヒスタミン薬の予防的投与及び対症的投与方法の比較検討．臨皮，**63**：691-699，2009.
5) 川島 眞，幸野 健：抗ヒスタミン薬の予防的内服期間の違いが慢性蕁麻疹の予後に与える影響の検討．臨皮，**64**：523-531，2010.
6) 三原祥嗣，平郡真記子，亀好良一ほか：蕁麻疹における抗ヒスタミン薬の中止時期の検討（会議録）．アレルギー，**60**：1332，2011.
7) 森田栄伸，松尾裕彰，出来尾 哲．人工蕁麻疹に対するオロパタジン（アレロック®）の臨床効果．西日皮膚，**65**：172-174，2003.
8) 門野岳史：抗ヒスタミン薬の薬理作用：インバース・アゴニストとは？皮膚アレルギーフロンティア，**11**：13-16，2013.
9) Leurs R, Church MK, Taglialatela M：H_1-antihistamines：inverse agonism, anti-inflammatory actions and cardiac effects. *Clin Exp Allergy*, **32**：489-498, 2002.

Ⅳ. ありふれた皮膚疾患診療の極意

5 アトピー性皮膚炎のプロアクティブ療法

押さえておきたいポイント

- プロアクティブ療法は，アトピー性皮膚炎の寛解導入後に，もともと皮疹があった部位全体に，継続して間歇的にステロイド外用薬やタクロリムス軟膏を外用する，寛解維持のための外用方法である．
- プロアクティブ療法を適切に行うためには，適切な外用療法による寛解導入が非常に重要である．
- プロアクティブ療法の実際の細かい外用方法（外用頻度や期間）や長期の安全性については，今後明らかにすべき点も多く残されている．

 はじめに
―アトピー性皮膚炎の病態・治療―

アトピー性皮膚炎（AD）は，皮膚の乾燥やバリア機能異常という皮膚の生理学的異常を伴う，さまざまな外来抗原に対する皮膚での過剰な免疫応答であり，瘙痒のある湿疹・皮膚炎が軽快・増悪を繰り返す疾患である．治療方法は，その病態に基づいて，①薬物療法，②皮膚の生理学的異常に対するスキンケア，③悪化因子の検索と対策，の3点が基本になるが，薬物療法のなかでも，ADの炎症を鎮静化させるには，ステロイド外用薬とタクロリムス軟膏という抗炎症外用薬の外用がその中心的役割を果たしている．しかし，外用療法は内服療法と比較すると特殊な治療法であり，十分な治療効果を得るためには，医師・患者両者の外用療法に対する正しい理解と実践が必要であり，患者ごとの皮疹の状態を考慮した外用を行うことで，満足のいく治療効果を得ることができる．治療の目標は，「症状がないか，あっても軽微で，日常生活に支障がなく，薬物療法もあまり必要としない状態」，あるいは「症状が軽微ないし軽度で，日常生活に支障をきたすような急な悪化が起こらない状態」に到達し，その状態を維持することである[1]．適切な治療により症状がコントロールされた状態が維持されると，自然寛解も期待される疾患であることから，寛解導入と寛解維持の両方を一連のものとして考えた，長期的な治療が必要となる．

ADにおける従来の外用方法であるリアクティブ療法

従来のAD治療の基本的な考え方は，「急性期

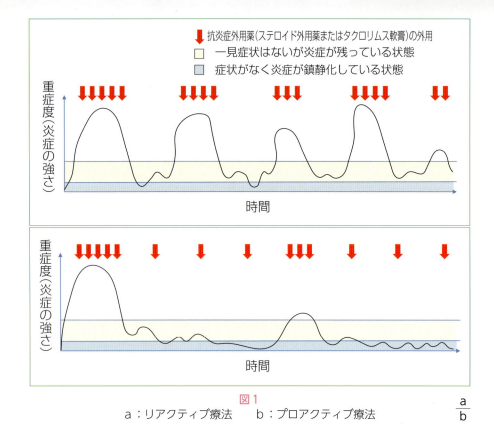

図1　a：リアクティブ療法　b：プロアクティブ療法

や皮疹が悪化したときには，ステロイド外用薬やタクロリムス軟膏などの抗炎症外用薬の外用で炎症を抑えて寛解導入し，その後は保湿剤によるスキンケアで寛解を維持していく．皮疹再燃時にはステロイド外用薬，タクロリムス軟膏を症状に応じて速やかに外用する」，という方法が一般的であった．この方法では，保湿剤によるスキンケアによっても寛解状態を維持できずに，炎症が再燃した際には，その都度抗炎症外用薬を使用し炎症の鎮静化を目指すことになり，いわゆるリアクティブ（reactive：問題が起きてから対応する）療法といわれる（図1-a）．このリアクティブ療法は，皮疹が再燃したら外用する，というわかりやすい外用方法である反面，特に中等度以上の患者では，抗炎症外用薬の中止により，短期間で頻繁に皮疹が再燃することがあるため，外用量が増加してしまい，さらには「塗ってもどうせ治らない」という外用アドヒアランスの低下につながることもしばしば経験する．このような外用アドヒアランスの低下は，適切な外用治療の大きな妨げになってしまう．

このようにADにおいて皮疹が再燃するのは，もともと軽快・増悪を繰り返して慢性の経過をとる疾患であるという性質によるのはもちろんだが，そのほかにも以下のような理由が考えられている．AD患者の非病変部と健常人の皮膚の比較においては，角層の水分喪失量および角層の水分保持量に相違が認められ，ADにおいては非病変部でもバリア機能の低下が認められる[2]．また，炎症が軽快して一見正常にみえる皮膚も，組織学的にみると過角化，有棘層肥厚，リンパ球の浸潤などが認められ，炎症が完全には消失していないことが示されている[3]．このように，ADにおいては，一見正常にみえる皮膚においても炎症細胞は残存しており，また，このような炎症はフィラグリン産生抑制やプロテアーゼ発現増強により，バリア機能の低下を引き起こすため，水面下では炎症とバリア機能低下の悪循環が起こり続けていて，再び炎症を引き起こしやすいサブクリニカルな状態にあると考えられる．従来のリアクティブ療法では，このサブクリニカルな状態は治療対象となりにくいため，このような状態が再燃の原因

となっている症例においては，頻回の再燃を繰り返すことになってしまう．このことはリアクティブ療法の1つの問題点といえる．

● ADにおけるプロアクティブ療法の考え方

しばしば再燃を繰り返すADにおける寛解維持療法として，近年注目されている外用方法が，プロアクティブ（proactive：先を見越して事前に対応する）療法である．プロアクティブ療法は，急性期の抗炎症外用薬による治療で炎症のない状態にまで改善した皮膚に，ステロイド外用薬やタクロリムス軟膏を週2回程度塗布し，皮膚炎の再燃を予防する治療法であり，悪化してから抗炎症外用薬を塗布するリアクティブ療法とは異なり，再燃しないように先手を打っておくのがプロアクティブ療法の特徴である（図1-b）．予防的な外用方法であると同時に，前述の「一見正常にみえるが実は炎症が潜んでいる皮膚」も治療対象にして，抗炎症作用を持つ外用薬の間歇的塗布を継続する，というのが基本的な考え方である．この方法により，長期の連日外用により懸念される副作用を避けつつ，炎症再燃の頻度・程度を軽減することを目指した寛解維持療法の1つといえる．

プロアクティブ療法の有用性は，既に多くのランダム化試験（RCT）において示されている．ステロイド外用薬によるプロアクティブ療法についてのRCTをみてみると，すべての試験において，週2回のステロイド外用薬の外用を基剤のみの外用と比較しており，再発率・再発までの期間の両方においてプロアクティブ療法が有効であると報告されている．また，有害事象については，週に2日間で16週間に及ぶ外用では重篤な副作用はなく，皮膚の萎縮も一時的であったとしている[4～8]．タクロリムス軟膏によるプロアクティブ療法についてのランダム化比較試験においても，週に2回，または3回の外用にて，基剤のみの外用と比較して有意に症状再燃回数が減少し，症状再燃までの日数も長い結果であった[9～13]．また，

有害事象においても，1つの試験において，12か月の維持療法期間中に，タクロリムス外用群のほうが基剤外用群よりも瘙痒と膿痂疹の発現率が高かったとする報告があるものの，その他の報告では両群間で明らかな差はみられていない．

● プロアクティブ療法の実際
―適切な寛解導入から寛解維持へ―

では実際の臨床の現場では，どのようにプロアクティブ療法を行えばいいのか？この際にまず考えないといけないことは，プロアクティブ療法が，有効な寛解維持療法であるということであり，その移行前に皮膚の炎症を適切に寛解状態に持っていくことが大前提である，ということである．皮膚の炎症を寛解へ導くための重要な外用療法のポイントは，「適切な種類（強さ）」の外用薬を「適切な量」，「適切な期間」外用することである．

使用するステロイド外用薬の種類は，個々の皮疹の重症度・外用する部位・患者の年齢を考慮して決定する必要がある．また，ステロイド外用薬の効果の高さと局所性の副作用の起こりやすさは一般的には並行することから，必要以上に強いステロイド外用薬を選択することなく，「個々の皮疹の重症度」に見合ったランクの薬剤を適切に選択することが重要であり，日本皮膚科学会「アトピー性皮膚炎診療ガイドライン」においては，皮疹の重症度と外用薬の選択に関しての基準が示されている[1]．当然，炎症を十分に抑えることが一番の目的であることを常に考え，必要以上に副作用のことを心配して，効果が不十分な強さの外用薬の選択はすべきではない．また，適切な外用量を患者に伝え，しっかり外用指導することも重要である．外用療法においては，「適量を患部に塗布」という説明では不十分である．そこで，最近使用されている概念であり，具体的な患者への説明のツールとして有用であるのがfinger tip unit；FTUである．具体的には，第2指の先端から第1関節部までチューブから押し出した量（約0.5g）が，成人の手で2枚分，すなわち成人の体表面積

のおよそ2%に対する適量である，という考え方である．もちろん，外用薬のチューブによって口径が異なり，第2指の先端から第1関節部までチューブから押し出した量は0.5gではなくチューブにより異なる，などのことからFTUに否定的な意見もある．しかし，この説明は患者の理解を非常に得やすく，「十分な外用量が必要である」，「外用薬の種類のみでなく外用量を意識することが重要である」，という考えを持ってもらうことができるため，外用指導の重要なツールとして用いられている．さらに，寛解導入のための治療に関していうと，炎症を抑えることが目的であるため，赤みが減った・痒みがよくなった，という患者自身の判断だけで外用を中止すべきではなく，炎症が十分に抑えられるまで外用は継続すべきである．その炎症が抑えられたかどうかの判断は，TARCという鋭敏な病勢マーカーと臨床症状の両方に基づき，基本的には医師が行うのが理想ではあるが，適当な時期の受診が困難な場合には患者にある程度判断の指標を教えておくことが望ましい．具体的には，目をつぶって皮膚を触ったときに少し周りと違って厚い感じ・ゴワゴワした感じがする，つまむと周囲と比べて硬い感じがする，ときにはまだ皮膚に炎症が残っているので外用を続けましょう，などのように説明すると，炎症を抑えるのが不十分な状態で外用を中止することが減る．

このようにして適切な外用療法により寛解導入に至った後に，プロアクティブ療法に移行するわけであるが，使用する外用薬の種類や外用頻度・回数に関する検討はまだ少ない．前述のように，ステロイド外用剤によるプロアクティブ療法についてのRCTでは，いずれの論文も週に2日間のステロイドの外用としているが，Hanifinらは皮疹の軽快後，まずは寛解導入に用いたfluticasone propionate外用を連日から週4回に減らして4週間経過をみた後に，週2回の外用に移行している[5]．この方法による再燃防止効果は，寛解導入後すぐに週2回のプロアクティブ療法に移行した

ほかの報告よりも高いことから，寛解導入後はすぐに週2回の外用に移行せずに，隔日外用などの段階を経て外用頻度を減らすほうが再燃防止には効果的であることが考えられる．一方，プロアクティブ療法におけるタクロリムスの外用回数の検討については，Chungらが，4週間1日2回のタクロリムス軟膏外用にて寛解導入を行った後に，週に1回外用群と3回外用群を比較し，再燃までの期間や再燃回数，再燃時の包括的評価(IGA)スコアなどの効果と有害事象の副作用において両群間に差がないことを示している[9]．この結果は，治療開始前の皮疹の状態によっては，週1回のタクロリムス軟膏外用によるプロアクティブ療法にいきなり移行しても，十分再燃防止効果が得られることを示している．すなわち，治療前の皮疹の状態や寛解導入に至る過程によって，症例ごとに外用頻度の最適な減らし方は異なり，比較的弱めの外用薬で短期間のうちに問題なく寛解導入に至った症例では，いきなり週1回の間歇外用への移行が可能であり，寛解導入に至るのが難しかった症例においては，まずは隔日外用などの移行期を設けることが望ましいかもしれない．保湿剤のみでの寛解維持が難しく，しばしば再燃を繰り返す症例がプロアクティブ療法の適応となることを考えると，保湿剤のみである程度寛解維持が可能であり，皮疹の再燃がごく稀である症例に対しては，むしろ従来のリアクティブ療法のほうが適しているといえる．また，プロアクティブ療法に用いる薬剤の選択については，ステロイド外用薬とタクロリムス軟膏を直接比較した試験の報告はなく，Schmittらによるシステマティックレビューでは，9件のRCT論文を解析し，fluticasoneのほうがタクロリムスよりも皮膚炎の再発予防に優れている可能性を示してものの，どちらが優れているかの結論はまだ出ていない[14]．しかし，ステロイド外用薬は皮疹がない部位への外用(1日2回4週間連日)によりバリア機能を低下させるという報告があり，外用期間が長くなる場合には，積極的にタクロリムス軟膏を使用したほうが望ましい

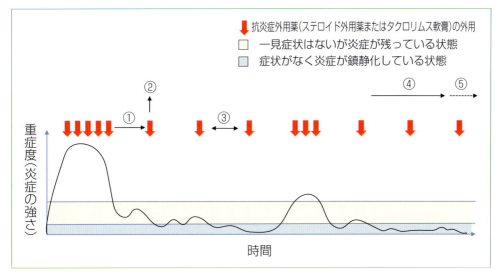

図2 プロアクティブ療法の今後明らかにすべき課題
①どのようにプロアクティブ療法に移行すべきか？移行時期・移行方法は？
②どの外用薬を使用すべきか？
③プロアクティブ療法の際の抗炎症外用薬の外用頻度は？
④いつまでプロアクティブ療法を継続すべきか？中止の基準は？
⑤長期的な安全性は？

場合もありうる．

　プロアクティブ療法を行う際に患者への説明として気をつけることは，これまで炎症があったすべての部位にしっかり広範囲に外用するよう指示することである．しかし，その際の外用量は，寛解導入時期の外用量の基準となるFTUよりも少ない外用量でよいことを説明すると，明らかな皮疹がない部分に外用することへの患者の理解が得やすい．また，プロアクティブ療法中でも皮疹の再燃は当然ありうるため，このようなときは，再度FTUに従って，十分量の抗炎症外用薬を連日外用する必要がある．この際に，「せっかく外用回数を減らせたのに」と再度連日外用に戻すことをためらう患者もときどきみられるが，外用頻度を減らすことではなく，皮膚の炎症をうまくコントロールすることが治療の一番の目的であることをしっかり説明して理解してもらうことがやはり大切である．

●おわりに：これからのプロアクティブ療法―わかっていること，いないこと―（図2）

　ステロイド外用薬やタクロリムス軟膏を用いたプロアクティブ療法は，基剤の外用と比較して有用性が十分に示されており，ある期間内においては安全性も示されている．従来のリアクティブ療法でうまく症状を寛解維持できなかった症例を，プロアクティブ療法により寛解維持に導くことができる可能性も高く，日常診療において広く普及することが期待される．しかし同時に，今後明らかにすべき事項もまだまだ多い．

　プロアクティブ療法への移行時期としては寛解導入後とされており，おそらく臨床症状と，可能であればTARC値を参考にして総合的に判断することになると思われるが，具体的な基準はまだなく，寛解導入と判断して直ちに移行するのか，少し連日外用を続けたほうがよいのかはまだ明らかではない．また，実際にうまく移行できた場合に，ではプロアクティブ療法をいつまで続けるのか，中止を試みてもいい基準は何か，というのは非常に重要な課題であるが，現状では不明である．このプロアクティブ療法を続ける期間というのは，同時に長期間の安全性の課題へとつながってくる．現時点でのステロイド外用薬のRCTは最長で16週間，タクロリムス軟膏のRCTは約1年であるため，それ以上長期に外用した際の安全性

は不明であり，やはり今後明らかにする必要がある．

このような疑問の答え・ヒントになりうる臨床研究は大切であり，その蓄積が待たれるが，一方，寛解導入の方法，プロアクティブ療法への移行時期・移行の方法，外用薬の種類・外用頻度，継続期間，経過中の副作用の評価と対策はすべての症例で画一的な基準・方法を用いることはもちろん不可能である．さまざまな臨床研究や RCT の結果を参考にしつつ，個々の症例の経過をしっかりみて，患者と協力してアドヒアランスを高めながら，個々の症例に最適な治療を行うことこそ，ほかの外用療法と同じで一番重要である．

（中原剛士）

● 文 献

1) 古江増隆，佐伯秀久，古川福実ほか：アトピー性皮膚炎診療ガイドライン．日皮会誌，**119**：1515-1534, 2009.
2) Proksch E, Fölster-Holst R, Jensen JM：Skin barrier function, epidermal proliferation and differentiation in eczema. *J Dermatol Sci*, **43**：159-169, 2006.
3) Mihm MC Jr, Soter NA, Dvorak HF, et al：The structure of normal skin and the morphology of atopic eczema. *J Invest Dermatol*, **67**：305-312, 1976.
4) Peserico A, Städtler G, Sebastian M, et al：Reduction of relapses of atopic dermatitis with methylprednisolone aceponate cream twice weekly in addition to maintenance treatment with emollient：a multicentre, randomized, double-blind, controlled study. *Br J Dermatol*, **158**：801-807, 2008.
5) Hanifin J, Gupta AK, Rajagopalan R：Intermittent dosing of fluticasone propionate cream for reducing the risk of relapse in atopic dermatitis patients. *Br J Dermatol*, **147**：528-537, 2002.
6) Berth-Jones J, Damstra RJ, Golsch S, et al：Twice weekly fluticasone propionate added to emollient maintenance treatment to reduce risk of relapse in atopic dermatitis：randomised, double blind, parallel group study. *BMJ*, **326**：1367, 2003.
7) Glazenburg EJ, Wolkerstorfer A, Gerretsen AL, et al：Efficacy and safety of fluticasone propionate 0.005% ointment in the long-term maintenance treatment of children with atopic dermatitis：differences between boys and girls? *Pediatr Allergy Immunol*, **20**：59-66, 2009.
8) Van Der Meer JB, Glazenburg EJ, Mulder PG, et al：The management of moderate to severe atopic dermatitis in adults with topical fluticasone propionate. The Netherlands Adult Atopic Dermatitis Study Group. *Br J Dermatol*, **140**：1114-1121, 1999.
9) Chung BY, Kim HO, Kim JH, et al：The proactive treatment of atopic dermatitis with tacrolimus ointment in Korean patients：a comparative study between once-weekly and thrice-weekly applications. *Br J Dermatol*, **168**：908-910, 2013.
10) Poole CD, Chambers C, Sidhu MK, et al：Health-related utility among adults with atopic dermatitis treated with 0.1% tacrolimus ointment as maintenance therapy over the long term：findings from the Protopic CONTROL study. *Br J Dermatol*, **161**：1335-1440, 2009.
11) Breneman D, Fleischer AB Jr, Abramovits W, et al：Intermittent therapy for flare prevention and long-term disease control in stabilized atopic dermatitis：a randomized comparison of 3-times-weekly applications of tacrolimus ointment versus vehicle. *J Am Acad Dermatol*, **58**：990-999, 2008.
12) Wollenberg A, Reitamo S, Atzori F, et al：Proactive treatment of atopic dermatitis in adults with 0.1% tacrolimus ointment. *Allergy*, **63**：742-750, 2008.
13) Thaçi D, Reitamo S, Gonzalez Ensenat MA, et al：Proactive disease management with 0.03% tacrolimus ointment for children with atopic dermatitis：results of a randomized, multicentre, comparative study. *Br J Dermatol*, **159**：1348-1356, 2008.
14) Schmitt J, von Kobyletzki L, Svensson A, et al：Efficacy and tolerability of proactive treatment with topical corticosteroids and calcineurin inhibitors for atopic eczema：systematic review and meta-analysis of randomized controlled trials. *Br J Dermatol*, **164**：415-428, 2011.

IV. ありふれた皮膚疾患診療の極意

6 母親の心を動かすアトピー性皮膚炎治療

押さえておきたいポイント

- アトピー性皮膚炎は適切に治療をしないと，悪循環で慢性化・難治化する疾患である．
- ステロイド外用剤に対する母親の不安を受容したうえで，正しい情報を具体的にわかりやすく伝える．
- 信頼関係の構築のためには，コミュニケーションスキルが有用である．

●はじめに

　アトピー性皮膚炎は，乳幼児期に発症することが多く，軽快と悪化を慢性に繰り返す皮膚疾患である[1]．経過が長いことに加えて，治療に対する不安や外用薬を毎日塗布する手間に対する面倒さが治療のアドヒアランス低下につながることが多い．小児アトピー性皮膚炎の診療においては，医師と患児の治療方針などについて話し合う対象は，主に母親である．また治療を実践するのも母親が主体になることが多い．本稿では，小児アトピー性皮膚炎の治療を展開していくうえで重要な，母親とのコミュニケーションについて考える．

●アトピー性皮膚炎でみられる悪循環

　アトピー性皮膚炎は，小児期の約1割にみられるありふれた疾患である．主な病態形成のメカニズムは，皮膚バリア機能の低下による刺激に対する易刺激性と，アレルゲンの経皮的な侵入に続くアレルギー炎症である．皮膚バリア機能の低下は，もともとはフィラグリン遺伝子の変異などの遺伝的な背景や皮脂の不足など，成長過程での皮膚の未熟さに起因する．しかし皮膚炎が生じると，表皮角化細胞のターンオーバーが亢進してバリアを形成する物質の産生量が減少することに加えて，アレルギー炎症の局所で産生されるTh2サイトカインがフィラグリンやセラミドなどバリア形成に重要な物質の産生を減少させるため，皮膚バリア機能がさらに低下する[2]．しかも，皮膚炎に伴う痒みによる掻破は，皮膚炎を悪化させるとともに，皮膚のバリア構造を根こそぎ破壊する．つまり，最初は単に刺激に敏感な乾燥皮膚であったものが，一旦皮膚炎が生じると，バリア機能の低下による易刺激性亢進やアレルゲンの侵入，掻破による炎症の悪化などによる悪循環が生じ，慢性化・難治化していく．また，アレルゲンの経皮的な侵入に続く感作は，皮膚のアレルギー炎症だけではなく，食物アレルギーや喘息などの全身性の

アレルギーも惹起すると考えられている．

● 健康信念モデル

　健康になるための行動を起こす際の心の動きを説明するモデルの1つである健康信念モデルは，患者や家族が健康に対する危機感を感じ，健康になるための行動に関する障害と有益性を天秤に掛けて有益性のほうが大きいと思ったときに，その行動をとる可能性が高まる，という考え方である[3]．危機感を感じるには，このまま放っておくと重症化したり合併症が出現する可能性が高いという「罹患性」と，重症化や合併症が出現した場合の結果が重大であるという「重大性」を認識することが重要である．小児アトピー性皮膚炎であれば，このまま治療をしないと皮疹が重症化するだけでなく，バリア機能の低下した皮膚から侵入したアレルゲンへの感作が，食物アレルギーや喘息などほかのアレルギー疾患を招く可能性が高くなることや，アトピー性皮膚炎が重症化した場合やほかのアレルギー疾患を合併した場合には，今よりも対処すべきことが増えることを伝える[4]．そのうえで，一般的な治療によって皮膚炎をコントロールすることで寛解が期待されることを伝え，ステロイド外用薬などの治療への不安を除くようにする，ということになるであろう．

　同時に重要なことは，ただ不安をあおるだけでなく，アトピー性皮膚炎は決して稀な疾患ではなく小児の1割程度にみられるありふれた疾患であること，皮膚炎が治まればただの「乾燥肌」「敏感肌」に戻ることなど，無用な不安を軽減させる情報も同時に提供することである．

● アトピー性皮膚炎の治療の目標とゴール

　経過が長期にわたる慢性疾患の治療では，治療を始める際に疾患の見通しと治療の目標やゴールを伝えておくことが望ましい．これらの情報が不足すると，患者や家族は疾患の予後や治療方針について不安を感じるようになり，治療の中断につながる．アトピー性皮膚炎の治療の目標は，症状がないか，あっても軽微で，日常生活に支障がなく，薬物療法もあまり必要としない状態に到達し，その状態を維持することである．また，このレベルに到達しない場合でも，症状が軽微ないし軽度で，日常生活に支障をきたすような急な悪化が起こらない状態を維持することである[1)4)]．治療を始めるにあたっては，「適切な治療によって症状をコントロールされた状態に維持し，薬を塗らなくても寛解が維持できる状態に到達する」という治療のゴールを伝えて，そのゴールに到達するために達成が可能な目標を段階的に設定していくようにする．例えば，次回受診日までには「痒みのために眠れず，学校にも行けない状況から脱すること」を短期的な目標とし，数か月以内に「痒みを感じない日が多くなり，痒くなっても薬を塗ればすぐによくなる」ことを目標にする，といった具合に，いきなり完治を目指すのではなく，時間を掛けて段階的に目標を達成していき，やがては薬と縁を切っていくために，患者・養育者と医療者が二人三脚で協同作業をしていきましょうと提案するようにする．一方で，目標が達成できなかった場合にはそのことがストレスになるので，「全か無か」という考え方をしないためにも，目標はいつでも修正可能であることを伝えておくことも大切である．

● 視診と触診の重要性

　皮疹の視診や触診などの診察は，正しい診断や悪化因子の推定のために重要である．加えて，頭皮から足の裏，おむつのなかの皮膚までしっかりみることは，母親に「しっかりみてもらっている」と感じてもらうための無言のメッセージとなり，信頼関係の構築にも大切な要素になる．さらに，触診をしながら，皮膚に炎症のある部位の触感と，皮膚炎が生じていない部位の触感を，母親にも一緒に感じてもらい，皮疹がないところを探して指摘することで患者の持っているリソース（条件が整えば，このいい皮膚に戻れるはず）についての

気づきを与えることができる．

● ステロイド外用薬を処方する際のポイント

ステロイド外用薬はアトピー性皮膚炎の治療に極めて重要な薬剤である．一方で，その副作用が強調されたり，誤って巷間に伝えられているために適切に使用されず，ステロイド外用薬が持つ高い効果が十分に発揮されないケースも少なくない．ステロイド外用薬について母親に説明する際のポイントを以下に挙げる[5]．

1．ステロイドを使用する目的

ステロイド外用薬に期待するのは，皮膚の炎症を軽快させ，その結果皮疹の痒みを軽減させる働きである．この働きによって，痒みや紅斑といった症状を緩和することはもちろんであるが，より大きな目的は，皮膚炎を適切に治療しないことによって皮膚の過敏性が亢進し，非特異的な要因でますます悪化していく状況(前述の「悪循環」)をリセットすることである．さらに重要なことは，ステロイド外用薬を用いて炎症の悪循環を止めることによって，自らが持つ炎症を収束させる反応(自然治癒力)が惹起されると期待できることである．皮膚炎を無用に慢性化させないために，あるいはこじれて慢性化した状態から脱却するために，ステロイド外用薬は極めて有用なツールである．

2．ステロイドを使用するべき皮疹

「ステロイドを塗ってもよくならない」という患者に，どこにステロイドを塗っていたかを聞くと，強い紅斑や掻破痕，びらんを伴う病変のみに塗っていたなど，湿疹病変に関する認識は皮膚科医と患者(の養育者)で必ずしも一致していないことが多い．体幹部にみられる鳥肌様の毛孔一致性の丘疹(いわゆるアトピー皮膚)は湿疹病変だが，鱗屑を伴っているために「単なる乾燥肌」と認識されていることも多い．

表皮の海綿状態と真皮のリンパ球・組織球浸潤という湿疹病変の組織学的変化を肉眼で判断するのは難しいが，これらの変化は皮膚を触ったときに「盛り上がっている」，「ブツブツがある」，「芯がある」，「ザラザラしている」といった皮膚の立体的な変化として，簡単に判別することができる．母親と一緒に患児の皮膚を触りながら，皮膚炎のある部位とない部位を体感してもらうようにしている．

3．ステロイドを続ける期間

「よくなるまで塗って下さい」のような漠然とした指導では，皮疹が十分に軽快する前にステロイド外用を中止してしまう可能性がある．ステロイドを短期間外用すると，真皮に浸潤している炎症細胞の活性化が抑制されて紅斑や痒みが軽快するが，浸潤細胞が皮膚に残っていると軽微な刺激で容易に炎症細胞が再活性化し，再び掻破によって皮疹が悪化してしまう．再燃を防ぐためには，ステロイドの外用を浸潤細胞が組織からなくなるまで続けることが重要である．

したがって母親には，ステロイド外用は「赤みや痒みがなくなるまで」ではなく，「芯がなくなって周りの皮膚と同じくツルツルになるまで」続けるよう指導している．短期間のステロイド外用で皮疹が軽快するのは浸潤細胞が「冬眠した」だけで，触って皮疹の立体的な変化に触れる場合には，浸潤細胞がまだ残っているので皮疹が再燃しやすい．十分な期間(通常は2〜3週間)のステロイド外用によって慢性皮疹に浸潤している細胞がなくなれば，ステロイド外用を中止しても再燃しにくいことを説明すると，ステロイド外用は皮疹の立体的な変化に触れなくなるまで続ける必要があることを理解しやすい[5]．

4．ステロイドを塗る量

外用量について特に指導をせずに処方すると，ごく少量のステロイドを広い範囲に伸ばして塗る患者が多いようである．外用量が少ないと当然ながら効果が弱くなる．

外用量を説明する際の目安に，finger tip unit；FTUがある．もともとは，「口径が5 mmのチューブからステロイド外用薬を英国人の人差し指の先

端から第一関節まで絞り出すと，男性で0.49g，女性で0.43gになり，手掌2枚分に塗る量に相当する」という記載に端を発している[6]．日本の5gチューブでは1FTUは0.2g程度，10gチューブでは0.3g程度になるが，この量を手のひら2枚分の面積に外用することで十分な効果が期待できる[7]．ステロイド外用薬を処方するときに「人差し指の第一関節にチューブから絞り出した外用薬で手のひら2枚分の面積に塗る」ことを医師は期待していることを説明する．また，実際に1FTUのステロイド外用薬を患者の皮膚に塗ってみるか，医師自らの前腕（ほぼ手掌2枚分にあたる）に塗り，その部分を母親に触ってもらい体感してもらうことで，どの程度塗るのが適当かの理解が深まる[5]．

5．ステロイドの副作用

ステロイドの副作用のなかでも皮膚萎縮や毛細血管拡張は，ステロイドのランクが高いほど，また外用期間が長いほど生じやすい．皮疹の状態から短期間で軽快が見込める場合には，「ステロイドの副作用が出現する前に治しましょう」と伝えて外用の励行を促す．「ステロイドの副作用が心配です」といわれた場合は，いきなり「ステロイドの副作用は心配ない」と否定するよりも，まず「なるほど，副作用が心配なんですね」と患者の不安を受容してから，「どんな副作用が心配ですか？」と心配な理由を聞くようにすると，患者は安心して思いを口にすることができる．ステロイドを塗りたくない理由が，「皮膚が薄くなるとか，毛細血管が開くとか…」など，患者にある程度の知識がある場合には，Furueらの報告[8]を参考に，具体的な副作用とその頻度，ステロイド外用薬の使用量と期間などを伝えると，安心して外用してもらえる．また，2歳以上になると，皮膚が薄くなる心配のないタクロリムス外用薬も使用できるという情報も重要である．

ステロイド外用薬を塗りたくない理由が，「塗ると黒くなる」など誤った情報を認知している場合にも，言下に否定せずに「皮膚が黒くなるのが心配なんですね」と一旦不安を受容してから，それはステロイド外用によって炎症が軽快したあとに生じる炎症後の色素沈着であることを説明するようにする．火事の火は早く消したほうが焦げが少なくて済むという例えをすると患者も理解しやすいようである．

●母親とのコミュニケーションスキル

これまで述べたようなアトピー性皮膚炎に関する情報も，伝え方によっては受け入れてもらえないことがある．医師の話を聞いて，「そのとおりにやってみよう」と思ってもらえるためには，まず母親と医師の間に信頼関係を構築し，母親に心のドアを開いてもらうことが必要である．そのために有用な，いくつかのコミュニケーションスキルを紹介する[9)10]．

診察室に入ってきた母親や患児の眼をみて，笑顔で挨拶する．一緒に入ってきた家族にも一度はアイコンタクトをすることで，彼らの存在に気づいていることと，存在を受け入れていることを伝えるメッセージになる．最初に視線を合わせた後は，相手の胸から顔を柔らかく眺めるようにし，適宜視線を合わせる程度でよい．診療中，ずっと視線を合わせ続けると，かえって相手に威圧感を与える可能性がある．腕組みや脚組みは「クローズな姿勢」と呼ばれ，患者に「自分を受け入れたくない」という印象を与えるので避ける．診察室にいるスタッフにも同様の注意をしておく．

患児はもとより母親も緊張して診察室に入ってくるので，まず相手のポジティブな面を承認してアイスブレーキングする．例えば，患児の洋服や持ち物，名前などを褒める，天候や住所などお互いに話しやすい話題から始めるなどの会話によって緊張をほぐす．早口の人にはこちらも早口で，ゆっくり話す人にはこちらもゆっくりと，"ため口"の人，丁寧な言葉遣いをする人にもそれぞれ言葉遣いを合わせるなど，話す速度や声の調子，話し方などを相手に合わせることで，相手に安心感と親近感を与え，信頼関係が築きやすくなる．

相手の不安やつらさを受け入れる「受容」や，それらを自分のことのように感じる「共感」は，医療面接の基本である．相手の話を気持ちを込めて聴く「傾聴」も重要である．相手の話を先取りせず最後まで聴く，話の合間にうなずく，会話の合間に相づちを打つ，相手の最後の言葉を繰り返す，相手の言葉を別の言葉にして確認する，相手の話を要約する，などのスキルがある．

質問は診療に必要な情報を収集するだけでなく，質問に答える過程で相手の思いの整理や気づき，目標達成のための知恵などが得られることが期待できる．そのためには，「痒みはありますか？」のように「はい」「いいえ」で答えられる閉鎖型質問を多用せず，「皮膚の具合はどうですか？」，「どんなふうによくないですか？」のように「はい」「いいえ」で答えられない開放型質問を多く用いるようにする．母親が発した言葉に対して，「もう少し詳しく教えてもらえますか」という質問をすることで，「あなた（患児）によくなってもらうために，あなた（患児）のことをもっとよく知りたい」というメッセージにもなる．

「ある行動をやろうと思えばうまくやることができる」という自己効力感が高まると，治療のアドヒアランスが向上する．相手の頑張った成果を賞賛し，ねぎらうことで，相手の自己効力感が高まり，その後の治療意欲が向上する．初診時でも「お母さん（〇〇くん）なら大丈夫ですよ」という一言で，治療行動が促進される．皮疹がよくなったこと，処方するステロイド外用薬の量が減ってきたこと，という成果を承認，賞賛し，それらはすべて家族や患児が頑張ったためであるというように努力をねぎらうことも相手の自己効力感を上げる効果が高い．そして，そのことを誰よりも医師である自分がうれしく思っているという，"私のメッセージ"を言葉にして伝えるとさらに効果的である．

治療法の提案をするときには，「毎日お風呂から出たら身体から湯気が出ている間に薬を塗るようにしましょう」，「触ってツルツルになるまで塗ってください」など，行動を起こしやすいように具体的かつ明確にすることが大切である．命令口調で言われたことよりも，自分でやろうと思ったことのほうが治療意欲が湧くので，相手に自由に「イエス」「ノー」を選択させることも重要である．

●おわりに

小児は自分で治療方針を決めることができないため，母親に説明する医師の責任は大きい．当初はステロイド外用薬を使いたくないと主張していた母親と長い時間を掛けて話をした結果，我々の提案する治療を受け入れてくれるようになり，患児の皮疹がよくなっていくことについて母親と喜びを分かち合えるのは，うれしいものである．何よりも，患児が成長していく過程をともにみることができるのは，小児の医療に携わるものが味わえる醍醐味である．

なお，小児が成長して思春期になると，これまで母親が塗っていた薬を自分で塗るようになり，皮膚の様子を他者にみられることも嫌がるようになる．この時期には，これまで母親にしていた疾患と治療に関する説明を，本人にもう1度する必要があることを記して，稿を終えたい．

（加藤則人）

●文　献

1) 古江増隆，佐伯秀久，古川福実ほか：日本皮膚科学会アトピー性皮膚炎診療ガイドライン．日皮会誌，**119**：1515-1534，2009．
2) 加藤則人：アトピー性皮膚炎の生活指導に生かしたい最近の知見．日小皮会誌，**33**：19-22，2014．
3) 松本千明：医療・保健スタッフのための健康行動理論実践編　生活習慣病の予防と治療のために．医歯薬出版，pp.1-14，2002．
4) 加藤則人．小児アトピー性皮膚炎の治療アドヒアランスを高めるために．*J Environ Dermatol Cutan Allergol*, **8**：143-146, 2014.
5) 加藤則人：ステロイド外用療法―患者指導のコツ―．匠に学ぶ皮膚科外用療法―古きを生かす，最新を使う―（上出良一編），全日本病院出版会，pp.166-169，2012．

6) Finlay AY, et al : "Fingertip unit" in dermatology. *Lancet*, **334** : 155, 1989.
7) 大谷道輝：ステロイド外用剤の塗り方のポイントについて教えてください．薬局で役立つ皮膚科治療薬 FAQ．（大谷道輝，宮地良樹編）．メディカルレビュー社，pp. 180-181, 2010.
8) Furue M, Terao H, Rikihisa W, et al : Clinical dose and adverse effects of topical steroids in daily management of atopic dermatitis. *Br J Dermatol*, **148** : 128-133, 2003.
9) 奥田弘美：メディカル・サポート・コーチング入門，日本医療情報センター，2003.
10) 加藤則人：日々の診療を楽しくするコミュニケーションスキル．日臨皮会誌，**27** : 296-298, 2010.

Ⅳ. ありふれた皮膚疾患診療の極意

7 帯状疱疹関連痛治療のコツ

押さえておきたいポイント

- 帯状疱疹関連痛（zoster-associated pain；ZAP）は侵害受容性疼痛と神経障害性疼痛が個々人，また時期によってその比率を変えながら混在しており，痛みの性質を把握することが治療選択につながる．
- 急性期痛治療の主役は非麻薬系鎮痛薬の内服であるが，アセトアミノフェンは COX 阻害作用がないため，高齢者に対して比較的安全に使用可能である．
- PHN に対しては，エビデンスの高い薬剤を選択し，少量から使用していく．また組み合わせて使うことも効果的である．

●はじめに

　帯状疱疹関連痛（zoster-associated pain；ZAP）は皮膚科医が遭遇する頻度の最も高い痛みであることは間違いない．適切な急性期痛治療で痛みが収まる場合が多いが，帯状疱疹後神経痛（post-herpetic neuralgia；PHN）を発症した場合，治療に難渋し，患者も医師もつらい思いをすることもある．今回は「そこが知りたい 達人が伝授する日常皮膚診療の極意と裏ワザ」という本のなかでのZAP 治療に関する依頼を受けた．筆者もまだまだ達人とは言い難いが，本稿ではエビデンスベースの話も交えながら，日常診療，ウイルス外来で日々苦労したり考えたりしていることを中心にZAP 治療について述べてみたいと思う．

●ZAP 評価のコツ

　ZAP は帯状疱疹で最も高頻度でみられる合併症である．ZAP の痛みは，主として急性期痛でみられる侵害受容性疼痛と，PHN の本態である神経障害性疼痛が個々人，また時期によってその比率を変えながら混在している（図 1）[1]．そのためZAP 治療を行ううえで，痛みの性質を評価することは重要である．

1．患者のキーワードを聞く

　侵害受容性疼痛は痛みを感じる侵害受容器（ZAP の場合は皮膚）が刺激されて起こる急性の痛みであり，切り傷，打撲，熱傷など日常生活でよく経験する痛みの主な原因である．キーワードとしては，ヒリヒリ，ズキズキといった言葉で表されることが多い．

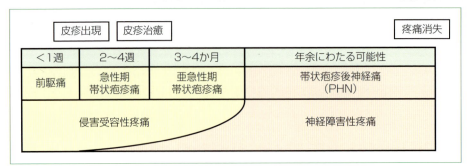

図1 帯状疱疹関連痛(ZAP) (文献1より引用)

一方，神経障害性疼痛の特徴として，刺激には依存しない自発的な疼痛(自発痛)や通常では無害で軽微な機械的刺激(触刺激)により惹起される痛み(誘発痛：アロディニア)の存在が挙げられる．患者からのキーワードとしては，「しびれるような」，「焼け付くような」，「締め付けられるような」といった持続性の痛みや，「電気が走るような」，「刃物で刺されたような」と表現される間歇性の痛みを訴えることが多い．さらに，アロディニアでは，手や衣服が触れたり，風に当たったりするだけでも激痛が生じ，「服が着られない」「ブラッシングができない」「鼻がかめない」「髭が剃れない」といった訴えを聞くことが多い．なかには「水が垂れる」「つねられる」「ひやっとする」「虫が這う」といった独特の表現をする患者もいる．また簡便な知覚異常やアロディニアの診察方法としては，患部と反対側の同部位を指で軽くこすり，感覚や痛みの左右差を確かめるとよい．

2．痛みをどう記録するか？

一般的に痛みの強さはペインスケールを用いて評価する．代表的なものとしてVAS(visual analogue scale)，NRS(numerical rating scale)，フェイス・スケールなどがある．痛みの性質や，QOL障害，ADL障害の評価にはそれぞれ神経障害性疼痛スクリーニング質問表，SF-36，疼痛行動評価法といった患者への質問表を用いる．しかし，これらの質問表の多くは治験や臨床研究で用いるためのツールであり，日常診療では，痛みの強さ，睡眠障害の程度をVASやNRSスケールを用いて記録していくのがよい．また前述のように触診でアロディニアの有無や消長も毎回の外来で確認する．知覚過敏だけでなく知覚低下もPHNのリスクファクターとなるため，注意が必要である[1]．

● 急性期痛治療のコツと裏ワザ

1．帯状疱疹早期診断のコツ

ZAP治療の第一歩は帯状疱疹の正確で迅速な診断と抗ウイルス薬の投与開始であることはいうまでもない．片側性の痛みのみで帯状疱疹と診断する根拠は今のところないが[2]，皮疹がわずかな場合でもダーモスコピーを用いると毛孔性のわずかな痂皮を観察することで帯状疱疹を疑うことができる(図2，3)．また，皮疹が出る前には，前述したような神経障害性疼痛を思わせる痛みを患者が訴えることが多い．一般的には数日経って典型的な皮疹が出現してきた後に診断，治療を始めたほうがよいが，皮疹がない，またはわずかでも帯状疱疹を(根拠を持って)強く疑った場合には，治療開始してもよいのではないかと考えている．

2．急性期での鎮痛薬の使い方

急性期痛治療の主役は非麻薬系鎮痛薬の内服ということになる．NSAIDsはCOX阻害作用を有するため，胃粘膜障害や腎血流量減少といった副作用があり，特に高齢者が多く，また腎排泄性の薬剤である抗ウイルス薬を投与中の急性期帯状疱疹患者では慎重に投与すべきである．また最近では，NSAIDsによる脳血管イベントの発症率増加も懸念されていることを知るべきである[3]．

アセトアミノフェンはCOX阻害作用がないため，高齢者に対して比較的安全に使用可能である[4]．筆者は1,800 mg〜3,200 mg/分3または4で使用している．最近，内服の500 mg錠も発売

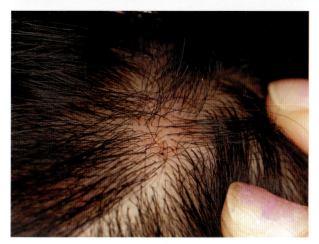

図2 頭部のわずかな紅斑局面

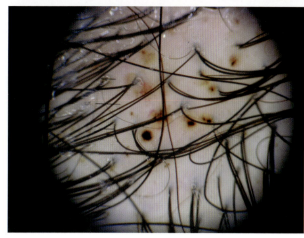

図3 図2のダーモスコピー像
毛孔一致性の痂皮がみられる.

が開始され，より使いやすくなった．また入院中の患者には静注製剤（アセリオ®注射液）もあることを知っておくと便利である．

3．急性期での鎮痛補助薬の裏ワザ

急性期にNSAIDsやアセトアミノフェンで痛みが十分に取れない場合，何をすべきだろうか？まずはアセトアミノフェンなどを極量まで増やしてみるのがよいかもしれない．ただ，高齢者の多い帯状疱疹では非オピオイド鎮痛薬の増量は困難な場合が多い．その場合は早めに鎮痛補助薬を投与することとなる．アロディニアや電撃痛がある場合はプレガバリンを少量から投与してみるとよい．持続性の強い痛みがある場合は，弱オピオイドであるトラマドールとアセトアミノフェンの合剤（トラムセット®）は利にかなった薬剤であるといえる．ただし保険適用をどう考えるかが悩ましいところである．

4．困ったときはペインクリニックへ

「ペインクリニックへの紹介時期はいつがいいか？」と質問されることがよくある．神経ブロック療法は完成されたPHNの治療と思っている皮膚科医はまだまだ多い．日本ペインクリニック学会治療指針検討委員会編集による「ペインクリニック治療指針改訂第4版」[5]では，急性期の帯状疱疹に伴う痛みは，一般に神経ブロック療法に反応するため，積極的に施行することが望ましいと記載されている．つまり，神経ブロックは痛みを和らげることで患者の日常生活動作（ADL）を低下させない，またPHNへの移行を防止する可能性がある治療法であり，帯状疱疹発症早期から，特に中等〜重症患者やPHN移行のリスクファクターを有する患者で施行するべきである．一方，「指針」では長期化したPHNに対する神経ブロックは，効果を示す報告が少ないことから積極的に推奨していない．また，急性期の高度な持続痛や電撃痛など患者のQOLが著しく低下している場合には，急性期からの強オピオイドの使用も試みられるべきである．すなわち，急性期に我々ができうる疼痛治療をしても効果がない場合には，速やかにペインクリニックへの紹介を考えたほうがよい．

●PHN治療のコツと裏ワザ

PHN治療に唯一解や王道はない．近年，さまざまな疼痛治療薬について，無作為化対照試験が行われ，またmeta-analysisを用いた有効性の解析がなされてきている（表1）[6]．神経障害性疼痛の薬物療法に関しては，2007年に国際疼痛学会（international association for the study of pain；IASP）より指針が提示された[7]．また，我が国においても2011年に日本ペインクリニック学会から「神経障害性疼痛薬物療法ガイドライン」が発表された[8]．図4に我が国のガイドラインにおけるPHN薬物療法アルゴリズムを示す．

表1 推奨度による帯状疱疹後神経痛の治療法の分類(文献6より引用改変)

グループ1	グループ2	グループ3	グループ4
有効性，エビデンス確立 副作用少ない	有効性，エビデンスに劣る 副作用の懸念あり	プラセボと比較し明らかな有効性なし	有効性に関するエビデンスの評価がされていない
ガバペンチン プレガバリン 三環系抗うつ剤 オキシコドン徐放薬 モルヒネ徐放薬 リドカインパッチ(5%)	アスピリンクリーム カプサイシンクリーム メチルプレドニゾロンくも膜下注	デキストロメトルファン インドメタシン ロラゼパム ビタミンE ジメリジン ベンジタミンクリーム 鍼治療 ビンクリスチンイオントフォレーシス 硬膜外メチルプレドニゾロン	カルバマゼピン クロルプロキセチン ケタミン ニカルジピン ピロキシカム外用 メチルプレドニゾロンイオントフォレーシス くも膜下モルヒネ 星状神経節ブロック トリアムシノロン局注 ワクシニアウイルス接種家兎炎症皮膚抽出液 など

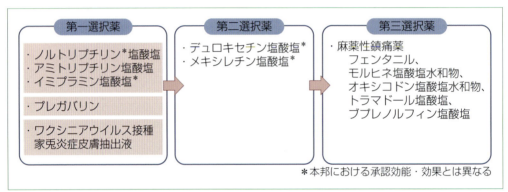

図4 神経障害性疼痛薬物療法ガイドライン(2011)でのPHN治療薬の位置づけ
(文献8より引用一部改変)

1．疼痛治療薬投与の基本

各論の前に，疼痛治療薬投与の基本について述べたい．疼痛治療薬投与の基本は"湯治"と同じである．すなわち，効能(痛みの緩和)を得るためには，その人にあった泉質の湯(薬剤)を見つけていく必要がある．また，入浴(投薬)する場合には，始めは湯あたり(副作用)を避けるために，短時間(少量)から開始し，慣れてきたら徐々に入浴時間(投薬量や回数)を増やしていく．

2．各種疼痛治療薬の使い方

表2にPHNに使用される各薬物の特徴について示した．また，そのなかでも皮膚科医が日常診療で使いこなせるとよいと思われる(筆者も好んで使っている)薬剤について，以下に具体的な使用方法や注意点について述べたい．

a) 三環系抗うつ薬(アミトリプチリン，ノルトリプチリン)

三環系抗うつ薬は，脳内のモノアミン(ノルアドレナリン，セロトニンなど)の再取り込み阻害作用により，シナプス間隙のモノアミンを増加させ，下行性疼痛抑制系を増強させることで効果を発揮する．安価であり，使いやすい薬である．初回投与量は1日1回就寝前に10 mgから開始し，効果と副作用を確認しながら，4日～1週間ごとに1回量を10 mg増量していく．50～60 mgの投与でも効果が出ないようなら，ほかの治療薬に切り替える．副作用としては，眠気，ふらつきなどのほかに抗コリン作用(口渇，便秘，排尿困難)，起立性低血圧があるため，緑内障や前立腺肥大のある患者には慎重に適応を考える．アミトリプチリンのほうが効果は高いが，ノルトリプチリンは

表2 帯状疱疹後神経痛に対する代表的な薬物の特徴（文献8より引用改変）

薬物クラス	開始用量 最大用量	治療効果判定のための期間	主要な副作用	使用上の注意	鎮痛以外の効果
第一選択薬					
三環系抗うつ薬					
第二級アミンTCA：（アミトリプチリン、イミプラミン）、ノルトリプチリン（第二級アミンTCAを利用できない場合にのみ、第三級アミンTCAを使用する）	就寝時に10〜25 mg/日 1日最大150 mg	6〜8週間と し、忍容性の 得られる最大 用量で2週間以上	鎮静、口内乾燥、霧視、体重増加、尿閉、便秘、起立性低血圧	心疾患、緑内障、自殺リスク、発作障害、トラマドールの併用	アミトリプチリンは最近神経障害性疼痛に対する適応が追加された。
カルシウムチャンネル α2δリガンド					
プレガバリン	25〜50 mg/日を1日1〜2回分服また は75 mg/日を1日1回眠前投与 1日最大600 mg（200 mgを1日3回また は300 mgを1日2回分割投与）；腎機能の低下が認められる場合には減量する。	4週間	眠気、浮動性めまい、末梢性浮腫、体重増加	腎機能不全	帯状疱疹後神経痛および末梢性神経障害性疼痛に対して承認・販売されている。
第二選択薬（日本国内で臨床試験が行われている疾患特異的な治療薬）					
ノイロトロピン®	4錠（16単位）/日を1日2回分割投与 4錠（16単位）/日を1日2回分割投与	4週間	悪心、眠気があるが、いずれの発症頻度も0.1%未満である。	特になし	帯状疱疹後神経痛に対して承認・販売されている。
SNRI（選択的セロトニン・ノルアドレナリン再取り込み阻害薬）					
デュロキセチン	20 mg/日を1日1回朝食後 1日最大60 mgを1日1回朝食後	4週間	悪心	肝機能障害、腎機能不全、アルコール乱用、トラマドール併用	うつ病に対して承認されているが、ニューロパチー、有痛性糖尿病性ニューロパチーに対しては開発中である。
抗不整脈薬					
メキシレチン	300 mg/日を1日3回分割投与 1日最大750 mg, 1日3回	4週間	悪心、眠気、不整脈、循環虚脱	催不整脈作用があるため、心電図によるスクリーニングとフォローアップが推奨される。	有痛性糖尿病ニューロパチーに対して承認・販売されている。
第三選択薬					
麻薬性鎮痛薬					
フェンタニル	フェンタニルパッチ（3日型・2.1 mg）1枚を3日に1回貼替。本邦ではほかの麻薬性鎮痛薬からの切り替えしか認められていない。最大投与用量という概念は存在しないため、慎重に漸増する。	4週間	悪心・嘔吐、便秘、傾眠状態、浮動性めまい	薬剤乱用歴、治療開始時期中の運動障害	経皮吸収貼付剤（3日型）が、中等度〜高度の慢性疼痛に対して承認・販売。ただし、ほかの麻薬性鎮痛薬からの切り替え使用のみが承認されている。
トラマドール トラマドール・アセトアミノフェン配合薬	経口剤1錠/日を1日1回または2錠を1日2回分割投与 1日最大8錠を1日4回分割投与	4週間	悪心、嘔吐、便秘、傾眠状態、浮動性めまい、痙攣発作（素因を持つ者）	薬物乱用歴、治療開始時期中の運動障害、痙攣発作、SSRI、SNRI、TCAの併用	軽度〜中等度のがん性疼痛に対して承認・販売、慢性疼痛に対して承認・販売

抗コリン作用が比較的弱く，高齢者に使いやすい．また，もともと抗うつ薬なので，痛みや疾患に対し，不安の強い患者には抗不安薬としての効果も期待できる．

b）プレガバリン

現在最もPHNに使われている薬かもしれない．作用部位としては電位依存性カルシウムチャネルのα2-δサブユニットに結合してカルシウムの流入を抑制し，結果的にグルタミン酸などの興奮性伝達物質の遊離を抑制すると考えられている．前述のように電撃痛やアロディニアが主体の痛みに対しては効果を発揮する．プレガバリンの具体的な使い方だが，少量（25～50 mg/日）から開始することが最も重要である．初回投与でふらつきやめまいを起こすと，患者は二度と使いたがらない．まずは，「あなたがこの薬が飲めるかどうかを試すもので，効果はまだ出ないかもしれない」と患者に説明したうえで，少量投与を開始する．4～7日後に再診してもらい，増量，その後も1週間ごとのタイトレーション（用量の増量）を，治療効果と副作用の両面を評価しながら行っていく．600 mgを上限とするが，150～300 mgで十分な効果が出ることが多い．4週間程度で効果判定し，不応ならばほかの治療に切り替える．副作用はめまい，ふらつきのほかに体重増加や浮腫がある．プレガバリンによる副作用は馴化しないので，少量でも副作用が出る場合にはほかの治療を考えたほうがいい．

c）ワクシニアウイルス接種家兎炎症皮膚抽出液（ノイロトロピン®）

詳細な機序は不明だが，①下行性疼痛抑制系活性化，②末梢循環改善，③ブラジキニン遊離抑制により疼痛を抑制すると考えられている．PHNに対する保険適用を持ち，通常1日4錠を分2で投与する．副作用はほとんどなく軽症例では単独投与，また重症例では後述する併用療法に用いる．

d）弱オピオイド

オピオイドは，①大脳皮質や視床の神経系に存在するμオピオイド受容体に作用し，痛覚情報伝達を抑制する，②中脳水道周囲灰白質や延髄網様体にある巨大細胞網様核，傍巨大細胞網様核，大縫線核に作用し，下行性抑制系を賦活する，③脊髄後角に作用し，一次ニューロンの終末からの神経伝達物質の遊離を抑制するとともに，二次ニューロン側に作用して興奮を抑制する，④末梢の一次ニューロンに存在するオピオイド受容体に作用し，侵害受容器の閾値を上げ，痛みインパルスの発生を低下させるなど多彩な作用点を持つ．オピオイドは大きくモルヒネやオキシコドンのような強オピオイドと，トラマドールやブプレノルフィンといった弱オピオイドに大別される．皮膚科の日常診療で用いるには，麻薬取り扱いに必要な事項（麻薬施用者免許，保管用の金庫，麻薬帳簿）の必要がない弱オピオイドが使いやすい．なかでもトラマドールおよびトラマドール・アセトアミノフェン配合剤（トラムセット®）は，優れた認容性と極めて低い依存性（0.001％以下）のため，使いやすい薬剤といえる．最近，動物モデルにおいて，アセトアミノフェンとトラマドールの併用により相乗効果が得られたという報告もあり，筆者は配合剤のほうを好んで使っている．やはり少量（眠前1錠）から使用し，効果と副作用をみながら漸増する．通常4錠，最大8錠まで使用可能である．

オピオイドの主な副作用として眠気・傾眠，悪心・嘔吐，便秘が挙げられる．このうち眠気・傾眠は数日で軽減する．悪心・嘔吐は1～2週間で軽減するが，頻度も高く，オピオイドを投与する場合には投与開始から2週間は制吐剤を併用する．便秘に関しては時間経過で軽減しないため，便秘症の患者には緩下剤の使用を継続して行う．

e）内服薬の組み合わせ

1種類の薬で効果が十分に得られない場合，複数の薬剤を組み合わせて投与すると効果が上がる場合がある．文献的にはモルヒネとガバペンチン，ガバペンチンとオキシコドン，ノルトリプチリンとガバペンチンの組み合わせで，単剤よりもよい鎮痛効果が得られている[9]．また，動物実験レベ

ルだが，ノイロトロピンとプレガバリンの併用はアロディニアに対して相乗効果があるという報告もあり[10]，臨床的にもノイロトロピンと各種疼痛治療薬との併用は効果がある可能性がある[11]．また，眠気やふらつきでプレガバリンを昼間に飲めないような場合，より認容性の高いトラマドール配合錠を昼間に，プレガバリンを就寝前に処方したりすることも効果的であることが多い．

f）外用薬について

PHNに対してエビデンスがある外用薬は5％リドカインパッチしかない．しかし我が国では販売されていない．代替品としては2.5％リドカイン/2.5％プロカイン混合クリーム(エムラ®クリーム)があるが，レーザー前の表面麻酔に対しての適応しかなく，現実的に使用するのは難しい．

3．薬の減らしどき，止めどき

治療を進めていくうちに，患者の痛みが減少していけば，治療薬の減量や中止を考える．患者の来院時の痛みを評価しつつ，漸減していく．また，患者が「飲み忘れ」をしたときが減らしどき，止めどきのサインとなることもある．飲み忘れても痛みが増悪しない場合，そのまま減量，中止したり，内服薬を頓用に変えていくとよい．

●患者指導のコツと裏ワザ

1．何を目標とするか？

PHNは難治な場合もあるが，基本的には時間とともに痛みは軽快する．いきなり100％の痛みを取ることを目標とはせず，まずは日常生活の50％回復を目標に，その後100％の回復を目標とする．痛みに関しては，毎回の外来でNRSなどを患者とともに確認し，回復度合いを患者と共有するとともに，痛みにとらわれすぎないこと，うまく付き合う方法を一緒に考えていく．「1日数回チクチクするけど，まあ特に問題になりません」と患者がいえるようになれば，ほぼ治療は終了といえる．

●おわりに

IASPのモントリオール宣言(2010)では「痛みのマネジメントを受けるのは基本的人権である」と謳われている．さらに，「臨床の場において，丁寧で優秀な医療従事者が疼痛をもつ患者に疼痛マネジメントを提供することは，医療従事者の責務である．これができないことは，患者の権利を損なうものである」とも書かれている．本稿がZAPの疼痛管理に少しでも役立ち，患者の権利が守られるようなことがあれば幸いである．

（渡辺大輔）

●文　献

1) 渡辺大輔：帯状疱疹関連痛：最新の病態と治療．皮膚疾患最新の治療 2015-2016(渡辺晋一，古川福実編)，南江堂，pp. 9-12，2015．
2) 渡辺大輔，浅野喜造，伊東秀記ほか：ヘルペス感染症研究会(JHIF)帯状疱疹ワークショップ　帯状疱疹の診断・治療・予防のコンセンサス．臨床医薬，**28**：161-173，2012．
3) Salvo F, Antoniazzi S, Duong M, et al：Cardiovascular events associated with the long-term use of NSAIDs：a review of randomized controlled trials and observational studies. *Expert Opin Drug Saf,* **13**：573-585, 2014.
4) Makris UE, Abrams RC, Gurland B, et al：Management of persistent pain in the older patient：a clinical review. *JAMA,* **312**：825-836, 2014.
5) ペインクリニック治療指針改訂第4版(一般社団法人日本ペインクリニック学会治療指針検討委員会編)，真興交易医書出版部，2013．
6) Dubinsky RM, Kabbani H, El-Chami Z, et al：Practice parameter：treatment of postherpetic neuralgia：an evidence-based report of the Quality Standards Subcommittee of the American Academy of Neurology. *Neurology,* **63**：959-965, 2004.
7) Dworkin RH, O'Connor AB, Backonja M, et al. Pharmacologic management of neuropathic pain：evidence-based recommendations. *Pain,* **132**：237-251, 2007.
8) 神経障害性疼痛薬物療法ガイドライン(日本ペインクリニック学会神経障害性疼痛薬物療法ガイドライン作成ワーキンググループ編)，真興交易医書出版部，2011．

9) Shinozaki T, Yamada T, Nonaka T, et al : Acetaminophen and non-steroidal anti-inflammatory drugs interact with morphine and tramadol analgesia for the treatment of neuropathic pain in rats. *J Anesth*, **29** : 386-395, 2015.
10) Okazaki R, Namba H, Yoshida H, et al : Combined antiallodynic effect of Neurotropin® and pregabalin in rats with L5-spinal nerve ligation. *Life Sci*, **92** : 259-265, 2013.
11) 本田まりこ：帯状疱疹後神経痛に対するワクシニアウイルス接種家兎炎症皮膚抽出液（ノイロトロピン®）の成果. *Pharma Medica*, **32**：95-100, 2014.

Ⅳ. ありふれた皮膚疾患診療の極意

8 爪扁平苔癬と爪乾癬の鑑別

押さえておきたいポイント

- 爪の乾癬と扁平苔癬は似て異なるうえ，ともに多彩な臨床像を呈する．
- 爪母と爪床に生じる各々の病変の特徴をきちんと把握する必要がある．
- 最も有用な検査法はいうまでもなく生検である．

● はじめに

「扁平苔癬」や「乾癬」という疾患名を聞いて，その臨床像がすぐさま頭に浮かんでこない皮膚科医はおそらく皆無であろう．それはどちらも決して稀な疾患ではなく，日常診療の現場において多くの患者(皮疹)を経験してきているはずだからである．しかしいくら経験を積んでいても，扁平苔癬が実は扁平苔癬型の薬疹であったり，乾癬ではなくリンフォーマであったなどという事例も決して少なくはないと思われ，扁平苔癬も乾癬もこの章のテーマである「ありふれた皮膚疾患」ではあるが，いわゆる snap diagnosis 的な安易な診断はやはり控えるべきといえる．扁平苔癬と乾癬はともに皮膚のみならず爪にも症状がみられてくることがあるが，その診断については正直皮膚以上に苦慮することが多い．躯幹や四肢に落屑性紅斑が多数みられており，既に「乾癬」の診断がついたうえでの爪症状であれば「爪乾癬」の診断もおよそつけやすいのかもしれない．だが，爪のみの扁平苔癬や爪のみの乾癬の場合，唯一のよりどころとなるのが爪の所見のみとなるため，その診断を下す難易度は必然的に上昇する．「ありふれた皮膚疾患」だけにその診断ももちろんであるが，治療の反応もすぐにはみえにくい部位だけに治療の難しさも痛感する．本稿では爪に生じた乾癬および扁平苔癬の病変とその鑑別について述べたい．

● 爪乾癬（図1）

乾癬における爪病変の頻度は報告によりまちまちで30～80％とされる[1]．桑原らは手指においては86％，足趾爪甲においては67％の爪甲に何らかの病変がみられており，足趾の爪に病変がある例は手指の爪にも病変がみられていたと報告している[2]．皮膚症状のない爪のみの乾癬もみられるがその頻度は10％以下とされる[1]．爪のみに生じる乾癬があるということから，乾癬の重症度と爪病変の程度は必ずしも一致しないものと思われるが，やはり重症例であるほど，その程度はともかく爪病変がみられることは多い．なかでも関節症

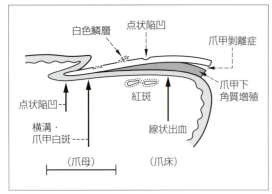

図1 乾癬の爪変化（文献1より引用改変）

表1 NAPSIの項目（文献4より引用改変）

爪母乾癬 (nail matrix psoriasis)	爪床乾癬 (nail bed psoriasis)
点状陥凹 (pitting)	爪甲剥離 (onycholysis)
爪甲白斑 (leukonychia)	油滴変色 (oil drop discoloration)
爪半月の赤色点状斑 (red spots in the lunula)	線状出血 (splinter hemorrhages)
爪甲の崩壊 (nail plate crumbling)	爪床角質増殖 (nail bed hyperkeratosis)

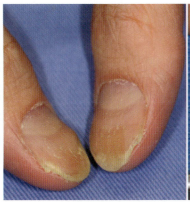

a．点状陥凹の散在と鱗屑　　b．爪甲白斑，点状陥凹がみられる　　c．爪半月の赤色点状斑

図2 爪母乾癬

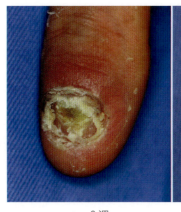
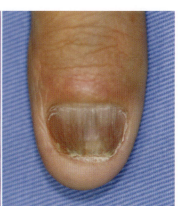

a．0週　　b．6週　　c．14週

図3 爪母乾癬
崩壊していた爪甲がレミケード®治療14週で劇的に改善

性乾癬は爪乾癬の罹患頻度が高い傾向にあり[3]，DIP関節に変形がある場合はその頻度はさらに高くなる．小児の爪乾癬の例もみられるがもともとの症例数が少ないなかでの爪病変の有無でありその割合は推して知るべしである．

爪は爪母にて形成され，爪床に接着して伸張し，手指および足趾の先端に到達する．爪乾癬は多彩な臨床像を呈するが，その分類については病変が生じた部位で考えるとわかりやすい．つまり爪母に生じるか（爪母乾癬），爪床に生じるか（爪床乾癬）ということである．爪母乾癬の病変としては点状陥凹，爪甲白斑，爪半月の赤色点状斑，爪甲

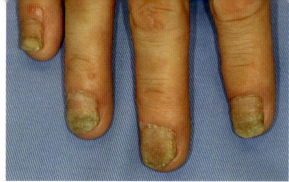

a．爪甲剥離

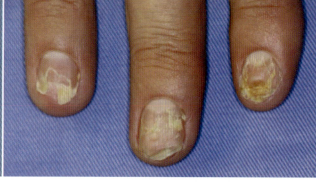

b．爪甲剥離と剥離後の脱落

図4　爪床乾癬

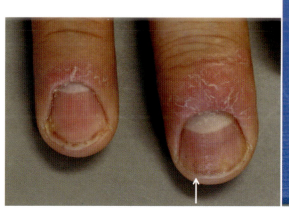

a．線状出血（矢印）

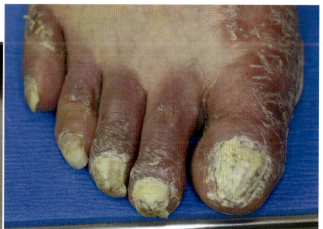

b．著明な爪床角質増殖

図5　爪床乾癬

崩壊があり，爪床乾癬の病変としては爪甲剥離，油滴変色，線状出血，爪下角質増殖がある．これらは当然すべて単独では出現せず，複数の病変が重複するケースもよくみられる．そのなかでも点状陥凹や黄色変化を伴う爪甲剥離は診断価値が高いといわれている．ちなみに爪母乾癬と爪床乾癬にみられるそれぞれの代表的な4つの爪病変は，爪乾癬の重症度を評価する際に使用されるNAP-SI（nail psoriasis severity index）[4]の項目にも挙げられている（表1）．NAPSIについては後述する．

以下，爪母乾癬，爪床乾癬の病変について述べる．

1．爪母乾癬（図2，3）

a）点状陥凹（図2-a, b）

爪乾癬で最もみられる病変である．手指の爪に多くみられ，足趾の爪には頻度は高くないとされる．爪母近位部の炎症のために部分的に不全角化を生じ，この部分が爪甲表面から脱落したために爪甲が点状の陥凹となる[1]．扁平苔癬，円形脱毛症，真菌症などでもみられることはあるが，陥凹に一致して鱗屑がみられるのは乾癬の特徴といえる．

b）爪甲白斑（図2-b）

爪母の近位〜中間部に表面平滑な白色調変化が生じる．点状陥凹や横溝とともにみられるのが一般的である．爪乾癬の白色調変化は爪白癬との鑑別が要されるが，短期間ですべての爪甲に出現し爪甲近位部にもみられる場合は，爪乾癬の可能性が高いとされる[1]．

c）爪半月の赤色点状斑（図2-c）

爪甲下の爪半月部に透見できる点状の紅斑で，爪母遠位部に生じた初期の点状病変と考えられる．

2．爪床乾癬（図4，5）

a）爪甲剥離（図4）

爪床部に生じた乾癬病巣により爪甲遠位部と爪床が接着不全に陥った状態で，黄色調を呈する傾

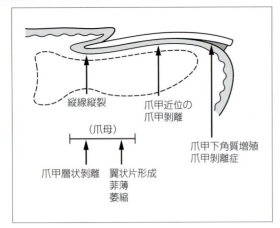

図6 扁平苔癬の爪変化(文献1より引用改変)

向があり診断的価値が高いとされる．爪床への好中球浸潤とそれに続発する亀裂により爪甲が剥離すると考えられ，乾癬患者の61%で手指の爪にみられたと報告されている[2)5)]．

b) 油滴変色

爪床部の不全角化および真皮乳頭の毛細血管拡張により，爪に油を垂らしたかのような円形〜楕円形の紅斑がみられる[6)]．乾癬患者の36%で手指の爪にみられたが，足趾では少なかったと報告されている[2)]．

c) 線状出血(図5-a)

油滴変色と同様，爪床部の延長した真皮乳頭内の毛細血管拡張からの出血によって生じる．皮膚のアウスピッツ現象に相当し[1)]，乾癬患者の31%で手指の爪にみられたと報告されている[2)]．

d) 爪床角質増殖(図5-b)

爪床の乾癬病変に伴い爪皮下の過角化，不全角化が蓄積し，爪甲が持ち上げられると考えられる．しばしば爪甲剥離症を合併する．

3．NAPSI

全身に生じた乾癬の皮疹の重症度をPASI (psoriasis area and severity index)で測定・評価するように，爪病変の重症度もNAPSI(nail psoriasis severity index)というツールを用いて評価する．その方法は，評価する爪を4等分にして，各々のエリアに爪母乾癬の特徴のいずれかを認めれば1点，爪床乾癬の特徴のいずれかを認めれば1点とし，爪全体に両者の病変を認めれば最高8点となる．NAPSIは主として，以前の爪の状態との比較に使用したり，治療の有効性の評価などに用いられている．

● 爪扁平苔癬(図6)

皮膚の扁平苔癬で爪病変を合併する頻度は約10%とされる[1)]．Sammanの扁平苔癬200例の検討でも爪病変は20例(10%)にみられたと報告されている[7)]．さらに爪の乾癬と同様に扁平苔癬の症状が爪に限局されている例もある．Tostiら[8)]の爪扁平苔癬24例の統計によると，全指趾の爪甲に病変がみられたのは10例，全指の爪甲に病変がみられたのは7例であった．複数の指趾爪甲に生じる傾向があること，加えて手指爪甲のほうが足趾爪甲よりも罹患しやすい傾向にあった．臨床的特徴としては，爪母の病変には爪甲の縦線や縦裂症，層状剥離，菲薄化，萎縮，破潰，翼状片形成，そして紫褐色変色があり，爪床の病変には爪床角質増殖症，爪甲剥離症(遠位部にも近位部にも生じる)などがあるが，いずれも非特異的所見である．なお小児についても検討されており，成人と同様に複数の指趾爪甲に病変が生じること，そして足趾よりも手指の爪甲に罹患する傾向があることが報告されている[9)]．

1．爪母病変(図7，8)

a) 縦線，縦裂症(図7-a，b)

爪甲の扁平苔癬の初期病変で最も多くみられる．縦の線条や隆起が生じ，増悪すると亀裂を形成する．

b) 層状剥離，菲薄化(図7-c)

爪甲表層が爪甲近位部で層状に剥離することで生じる．爪母における比較的広範囲の変化によるもので，剥離のため菲薄化をきたす．

c) 萎縮，破潰(図8-a)

層状剥離，菲薄化が爪母全体に及ぶと萎縮を生じるようになり，さらにその炎症が強く長期間続くと爪母の破潰をきたす．爪母は線維化し，後爪郭と爪床の癒合によって生じるのが翼状片形成(図8-b)である．扁平苔癬に特異的な病変である[1)]．

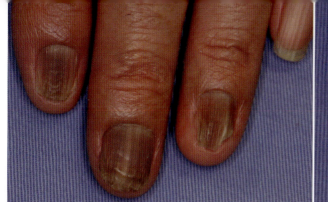

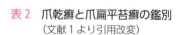

図7 爪扁平苔癬
　a：縦の縦線と紫褐色変色
　b：縦の隆起と爪甲縦裂症
　c：層状剥離と菲薄化

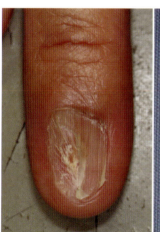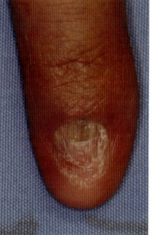

図8　爪扁平苔癬
　a：爪甲剥離と萎縮，欠損
　b：翼状片形成

表2　爪乾癬と爪扁平苔癬の鑑別
（文献1より引用改変）

		乾癬	扁平苔癬
爪母	点状凹窩	＋	－
	爪甲白斑	＋	－
	半月の赤色点状斑	＋	－
	肥厚	＋	－
	萎縮	＋	＋
	縦線，縦裂症	－	＋
	層状剥離	－	＋
	紫褐色変色	－	＋
	翼状片形成	－	＋
爪床	爪甲剥離症	＋	±
	近位の爪甲剥離	－	＋
	紅斑，膿疱	＋	－
	線状出血	＋	－
	爪床角質増殖	＋	＋

　d）紫褐色変色（図7-a）
　縦線に沿った爪甲の線状色素沈着や萎縮した爪甲のびまん性色素沈着としてみられる[10]．

2．爪床病変

　爪床角質増殖症，爪甲剥離症（遠位部にも近位部にも生じる）などが知られているが，扁平苔癬の爪床病変はいずれも非特異的とされるため，診断に関しては参考程度にしかならないようである．

● **爪乾癬と爪扁平苔癬の鑑別**

　乾癬で全身に皮疹があるうえに爪甲にも変化が

あった場合,真菌検査で陰性であれば傾向的に爪乾癬として診断・治療をするケースは,おそらく少なくないかもしれない(経験的要素が多分に入ってくると思われるが).一方で扁平苔癬の場合は,皮膚に扁平苔癬の皮疹があり爪甲にも病変がみられているからといって,それがすぐに爪扁平苔癬だとはやはりいいがたい.しかしこの両疾患の爪病変に関しては,一見似ているようにみえて実は異なる点が多く(表2),決して容易とはいえないが,それぞれを鑑別できなくはない.ただし確実な診断をするために最も有用な検査法はやはり生検をおいてほかにはない.皮膚とは異なり爪の組織であるため必ずしも典型像ではないケースもあるが,乾癬と扁平苔癬の組織像は鑑別点が多いため診断は可能と思われる.当然であるが,いずれもまず真菌症を確実に否定してからということはいうまでもない.

(遠藤幸紀)

● 文 献

1) 西山茂夫:爪疾患カラーアトラス,南江堂,1993.
2) 桑原まゆみ,後藤裕子,清島真理子ほか:尋常性乾癬の爪病変.皮膚,**33**:296-299,1991.
3) Salomon J, Szepietowski JC, Proniewicz A, et al: Psoriatic nails: a prospective study. *J Cutan Med Surg*, **7**: 317-321, 2003.
4) Rich P, Scher RK: Nail Psoriasis Severity Index: a useful tool for evaluation of nail psoriasis. *J Am Acad Dermatol*, **49**: 206-212, 2003.
5) Robbins TO, Kouskoukis CE, Ackerman AB, et al: Onycholysis in psoriatic nails. *Am J Dermatopathol*, **5**: 39-41, 1983.
6) Kouskoukis CE, Scher RK, Ackerman AB, et al: The "oil drop" sign of psoriatic nails. *Am J Dermatopathol*, **5**: 259-262, 1983.
7) Samman PD: The nails in lichen planus. *Br J Dermatol*, **73**: 288-292, 1961.
8) Tosti A, Peluso AM, Fanti PA, et al: Nail lichen planus: clinical and pathogenic study of twenty-four patients. *J Am Acad Dermatol*, **28**: 724-730, 1993.
9) Tosti A, Piraccini BM, Cambiaghi S, et al: Nail lichen planus in children, clinical features, response to treatment, and long-term follow-up. *Arch Dermatol*, **137**: 1027-1032, 2001.
10) 種井良二:炎症性角化症と爪.*MB Derma*, **184**: 81-87, 2011.

そこが知りたい 達人が伝授する日常皮膚診療の極意と裏ワザ

 # V 新しい皮膚疾患の診療

1. ロドデノール誘発性脱色素斑
2. 分子標的薬による手足症候群
3. イミキモドの日光角化症フィールド療法
4. 日本紅斑熱と牛肉アレルギーの接点

V. 新しい皮膚疾患の診療

1 ロドデノール誘発性脱色素斑

押さえておきたいポイント

- ロドデノール誘発性脱色素斑は，ロドデノールを2%配合した製品の使用前には色素脱失を生じておらず，使用後に色素脱失を生じたものをいい，使用者の約2%に発症したと推測される．
- ロドデノール誘発性脱色素斑は，アレルギー反応は介さず，ロドデノールのメラニン生成抑制作用が過剰に作用したことにより生じたと考えられる．
- 多くの症例は当該製品中止およびステロイド外用薬，タクロリムス軟膏，ビタミンD_3製剤の外用などにより色素が再生したが，いまだに色素が再生しない症例や，尋常性白斑を合併した症例などの難治例には紫外線照射が有効と考えられる．

はじめに

化粧品や医薬部外品に含まれるメラニン生成抑制物質(いわゆる美白成分)のメカニズムは，①メラニン合成阻害，②メラニン顆粒の転送抑制，③メラニン顆粒の排出促進，④メラノサイトの活性化抑制などの機序によるものがあり，さまざまな美白成分が研究，開発され，市場で販売されている[1]．

このような美白成分の1つであるロドデノール(*Rhododenol*)は，化学名：4-(4-ヒドロキシフェニル)-2-ブタノール(4-(4-hydroxyphenyl)-2-butanol)，一般名：ロドデンドロール(*rhododendrol*)といい，(株)カネボウが独自に開発したメラニン生成抑制物質である(図1)．また，ロドデノール

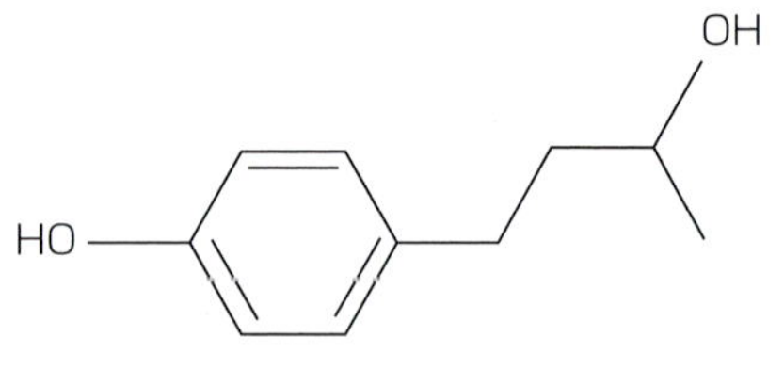

化学名：4-(4-ヒドロキシフェニル)-2-ブタノール
　　　　(4-(4-hydroxyphenyl)-2-butanol)
化学式：$C_{10}H_{14}O_2$
分子量：166.22
CAS No.：501-96-2

図1

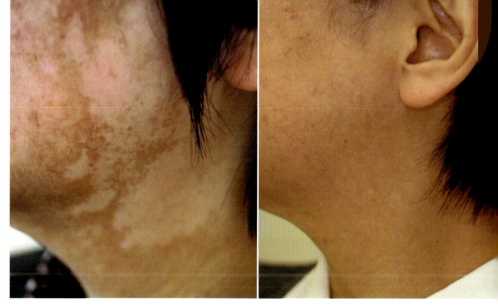

図2 ロドデノール誘発性脱色素斑
　a：初診時
　b：1年6か月後

に類似した化学物質にラズベリーケトン(raspberry ketone, 化学名：4-パラヒドロキシフェニル-2-ブタノン(4-(p-hydroxyphenyl)-2-butanone))があり，1998年ラズベリーケトンによる職業性白斑が報告[1]され，ラズベリーケトンもメラニン生成抑制物質であることが判っている[2,3]．ロドデノールは，厚生労働省 薬品・食品審議会化粧品・医薬部外品部会における審議を踏まえ，2008年1月に医薬部外品として，「メラニンの生成を抑え，シミ，そばかすを防ぐ」などの効能効果で承認され，美白成分としてロドデノールを配合した製品が販売開始された．

2013年にロドデノールを2％配合した美白化粧品（医薬部外品）の使用者において，ほかの美白化粧品使用者に比べて高頻度に脱色素斑が生じていることが判明し，2013年7月に製造販売業者による自主回収が発表された．製造販売業者による調査では，本症の発症は19,538人（2015年7月31日時点，完治・ほぼ回復11,137人を含む）である．当該化粧品を使用した消費者は約80万人と推定されていることから，発症率は約2％と推測されている．

日本皮膚科学会では，本症発症患者と医療者に正しい情報を提供することを目的として，ロドデノール含有化粧品の安全性に関する特別委員会（委員長：藤田保健衛生大学医学部皮膚科学教授，松永佳世子）を2013年7月17日に発足した．この特別委員会では，一次全国疫学調査，パッチテスト試薬の調整，配布，医療者向け診療の手引き・患者向けFAQ作成，特別委員会施設内二次調査，診断基準設定，臨床分類設定，脱色素斑重症度判定スコア設定，二次全国疫学調査，三次全国疫学調査，紫外線治療についての調査，および病態を解明するためのさまざまな基礎的検討を行い，2015年5月31日にその活動を終了した．厚生労働省においても，2013年10月にロドデノール配合薬用化粧品による白斑症状の原因究明・再発防止に関する研究班（委員長：国立医薬品食品衛生研究所長，川西　徹）が設置され，①原因分析に関する研究：臨床症状からの分析，非臨床試験データからの分析，②再発防止に関する研究：医薬部外品の安全性などに関するデータ収集・解析手法のあり方が検討され，2015年3月に活動を終了した．

● ロドデノール誘発性脱色素斑の概念および診断[5]

ロドデノール誘発性脱色素斑(Rhododenol-induced leukoderma)とは，ロドデノールを配合した化粧品を使用後に，主に使用部位に生じるさまざまな程度の脱色素斑をいい，使用中止により一部あるいは全体に色素再生が認められることが多いものをいう（図2）．臨床分類は，完全脱色素斑優位型（脱色素斑面積の60％以上が完全脱色素

表1 診断基準

必須項目
1．ロドデノール含有化粧品を使用していた． 　注）患者申告，購入履歴，回収記録を根拠に判断する． 2．ロドデノール含有化粧品を使用する前には脱色素斑がなく，使用後，使用した部位におおむね一致して生じた完全ないし不完全脱色素斑がある．
小項目
1．使用中止により（必須項目2の）脱色素斑の拡大が使用中止後およそ1か月以内に停止した． 2．使用中止により（必須項目2の）脱色素斑の少なくとも一部に色素が再生した． 　注）写真や診療録，ダーモスコピー所見などの記録を参照し，医師が視診により重症度判定基準を用いて判定する．
参考項目
脱色素斑出現前に紅斑などの炎症症状の先行をみる場合がある． 脱色素斑の程度は一様ではなくムラがあり，辺縁不整の場合が多い． 複数のロドデノール含有化粧品を併用した場合や繰り返し塗布した部位に発症しやすい．
除外診断
Vogt-小柳-原田病，サットン母斑，感染症（癜風，梅毒，Hansen病，HIV）に伴う白斑，単純性粃糠疹，老人性白斑，尋常性白斑，ほかの原因による炎症後脱色素斑，薬剤性の白斑黒皮症，職業性白斑，まだら症，Waardenburg症候群，結節性硬化症などの先天性色素異常症などを除外する．
判定
必須項目2項目と小項目の少なくとも1項目を満たす場合は確実例とする． 必須項目2項目を満たすが，小項目の1，2ともに満たさない場合はその時点では疑い例とする． 疑い例については引き続き注意深く色素再生の有無を経過観察することが望ましい． 　注）このような症例には，尋常性白斑の合併例，誘発例が含まれる可能性がある．しかし，臨床像および病理学的所見から尋常性白斑とロドデノール誘発性脱色素斑を鑑別することは困難な場合があり，診断には細心の注意が必要である．

斑），完全・不完全脱色素斑混合型，不完全脱色素斑優位型（脱色素斑面積の60％以上が不完全脱色素斑）に分けられる．

その診断基準は，表1に示すとおりである．すなわち，ロドデノール含有化粧品を使用していた既往があり，その使用前には脱色素斑がなく，使用後に使用した部位におおむね一致して脱色素斑を生じ，当該化粧品の中止によって脱色素斑の拡大が止まり，少なくとも一部に色素の再生を認める場合が確実例である．診断基準には除外すべき疾患に尋常性白斑が挙げられているが，尋常性白斑とロドデノール誘発性脱色素斑を鑑別することが困難な場合がある．例えば，尋常性白斑を生じていた患者が使用前には尋常性白斑が生じていなかった部位に当該化粧品を使用し，その使用部位に脱色素斑を生じ，使用中止後その部位には色素再生をきたした症例（尋常性白斑合併例）や，当該化粧品を使用した部位に脱色素斑を生じて，中止後に色素脱失の拡大が止まったり，色素再生を認めたが，当該化粧品を使用していない部位にも脱色素斑が生じた症例（尋常性白斑誘発例）などがある．一次調査では，尋常性白斑との鑑別が可能との回答は15％に過ぎず，臨床所見のみでの本症と尋常性白斑との鑑別は非常に困難であることがわかる．

したがって，個々の症例の診断は，臨床所見，当該化粧品の使用状況，使用中止後の経過などを勘案し，主治医の判断によって診断がなされる必要がある．

●ロドデノール誘発性脱色素斑の病理組織学的所見

本症の脱色素斑部の病理組織学的所見については，ロドデノール含有化粧品の安全性に関する特別委員会の委員の施設において検討された結果，①毛囊周囲に細胞浸潤が認められる，②メラノファージが大多数の症例に認められることが尋常性白斑との鑑別の参考になると考えられている．

また尋常性白斑では多くの場合，完全脱色素斑部ではメラノサイトが完全に消失しているのに対して，本症の完全脱色素斑部ではメラノサイトの減少はあっても完全に消失している場合は少なく，毛囊部を含めて標本上いずれかの部位にメラノサイトを認めることが多い．また Tanemura ら[6]は，浸潤している細胞は CD4[+]CD8[+]陽性 T 細胞が多いことを報告している．しかしながら，先に述べたように尋常性白斑合併例や尋常性白斑誘発例もあり，病理組織学的所見からも尋常性白斑とロドデノール誘発性脱色素斑を厳密に鑑別することが困難な場合がある．

● ロドデノール誘発性脱色素斑全国疫学調査[7)〜9)]

ロドデノール含有化粧品の安全性に関する特別委員会では，本症の実態を把握するために 3 回の全国疫学調査を行った．つまり，一次疫学調査では，自主回収が発表され，皮膚科専門医の施設に多くの患者が受診する混乱のなかで，2013 年 7〜9 月にかけて，年齢性別分布，職歴，既往歴，化粧品使用歴，発症年月，脱色素斑と当該化粧品使用部位の一致性，色素沈着の有無，発症前の炎症の有無などについて調査し，1,338 例の結果をまとめた．半年後に行った二次疫学調査では，脱色素斑の状態(部位，面積，スコア)，診断基準の適応，臨床分類，治療および経過，使用した当該化粧品の種類と中止期間などについて調査し，1,445 例をまとめた．1 年半を経過した時点での三次疫学調査では，いまだ完全な色素再生が認められない難治症例の今後の治療を念頭に置いて，尋常性白斑の合併，経過中の色素増強，色素脱失の経過，部位別の経過，最近半年の色素再生速度，治療薬とその効果，紫外線治療の具体的方法とその効果を調査し，981 例をまとめた．

● ロドデノール誘発性脱色素斑の患者背景および臨床的特徴[7)8)]

年齢性別分布については，美白化粧品による皮膚障害であることから，患者のほとんどが女性であり，年齢分布は 10 歳代〜80 歳以上まで幅広く分布し，いずれの疫学調査においても 60 歳代女性が最も多い結果であった．

本症は当該化粧品の使用者の約 2% にのみ発症していることから，当初，発症した患者に誘発因子があるのではないかと，一次疫学調査では患者背景について調査したが，白斑を誘発する薬剤の内服歴や白斑を生じる疾患やアレルギー疾患などの既往歴，あるいは化学白斑を生じるフェノール類を使用する職歴に本症患者に有意な因子は認められていない．また，診療現場では，問診上自己免疫性甲状腺疾患の既往が多い印象があったが，その後の調査において，健常人との差を認めなかったと報告されている．

脱色素斑は，臨床的にメラニン色素が減少し，健常色に比べて白色調を呈するが健常色の完全喪失には至っていない「不完全脱色素斑」と，ほぼ完全にメラニン色素が欠如し，健常色を喪失して白色調を呈する「完全脱色素斑」に分類されるが，一次調査では本症患者の脱色素斑は，不完全脱色素斑 42%，完全脱色素斑 17%，混在 28% であり，二次調査では不完全脱色素斑 45%，完全脱色素斑 27%，混在 26% と，不完全脱色素斑症例が多いものの，本症に特徴的な脱色素斑のタイプはないと考えられる．また，本症の脱色素斑部位をダーモスコピーで拡大してみると，肉眼的には完全脱色素斑にみえる部位であっても，脱色素部位の産毛は白毛でないことが多い．

脱色素斑の部位は，当該化粧品の塗布部位である顔が最も多く，次いで頸部，手背に認められた．女性が化粧品を塗布する場合には，手掌に製品を少量のせ，まず顔面に塗布し，それから頸部に延ばして，手に残ったものを手背や前腕に延ばすことが多く，脱色素斑の部位は，この使用方法で塗布する部位とおおむね一致している．

また，本症の臨床経過の特徴として，当該化粧品使用中止後の色素再生の過程において，脱色素斑部位またはその周囲に著明な色素増強が生じる

場合があった．その頻度は一次調査では38%であり，二次調査では41%であった．二次調査で色素増強を認めた41%の患者の内訳は，27%はいまだに色素増強があり，14%は一時色素増強があったが今は回復しているという回答であった．色素脱失のみでなく，色素増強も生じて，肌の色調の濃淡差が増したことにより苦痛が増している患者がいることが明らかとなった．

● ロドデノール誘発性脱色素斑とロドデノールによる接触皮膚炎との関連性[8]

2013年7月に自主回収が発表される前に，製造販売業者に報告のあった当該化粧品による接触皮膚炎症例のうち，数例において本症と同様の脱色素斑が認められていた．また一次調査では色素脱失を生じる前に同じ部位に発赤や痒みなどの炎症症状を自覚していた症例が43.8%であった．これらの事実から，色素脱失性接触皮膚炎の可能性が疑われ，ロドデノール含有化粧品の安全性に関する特別委員会においてロドデノールのパッチテスト用試薬を作成し，全国の患者を対象にパッチテストを施行した．その結果253例にロドデノール2% petパッチテストを施行し，陽性反応を呈したのは，253例中38例(15%)であった．本症発症前に炎症症状を有していた症例の陽性率は22%であり，炎症症状がなかった症例は7%と，炎症の有無によりロドデノールパッチテストの陽性率は大きく異なっていた．

また，一次調査の際に，調査した発症月では夏に発症した症例が多く，ロドデノールによる光線過敏性接触皮膚炎の可能性も考慮して，可能な症例においては，光パッチテストも行った．光パッチテストは52例に施行し，1例のみに陽性反応を認めた．

この結果から，ロドデノールによる接触皮膚炎の合併例はあるが，本症の色素脱失は接触感作によって生じているわけではないと考えられた．パッチテスト施行例において，1週間後判定時にロドデノール貼布部位に白斑出現と記載された症例は1例，うっすら白いかと記載された症例が1例報告されている．

● ロドデノール誘発性脱色素斑に対する治療および経過[7,8]

本症はロドデノールによるメラニン生成抑制作用の過剰効果により生じた結果であることから，治療はまず当該化粧品の使用を中止することが第一選択である．二次調査では，当該化粧品の使用中止のみで経過観察した症例の67%は回復傾向を示していた．一方，当該化粧品の使用を中止した後に何らかの治療を受けた症例では77%が回復傾向を示しており，治療を受けた群のほうが回復が多い結果であった．治療内容は，尋常性白斑の治療に準じて，外用剤としてはステロイド外用薬，ビタミンD_3外用薬，タクロリムス外用薬が主に使用され，内服に関しては経過中に色素増強をきたした症例に対して肝斑の治療として用いられるトラネキサム酸とビタミンC内服が主に使用された．また難治症例や重症例については，紫外線療法も試みられている．

二次調査では，1種類のみの外用剤で経過観察した症例において，脱色素斑面積と色素増強や患者の苦痛などを勘案した総合評価に分けて比較検討されている．その結果，脱色素斑面積はタクロリムス外用薬単独使用群が，ほかの外用剤使用群に比べて，脱色素斑面積が半分以下に縮小しているとの回答が多く，総合評価ではステロイド外用薬単独使用群がほかの外用剤使用群に比べて，回復以上が多い結果となっている．紫外線治療の効果については二次調査によると，効果について回答のあった60例中，やや有効以上は56例で，6例は脱色素斑が略治し終了となっており，難治例に対して試みてよい治療法と思われる．ただし，紫外線照射により，刺激反応が生じ，脱色素斑周囲の健常部の色素増強を生じる場合もあり，本症に対して紫外線治療をする際には健常部の遮光を十分行い，慎重に照射する必要がある．

●ロドデノール誘発性脱色素斑の発症機序[10)~13)]

皮膚の色素沈着はメラノサイトが生成するメラニン色素により生じる．メラニン生成の過程においてチロシナーゼという酵素が重要であり，チロシナーゼによるチロシンの酸化によって始まる．ロドデノールはこのチロシンの構造と類似しているため，チロシンの代わりにロドデノールがチロシナーゼに結合することによって，メラニン生成が少なくなる．一方で，ロドデノールがチロシナーゼに結合することによりロドデノール代謝産物が形成され，このロドデノール代謝産物によって，あるいはその後の代謝過程において，メラノサイトの障害が生じると考えられている．これらの程度が軽度であれば，美白効果となるが，メラノサイトが著しく障害され，メラノサイトが減少あるいは消失して，ロドデノール誘発性脱色素斑が生じたと推測される．

ロドデノール誘発性脱色素斑が生じた機序はわかってきたが，いまだ当該化粧品の使用者の約2％という一部にのみ本症を発症した要因は明らかではなく，今後も本症発症に関する病態解明の研究は引き続き行われることと思われる．

●さいごに

アジア諸国においては，肌の色調に濃淡がなく，できるだけ白い肌を理想として，メラニン生成抑制効果のある化学物質を含んだ化粧品や医薬部外品が多く販売されている．日本で化粧品・医薬部外品を規制する「医薬品，医療機器等の品質，有効性及び安全性の確保等に関する法律（医薬品医療機器法：旧薬事法）」によれば，化粧品とは，人に対する作用が緩和なもので，医薬部外品においても緩やかな薬理作用を期待するものであり，これらの製品は，その作用の副作用や合併症などで人体に悪影響を与えないはずであった．しかしながら，近年，石鹸に配合された加水分解コムギ末に感作された小麦アレルギー発症事例や，本稿で述べたロドデノールという美白成分の過剰効果による脱色素斑の誘発事例を経験し，我々は，化粧品・医薬部外品が人体に悪影響をきたさない安全な商品であることが保障されていないことを認識した．

そして，ロドデノール誘発性脱色素斑の健康被害症例が2万人弱に拡大するまで認識されなかった背景には，医療者，企業，行政の間の情報の共有がなかったことも一因であった．今後は，このような事例を早期に発見し，被害を最小とするために，産官学の連携をもとにした情報ネットワークの構築が必要と考えられる．

（鈴木加余子，松永佳世子）

●文献

1) 芋川玄爾：美白に対する機能評価，皮膚科医のための香粧品入門．皮膚臨床, **56**：1714-1733, 2014.
2) Fukuda Y, Nagano M, Futatsuka M：Occupational leukoderma in workers engaged in 4-(p-hydroxyphenyl)-2-butanone manufacturing. *J Occup Health*, **40**：118-122, 1998.
3) Fukuda Y, Nagano M, Arimatsu Y：An experimental study on depigmenting activity of 4-(p-hydroxyphenyl)-2-butanone in C57 black mice. *J Occup Health*, **40**：97-102, 1998.
4) Fukuda Y, Nagano M, Tsukamoto K：*In vitro* studies on the depigmenting activity of 4-(p-hydroxyphenyl)-2-butanone. *J Occup Health*, **40**：137-142, 1998.
5) Nishigori C, Aoyama Y, Ito A, et al：Guide for medical professionals (i. e., dermatologists) for the management of Rhododenol-induced leukoderma. *J Dermatol*, **42**：113-128, 2015.
6) Tanemura A, Yang L, Yang F, et al：An immune pathological and ultrastructural skin analysis for rhodedenol-induced leukodermal patients. *J Dermatol Sci*, **77**：185-188, 2015.
7) 青山裕美，伊藤明子，鈴木加余子ほか：ロドデノール誘発性脱色素斑症例における一次全国調査結果．日皮会誌, **124**：2095-2109, 2014.
8) 鈴木加余子，青山裕美，伊藤明子ほか：ロドデノール誘発性脱色素斑症例における二次全国調査結果．日皮会誌, **124**：3125-3142, 2014.
9) 伊藤明子，鈴木加余子，青山裕美ほか：ロドデノール誘発性脱色素斑症例における三次全国調査結果．日皮会誌, **125**：2401-2414, 2015.
10) Sasaki M, Kondo M, Sato K, et al：Rhododendrol, a

depigmentation-inducing phenolic compound, exerts melanocyte cytotoxicity via a tyrosinase-dependent mechanism. *Pigment Cell Melanoma Res*, **27**：754-763, 2014.

11) Ito S, Ojika M, Yamashita T, et al：Tyrosinase-catalyzed oxidation of rhododenodrol products 2-methylchromane-6, 7-dion, the putative ultimate toxic metabolite implications for melanocyte toxicity. *Pigment Cell Melanoma Res*, **27**：744-753, 2014.

12) Ito S, Gerwat W, Kolbe L, et al：Human tyrosinase is able to oxidize both enantiomers of rhododendrol. *Pigment Cell Melanoma Res*, **27**：1149-1153, 2014.

13) Yang L, Watanabe-Kand M, Tanemura A, et al：4-(4-Hydroroxyphenyl)-2-butanol(rhododendrol)activates the autophagy-lysosome pathway in melanocytes：Insights into the mechanisms of rhododendrol-induced leukoderma. *J Dermatol Sci*, **77**：182-185, 2015.

V. 新しい皮膚疾患の診療

2 分子標的薬による手足症候群

押さえておきたいポイント

- 分子標的薬による手足症候群は，化学療法薬による従来型の手足症候群と異なり，荷重部の角化をきたす傾向にある．
- 分子標的薬による手足症候群は，内服開始後比較的早期に出現し，早期中止の主要要因となっている．
- 分子標的薬による手足症候群の症状を忍容できる範囲に制御することを目標とする．

●はじめに

　抗がん薬といえば，従来は点滴による投与が主流であった．その場合には医療者が治療計画を管理し，患者はそれを受けるという関係であった．ところが最近，経口投与で効果の高い新規抗がん薬が，次々に登場してきた．内服は簡便な投与経路である一方で，患者が意志を持って服用することになる．つまり，患者自身が治療計画を管理することが必要である．治療計画に対する患者の理解を深め，有害事象への対処力を高めることは，内服抗がん薬による治療戦略の重要なポイントである．

　本稿では，手足症候群という皮膚有害事象に焦点を当て，その予防や対処に関して，患者と医療者とのコミュニケーションという切り口も含めて取り上げる．

●マルチキナーゼ阻害薬による手足症候群

　抗がん薬のなかで手足症候群を引き起こすものは，化学療法薬とマルチキナーゼ阻害薬（分子標的薬の1つ）である（図1）．手足症候群は，英文ではhand-foot syndrome, hand-foot skin reactionとの呼称が一般的であるが，有害事象共通用語基準 ver.4（2009）では，palmer-plantar erythrodysesthesia syndrome（手掌・足底発赤知覚不全症候群）とされている．分子標的薬の登場により手足症候群の知名度は上がったが，以前からも手足に潮紅を示す症状は知られており，古典的には，シタラビン（キロサイド®）やメトトレキサート（メソトレキセート®）などの化学療法薬による手掌・足底の紅斑は，chemotherapy-induced acral erythemaと記述されていた[1]．

　急性期の症状は化学療法薬によるものと分子標

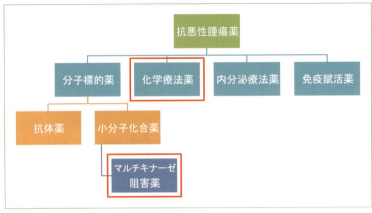

図 1　抗がん薬の分類
このなかで，手足症候群を引き起こす抗がん薬は，化学療法薬の一部とマルチキナーゼ阻害薬である．

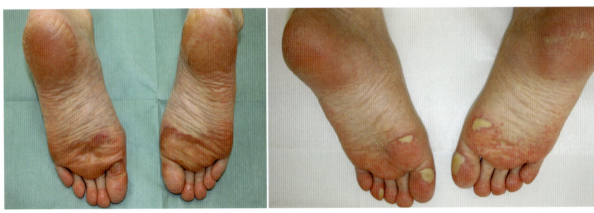

a．カペシタビン(ゼローダ®，化学療法薬)による症状　　b．ソラフェニブ(ネクサバール®，マルチキナーゼ阻害薬)による症状

図 2　手足症候群の急性期の症状
(b は，松村由美：MB Derma, 190：185-188, 2011 より引用)

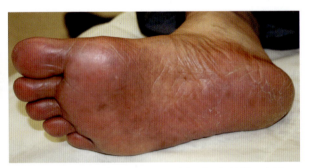

図 3　カペシタビンによる手足症候群の慢性期の症状
角質の肥厚は生じない．

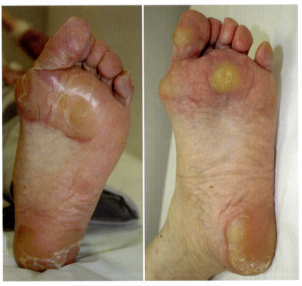

図 4　ソラフェニブによる手足症候群
発症(左)から 7 か月を経過し，角層の肥厚が目立つ．

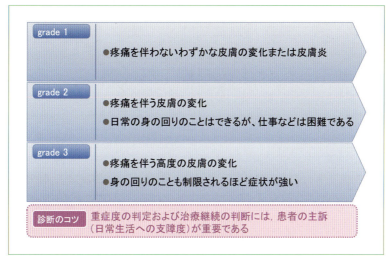

図5 手足症候群の重症度分類
患者の主訴が重要である．

的薬によるものとの間に大きな違いはない（図2）．ところが，慢性期になると化学療法薬による手足症候群では，炎症後の色素沈着が目立つようになり，潮紅と正常色の境界は不明瞭になる．角質の肥厚は生じない（図3）．一方で，分子標的薬による手足症候群では，慢性化すると荷重部の角質が肥厚し，胼胝を形成する（図4）．なぜ，一方では炎症が遷延し小斑点状の色素沈着が増え，他方では色素沈着はなく胼胝を形成するのか，ということはわかっていない．古典的な手足症候群では接合部皮膚炎の要素が強いために[2]，メラニン滴落が目立つのであろうか．

　手足症候群という生命に関わらない有害事象が，抗がん薬内服の早期中止の要因となる理由は，疼痛のためである．手足症候群は服用患者の5～6割に出現し，疼痛のために日常生活に支障をきたすこともある．手足症候群の重症度分類は，患者の自覚症状に応じて3段階に分かれる．疼痛がなければgrade 1であり，疼痛があるが日常生活に差し支えなければgrade 2，日常生活にも差し支えるようになればgrade 3である（図5）．

●がん治療チームの中の皮膚科の役割

　分子標的薬によるがん治療のチームに皮膚科医師が加わることの意義を示す（図6）．まず，皮膚症状に対する患者の不安に対して，知識に基づいた経過の見通しを伝えることができる．また，ス

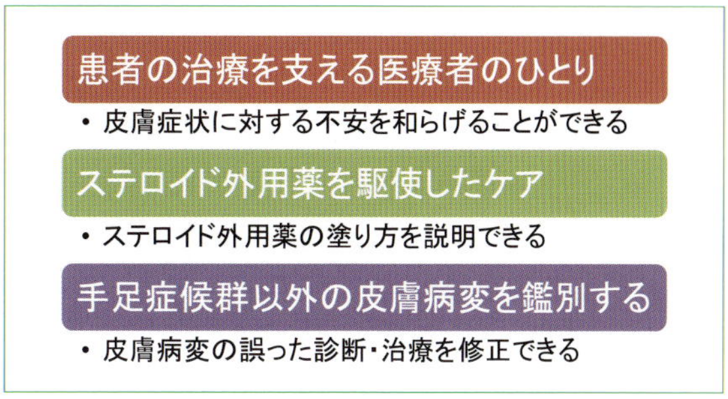

図6 皮膚科医師の治療チームへの参加のメリット

テロイド外用薬を駆使したケアを提供できる．さらに，手足症候群以外の皮膚病変を鑑別することができ，これは皮膚科医師以外には難しいことである．例えば筆者は，カンジダ皮膚炎や白癬を抗がん薬の皮膚有害事象と考え，治療を中断していた症例や，最強ランクのステロイドを長期間使用した結果，皮膚の菲薄化をきたし，そのために疼痛が増強している症例を経験した．いずれも皮膚科ではなく，がん治療に関わる医師の思い込みであったが，専門外であるので無理もないことである．皮膚科医がこのように側面から関与することは，がん治療に関わる医療者を支援することにもなる．バックに皮膚科医師の支援があるから安心して処方できるという声も聞く．

　内服開始前の患者に対して，皮膚のケアに関する説明を依頼されることがある．このとき，どのように患者に接することが効果的であろうか．患者とのコミュニケーションのステップを3つに分

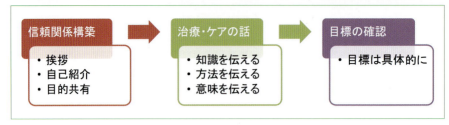

図7　患者を支える3つのステップ

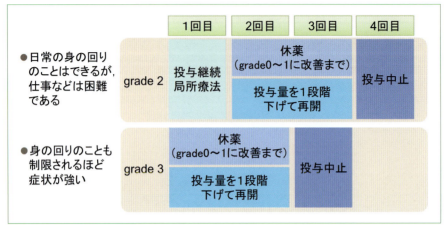

図8　手足症候群のグレードに応じた治療計画の変更
（例：ネクサバール®添付文書に基づく）

けて考えてみたい（図7）．

　初回面接の際に大切な点は，信頼関係の構築である．初対面の患者と話をするわけであるから，挨拶と自己紹介が必要である．「○○医師の紹介で，今日は薬の副作用について説明することになっていますが，お聞きになっておられますか？」と尋ねることで，医療面接の目的を共有できる．また，この短いコミュニケーションによって，がんの治療を行っている医師と皮膚科の医師が連携していることを患者に伝えることができる．

　次に，知識を伝える．手足症候群の出現のタイミングや症状を，患者が想像できる具体的な言葉で伝える．「靴擦れを経験したことがありますか？そのような症状が特別よく歩いたわけではなくても出ることがあります」などの表現を用いる．手足症候群の予防には，保湿クリームなどによるスキンケアが有効だと知られている[3]．このようなエビデンスを患者が理解できる言葉を用いて伝えておくと，必要性や意味が理解でき，スキンケアという行動につながる．

　面接の終わりに目標設定をする．目標は実現可能性を優先する．筆者は，「これから2週間（注：翌日から分子標的薬を服用する場合），夜寝る前か入浴後に1日1回，保湿をしてもらうつもりですが，どうでしょうか．できそうでしょうか」と尋ねる．患者の意思を確認するステップである．単に「～してください」という一方的な伝達よりも実効性が上がる．マルチキナーゼ阻害薬による手足症候群の出現タイミングは服用開始2～4週間後が多い．患者は約2週間ごとに内服薬の処方を受けるために来院すると思われるので，都合がつくならば次の面接を2週間後に設定する．その面接までの期間，スキンケアを約束しておく．期間を区切ることで，続けられそうだという気持ちになる．実際に症状が出て治療を行うのとは異なり，予防的ケアというのは症状がないがゆえに，なかなか実行困難である．だからこそ工夫が必要であり，コミュニケーションスキルが生かされる．

● **手足症候群に対する治療**

　実際に症状が出てからは，ステロイド外用を行う．また重症度に従い分子標的薬の減量や中止を検

討する．減量や中止を考慮するのは皮膚科医師ではないが，どのような減量・中止計画であるのか，一般的な知識を得ておくのは有用である(図8)．

●一歩踏み込んだ治療：足底装具の利用

マルチキナーゼ阻害薬による手足症候群の症状は，前述したように荷重部に強く出現する．そうであるならば，荷重部に加わる足底圧を分散することで，症状を緩和できるのではないか．その発想は，褥瘡予防の基本的な考え方と同じである．そこで筆者は，手足症候群の症状が強いものの，内服の減量や中断を極力回避したいと考える患者に足底装具を作製した[4]．疼痛を緩和できる利点，ずれ力が関わる症状を軽減できる利点があった．

●おわりに

日常診療で用いているスキルを活用することにより，分子標的薬に伴う手足症候群の症状は忍容できる程度に制御できる．皮膚科医師が既に有している知識や経験を応用することで対処でき，難しいことではない．

（松村由美）

●文　献

1) 松村由美：手足症候群―チーム医療のなかの皮膚科医の役割．医学のあゆみ，**241**：563-566, 2012.
2) Ferguson NN, Asarch A, VanBeek M, et al：Acute mucocutaneous methotrexate toxicity associated with interface dermatitis and numerous eosinophils. *Am J Dermatopathol*, **35**：e63-66, 2013.
3) Ren Z, Zhu K, Kang H, et al：Randomized controlled trial of the prophylactic effect of urea-based cream on sorafenib-associated hand-foot skin reactions in patients with advanced hepatocellular carcinoma. *J Clin Oncol*, **33**：894-900, 2015.
4) 松村由美，三富陽子，濱口洋光ほか：手足症候群に対する疼痛緩和ケア：足底圧分散の考え方を用いた靴型装具作成の経験．褥瘡会誌，**15**：53-59, 2013.

V. 新しい皮膚疾患の診療

3 イミキモドの日光角化症フィールド療法

押さえておきたいポイント

- 日光角化症は同時性，異時性に多発してくることがある．これを field cancerization と呼ぶ．
- イミキモドは field cancerization に対応した，field therapy（フィールド療法）の考えに即した外用剤である．
- イミキモド外用時には紅斑，びらんなどの局所反応を生じることを，患者によく説明する必要がある．

● はじめに

1953年，Slaughter らは頭頸部，食道の扁平上皮癌が重複，多発することがある点に着目し，なんらかの発がん因子によりこの領域(field)に前がん病変が多発，そこから同時性，異時性に発がん(cancerization)してくると考え，領域としてがんが発生しやすい状態，field cancerization という言葉を提唱した[1]．中下咽頭，食道がんでは，アルデヒド脱水素酵素2型の欠損により，アルコール摂取時のホルムアルデヒド濃度が高くなることが原因として重要視されている．一方，皮膚科領域では，紫外線によって光老化した高齢者の頭部顔面の皮膚に，早期の有棘細胞癌である日光角化症が同時性，異時性に多発することがあり，これも field cancerization である．日光角化症は従来，外科的切除や液体窒素凍結療法など個々の病変に対する治療が主体で，領域全体の治療，あるいは将来的な発症を予防する保険適用の治療はなかった．2011年11月，本邦でもイミダゾキノリン系の低分子化学合成物質で，Toll 様受容体7(Toll like receptor 7；TLR7)を介した免疫賦活作用のある外用薬イミキモドが，尖圭コンジローマに続いて日光角化症にも保険適用になり，この field cancerization に対応した field therapy（フィールド療法）としての効果がある薬剤として使用されている．フィールド療法を行えるイミキモドは，液体窒素凍結療法と比較し再発が少ないと考えられている．

● 日光角化症における field cancerization

日光角化症は，高齢者の頭部顔面など日光裸露部に生じる表皮内癌で，前がん病変ではなく，有

棘細胞癌の早期病変と位置づけられている．光老化のある皮膚に発生するため，高齢になるほど患者数が増え，長期間の紫外線曝露がその発症要因と考えられている．発症頻度には人種差があり，メラニン量が少なく sun burn を起こしやすい人種ほど発症率が高い．本邦では人口10万人当たり，兵庫県加西市で 203.3 人，沖縄県伊江島で 841.7 人と，やはり年間紫外線照射量が多いほど発症率が高い[2]．1987～1991 年の本邦 100 施設での疫学調査では，1,482 例の日光角化症のうち 5 年間で有棘細胞癌へ進展した割合は 123 例（8.3%）であった．また日本人罹患率は人口 10 万人当たり 100～120 人と推定され，白色人種よりはるかに少ないものの，毎年 10 万人以上の発症があると推測される．発症年齢は 60 歳代から増加し，特に 70 歳以降に多い[3]．真皮内に浸潤した有棘細胞癌の本邦生存率は，リンパ節転移のある病期ⅢB で 80 か月生存率 48%，遠隔転移を伴う病期Ⅳで 50 か月生存率 10% となっている[3)4)]．日光角化症から生じた有棘細胞癌は高齢者に多く十分な治療が行えないため，侵襲の少ない治療で済む日光角化症のうちに見いだすことは重要であり，さらに再発の少ない治療が望まれる．日光角化症は 1987 年と比較し，2001 年には 1.9 倍と増加しており[4]，高齢化に伴い今後も増えると予想されるため，予防としてサンスクリーン剤などによる紫外線防御が推奨される．

日光角化症は臨床的には自覚症状のない，角化を伴う紅色局面でしばしば多発する．脂漏性角化症（老人性疣贅）や扁平苔癬様角化症などが鑑別となる．角質や表皮の肥厚を伴う肥大型，表皮が萎縮した萎縮型，褐色調の色素沈着型などでは，ときに臨床診断が難しく，皮膚生検で確認したほうがよい．病理組織学的には表皮ケラチノサイトの極性が乱れ，異型を認める．異型は基底層から始まることが多い．真皮では，真皮上層のリンパ球浸潤のほか日光性弾性線維症，すなわち光老化による弾性線維の変性がみられる．このように長期間紫外線に曝露された顔面などの皮膚では，臨床的に病変を認めない場合でも，その領域（field）の表皮細胞の核 DNA には既に多彩な遺伝子異常がみられることが報告されている．日光角化症は光老化のある皮膚に同時性または異時性に多発してくることが多く，肉眼的に病変が認識できなくても微小病変や早期病変が多数存在することがある．この現象は field cancerization であり，目で確認できる病変のみを除去しても，新たな病変が周囲に続発する可能性がある．日光角化症の原因は前述のように紫外線であるが，具体的には紫外線による表皮角化細胞の核 DNA 損傷と，がん抑制遺伝子である *p53* 遺伝子などの変異，さらに紫外線曝露による皮膚の免疫抑制状態などによると考えられている．

●日光角化症に対するフィールド療法

イミキモド導入以前には，日光角化症に対する治療として，外科的療法，液体窒素凍結療法，5FU 外用療法などが行われ，年齢や部位，病変の大きさや個数によって症例ごとに治療が選択されてきた．しかし，いずれも臨床的に明らかな病変の治療であり，周囲の目にみえない表皮の異型細胞のある部位までを治療できるものではなかった．

外科的切除は，単発で境界明瞭であったり有棘細胞癌に移行しそうな症例で行われている．手術瘢痕は残るが 1 回の治療で済み，確実に切除できる利点がある．病変が表皮のみであるため，炎症後色素沈着を起こしにくい白人では，浅くシェーブする切除も行われている．しかし高齢者に多い多発症例や広範囲に及ぶ症例は適応にならない．液体窒素凍結療法は，病変部に液体窒素を圧抵して凍結させ組織を破壊する治療である．治療が複数回に及び再発がみられることがあるが，患者の負担が少なく診療所でも行えるため，広く行われている．完全に病変が消失しないことがあり，外科的切除に方針変更となる場合がある．病変が表皮のみであるということから，炭酸ガスレーザー焼灼で表皮を蒸散させる治療も行われる．しかし

異型細胞が表皮から毛囊まで深く入りこんでいる症例では病変が残存し，一方，深くまで焼灼すると炎症後色素沈着が残ることがある．外用療法では5FU軟膏が有効であるが，通常ラップやフィルムドレッシングで密封するODT療法(occlusive dressing technique)とするため，高齢者にはやや煩雑であまり行われていない．またその細胞毒性から炎症，疼痛が生じる．5-アミノレブリン酸を外用した部位にレーザー照射を行う光線力学療法も行われているが，保険適用はない．欧米ではCOX-2阻害薬であるジクロフェナクの外用も保険適用があり，これによるフィールド療法も行われている．

2011年11月，本邦でもイミキモドクリーム(ベセルナクリーム®)が日光角化症に対し保険適用追加になった．イミキモドクリームは，病変周囲にfield cancerizationのみられる，将来日光角化症を発症する可能性のある領域全体の治療，すなわちフィールド療法が可能であるという点で画期的である．イミキモドはToll様受容体を介してサイトカインの生成および遊離を促進し，抗ウイルス効果や抗腫瘍効果を示す薬剤である．米国では1997年より尖圭コンジローマの治療に使用され，2004年に日光角化症と，表在型基底細胞癌に保険適用追加となった．本邦では2007年12月より，尖圭コンジローマの治療薬として使用されている．

●Toll様受容体とイミキモド

1996年Hoffmannらは，1980年代にショウジョウバエの胚発生における背腹軸決定に関与するシグナルの受容体分子として報告されたTollが，感染に応答した抗菌ペプチド誘導にも関与していることを報告した[5]．ショウジョウバエにおいて，細菌などの感染はその膜構造である糖蛋白に結合する，ペプチドグリカン認識蛋白によって認識される．それによって活性型となったSpätzleと呼ばれる分子がToll様受容体に認識されることによって，脊椎動物にも保存されているNF-κB経路が働き，抗菌ペプチドが誘導される．この研究により自然免疫の機序が明らかになった．その後の審良の研究により，哺乳類においても獲得免疫だけでなくショウジョウバエと類似した，病原体固有の分子構造を認識するToll様受容体を介してNF-κBなどを活性化し，インターフェロンαやインターロイキン12など主にTh1タイプに属する炎症性サイトカイン，ケモカインなどの遺伝子発現を誘導する自然免疫が備わっていることが明らかになった[6]．哺乳類の場合はショウジョウバエと異なり，Toll様受容体は直接リポ多糖に結合し，現在まで12種あることがわかっている．Hoffmannらは，樹状細胞を発見したSteinmanとともに2011年度のノーベル医学生理学賞を受賞している．

Toll様受容体7は，樹状細胞，単球のエンドソーム内に発現し，病原体の一本鎖RNAを認識するが，外来性物質であるイミキモドも認識する．イミキモドはもともと米国3M社が，抗ウイルス活性を有する薬剤のスクリーニングをしている過程で見いだした薬剤であるが，後に，この抗ウイルス活性を示し核酸様の構造を持つ化学合成物質が，Toll様受容体7を介して免疫細胞を活性化していることが明らかになった．

●イミキモドによる日光角化症治療

イミキモドクリーム外用による日光角化症治療は，外科的切除に比較し侵襲が少なく，多発例でも使用できる利点がある．副作用として高頻度で紅斑，びらんが生じる．これは炎症を惹起して腫瘍細胞を攻撃するというこの薬剤の作用そのものであり，ほとんどの症例で治療終了後に炎症後色素沈着を残さず回復する．特徴的なのはこの紅斑，びらんといった皮膚の炎症が，異型細胞があると思われる部位を中心に生じるという点である．外用は皮疹のない部位にも広く行うため，はっきりした紅斑局面のない皮膚にも部分的に炎症を生じている様子が観察され，肉眼的にもフィールド療法を実感できる．この反応はlight up現象と呼ば

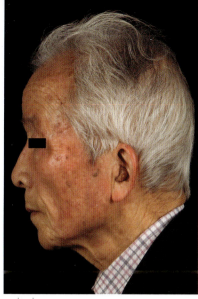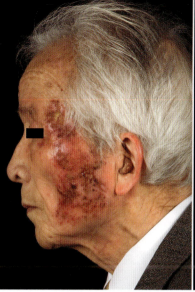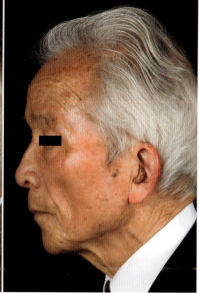

a|b|c

図1　症例1：81歳，男性
a：イミキモド外用前．日光角化症が多発
b：イミキモド外用4週後．日光角化症のある部位に一致して炎症あり
c：イミキモド外用2クール終了1年後．臨床的に日光角化症は消退

れ，潜在病変が反応を起こしていると考えられる．イミキモドの皮膚癌に対する作用機序には前述のToll様受容体7を介したもののほか，血管新生抑制作用[7]，アポトーシス誘導作用[8]の報告もあり，免疫以外の作用も働いている可能性がある．

　本邦での日光角化症に対するイミキモドの用法・用量は，25 cm^2 までの範囲に週3回，就寝前に塗布し起床後に洗い流すというものである．これを4週間行い，4週間休薬後，さらに治癒していない場合は週3回4週間の外用をもう1度行うとされている．図1-aは81歳，男性の症例である．頬部から耳前部にかけ，軽度の角化を伴う境界不明瞭な淡紅色局面を広範囲に認める．皮膚生検で日光角化症であることを確認後，イミキモドクリーム外用を開始した．図1-bは外用4週後であるが，広範囲に発赤を認めフィールド療法による効果があることがわかる．図1-cは2クール終了1年後で紅斑は認めず，炎症後色素沈着を残さず治癒している．図2-aは91歳，女性の症例である．角化を伴う紅色局面が多発しており，年齢からもイミキモドのよい適応である．図2-bは外用4週後で，日光角化症のある部位が"あぶりだし"のように炎症を起こしている．図2-cは2クール終了1年後で，角化を伴う紅色局面は消退

している．治療後の病理組織検査は必須ではないが，治癒しているかはっきりしない場合は治療後に皮膚生検を行い病理組織を確認する．治癒していない場合は外科的切除などほかの治療に切り換える．外用部位は本邦では禿頭部，顔面のみである．米国では，200 cm^2 までの広範囲に外用可能で，2週間連日外用，2週間休薬，さらに2週間連日外用という，用法・用量の異なるイミキモドクリーム2.5％，3.75％も発売されており，よりフィールド療法としての効果が期待できる．

　本邦での日光角化症への適応追加前に行われた「日光角化症患者を対象としたイミキモド5％クリームのランダム化二重盲検並行群間比較基剤対照多施設共同試験」によると，病理組織検査による完全消失率はイミキモド週3回群で57.1％，週2回群で37.1％，基剤群で16.9％であった．特筆すべきは，週3回群の完全消失32例の1年間の追跡調査で再発を1例も認めなかった点である[9]．Krawtchenkoらも，液体窒素凍結療法，5FU軟膏，イミキモドクリーム外用を比較検討し，改善率に差はなかったが，1年後の再発率は液体窒素：96％，5FU：67％，イミキモド：27％とイミキモドが有意に低かったことを報告している．有害事象の発現率はイミキモド週3回群で

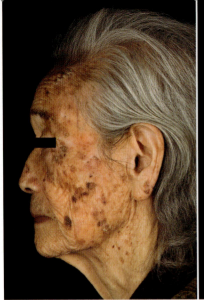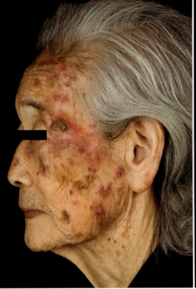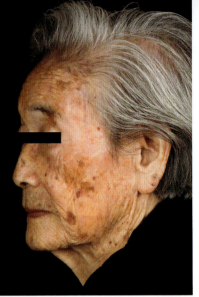

図2 症例2：91歳，女性
a：イミキモド外用前．日光角化症が多発
b：イミキモド外用4週後．日光角化症のある部位に一致して炎症あり
c：イミキモド外用2クール終了1年後．臨床的に日光角化症は消退

93.7％，週2回群で85.5％だが，主なものは紅斑などの局所反応でほとんどが軽～中等度であった[10]．

　海外の臨床試験では，局所反応が強いほど完全消失率が高いことが統計学的に有意差をもって認められている．一方発赤，びらんを生じ患者を不安にさせることがあるため，コンプライアンス低下を招かないような事前説明は重要である．イミキモド治療前に局所反応が起こる可能性と治療効果との関係，また休薬をはさんでの治療継続の重要性について患者に十分話しておく必要がある．さらに外用範囲についても，周囲の微小病変や潜在病変も含めて広い範囲で外用するというフィールド療法の概念を指導する必要がある．局所反応が特に強い場合，一時休薬することもあるが，可能なら治療は継続してもらうほうがよい．また，ほかの治療に比較し再発防止効果は期待できるが，病理学的な寛解率は50～70％程度であり，再発の有無についての定期的な経過観察を行うべきである．

●おわりに

　自然免疫を賦活し，field cancerization に対するフィールド療法として位置づけられるイミキモドクリームは，患者自身で外用できる治療であり新しい機序の薬剤として期待される．一方，日光角化症が多発している患者では引き続き長期の経過観察が必要であろう．症例によっては1年以上経過して日光角化症が新生し，再度イミキモドクリームを外用したり，追加の治療が必要になるものもあると考えられる．このため特に多発患者では，従来からの液体窒素凍結療法や外科的治療も組み合わせて治療していく姿勢も大切である．また，有棘細胞癌に移行している疑いのある症例では確実な外科的切除とすべきである．

（出月健夫）

●文　献

1) Slaughter DP, Southwick HW, Smejkal W："Field cancerization" in oral stratified squamous epithelium；clinical implication of multicentric origin. *Cancer*, **6**：963-968, 1953.
2) Araki K, Nagano T, Ueda M, et al：Incidence of skin cancers and precancerous lesions in Japanese—risk factors and prevention—. *J Epidemiol*, **9**(suppl 6)：S14-21, 1999.
3) 市橋正光，石原和之：皮膚悪性腫瘍の診断と治療指針ならびに全国アンケートの集計 各論 A．皮膚がん前駆症 1．日光角化症．*Skin Cancer*, **9**：18-26, 1994.

4) 石原和之：皮膚悪性腫瘍の統計過去. *Skin Cancer*, **22**：209-216, 2007.
5) Lemaitre B, Nicolas E, Hoffmann JA, et al：The dorsoventral regulatory gene cassette spätzle/Toll/cactus controls the potent antifungal response in Drosophila adults. *Cell*, **86**：973-983, 1996.
6) 審良静男：病原体認識に関わる Toll-like receptor ファミリー. 日マイコプラズマ会誌, **29**：1-8, 2002.
7) Hesling C, D'Incan M, Mansard S, et al：*In vivo* and *in situ* modulation of the expression of genes involved in metastasis and angiogenesis in a patient treated with topical imiqimod for melanoma skin metastases. *Br J Dermatol*, **150**：761-767, 2004.
8) Berman B, Sullivan T, De Araujo T, et al：Expression of Fas-receptor on basal cell carcinomas after treatment with imiquimod 5% cream or vehicle, *Br J Dermatol*, **149**(Suppl 66)：59-61, 2003.
9) 斎田俊明：日光角化症を対象としたイミキモド5％クリームのランダム化二重盲検並行群間比較基剤対照多施設共同試験. *Skin Cancer*, **26**：364-377, 2011.
10) Krawtchenko N, Roewert-Huber J, Ulrich M, et al：A randomised study of topical 5% imiquimod vs. topical 5-fluorouracil vs. cryosurgery in immunocompetent patients with actinic keratoses：a comparison of clinical and histological outcomes including 1-year follow-up. *Br J Dermatol*, **157**(Suppl 2)：34-40, 2007.

V. 新しい皮膚疾患の診療

4 日本紅斑熱と牛肉アレルギーの接点

押さえておきたいポイント

- 日本紅斑熱はマダニ咬傷によって *Rickettsia japonica* に感染することで，発熱，発疹，刺し口の3主徴を生じる疾患である．
- 牛肉アレルギーもまた，マダニ咬傷によって，マダニ唾液腺中の α-Gal 結合蛋白質に対する IgE 抗体が産生されて発症しうる．
- 牛肉アレルギーは交差反応のために，豚肉などの哺乳類肉，カレイ魚卵，抗悪性腫瘍薬のセツキシマブに対してもアレルギーを生じる．

 はじめに

日本紅斑熱は *Rickettsia japonica*（*R. japonica*）を保有するマダニに咬まれることで感染する．咬まれてから2～10日後に，発熱（高熱）や頭痛，関節痛を伴い，体幹部や手足に発疹が出現する．マダニの刺し口（痂皮）を見つけることは診断の一助となる．日本紅斑熱は1回のマダニ咬傷でも発症しうる一方で，牛肉アレルギーは複数回のマダニ咬傷後に発症するとされる．牛肉アレルギーとセツキシマブアレルギーが交差することもわかっており，島根県における日本紅斑熱の好発地域（島根県東部，特に島根半島）に牛肉・セツキシマブアレルギーが多発していること，また日本紅斑熱が8年連続で全国最多発症している，三重県伊勢志摩地域でセツキシマブアレルギーが複数例認められていることは，本邦におけるマダニ咬傷と牛肉・セツキシマブアレルギー発症の因果関係を示唆している．

● 日本紅斑熱

1．日本紅斑熱について

日本紅斑熱は，1984年に馬原が「発疹と高熱を主徴としWeil-Felix反応OX2陽性を示した3症例」として本邦で初めて報告した[1]．1987年に日本紅斑熱（Japanese spotted fever）と命名され，病原体を *R. japonica* と提唱され，1992年に国際規約に基づいて認められた，比較的新しい疾患である[2]．*R. japonica* を保有するマダニとしては，キチマダニ（*Haemaphysalis flava*；*H. flava*），ヤマアラシチマダニ（*H. hystricis*），フタトゲチマダニ（*H. longicornis*）などが同定されている．日本紅斑熱の発生時期は春先から晩秋で，マダニに咬まれてから2～10日の潜伏期を経て，2～3日間不明熱が

表1 島根大学病院で経験した日本紅斑熱発症患者の牛肉・豚肉特異的IgE値の推移

		初診時 (マダニ咬傷推定2週間後)	2週間後 (4週間後)	6週間後 (8週間後)	10週間後 (12週間後)
血清中抗原 特異的IgE値 (U_A/ml)	牛　肉	3.05	<0.34	<0.34	<0.34
	豚　肉	2.23	<0.34	<0.34	<0.34

続いた後，頭痛，発熱，悪寒戦慄をもって急激に発症する．臨床的には高熱，発疹，刺し口が3主徴であるが，刺し口は確認できないこともある．確定診断法として，従来は患者血液を用いた間接免疫ペルオキシダーゼ法(IPA)や間接蛍光抗体法(IFA)で抗体価を測定していたが，近年ではポリメラーゼ連鎖反応(PCR)法による R. japonica 遺伝子の検出が可能となり，迅速診断に有用である．刺し口の痂皮からの遺伝子検出率が高いといわれている．治療は，テトラサイクリン系抗菌薬が第一選択で，重症例ではニューキノロン系抗菌薬との併用療法が推奨される．特に「1日の最高体温39℃以上の症例では，直ちにテトラサイクリン薬とニューキノロン薬の併用療法を行う」ことが推奨されている．早期に適切な治療が施されれば予後はよい疾患であるが，治療が遅れると重症化し，死に至ることもあるため(死亡率5％前後)，発熱を伴う急性発疹症の鑑別診断として常に念頭に置き，早期発見・早期治療を心がけなければならない．

2. 当科で経験した日本紅斑熱患者の牛肉特異的IgE値の推移

患者は50歳代，女性(島根県東部在住)．高熱と全身の点状紅斑を主訴に当科を受診した．既往歴にB型肝炎，糖尿病があり，生活歴としてイヌを飼育している．現病歴は，自宅の近くの山に散策に行った約2週間後に，突然高熱が出現し，翌日全身に点状紅斑が出現したため，当科を受診した．今回も含めて，これまでにマダニに咬まれた記憶はなかった．臨床像から日本紅斑熱を疑い，患者の血液とマダニの刺し口と思われる痂皮を用いたPCR法を行ったところ，R. japonica の DNA を検出した．日本紅斑熱の診断で入院のうえ，ミノサイクリンとレボフロキサシンを投与して，症状は改善した．本患者の初診時からの牛肉，豚肉特異的IgE値の測定結果を表1に示す．本患者では初診時，つまりマダニ咬傷推定2週間後に，一過性ではあったが牛肉，豚肉特異的IgEが検出され，4週間後以降は陰性化した．本症例から，マダニ咬傷後に牛肉特異的IgE抗体が産生されうることが示唆された．

● 牛肉アレルギーとマダニ咬傷

1. 牛肉アレルギー・セツキシマブアレルギー・カレイ魚卵アレルギー

2008年，Chung らは，米国において抗悪性腫瘍薬のセツキシマブによるアナフィラキシーが一部の地域に多く発生していること，セツキシマブ特異的IgEはセツキシマブに含まれる糖鎖galactose-α-1, 3-galactose(α-Gal)と特異的に結合することを報告した[3]．セツキシマブはヒト/マウスキメラ型モノクローナル抗体製剤で，マウス由来の可変部にα-Galが存在する．2009年にComminsらは，獣肉(哺乳類肉)摂取3〜6時間後に発症する遅発性の蕁麻疹やアナフィラキシーの原因が，糖鎖α-Galを認識する特異的IgEであることを報告した[4]．このことから，セツキシマブアレルギーの原因と獣肉アレルギーの原因は，α-Galという同一の糖鎖であることが判明した．さらにComminsらは，獣肉アレルギーの感作原因がマダニ咬傷である可能性を報告した[5]．

島根大学病院が存在する島根県東部は，マダニの媒介するリケッチア感染症である日本紅斑熱の好発地域である[6]．この地域で筆者らは，10年間に70名以上の牛肉アレルギー患者を診療している．全例で牛肉，豚肉特異的IgEが検出され，鶏肉特異的IgEは検出されなかった．CAP-FEIA法またはウエスタンブロット法にてセツキシマブ特異的IgEを測定した結果，牛肉アレルギー患者全員に，セツキシマブ特異的IgEが検出され，牛肉特異的IgE値とセツキシマブ特異的IgE値に

表2 牛肉アレルギー患者30名の背景と血清中抗原特異的IgE（文献8より改変引用）

症例	年齢	性別	日本紅斑熱の既往	マダニ咬傷の既往	ペットの飼育歴	血液型	CAP-FEIA法による血清中抗原特異的IgE(U_A/ml)	
							牛肉	α-Gal
1	72	男性	なし	なし	イヌ	A	4.81	100<
2	76	女性	なし	聴取できず	聴取できず	聴取できず	3.29	21.2
3	58	女性	なし	なし	イヌ, ネコ	O	1.83	16.8
4	47	女性	なし	なし	イヌ	O	3.35	8.33
5	70	男性	なし	なし	イヌ	A	20.7	100<
6	78	男性	なし	聴取できず	聴取できず	聴取できず	2.62	NT
7	65	男性	なし	なし	イヌ	O	30	100<
8	69	女性	なし	なし	イヌ	A	5.64	100<
9	70	女性	なし	あり	イヌ	A	12.4	100<
10	88	男性	なし	なし	イヌ	A	6.27	15.0
11	66	男性	なし	なし	イヌ	A	2.7	50.2
12	68	男性	なし	なし	イヌ, ヒツジ	O	8.49	15.8
13	76	女性	なし	なし	イヌ	O	6.41	28.4
14	64	女性	なし	なし	イヌ, ネコ	O	0.94	25.3
15	82	男性	なし	なし	なし	A	6.37	11.6
16	74	女性	なし	なし	イヌ	A	39.1	92.1
17	72	男性	なし	なし	イヌ, ネコ	O	6.46	34.5
18	66	男性	なし	あり	イヌ, ネコ	A	3.24	28.7
19	78	女性	なし	なし	イヌ	A	7.23	23.2
20	58	男性	なし	なし	イヌ, ネコ	A	32.2	100<
21	79	男性	なし	あり	イヌ	O	6.38	89.4
22	61	男性	なし	なし	イヌ, ネコ	A	0.54	18.0
23	64	男性	なし	なし	イヌ, ネコ	O	20.5	100<
24	59	男性	なし	なし	イヌ, ネコ	A	26.9	100<
25	37	男性	なし	なし	イヌ, インコ	A	1.8	100<
26	80	女性	なし	なし	イヌ, ネコ	O	1.84	5.77
27	81	男性	なし	なし	なし	B	5.05	6.94
28	81	女性	なし	なし	イヌ	O	1.58	1.82
29	78	女性	なし	なし	ネコ	A	18.5	100<
30	60	男性	なし	なし	イヌ	A	3.62	9.78

NT：not tested

正の相関関係が認められた．つまり，本邦症例でも牛肉アレルギーの主要な原因抗原エピトープは糖鎖α-Galであると考えられ，豚肉などの哺乳類肉，セツキシマブとも交差反応することが示された[7]．さらに筆者らは，牛肉アレルギー患者がカレイ魚卵に対しても交差反応することを確認しており，この点についても注意を要する．

2. 牛肉アレルギー患者の臨床的および血清学的特徴

表2に，筆者らが診療している牛肉アレルギー患者のうち30名（男性19名，女性11名，年齢37〜88歳，平均年齢69.2±8.4歳）の背景と血清中抗原特異的IgE値を示す[8]．なお，30名全員が，牛肉摂取後に蕁麻疹やアナフィラキシーショック

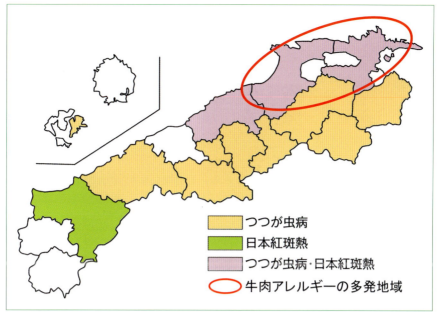

図1 島根県におけるつつが虫病と日本紅斑熱の患者発生分布図と牛肉アレルギーの多発地域(文献8より改変引用)
牛肉アレルギー患者の多くが，日本紅斑熱の好発地域に居住していた(地図は2014年12月末時点のもの．島根県感染症情報センターのホームページを参考に作成)．

などの即時型アレルギー症状を呈しており，このうち19名はカレイ魚卵摂取後にも蕁麻疹やアナフィラキシーショックを発症していた．牛肉摂取からアレルギー症状発症までの時間が判明している35回のエピソードについて調査すると，60%以上のエピソードで牛肉摂取からアレルギー症状発現までに3時間以上を要していた．血液型の判明している28名について検討すると，A型が16名，O型が11名，B型が1名，AB型が0名であり，牛肉アレルギーはA型とO型に発症しやすいことが判明した．この理由としては，血液型が糖鎖抗原によって決定されることに起因することがわかっている[9]．30名のうち，日本紅斑熱の既往のある患者はいなかった．また，マダニ咬傷の既往の自覚があった患者は，聴取しえた28名中わずか3名であった．ただし，マダニは動物や人間を咬んで吸血する際に，痛みや痒みを感じさせない物質を注入するため，マダニ咬傷には気づきにくいものと思われる[10]．現に，筆者らが経験している日本紅斑熱患者のほとんどが，マダニ咬傷の自覚なく発症している．このため，患者とマダニ咬傷とを結びつける媒介物があるのではないかと考え，ペットの飼育歴を聴取したところ，聴取し得た28名中25名にイヌの飼育歴があることが判明した．つまり，イヌの散歩の際にマダニに咬まれた可能性，あるいは野山を散歩したイヌに付着したマダニが飼い主である患者を咬んだ可能性があると思われる．

血清中抗原特異的IgE検査(CAP-FEIA法)では，30名全員で牛肉特異的IgEが検出された．ウシサイログロブリンを用いたα-Gal特異的IgE(研究用検査)は調べえた29名全員で検出され，全例で牛肉特異的IgEよりも高値を示した．

3．牛肉アレルギー発症原因としてのマダニ咬傷

筆者らが経験している牛肉アレルギーの多発地域を図1に示す．牛肉アレルギー患者の多くが，マダニの媒介するリケッチア感染症である日本紅斑熱の好発地域(図1中，ピンク色で示した地域)に居住していた[8]．

そこで筆者らは，本邦における牛肉アレルギー発症原因としてのマダニ咬傷の関与を解明する目的で，島根県における日本紅斑熱の媒介優勢種であるフタトゲチマダニの成ダニから唾液腺のみを

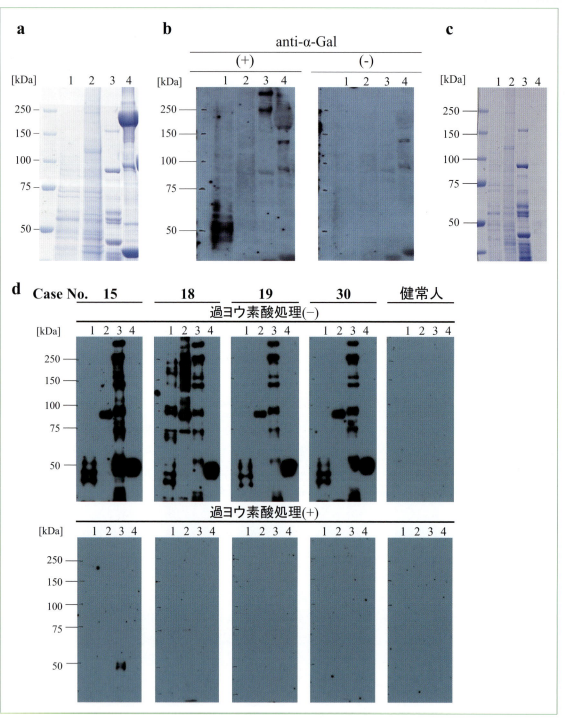

図2 フタトゲチマダニ唾液腺中の α-Gal の検索と，牛肉アレルギー患者血清中 IgE のフタトゲチマダニ唾液腺蛋白質に対する反応(文献 8 より改変引用)
　　a：CBB 染色(レーン 1：マダニ唾液腺可溶性蛋白質，レーン 2：マダニ唾液腺不溶性蛋白質，
　　　レーン 3：牛肉可溶性蛋白質，レーン 4：牛肉不溶性蛋白質)
　　b：抗 α-Gal 抗体を用いたウエスタンブロット法．マダニ唾液腺可溶性蛋白質(50 kDa 付近)，
　　　牛肉可溶性，不溶性蛋白質に α-Gal を認めた．
　　c：CBB 染色(レーン 1：マダニ唾液腺可溶性蛋白質，レーン 2：マダニ唾液腺不溶性蛋白質，
　　　レーン 3：牛肉可溶性蛋白質，レーン 4：セツキシマブ)
　　d：牛肉アレルギー患者血清中 IgE は α-Gal の結合を確認しえたマダニ唾液腺可溶性蛋白質
　　　(50 kDa 付近)に結合し，この結合は過ヨウ素酸処理を施すことによって消失した．

表3 セツキシマブによるアナフィラキシーショック症例の検査結果

症例	年齢性別	基礎疾患	食物アレルギーの既往	血液型	マダニ咬傷の記憶	ペットの飼育歴	牛肉特異的IgE (U_A/ml)	α-Gal特異的IgE (U_A/ml)	施設
1	66歳女性	喉頭がん	カレイ魚卵	AB	なし	ネコ	0.322	1.33	松江赤十字病院
2	81歳男性	中咽頭がん	サバ,魚卵	A	なし	イヌ,ネコ	2.14	6.19	松江赤十字病院
3	60歳男性	喉頭がん	なし	B	なし	なし	0.482	6.62	松江赤十字病院
4	67歳男性	上咽頭がん	なし	A	なし	ネコ	1.34	3.30	松江赤十字病院
5	81歳男性	喉頭がん	なし	AB	日本紅斑熱の既往あり	イヌ,ニワトリ	3.74	6.50	伊勢赤十字病院
6	74歳男性	下咽頭がん	なし	B	あり	なし	2.99	11.5	伊勢赤十字病院
7	50歳男性	直腸がん	キウイ,パイナップル,牡蠣	A	不明	イヌ	1.28	24.9	東京医科歯科大学病院

取り出して,α-Galの存在の有無を検索したところ,唾液腺中にα-Galの存在を証明することができた(図2-a, b)[8].さらに,牛肉アレルギー患者血清中IgEのフタトゲチマダニ唾液腺可溶性,不溶性蛋白質への反応をウエスタンブロット法にて解析したところ,患者血清中IgEはα-Galが結合していると考えられるフタトゲチマダニ唾液腺可溶性蛋白質に結合した(図2-c, d)[8].さらにこの反応は,過ヨウ素酸処理(蛋白質から糖鎖の結合を除去する処理)を施すことによって消失したことから,患者血清中IgEが糖鎖を認識していることが判明した.つまり,フタトゲチマダニに咬まれることによって,マダニ唾液腺中のα-Gal結合蛋白質に対するIgE抗体が産生され,牛肉アレルギーが発症しうることが確認できた.米国のComminsらは,3名の被験者においてマダニ咬傷後に抗α-Gal抗体が有意に上昇したことを報告した[5].さらに,マダニ咬傷の既往と抗α-Gal抗体の値に強い相関関係があること,これらの抗体が高値である地域がロッキー山紅斑熱の原因リケッチアを媒介するAmblyomma americanum (A. americanum)の生息地域と一致していること,抗α-Gal抗体の値とA. americanumから抽出した蛋白質に対するIgE抗体の間に有意な相関関係があることを報告し,A. americanum咬傷が抗α-Gal抗体産生の原因であると推察した.また,スウェーデンのHamstenらは,免疫染色によってマダニIxodes ricinusの消化管内にα-Galが存在することを証明し,マダニ咬傷によってα-Galへの感作を生じうることを報告した[11].マダニの種類は異なるものの,筆者らの解析結果はこれらの考えを指示するものである.さらに,Hamstenらは,獣肉アレルギー患者の多くが10回以上のマダニ咬傷の既往を有することを報告しており,マダニ咬傷の事例にはさらなる注意が必要と考えられる[9].

●牛肉アレルギーに関連したセツキシマブアレルギー

前述した通り,牛肉アレルギーとセツキシマブアレルギーの主要な原因抗原エピトープは,ともに糖鎖α-Galである.

セツキシマブは本邦においても頭頸部がんや大腸がんの治療薬として広く用いられている.筆者らはこれまでに,島根県東部の日本紅斑熱の好発地域に存在する松江赤十字病院で,4名のセツキシマブによるアナフィラキシーショック患者を経験し,報告した[12].さらに,本邦において日本紅斑熱が8年連続で最多発症している三重県伊勢志摩地域に存在する伊勢赤十字病院においても,α-Gal

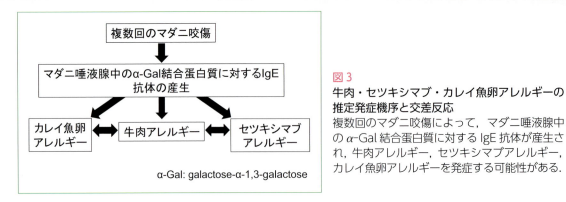

図3
牛肉・セツキシマブ・カレイ魚卵アレルギーの推定発症機序と交差反応
複数回のマダニ咬傷によって，マダニ唾液腺中のα-Gal結合蛋白質に対するIgE抗体が産生され，牛肉アレルギー，セツキシマブアレルギー，カレイ魚卵アレルギーを発症する可能性がある．

に起因すると思われる複数例のセツキシマブアレルギー患者を経験している．さらに最近になり，関東地方在住の男性患者が，セツキシマブの初回投与時にα-Galに起因すると思われるアナフィラキシーショックのために死亡した[13]．表3に，筆者らが経験したセツキシマブによるアナフィラキシーショック患者7名のデータを示す．牛肉アレルギーの既往の自覚があった患者はおらず，また牛肉アレルギーを発症しにくいと考えられる血液型B型，AB型の患者が多かったことは意外であった．全例で，牛肉およびα-Gal特異的IgEを検出し，牛肉特異的IgEよりもα-Gal特異的IgEのほうが高値を示した．そして，本邦におけるこれらの報告を受け，2015年7月には同薬剤の添付文書が改訂され，牛肉アレルギー患者やマダニ咬傷の既往のある患者に対する本薬剤の使用に関する注意喚起が追記された．

日本紅斑熱や牛肉・セツキシマブ・カレイ魚卵アレルギーを防ぐために

日本紅斑熱はもちろんのこと，牛肉・セツキシマブ・カレイ魚卵アレルギーもマダニ咬傷に起因することがわかってきたため(図3)，これらの発症を予防するためにはマダニ咬傷に注意を促すことが最優先課題といえる．つまり，野山に入る際は肌の露出を少なくすること，衣服の上からマダニ忌避剤をスプレーすること，帰宅後の入浴時などに付着したマダニがいないか注意深く観察し，除去することなどが必要と思われる．日本紅斑熱を発症した場合は，早期発見・早期治療が重要となるため，発熱を伴う急性発疹症の鑑別診断として常に念頭に置き，対応する必要がある．牛肉アレルギーを発症した場合は，交差反応に基づいた患者指導を行うことが重要である．さらに，抗悪性腫瘍薬のセツキシマブを投与する際には，交差反応に基づいた問診や血液検査を行うことが必要と思われる．本稿が明日からの診療の一助となれば幸いである．

（千貫祐子，森田栄伸）

● 文　献

1) 馬原文彦：発疹と高熱を主徴としWeil-Felix反応(OX2)陽性を示した3症例について．阿南医報，**68**：4-7，1984．
2) 馬原文彦：マダニ媒介性疾患を考える〜日本紅斑熱の現況とSFTSの出現〜．モダンメディア，**60**：33-40，2014．
3) Chung CH, Mirakhur B, Chan E, et al：Cetuximab-induced anaphylaxis and IgE specific for galactose-α-1,3-galactose. N Engl J Med, **358**：1109-1117, 2008.
4) Commins SP, Satinover SM, Hosen J, et al：Delayed anaphylaxis, angioedema, or urticaria after consumption of red meat in patients with IgE antibodies specific for galactose-α-1,3-galactose. J Allergy Clin Immunol, **123**：426-433, 2009.
5) Commins SP, James HR, Kelly LA, et al：The relevance of tick bites to the production of IgE antibodies to the mammalian oligosaccharide galactose-α-1,3-galactose. J Allergy Clin Immunol, **127**：1286-1293, 2011.
6) Tabara K, Kawabata H, Arai S, et al：High incidence of rickettsiosis correlated to prevalence of *Rickettsia japonica* among *Haemaphysalis longicornis* tick. J Vet Med Sci, **73**：507-510, 2011.
7) 千貫祐子，高橋仁，森田栄伸：牛肉アレルギー患者20例の臨床的および血清学的解析．日皮会誌，**123**：1807-1814，2013．

8) Chinuki Y, Ishiwata K, Yamaji K, et al：Haemaphysalis longicornis tick bites are a possible cause of red meat allergy in Japan. *Allergy*, **71**(3)：421-425, 2016.

9) Hamsten C, Tran TA, Starkhammar M, et al：Red meat allergy in Sweden：association with tick sensitization and B-negative blood groups. *J Allergy Clin Immunol*, **132**：1431-1434, 2013.

10) Wada T, Ishiwata K, Koseki H, et al：Selective ablation of basophils in mice reveals their nonredundant role in acquired immunity against ticks. *J Clin Invest*, **120**：2867-2875, 2010.

11) Hamsten C, Starkhammar M, Tran TA, et al：Identification of galactose-α-1,3-galactose in the gastrointestinal tract of the tick Ixodes ricinus；possible relationship with red meat allergy. *Allergy*, **68**：549-552, 2013.

12) 千貫祐子，伊藤和行，武田真紀子ほか：セツキシマブによるアナフィラキシーショックの4例 α-gal 特異的 IgE 検出による回避の可能性．日皮会誌，**124**：179-183，2014.

13) 千貫祐子，鵜沼香奈，森田栄伸：セツキシマブ投与時のアナフィラキシーショックによる死亡例の解析（会議録）．アレルギー，**64**：482，2015.

そこが知りたい 達人が伝授する日常皮膚診療の極意と裏ワザ

手こずる皮膚疾患の治療法 〜いまホットなトピックは？

1. 病状が固定した尋常性白斑
2. 多発する伝染性軟属腫
3. 急速に進行する円形脱毛症
4. 凍結療法に反応しない足底疣贅
5. 尋常性痤瘡のアドヒアランス向上法
6. テトラサイクリンに反応しない酒皶
7. メスを使わない陥入爪・巻き爪の治療法
8. 掌蹠多汗症は治せる
9. 痛みと抗菌を考えた皮膚潰瘍のドレッシング材活用法
10. 伝染性膿痂疹―耐性菌を考えた外用薬選択法
11. IgA血管炎 (Henoch-Schönlein)
    ―紫斑以外に症状のないときの治療法は？
12. 糖尿病患者の胼胝・鶏眼治療は？

Ⅵ. 手こずる皮膚疾患の治療法～いまホットなトピックは？

1 病状が固定した尋常性白斑

押さえておきたいポイント

- 尋常性白斑かどうか鑑別診断を確実に行う．
- 活性型ビタミンD_3外用と紫外線療法が治療の肝．最終手段として1mmミニグラフトや水疱蓋吸引植皮を検討する．
- カモフラージュ療法は患者のQOLを改善する．

●はじめに

　症状の固定した尋常性白斑の治療は難渋する．皮膚科実地医家のなかには，「尋常性白斑は治らないし，治療法もないし，死ぬことはないので，このまま経過観察するしかない」と患者に説明する方もいらっしゃる．しかしながら，尋常性白斑診療ガイドライン(以下，ガイドライン)[1]の発表に代表されるように，近年，白斑に対して注目が集まっている．また，一部のカネボウ美白化粧品に含有されていたロドデノールによる白斑が大きくマスコミに取り上げられたことも，白斑に対する社会的認知度を上昇させた．くわえて，ナローバンド(NB)UVBやエキシマライトの紫外線治療が普及しつつあることも，実地医家の治療意欲をかき立てている．
　こういった背景のもと，白斑の診断・診療を皮膚科実地医家が医学的エビデンスに基づいて行うことは重要度を増してきていると考えられる．

●ポイント
―鑑別診断を確実に行うこと

　尋常性白斑は脱色素斑の鑑別の1つにすぎない．その鑑別すべき疾患は多岐にわたる(図1)．皮疹として認識できる脱色素斑は，メラノサイトの先天的欠失，メラノサイトの機能異常，メラノサイト数の減少・消失など，原因はさまざまであるが，起こってくる皮膚症状は脱色素斑のみだからである．ガイドライン作成時に行われた全国調査の結果がそれを如実に表している[1]．それによると，脱色素斑を呈した患者の60％は尋常性白斑であった．これは裏を返せば，40％は尋常性白斑以外の疾患であるということである．
　脱色素斑を呈して患者が受診した場合，まず先天性か後天性かを判別する．尋常性白斑であれば，後天性である(図2～4)．筆者の経験したことのある尋常性白斑患者の最小年齢は1歳である．また脱色素性母斑の場合，不完全脱色素斑であるため，

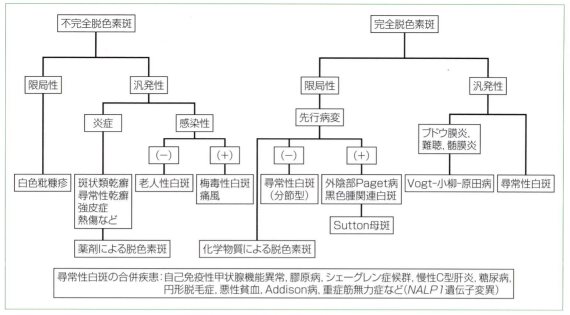

図1　後天性白斑・白皮症の病型分類(文献1より転載)

生下時には気がつかず，数か月してから両親によって発見されて受診することもある(図5).

後天性で，かつ完全脱色素斑であれば，尋常性白斑の可能性が高い．この場合でも，Vogt-小柳-原田病や合併する甲状腺機能異常などに配慮する必要がある．具体的には，眼症状がないかどうか問診することや，甲状腺ホルモンのスクリーニング検査を行うことが臨床現場で求められている．2013年7月のロドデノールによる白斑のマスコミ報道以来，数年が経過し，ロドデノールによる白斑の新規患者は減少している(図6)．しかしながら，筆者自身もロドデノールによる白斑を尋常性白斑と誤診していた症例を経験している．たかが脱色素斑，されど脱色素斑．脱色素斑＝尋常性白斑ではないことを念頭に置いて鑑別診断を進める．

●症状の固定した尋常性白斑の治療

以上のごとく鑑別診断を進めて尋常性白斑と診断し，かつ病状が固定していれば以下の4つの治療選択肢が考えられる．

　a）活性型ビタミンD_3外用療法
　b）紫外線療法
　c）外科的治療法(水疱蓋吸引植皮，1 mmミニグラフト)
　d）治療に反応しない白斑に対するカモフラージュ療法

それぞれについてそのエビデンスを述べる．

a）活性型ビタミンD_3外用療法

活性型ビタミンD_3外用が尋常性白斑を改善させるという報告が散見される．残念ながら，大規模な無作為化比較対照試験は存在しない．しかし，カルシポトリオールとタカルシトールにはそれらの外用部位とそうでない部位を同一患者内で比較した少数患者対象の左右比較試験が複数存在する．マキサカルシトールには尋常性白斑に対する効果を検討した英語論文が存在しない．しかしながら，紫外線療法と併用した場合には，その有効性が示唆されている．そのため，ガイドラインにおいて活性型ビタミンD_3は尋常性白斑に対して単独では効果が弱く，PUVAやナローバンドUVB療法と併用することは行うことを考慮してもよい．推奨度はC1～C2と評価されている．

ビタミンD_3外用薬の安全性に関しては，副作用が軽度の紅斑，落屑および刺激感のみであり，いずれも使用の中止により軽快している．尋常性白斑に対して使用するビタミンD_3外用薬の安全性は高いといえる．ただし，使用にあたっては保険適用外であることに留意する．

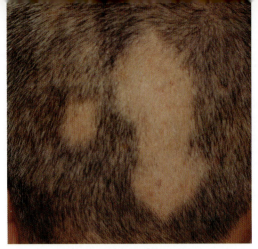

図2 頭部の尋常性白斑
白斑の部位は毛も白髪となっている.

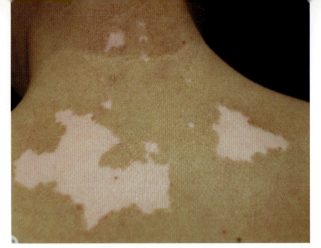

図3 背部の尋常性白斑
完全脱色素斑を呈している.

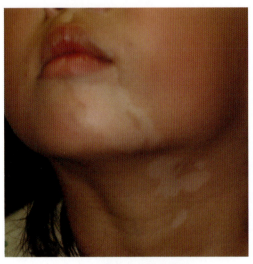

図4 分節型の尋常性白斑
若年者の三叉神経領域に生じることが多い.
この症例は左三叉神経第3枝の分節型尋常性白斑

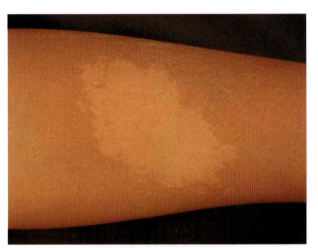

図5 脱色素性母斑の臨床像
不完全脱色素斑を呈している.

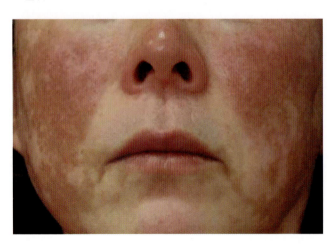

図6
ロドデノールによる白斑
臨床的に尋常性白斑と鑑別することは困難である.

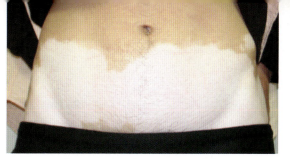

図7 ナローバンドUVB治療前

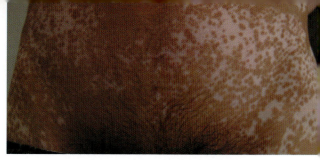

図8 ナローバンドUVB治療後
毛孔一致性の色素新生を認めている．

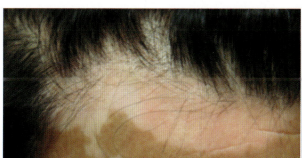
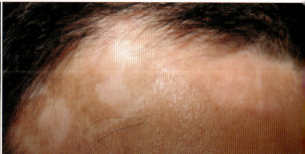

図9 水疱蓋吸引植皮前後の臨床像
良好な色素再生を認める．

b）紫外線療法

ソラレンとUVAを併用したPUVA療法がながらく紫外線治療の手段として用いられてきたが，近年ではナローバンドUVBあるいは308 nmエキシマレーザーライト治療が普及している．その理由として，手技が簡便なことと治療効果がPUVAと比較して遜色ないことが挙げられよう．ガイドラインにおいても，文献的な評価のもと，ナローバンドUVBを紫外線治療の第一選択として評価しており，推奨度Bと位置づけている（図7，8）．ガイドラインでは308 nmエキシマレーザーライト治療は本邦でのエビデンスが乏しいことから推奨度Cとなっている．しかしながら，ガイドライン作成後に308 nmエキシマレーザーライト治療のエビデンスは蓄積されてきている．ナローバンドUVBとエキシマの最も大きな違いはその照射面積である．ナローバンドUVBは全身照射が可能であるのに対して，エキシマは機器によって異なるが，その照射範囲が限られている．ただし，エキシマには白斑部位に確実に照射できることや，正常部位への照射が予防できることなどの利点もある．

c）外科的治療法

症状が固定した白斑には外科的治療も検討される．美容的な観点から通常の分層植皮術は適応にならず，現在，本邦では水疱蓋吸引植皮や1 mmミニグラフトが行われている（図9）．水疱蓋吸引植皮は保険適用外であることや，手技が煩雑であることから基幹病院で行われているのが現状である．利点として，採皮部の瘢痕形成がないこと，植皮部と周囲皮膚のなじみがよいことが挙げられる．1 mmミニグラフトは簡便ではあるが，敷石状外観を呈すること，実施面積が限られることなどが問題である．植皮後に紫外線治療を併用することも試みられていて，今後の症例集積が待たれる．海外では，培養メラノサイト移植も進められており，将来的にはメラノサイトの移植が外科的治療の本流になる可能性がある．

d）カモフラージュ療法

前述の治療によっても改善しない白斑は稀ではない．また治療に反応したとしても改善までには時間を要する．さらに，白斑患者のQOLは低下していることが知られている．カモフラージュ療法は，白斑を治癒させるわけではないが，患者の

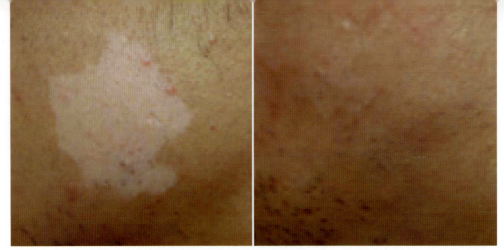

a．療法前の尋常性白斑　　　　　　　　b．療法後

図10　カモフラージュ療法

感情面を改善させることが示されている[2]．そのため，ガイドラインでもカモフラージュ療法を，推奨度C1ではあるが選択肢の1つとして推奨している．ガイドラインではその際の注意点として，カモフラージュ療法を目的とした白斑専用の化粧品を使用することを推奨している(図10)．カモフラージュ療法は治療と並行して行えるため，どの治療とも併用可能であるが，紫外線療法前に行うと紫外線が防御されるため，治療前には避けるように指導する．

（谷岡未樹）

● 文　献

1) 鈴木民夫ほか：尋常性白斑診療ガイドライン．日皮会誌，**122**(7)：1725-1740，2012．
2) Tanioka M, Yamamoto Y, Kato M, et al：Camouflage for patients with vitiligo vulgaris improved their quality of life. *J Cosmet Dermatol*, **9**(1)：72-75, 2010.

VI. 手こずる皮膚疾患の治療法～いまホットなトピックは？

2 多発する伝染性軟属腫

押さえておきたいポイント

- 伝染性軟属腫は，ほかの子どもへの感染源になる，アトピー性皮膚炎があれば治療に支障をきたすことなどを考えると，皮膚科医としてはできるだけ早く治療するのが最善だという信念を持つ．
- できるだけ痛くなく早く治す方法として，2012年から保険適用となったペンレス®テープを処置の1時間前に患部に確実に貼り，患児に恐怖心を与えないように優しく語りかけながら，中身をつまみ出す感覚で取ることが勧められる．
- 100個以上でお手上げの場合は，ヨクイニン内服で気長に待つか，数回に分けて20～30個ずつ摘除する．摘除の同意が得られない場合は，液体窒素療法，スピール膏®貼付，硝酸銀溶液・ペーストやグルタルアルデヒド外用などがある．

●はじめに

　伝染性軟属腫（水いぼ）は，ヒトからヒトへの直接接触によるウイルス感染症で，皮膚のバリア機能が弱く免疫もまだない乳幼児に好発する．多くの乳幼児が一度は経験する極めてありふれた皮膚感染症である．いったん生じると，次々と二次性に自家接種で周囲や遠隔地に拡がり，多発することがしばしばである．

　治療は，昔からトラコーマ鑷子で摘み取る（摘除）が一番手っ取り早く確実なので，最もよく行われている方法であるが，いきなり取ると非常に痛くて嫌がられる．泣いて抵抗する患児を，看護師や保護者に抑えてもらって，無理やり取るのは患児や家族はもとより医師にとってもつらい処置である．また，この泣き声を待合室で聞いているであろうほかの患者にとっても，いったい何をしているのだろうと不審に思われたり，子どもには恐怖心を抱かせたり，大きな泣き声を不快に感じられたりしているであろうと思うと，余計にやりづらくなる．さらに白衣恐怖症の子どもを作ってしまうのではないかという懸念も生じる．また，たとえ今回頑張って全部除去しても，1か月もしないうちに再発して，処置を数回繰り返さなければ根治しないことも多い．

　一方で，水いぼは良性疾患なので，放置してもいずれは自然治癒するという考えもあり，治療しない方針の医師（特に小児科医に多い）もいる．そ

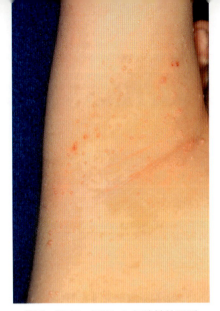

図1 腋窩に多発した伝染性軟属腫
常色〜白〜淡紅色の水様光沢のある小丘疹が集簇している.

うなると，余計に苦労して摘除したことが虚しく思えてくる．

　また，摘除以外の外用療法，内服療法がさまざま工夫されてはいるが，実際にやってみると時間ばかりかかり全く治せないことも多い．是非取ってほしいと訴えてくる家族，取るのがいかにも大変そうな多発している患児に対して，ケースバイケースで対処すべきといわれながらも，悩んでしまうのである．労多くして功少なし，そんなふうに思えてくる要素が多分にある水いぼ取りであるため，できれば避けたいという先生も多くいらっしゃるのではないかと思う．筆者も若いうちは張り切って汗だくでも残らず全部取ることに達成感さえ感じていたものであるが，最近年のせいか少々億劫になってきている．しかし，この治療するほうもされるほうもお互いつらい水いぼ取りにも救世主が現れた．リドカイン（ペンレス®）テープである．2012年6月に，伝染性軟属腫除去時の疼痛緩和としての適応症が追加されたおかげで，以前に比べて格段に苦痛を少なく治療しやすくなったのである．ここでは，ペンレス®テープを用いた，苦痛の少ない水いぼ取りのコツを述べるとともに，それでもどうしても取ることができない患児や，摘除を望まない保護者，摘除は避けたい先生方のために，ほかの治療法の選択肢についても言及したい．

●病因および病態

　伝染性軟属腫は，ポックスウイルス科に属する伝染性軟属腫ウイルスが表皮角化細胞に感染して生じる．乳幼児から学童にかけて皮膚に多発する常色丘疹として，最も頻度が高いcommon diseaseである．ウイルスはヒトからヒトへ，基本的には感染者皮膚からの直接接触で感染する．また，プール，入浴，水遊びなどの際には，タオルやビート板などを介して感染することもありうる．

　健常児では10歳以上になるとある程度皮膚のバリア機能が強くなる，あるいは免疫ができ感染しにくくなると考えられるが，まだバリア機能の未熟な乳幼児や，アトピー性皮膚炎の患児では感染しやすく，掻破による影響で多発しやすい．乳幼児から母親，保育士などの成人にも発症しうる．しかし成人発症のなかには性感染症として伝播したものもあり，陰部およびその周辺に病変がみられる．HIV感染症に伴って生じたものでは，顔面を含む全身皮膚に多発し，個疹も大きい非典型的な臨床像を示す[1]．

●臨床症状

　乳幼児の体幹，四肢などどこにでも生じるが，腋窩，肘窩，膝窩，鼠径部，陰部，頸部など皮膚の薄い，間擦部位に好発する（図1）．通常は直径1〜5mm，常色〜白〜淡紅色の小丘疹で，大きめのものではウイルス性丘疹の特徴である中心臍窩がみられる（図2）．

　軽い瘙痒があり，掻いてつぶれたり，掻かなくても個疹は1〜2週間の寿命で自然に脱落する．その際に，内容物（モルスクム小体）中のウイルスが，周囲の皮膚や掻いた手で触った遠隔地の皮膚に付着してその場所に感染し，次々と拡大して多発する．

　掻いた部位に一致して，新たな軟属腫が線状に出現するケブネル現象（図3）がみられることがあ

る．また，伝染性軟属腫の周囲に紅暈を生じることがあり（図4），モルスクム反応と呼ばれる免疫反応の一種で，それをきっかけに治癒が促されることもある．

●診　断

水いぼと呼ばれるように，水様光沢があるいぼ状の隆起物である．その中身は液体ではなくモルスクム小体と呼ばれるウイルスと変性した表皮組織からなる固形物の白い粥状塊である．

典型的なものは診断に迷わないが，ときに10 mm前後にまで達し（図2），若年性黄色肉芽腫，血管拡張性肉芽腫，皮様嚢腫，皮膚付属器腫瘍，若年性黒色腫などとの鑑別を要することがある．ケブネル現象で丘疹が数珠状に連なってできる（図3）と，表皮母斑，脂腺母斑，線状苔癬との鑑別を要することもある．1 mm前後の小丘疹が多発するタイプでは，ランゲルハンス細胞組織球症や光沢苔癬との鑑別が難しいこともある．

診断に迷ったらトラコーマ鑷子で中身をつまみ出してみて，白色粥状物が出てくればほぼ確定でき，さらに病理検査を行ってウイルス封入体を確認できれば正確に確定診断できる．

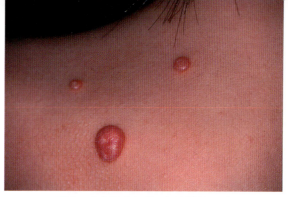

図2　中心臍窩を伴う伝染性軟属腫
大きいものでは径10 mm近くにも達し，中心臍窩がはっきりみられる．

●治　療

健康な小児では，発症後6か月〜3年程度経過すると脱落し自然治癒するとされているが，脱落時期の予測は個人差が大きく困難である．

治療の是非を考えるにあたって，まず水いぼを放置することのデメリットを挙げてみる．①保育所や幼稚園などの集団生活，プール，公衆浴場などの場で，ほかの子への感染源となる，②水いぼがあるとプールに入れてもらえない，いぼが見た目で気持ち悪いといじめられることがある，③アトピー性皮膚炎の子どもが水いぼになると，搔破により自家接種して全身に広がりやすく，またス

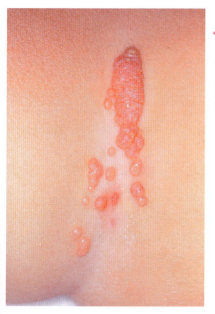

◀図3
ケブネル現象により，線状に配列し，一部融合して腫瘍状となった伝染性軟属腫（馬場直子：一冊でわかる最新皮膚科診療（五十嵐敦之ほか編），文光堂，pp. 249-252, 2013より引用）

図4▶
モルスクム反応を生じた伝染性軟属腫
周囲に発赤・紅暈を巡らしたものが散見される．（馬場直子：外来でみる子どもの皮膚疾患，診断と治療社，pp. 92, 2006より引用）

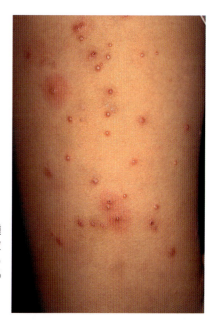

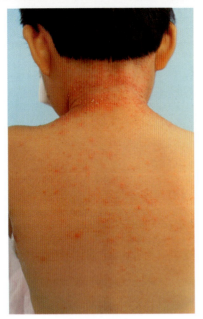

図5 伝染性軟属腫を搔破して湿疹化した例

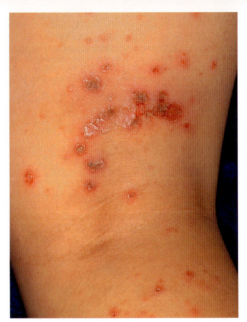

図6 伝染性軟属腫を搔破して，二次感染し伝染性膿痂疹（とびひ）を併発した例

テロイド外用薬を水いぼに塗ると悪化するため外用を控えるとアトピー性皮膚炎が悪化するなど，互いに不都合がある．④搔破により二次的に湿疹化したり（図5），細菌感染が加わって伝染性膿痂疹（とびひ）を併発したり（図6）する場合がある，などが挙げられる．

一方，良性疾患であり，自然治癒が望める以上，放置して経過観察するという考え方もあり，積極的な治療をするかどうかは，個々の状況を考えて保護者とよく話し合って決定するべきだが，前述の放置することのデメリットにより医師の側のスタンスとしては，早く治療して完治させるべきと考える．

伝染性軟属腫治療に関する海外の文献では，124人の小児例に対して，摘除，カンタリジン，サリチル酸，イミキモドの4種の治療法を無作為に割り付け，その効果と副反応の頻度を比較したところ，4つの治療法中では摘除が最も有効かつ副反応が少なかった[2]との報告がある．

国内では，伝染性軟属腫摘除時の疼痛緩和に対してペンレス®テープを用いて，86施設593例の患者において有効性と安全性を調査した結果，91％において摘除時の痛みを緩和して身体反応がほとんどない状態にすることができ，94％の医師が満足度が高いと評価したと報告されている[3]．この結果からも，伝染性軟属腫の治療における長年の懸案であった摘除時の痛みと，患児が嫌がり抵抗すること，それに伴う施術者の苦痛と疲労などのすべてを緩和するためにも，ペンレス®テープを貼る前処置を行ってから摘除することが最善の方法と考える．

1．摘除の方法

a）前処置（局所麻酔テープを貼る）

処置のおよそ1時間前に局所麻酔薬の入ったリドカイン（ペンレス®）テープを貼っておく．テープは個々の軟属腫がすべて覆われる大きさに分轄して切る．このとき，あらかじめテープの台紙に12〜24分割の線を引き，カッターナイフで，台紙は残しテープだけに切れ目を入れておく（図7）と後で取りやすい．

また，前もって小さくてみえにくい水いぼには，ボールペンで目印をつけておく（図8）と見落としがない．場合によっては，母親に目印をつけてもらっておくと時間の節約となる．

分割テープの用意ができたら，個々の水いぼにしっかりと基部に密着させるようにテープを貼

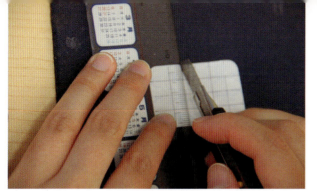

図7 テープの台紙に線を引き12分割
カッターで，テープに切れ目を入れておくと取りやすい．

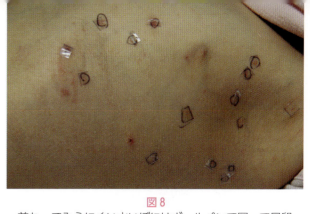

図8
前もってみえにくい水いぼにはボールペンで囲って目印をつけておく．1時間待つ間に剝がれないように，上から絆創膏を貼り補強する．

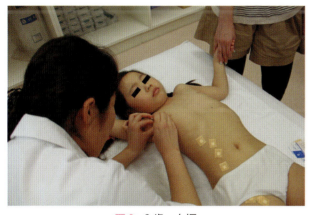

図9 3歳，女児
施術者もゆったりした気持ちで，楽しい雰囲気で優しく話しかけながら取ること．母親と手をつないでもらっていると安心する子どもも多い．

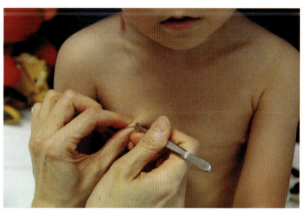

図10 トラコーマ鑷子で基部を挟む
このとき，あまり強くはさまず摘み出すようにモルスクム小体を取り出す．寝てやりたくないという子は，座ったままでもよい．

る．1時間待つ間に剝がれないように，上から絆創膏を貼って補強しておくと，剝がすときも楽である．

ペンレス®テープ貼付の枚数は，4歳以上では1回に2枚まで，4歳未満では1枚までに留めるのが目安である．しかし，既に摘除した経験があり，痛みよりも抑えられたり処置台に寝かせられる恐怖心から抵抗する子どもに対しては効果が少なくなる．

b）1時間待つ

待ち時間は，テープが剝がれないようにするために，なるべく汗をかかないように静かにビデオをみたり，本を読ませたり，お昼寝でもさせるように保護者にお願いする．

c）摘除する

約1時間後，できるだけポーカーフェイスでにこやかに，楽しい話題を向けて話をしながら，ゆったりした気持ちで取る（図9）．寝てやりたくないという子には，座ったままでもよい．トラコーマ鑷子の輪状の先で水いぼの基部を最小限に挟むようにして，中身のモルスクム小体を摘み取る感じで取り出す（図10）．

摘除した箇所にはすぐさま小さなガーゼ付き絆創膏を貼って，血をみせないようにする．このとき，子どもが大好きな絆創膏を持たせて，取れたらすぐに自分で貼らせる（図11）と，張り切ってやってくれる子どもも多い．ほかに注意を向け役割を持たせることによって，処置をするという精神的苦痛を和らげ（ごまかし），自分が役に立って

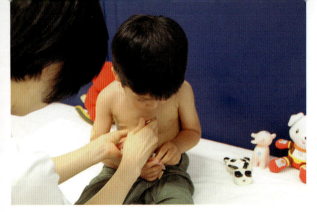

図11
3歳，男児
絆創膏を持たせておいて，取ったらすぐに自分で貼らせる．ほかに注意を向け，役割を与えると張り切ってやってくれるため，達成感と自信につながる．

いる，仕事を果たしたという達成感と自信が得られ，得意満面の笑顔をみせてくれる子どももいる．

しかし，このようにして泣かずに取れるのは，せいぜい1度に30〜40個前後までである．それ以上の場合はあまり無理をせず，1週間後に続きを取るようにする．

100個以上でお手上げの場合は，ヨクイニン内服で気長に待つか，数回に分けて20〜30個ずつ摘除していけばよい．どうしても摘除の同意が得られない場合は，ほかの痛くない方法として，液体窒素療法，硝酸銀溶液・ペースト，サリチル酸，グルタルアルデヒド，カンタリジン，イミキモドなどの外用やヨクイニン内服があるが，効果が不確実で，治療期間が長くなる恐れがある．

2．外用療法

軟属腫治療にある程度効果のある外用薬としてサリチル酸(スピール膏®)，硝酸銀溶液(またはペースト)，イミキモド，カンタリジン，トリクロロ酢酸などが用いられる場合がある．

a）サリチル酸

入浴後に，サリチル酸膏薬(スピール膏®)を貼付する．軟属腫の頂点部がすべて覆われる大きさにスピール膏®を切って貼り，その上を絆創膏で完全に覆って固定する[4]．1日貼ったままにしておき，翌日の入浴後に剥がすと，スピール膏®が接触していた部分が軟化し，モルスクム小体が取れてくる．もしモルスクム小体がくっついて剥がれてこなくても，軟属腫の頂点が軟化しているために，側面をピンセットで軽くつまむだけで，モルスクム小体を排出できる．この治療法の欠点は，動きの激しい幼児では貼った後に絆創膏がずれ，スピール膏®が軟属腫の上からずれてしまうことである．粘着力の強い絆創膏を用いてしっかり貼り付けることが大切であるが，関節部位は動きが激しいので適さない．

b）硝酸銀

硝酸銀粒4gに蒸留水6gを加え，無色透明の40％硝酸銀溶液を作る．この溶液，またはこれに小麦粉0.02〜0.05gを加えて竹ひごで撹拌したもの(ペースト)を，モルスクムの頂点にだけ付ける[5]．多すぎたり，周囲の皮膚に付かないように十分気をつけることが大切である．付けた後，乾くまで暫く触らせないようにしなければならないが，患児が薬剤を塗った部位をすぐに触ってしまったり，激しく動いて周囲の皮膚に飛び散ってしまったりすると，薬剤が付いた皮膚が黒くなり，量が多ければびらんや潰瘍になることもあるので十分注意しなければならない．

c）グルタルアルデヒド

20％グルタルアルデヒド液(ステリハイド®液)を軟属腫に塗布し，接触皮膚炎を起こすことによって軟属腫が自然に消退するメカニズムを促進させようという方法である[6]．本薬剤は米国では尋常性疣贅の腐食剤として販売されているが，日本では医療器具の滅菌消毒剤として2％に希釈して使われている．使用上の注意書には，人体には使わないことと記載されており，皮膚に接触すると一次刺激性皮膚炎が起こる．また，繰り返し蒸気を吸入すると，発疹などの過敏症が起こると明記されている[6]．このように副作用のある薬剤なので，保護者に副作用を利用して治すことを十分に説明し，数が多すぎて患児が除去を嫌がってほ

かに方法がないときの最後の手段として納得が得られた場合にのみ使用する．顔面や陰部は避け，体幹，四肢などの治療にのみ使う．強い発赤や水疱ができるようならすぐに治療を中止して，ステロイド外用薬を塗って接触皮膚炎を治す．

3．内服療法

ヨクイニン，シメチジン内服なども行われているが，内服だけで短期間に治ることはまずない．摘除や外用療法ができない場合，あるいは補助的な併用療法として選択される．最初に内服は数か月の長期にわたると説明しておき，中断せず定期的に飲ませる．

4．冷凍療法

小さすぎて摘除が困難な場合や，痛みや出血を伴う処置を拒否する場合に行われることがある．1回では取れず，複数回行う必要があり効果が不確実であるが，痛みと副作用が少ない治療法の1つといえる．

●予防と生活指導

予防法としては，ドライスキンやアトピー性皮膚炎のようなバリア機能が破綻している状態をできるだけ改善しておくことである．バリア機能を改善するには，保湿剤によるスキンケアと，湿疹の治療を早期に適切に行い正常皮膚に戻しておくことである．スイミングスクールへ通う乳幼児は，消毒用の塩素によって皮膚表面が脱脂されバリア機能が弱くなっているため，プール後の保湿も大切である．

患児は，ほかの子どもへの感染を防ぐために，皮膚の露出範囲を衣類や包帯などでできる限り少なくする，病変に触らせないようにするなどと指導する．プールや水遊びの際の直接接触，ビート板や浮き輪などを介した間接接触で感染する可能性があり，また患児の症状の悪化やいじめの対象となる可能性も考慮して，治療が完了するまでプールには入らないほうがよいと筆者は考えている．日本小児皮膚科学会や日本皮膚科学会のホームページでは，学校保健委員会の見解として，登園・登校やプールは禁止しないが，タオルやビート板を介してほかの子どもにうつる可能性を考慮して，共有を避けるべきという方針を推奨している．

〈馬場直子〉

●文 献

1) 安元慎一郎：伝染性軟属腫．皮膚疾患最新の治療 2009-2010（瀧川雅浩編），南江堂，pp. 175, 2009.
2) Hanna D, Hatami A, Powell J, et al：A prospective randomized trial comparing the efficacy and adverse effects of four recognized treatments of molluscum contagiosum in children. Pediatr Dermatol, 23：574-579, 2006.
3) 日野治子，馬場直子，宇野澤宣司ほか：伝染性軟属腫摘除時の疼痛緩和に対するペンレス®テープ18 mg（リドカインテープ剤）の有効性と安全性に対する検討．日臨皮会誌, 32：202-218, 2015.
4) 西岡 清：サリチル酸軟膏による伝染性軟属腫の治療．皮膚科診療のコツと落とし穴 ④治療（西岡 清編），中山書店，pp. 57, 2006.
5) 新関寛二：痛くないみずいぼ取り—40％ペースト法．皮膚科診療のコツと落とし穴 ④治療（西岡 清編），中山書店，pp. 58-59, 2006.
6) 奥 知三：伝染性軟属腫のグルタルアルデヒド外用療法—除去できない場合．皮膚科診療のコツと落とし穴 ④治療（西岡 清編），中山書店，pp. 61, 2006.

VI. 手こずる皮膚疾患の治療法〜いまホットなトピックは？

3 急速に進行する円形脱毛症

押さえておきたいポイント

- 診断に難渋する場合は皮膚生検を行う．
- ガイドラインに従い，適応があるならば早期にステロイドパルス療法を行う．
- 範囲が小さくても進行が速い症例は積極的治療を考慮する．

●はじめに

円形脱毛症は，全国多施設調査で初診・再診を含むすべての皮膚科受診患者の 2.45％ を占める，皮膚科の common disease である[1]．生命を直接に脅かすことはなく，身体的苦痛も伴わず，機能障害や後遺症をきたすこともない「見た目」の疾患であり，極めて皮膚科らしい疾患である．「見た目」とはアイデンティティーであり，見た目を損なうことで患者は強い不安や恐怖，抑うつに襲われる．

円形脱毛症の病態に自己反応性リンパ球が関わっていることが，病理学的・免疫学的所見や疾患モデル動物での知見から明らかになってきた．実際に，ステロイドによる全身または局所の免疫抑制，また局所免疫療法による修飾で疾患は軽快する．とりわけ近年，ステロイドパルス療法の治療経験が蓄積し，この療法が本症の急速進行例の早期治療に有効であることが次第に認知されてきている[1]．

本稿では，円形脱毛症の急速進行例に対してどのようなタイミングでどう治療するかを，ステロイドパルス療法を含めて整理して述べる．

●分 類

円形脱毛症は一般に脱毛範囲によって分けられるが，ここでは，特に治療反応性の観点から，病期による分類も提案する．

1. 脱毛範囲による分類

頭部の脱毛巣の数や形状で，単発型，多発型(多発融合型)，びまん性に分けられる．多発融合型やびまん性脱毛が進行すると全頭型となる．頭髪の生え際に沿う全周性の帯状の脱毛は治療反応性が悪く，特に蛇行型と呼んで区別する．脱毛範囲が眉毛，睫毛，髭毛，体毛に及ぶものを汎発型と呼ぶ．全頭型に続発して遷延することが多く，そのほとんどが治療抵抗性の重症例で症状が固定した慢性期の病態である．

一般に，脱毛巣の数が少なく，また面積が小さいほどアプローチしやすく治療反応性もよい．

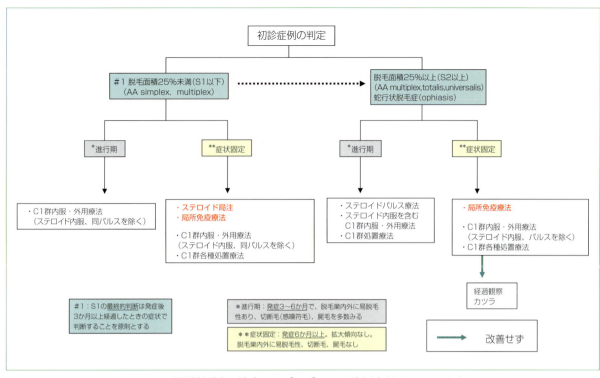

図1 円形脱毛症の治療アルゴリズム・16歳以上(文献2より引用)

2010年版日本皮膚科学会ガイドライン[2]では，脱毛面積が25％を超えるかどうかをさまざまな治療選択の目安にしている(図1)．本来は，発症後3か月以上経過したときの症状で重症度を判断しなければならないが，病初期には疾患の進行の速さを織り込んで可及的に重症度を判定し，適切な治療を開始することが実臨床では求められる．例えば，発症から3か月未満で脱毛面積が25％以下でも，脱毛が激しく，急速に進行している場合は，重症例として治療法を選択する．

2．病期による分類

a）急性期(発症より1か月未満)

2010年版ガイドラインでは分けられていないが，初発例で発症から1か月未満の症例をここでは急性期として区別する．重症例では後述する牽引試験で所構わず数本～十数本の感嘆符毛，tapering hairの脱毛を認める．患部に赤みや痒みを伴うこともある．この時期に脱毛巣の皮膚生検を行うと，毛球部に稠密なリンパ球浸潤を認める．

この時期を過ぎると傷害を受けた毛包は急速に休止期に入り，リンパ球浸潤も一旦みられなくなる．そして次に成長期に入った毛包が出現すると，活性化してまた毛包を攻撃する．したがって，自己反応性リンパ球の活性化を抑えて免疫寛容に導くには，ステロイドパルス療法のようにリンパ球を標的とする治療はできるだけ早い時期に開始したほうがよい．

b）進行期(発症より6か月未満)

発症から3か月を超えるころにはかなりの毛包が休止期から次の成長期に入る．したがって，この時期に新生毛を認めたら，毛包に対する傷害は既に軽減，終息に向かっていることを意味する．治療反応性も予後もよいため，ステロイド外用や局所注射で経過をみてよい．一方，脱毛範囲がさらに拡大し，新生毛も認めないか認めても容易に脱落する例は重症例としてステロイドパルス療法の適応を検討する．

発症後6か月までであればステロイドパルス療法の適応を考慮してよい．ステロイドパルス療法に対する治療反応性は，発症6か月未満では59.4％，発症6か月以上では15.8％で，実に4倍の開きがある[1]．

c）慢性期（発症より6か月以上）

一般に，発症からの期間が長いほど治療反応性は下がる．特に，ステロイドパルス療法は，発症からの期間によって奏効率に大きな違いがあるため，発症から6か月を過ぎたこの時期の症例に対する適応は慎重に検討し，患者にも説明する．

d）再発例

2回以上の再発例では初発例に比べて治療反応性が劣ることが多い．特に，ステロイドパルス療法の奏効率は再発例では下がるため，やはり適応は慎重に検討する．

3．年齢による分類

a）小児例

2010年版ガイドラインでは15歳以下を小児として区別している．ステロイド全身投与は骨端線閉鎖など成長障害のおそれがあるため，本症の小児例には原則として禁忌である．

ガイドラインではステロイドの局所注射も小児には基本的に行わないとしている．しかしながら，局所注射するステロイドの量は，トリアムシノロンアセトニド当量で通常口腔用ケナログ5g1本分以下であり，全身への影響は無視できるレベルである．したがって，認容性のある小学校高学年や中学生以上の青年への適応については考慮してもよいと考える．

b）高齢者例

高齢者に対してステロイドパルス療法を行った場合は，若年者に行った場合に比べて易疲労感，その他の副作用を高頻度に認め，施行後数か月に及ぶこともある．また，高齢者では担癌の可能性もあるため，ステロイドパルス療法は積極的には勧めず，ほかの治療法を試みる．

●診断のポイント

1．臨床所見

a）牽引試験（pull test）

（1）手　技：円形脱毛症の急性期の診断に極めて有用である．50〜60本の毛髪をつまんで軽く牽引し，6本以上の易脱毛があるか，数か所で行い3本以上の易脱毛がある場合を陽性とする．限局性脱毛の場合は脱毛巣の辺縁で行うと判断しやすい．びまん性円形脱毛症の急性期では一見脱毛のない部位でも至る所で陽性になる．休止期脱毛でも陽性となるが抜けた毛の所見が異なる．

（2）毛の所見：抜けた毛の近位端の毛根の部分を観察する．健常な休止期毛（telogen hair）の近位端は棍棒状にふくれていて，毛根が白ければ硬毛（終毛），黒ければ軟毛（生毛）である．円形脱毛症では近位端が徐々に細くなる漸減毛（tapering hair）や，近位端が徐々に細くなり末端のふくらみが点状に保たれる感嘆符毛（exclamation hair, point hair）がみられる．牽引試験陽性でこれらの所見がみられれば円形脱毛症と診断を確定する．

（3）病勢の評価：脱毛範囲が小さくても多数の易脱毛があれば病勢が強いと考える．また脱毛範囲が縮小して回復傾向にあっても新生毛が抜ける場合はまだ病勢は落ち着いていない．症状が固定し，牽引試験陰性の場合，脱毛巣では既に毛包はミニチュア化し，リンパ球浸潤もみられず陳旧化しており，治療反応性もまた乏しいことが多い．

b）肉眼所見

（1）脱毛の状態：脱毛巣に毛がないものを完全脱毛，残存するものを不完全脱毛と分けることもあるが，円形脱毛症ではどちらもみられる．脱毛がびまん性の疎毛として進行し，明瞭な脱毛巣を形成しないこともある．トリコチロマニアでは抜毛を免れた長い終毛がまばらに残存することがある．

（2）脱毛巣の辺縁：明瞭なことも不明瞭なこともある．辺縁が明瞭でもなだらかさがなく，ややいびつな場合や，鏡でみえない部分の辺縁が不明瞭であったりする場合はトリコチロマニアを疑う．

（3）頭皮の所見：一般に頭皮の変化はない．ごく淡い紅斑を認めることもある．紅斑が明らかで表皮変化を伴う場合や瘢痕化を伴う場合は，皮膚限局性ならびに全身性エリテマトーデスに伴う脱毛，また瘢痕性脱毛を疑う．ただし，既にステロ

イドの長期外用や局所注射により修飾を受けている場合は判断が難しいことがある．

(4) **黒色点(black dots)**：毛幹の狭小化した部分より遠位がちぎれると，脱毛巣の頭皮に毛の近位端が残存する黒色点として認め，診断価値が高い．トリコチロマニアでも一見同様の所見を認めるが，鑑別には後述するダーモスコピーによる観察が有用である．また，円形脱毛症では完全脱毛の部分と黒色点を認める部分とがしばしば不均一に混在するのに対し，トリコチロマニアでは脱毛巣全体に一様に黒色点を認めることが多い．

(5) **新生毛**：短く遠位が細い軟毛の出現を経過中または治療中に認め，牽引しても容易に抜けない場合は病状が軽快していると考える．初診時に既に多数の新生毛を認める場合は，脱毛範囲が広範で一見重症でも回復が見込めるため，ステロイドパルス療法などの負荷の強い治療は行わず外用などで経過をみる．

c）ダーモスコピー

頭皮を直接観察したり，抜けた毛の近位端を観察したりするのに用いることがある．顕微鏡を用いたトリコグラムより簡便で，円形脱毛症の鑑別には十分有用である．

頭皮の観察では，脱毛前のtapering hairや感嘆符毛，またtaperingの結果としての黒色点を認める．トリコチロマニアでは，taperingのない終毛の毛幹が引きちぎられ，遠位がささくれだった黒色点が観察される．毛包部を黄色点として認めることもあるがはっきりしないこともあり，また男性型脱毛症で類似の所見を認めることもある．

d）爪の異常

爪甲に点状陥凹や横線，細かい縦方向の粗糙が特徴として観察される場合は診断の助けになる．

2．組織像

当院では4mmトレパンで患部より2か所生検し，1つを通常の矢状断で，もう1つを深度の異なる複数の水平断で観察している．成長期の毛球部のリンパ球浸潤(swarm of bees sign)が急性期の特異的所見として知られ，水平断で検出しやすい．休止期の毛包にもみられることがある．陳旧期には，水平断の観察でほとんどの毛包が退行期，または休止期でミニチュア化しており，加齢性の脱毛や休止期脱毛と区別しにくいこともある．

3．鑑別疾患

脱毛が急速に進行する場合，円形脱毛症以外に以下の疾患を鑑別に挙げる．各種感染症や膿皮症に伴う脱毛は通常緩徐に進行し慢性の経過をとるが除外診断として念頭に置く．加齢性の脱毛や先天性疾患は除外できる．

a）休止期脱毛

産褥期や術後，貧血，心身の強いストレスなどの2，3か月後に，突然，大量の脱毛をびまん性に生じる．女性に多く，側頭部で目立つことが多い．牽引試験陽性で，脱毛のほぼすべてが近位端に白色，棍棒状の毛根を伴う休止期の終毛である．原因が取り除かれれば一過性で速やかに回復する．向精神薬などの薬剤や亜鉛欠乏症によって慢性に生じることもある．びまん性の急速進行性の円形脱毛症との鑑別が難しいこともあり，その場合は生検を検討する．

b）瘢痕性脱毛

脱毛巣の強い炎症や萎縮性変化，瘢痕化を認める．毛包の破壊を伴う炎症による脱毛の症候名で，ほとんどの場合永久脱毛となる．膠原病およびその類縁疾患により生じる．炎症の程度は疾患によりさまざまである．やはり生検が有用である．全身性の膠原病の除外のための最低限のスクリーニングを定期的に行う．

c）トリコチロマニア（抜毛癖）

学童期に多い．本人よりもむしろ家族が驚いて受診する．あたかも突然生じたかのようにみえ，しばしば急速に進行する．一見，限局型，多発型円形脱毛症と区別がつかないため，円形脱毛症と誤診されて治療が開始，継続されてしまうことも起こりうる．好発年齢があることと，注意深い臨床所見の観察によって診断可能であるが，鑑別困難な場合は生検を考慮する．小児心身症の診療に長けた小児科医との連携が望ましい．

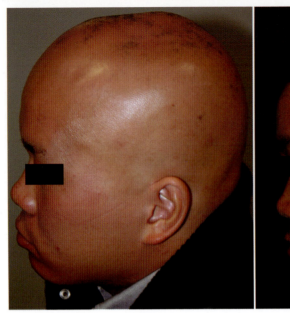

a．治療前　　　　　　　　b．1年後

図2　ケナコルト局所注射による急速進行性びまん性円形脱毛症の治療

4．合併症

a）うつ病

本疾患の実に1割強にうつ病を合併する．したがって，原疾患の重症度や病期にかかわらず，表情の観察や不眠の有無などの問診で抑うつ状態にあると判断した症例では，原疾患の治療とは別に，早期に精神科医による診察，治療介入を検討すべきである．

b）甲状腺機能異常

やはり本疾患の1割強にみられるため，スクリーニングを行うことが望ましい．

c）膠原病

全身性エリテマトーデスなどの膠原病では，皮膚症状としての脱毛とは別に，円形脱毛症の合併が起こりうる．

d）アトピー性皮膚炎

合併が有意に多く，また合併例では治療反応性が落ちることがある．

●治　療

2010年版ガイドラインでは，ステロイド局所注射と局所免疫療法の2つが最も推奨度の高い治療であった（図1）．ガイドラインは目下改訂中であり，当院では，ステロイド外用で効果が不十分な成人例に対して以下のアルゴリズムに沿って治療を選択している．

1）急速に進行する初発の重症例：適応があれば早期にステロイドパルス療法を行う．

2）脱毛が広範囲におよび，症状が固定した症例：局所免疫療法を検討する．

3）その他のすべての症例：ステロイド局所注射をまず試してよいと思われる．

1．ステロイド外用

急性期には，ベリーストロングまたはストロンゲストクラスのステロイド外用ローションまたはクリームを1，2か月外用する．新生毛を認め反応がみられれば継続する．強い萎縮や血管拡張，毛包炎の新生が目立つ場合はクラスを下げる．

効果が不十分の場合はステロイド局所注射と併用する．無効の場合は局所注射のみ行うか，局所免疫療法に切り替える．通常，局所免疫療法との併用は行わないが，アトピー素因などを背景にハプテン感作皮膚炎が遷延する場合は，惹起後1週間後以降から次の惹起まで外用を併用することもある．

2．ステロイド局所注射（図2）[3]

a）薬　剤

トリアムシノロンアセトニド懸濁注射液（ケナコルト®）を用いている．ケナコルト®のバイアル

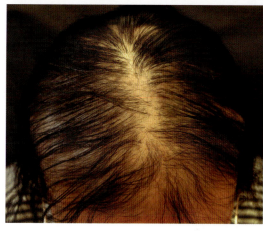
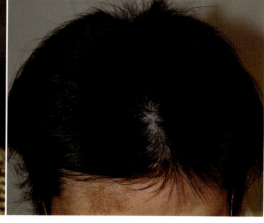

a．治療前　　　　　　　　　　　　b．4か月後

図3　ステロイドパルス療法による急速進行性びまん性円形脱毛症の治療

には50 mg/5 ml と40 mg/1 ml の2種類ある．前者は生食で2倍に，後者は10倍に希釈して使用している．保険適用があるのは前者なので留意されたい．2.5～10 mg/ml まで濃度を比較した臨床試験では効果に差はみられない．

注射に用いるシリンジとは別のシリンジ内で希釈液を作成してよく混和し，針を外して，筒先からインスリン注射用針付き注射器（ロードーズ™ 29 G×1/2 ml，BD社）に希釈液を吸入している．針付き注射器の中で直接希釈しようとすると，不正確になるし，バイアルのゴム栓で針を傷めてしまう．ロードーズ™がない場合は1 ml シリンジに26 G針を付けて使用している．希釈した薬液の残りは当日中に廃棄する．

b）手技の実際

原則として月1回，ケナコルト®希釈懸濁液0.5～1 ml を，10～数10か所に分けて皮内注射している．新たに脱毛した部分，黒色点のみられる部分を優先する．施術中にしばしば薬液が毛孔から噴出するのでシールド付きマスクを着用して防護する．

脱毛巣の皮内に，1か所あたり50 μl 程度，無理なく皮内に入る量を，観察しつつ注入する．毛包周囲リンパ球浸潤の深さは皮表からせいぜい1 mm付近であることを意識する．細いシリンジ内では沈殿が起こりやすいので混和しながら注射する．漏出すると効果が得られないので注意する．

終了後，患者自身にガーゼで注射部位を数分間圧迫してもらい，止血を確認して終了する．注射した量と部位とをカルテに記載する．

1か月後に効果を判定する．注射部位で発毛がみられれば場所を変えて継続する（図2）．注射部位に軽度の陥凹性萎縮がみられることがあるが数か月で回復する．萎縮が強く起こる場合は1か所あたりに注入する量を減らす．何度か場所を変えて行っても発毛がみられない場合や，発毛があってもすぐ脱毛し回復に結びつかない場合は終了する．

3．ステロイドパルス療法（図3）[1)]

a）適　応

2010年版ガイドラインでは，初診症例の判定で以下の条件を満たす症例でステロイドパルス療法を検討するとしている[2)]．

①成人（16歳以上）であること．

②脱毛面積25％以上（重症度S2以上）の多発型，全頭型，全身型または蛇行状脱毛症．

③進行期．発症3～6か月で，脱毛巣内外に易脱毛性あり，切断毛，感嘆符毛，漸減毛（tapering hair）を多数みる．

当院では前述の理由で，ステロイドパルス療法は重症例の急性期に行うのが望ましいと考えており，脱毛範囲による重症度が確定する発症後3か月より前に適応することがある．ただし，この時期は確定診断が困難な場合もあるため，その際は生検で診断を確定する．一方，既に新生毛を多数認める場合は自然回復を待つ．

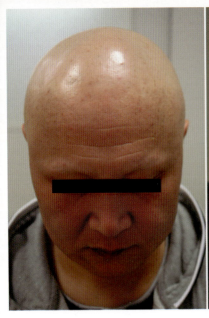
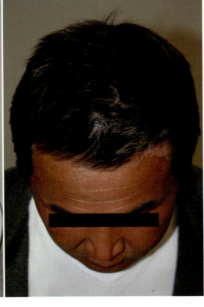

図4 局所免疫療法による急速進行性びまん性円形脱毛症の治療
　a：治療前
　b：1年後

当院ではさらに追加の条件を設けている．

④50歳以下であること：高齢者は若年者に比べて易疲労感その他の副作用を高頻度に認める．

⑤基礎疾患がないこと：肝炎ウイルスキャリアや肺結核などの感染症を除外する．心疾患，糖尿病，悪性疾患，精神疾患などの既往例も除外している．甲状腺機能異常やその他の自己免疫疾患の合併例はそれぞれ専門の内科医の指導のもとに治療を行う．

b）治療の実際

当院ではハーフパルスで行っている．2泊3日の入院でメチルプレドニゾロン500 mg/日を3日間点滴投与する．100 mlの生食に溶解し1時間程度かけて行う．施行後3か月間は，マイルドクラスのステロイド外用や抗アレルギー薬の内服のみで経過を観察する（図3）．発症6か月未満での奏効率は59.4％，発症6か月以上では15.8％である．必要に応じて第2回目以降を考慮するが効果は落ちる．

4. 局所免疫療法（図4）[4]

a）適　応

2010年版ガイドラインは，成人例で症状の固定したすべての円形脱毛症で局所免疫療法の適応を第一に勧めている[2]．また小児例では，脱毛面積25％の進行期の症例以外のすべての症例で局所免疫療法の適応を第一に勧めている．局所免疫療法は保険診療に当たらないため，治療前に接触皮膚炎などの副作用について文書で患者に説明し，書面で同意を得ることが望ましい．アトピー素因のある患者では抗アレルギー薬の内服を併用したほうが治療効果が高い[5]．高度な接触皮膚炎，自家感作性皮膚炎，蕁麻疹などが生じた場合は局所免疫療法を中止し，それぞれの症状に対する治療を行う．

b）治療の実際

当院では次のような手技を行っている．アセトンに希釈したハプテン，3% squalic acid dibutyl ester（SADBE）または diphenylcyclopropenone（DPCP）を単純塗布により感作する．ガイドラインに記載されている密封による感作は行っていない．次いで，極めて低濃度（$10^{-6} \sim 10^{-4}$％）からハプテンの濃度を段階的に上げて患部に塗布する．激しいアレルギー性接触皮膚炎を惹起できた時点で濃度を固定し，3,4週間おきに惹起を繰り返す．効果があれば数回で発毛の誘導を確認できる．発毛があれば継続し（図4），効果がなければ治療を終了する．これらのハプテンは自然界に存在しないので日常生活で皮膚炎が惹起されることはない．SADBEは加水分解に対して不安定な物質であり注意を要する．3週間で1％アセトン溶液中の7％が加水分解する．

5. ステロイド内服

当院では急性期には行わず，前述の治療がいずれも無効だった症例で，適応を慎重に検討したうえで患者に提案している．0.5 mg/kg/day で開始し，反応があれば漸減する．

●予後

ステロイドパルス療法，ステロイド局所注射，局所免疫療法の奏効率はいずれも6割程度と考えられる[1)～4)]．局所免疫療法のメタアナリシスで，再発率は62％，再発までの期間の中央値は2年半である．平均観察期間31か月の試験で38％の患者が再発なく経過している[4)]．急速進行例は治療の種類を問わず治療反応性がよい[6)]．

有効な治療がない場合に治療しないことは賢明な選択肢の1つである．筆者はよく次の2つをたとえ話に説明する．

1) メガネは近視の根治術ではないが，生活上の不便をほぼ解決する．ウィッグ（かつら）にも同じことがいえる．

2) あざは，レーザーが登場する以前にもさまざまな治療が試みられていた．その時代に治療を受けずにいた人が，今ではずっと少ない負担できれいに治る時代になった．円形脱毛症にもそのような時代が来るかもしれない．JAK 阻害剤や CTLA4-Ig など，免疫調節薬の治験が海外で進行中であり，未来の治療として期待される．

（大日輝記）

●文献

1) 大日輝記：生えてこない円形脱毛症治療の決め手—(2)ステロイドパルス療法で解決する．苦手な外来皮膚疾患100の解決法，メディカルレビュー社，pp. 144-145，2014.
2) 荒瀬誠治，坪井良治，山崎正視ほか：日本皮膚科学会円形脱毛症診療ガイドライン2010．日皮会誌，**120**：1841-1859，2010.
3) 大日輝記：円形脱毛症：ケナコルト局注の適応とコツ．皮膚科頻用薬のコツと落とし穴（宮地良樹編），文光堂，pp. 281-284，2016.
4) 大日輝記：円形脱毛症に局所免疫療法は有効か？ EBM 皮膚疾患の治療 up-to-date（宮地良樹編），中外医学社，pp. 230-235，2015.
5) Inui S, Nakajima, Toda N：Fexofenadine hydrochloride enhances the efficacy of contact immunotherapy for extensive alopecia areata：Retrospective analysis of 121 cases. *J Dermatol*, **36**：323-327, 2009.
6) Uchiyama M, et al：Multivariate analysis of prognostic factors in patients with rapidly progressive alopecia areata. *J Am Acad Dermatol*, **67**：1163-1173, 2012.

4 凍結療法に反応しない足底疣贅

押さえておきたいポイント

- 足底疣贅に対する治療法で絶対的なものはない．
- 1つの治療法に固執せず，いろいろな治療を試していく．
- 保険適用がなくエビデンスが乏しい治療法を試す場合は十分な説明と同意が必要である．

● はじめに

足底疣贅はヒト乳頭腫ウイルス(human papillomavirus；HPV)感染症であり，自然治癒が起こりうる一方，難治例も少なくない．治療の第一選択は，効果や簡便さ，保険適用などを考えると凍結療法となる．しかしながら凍結療法の際の疼痛が問題になったり，治癒まで長期間を要することも稀ではない．そのような場合の治療法としてこれまでいくつかの方法が報告されている．疣贅の治療には暗示がかなり有効なので，治療法の客観的評価にはプラセボを用いた比較試験が必須である．実際にはそのような臨床試験は行いにくく，治療法のエビデンスは少ない．暗示が有効であることと，エビデンスが乏しい治療法であることを認識したうえで治療を行う必要がある．本稿では，筆者の経験も踏まえてそれらの治療法の利点や欠点について解説する．記載順は必ずしも推奨レベル順ではない．

● 外科的切除

疣贅を外科的に切除する試みは古くから行われているが，瘢痕を残すうえに再発が多いため，現在ではほとんど行われなくなった．しかしながら疣贅組織のみを取り除くのであれば瘢痕も最小限で済み，再発したとしても範囲が限定される．そこで現在も行われている方法として，疣贅組織のみをくり抜く，いわゆる"いぼはぎ法"がある．これは局麻下に疣贅の底面を確認しながら剥いでいく方法で，上手に行うと感染上皮だけを取り除くことができ，それは組織学的にも確認できる(図1，2)．この方法を行うときの工夫として，炭酸ガスレーザーを用いて周囲や底部を焼灼する方法や，剥ぐときに鋭匙を用いる方法などが報告されている．上手に行うと瘢痕も残らないか極めて軽微なもので済むが，再発リスクはあるので注意を要する．ほかの欠点としては局麻を使用する必要があること，創の上皮化まで1〜2週間を要すること，多発例や面積が広い場合は瘢痕リスクや再発リス

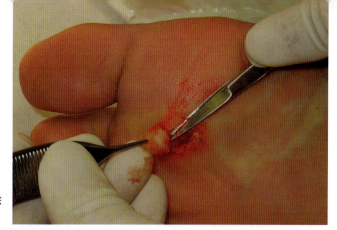

図1 "いぼはぎ法"による疣贅の切除

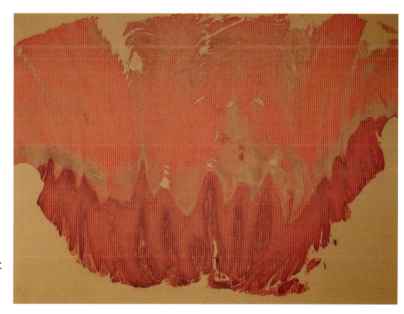

図2 "いぼはぎ法"で切除した疣贅の病理組織像

クが高くなることなどが挙げられる.

●レーザー療法

レーザー機器を用いて疣贅を治療する試みもしばしばなされている.1つは炭酸ガスレーザーでの蒸散[1]であるが,角質が厚い足底疣贅では表面から蒸散しても底部までなかなか到達しない.前述の"いぼはぎ法"などと組み合わせて利用するのがよい.

パルス色素レーザーも用いられる.疣贅の上皮は乳頭腫状に過形成を呈しており,延長した真皮乳頭に毛細血管が入ってきているのはダーモスコピーでも観察できる.この血管は疣贅の栄養血管とも考えることができ,この血管をパルス色素レーザーで破壊することで疣贅の消退を期待するものである.実際この方法が有効であったとの報告もみられる[2].パルス色素レーザーも厚い角質を介しては深部に到達しないので,しっかりと削ってから行う必要がある(図3).

●光線力学治療法(photodynamic therapy;PDT)

5-アミノレブリン酸(aminolevulinic acid;ALA)を用いたPDTが足底疣贅に有効であったとの報告がある.エキシマダイレーザーなどの機器が必要であるが,スライドプロジェクターで代用することも可能である(図4).我々もスライドプロジェクターを用いた方法の経験があるが,欠点としてALAの吸収浸透に時間がかかること,スライドプロジェクター照射も時間がかかり疼痛

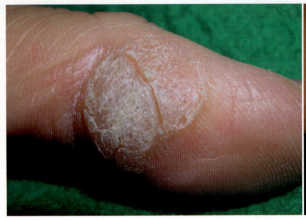 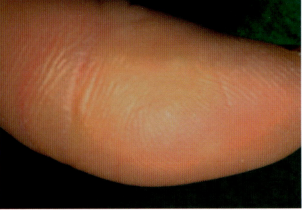

a. 治療前　　　　　　　　　　　　　b. 治療を繰り返し，治癒した．

図3　パルス色素レーザーによる疣贅の治療

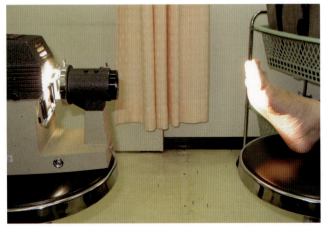

図4　スライドプロジェクターを用いたPDT

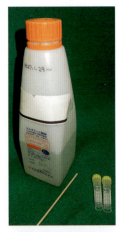

図5　グルタルアルデヒド（ステリハイド®）

グルタルアルデヒド外用療法

　医療機器の消毒や組織の固定に用いられるグルタルアルデヒドを足底疣贅に外用する[3]．頻回に外用すると表面は黒褐色に着色し，疣贅は硬く固定されるので削ることができる（図5, 6）．そこまで変化をきたすには1日に6〜10回程度外用する必要があるので，自宅で処置できることは簡便であるが，それなりに手間がかかる．着色するので手指などでは問題があるが，足底疣贅では問題が少ない．液体窒素凍結療法と併用できることもメリットである．削っていくことで足底疣贅の厚みは少なくなっていくが，消退に至るには加えて免疫反応の惹起などが必要である．グルタルアルデヒドによる接触皮膚炎を起こすことがあり，その

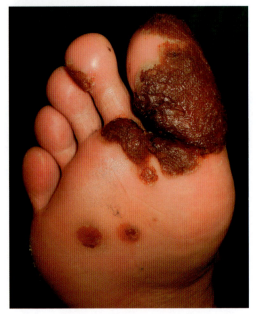

図6　グルタルアルデヒドを頻回外用して黒褐色になった疣贅

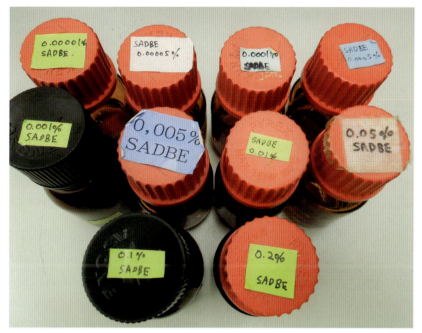

図7　希釈系列を準備したSADBE

場合も上手にコントロールしながら行えば接触免疫療法に近い効果も期待できる．手渡しする際に点眼薬に類似した容器で渡したため，誤って点眼するという事故が起こったことがあり，渡す際に十分な説明が必要である．

● 接触免疫療法

日常生活で出会うことがない経皮感作物質であるDPCP（diphencyprone）やSADBE（squaric acid dibutylester）を用いて行う．まず，感作物質で経皮感作を行い，その後疣贅に塗布して，そこに限局した炎症反応を惹起する．筆者らはSADBEを用いており，0.5％溶液で感作した後に0.00001～0.1％の溶液を炎症反応の程度をみながら治療したい部位に綿棒や刷毛などで塗布する（図7）．繰り返し炎症反応を惹起することで，HPVもしくは疣贅組織に対する特異的ないし非特異的免疫反応を誘発する[4]．治療効果は症例ごとにばらつきがあり，確実性はない．

● イミキモド外用療法

尖圭コンジローマに対して用いられているイミキモドは，Toll様受容体7のアゴニストであり，自然免疫の惹起がその主な作用機序である[5]．非特異的な炎症を繰り返し惹起することにより，HPVに対する特異的免疫反応，あるいは疣贅組織に対する特異的な免疫反応も誘導される可能性が指摘されている．足底疣贅については保険適用はなく，その効果にエビデンスはない．

● サリチル酸製剤

欧米では凍結療法と並んでファーストラインの治療法であり，いろいろな製剤がある[6]．我が国では鶏眼・胼胝に用いるスピール膏®が使用可能である．角質を浸軟させる効果はあるが，疣贅組織全体を取り除くことができるわけではないので，角質や上皮を変性させることが抗原提示や免疫反応の惹起につながるものと考えられる．大きく貼りすぎると周囲の健康な皮膚まで浸軟し，そこにウイルスが感染することで疣贅が拡大してしまうので注意を要する（図8）．

● ビタミンD₃外用薬

角化を抑制する効果があるため足底角化症に使用される．足底疣贅に対しても角化を抑制する効果が期待されるが保険適用はない．実際に用いて有効であったとの報告はあるが，しっかりしたエビデンスはない．外用したうえにスピール膏®を

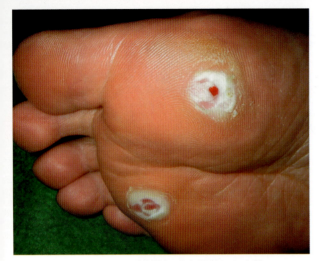

図8 サリチル酸製剤で白色浸軟した疣贅

貼付して密封療法として使用する方法も試みられている．

●ブレオマイシン局注療法

注射用ブレオマイシン 5 mg を 10 ml の生理食塩水で希釈し，足底疣贅の直下に局注する．表皮真皮境界部に局注すると大変な痛みがあるが，そこに血腫を作り，表面の疣贅を除去できる[7]．かなり角化が強い疣贅であっても，底部から取り除くことができる利点がある．保険適用ががんに限られており，疣贅に使用する場合には十分な説明と同意が必要である．

●モノクロロ酢酸/トリクロロ酢酸塗布療法

モノクロロ酢酸/トリクロロ酢酸の蛋白変性効果により疣贅組織を変性させ，免疫反応を惹起するきっかけとするものである[8]．グルタルアルデヒドや接触免疫療法と異なり，患者自身に塗布させるには危険を伴うので外来で行う．塗布乾燥を繰り返し，場合によりさらに上にスピール膏®を貼付する．保険適用はなく，十分なインフォームドコンセントのもとに行う必要がある．

●ヨクイニン内服療法

我が国では古くからハトムギ由来の漢方製剤であるヨクイニンが疣贅に有効な内服薬として使用されており，保険適用もある．作用機序については，単球-マクロファージ系に作用し IL-1 の産生増強を介して抗体産生細胞を増加させるという報告や，NK 細胞活性や cytotoxic T lymphocyte の活性を増強するという報告がみられるが，詳細は不明である．大規模な比較試験などは行われていないが，4 週以上の内服で 37.6%の消失率が認められたとの報告がある[9]．

●シメチジン内服療法

H_2ブロッカーであるシメチジンには，免疫調整作用があるとされ，疣贅に有効との報告[10]がある．しかし，二重盲検法による比較試験ではプラセボに対する有意差は示されていない[11]．疣贅に対する保険適用はない．

●おわりに

凍結療法以外の治療法で十分なエビデンスがあるものはない．保険適用があるのも"いぼ焼灼法"とヨクイニン内服療法くらいである．どの治療法にも利点と欠点があり，ファーストチョイスといえるものはない．症例ごとに適応を考えていくこと，ときどき治療法を変えてみることが必要である．実際に考慮すべきことは成人か子どもか，痛みを許容できるかどうか，通院の回数，自宅処置が可能かどうか，などである．疣贅には暗示療法が有効であり，どの治療法を選択するにしても，この暗示効果が最大限に発揮されるようにコミュニケーションをとっていく必要がある．

(石地尚興)

●文 献

1) Logan RA, Zachary CB：Outcome of carbon dioxide laser therapy for persistent cutaneous viral warts. *Br J Dermatol*, **121**：99-105, 1989.
2) Ross BS, Levine VJ, Nehal K, et al：Pulsed dye laser treatment of warts：an update. *Dermatol Surg*, **25**：377-380, 1999.
3) Allenby CF：The treatment of viral warts with glutaraldehyde. *Br J Clin Pract*, **31**：12-13, 1977.
4) Buckner D, Price NM：Immunotherapy of verrucae vulgares with dinitrochlorobenzene. *Br J*

Dermatol, **98**：451-455, 1978.
5) Beutner KR, Spruance SL, Hougham AJ, et al：Treatment of genital warts with an immune-response modifier (imiquimod). *J Am Acad Dermatol*, **38**：230-239, 1998.
6) Parish LC, Monroe E, Rex IH Jr：Treatment of common warts with high-potency (26%) salicylic acid. *Clin Ther*, **10**：462-466, 1988.
7) Bremner RM：Warts：treatment with intralesional bleomycin. *Cutis*, **18**：264-266, 1976.
8) Steele K, Shirodaria P, O'Hare M, et al：Monochloroacetic acid and 60% salicylic acid as a treatment for simple plantar warts：effectiveness and mode of action. *Br J Dermatol*, **118**：537-543, 1988.
9) 別府邦英，水橋悦子，山村博彦ほか：ヨクイニンエキス散・錠の使用成績調査―尋常性疣贅および青年性扁平疣贅に対する有効性，安全性および有用性の評価. 医学と薬学, **36**：69-90, 1996.
10) Glass AT, Solomon BA：Cimetidine therapy for recalcitrant warts in adults. *Arch Dermatol*, **132**：680-682, 1996.
11) Rogers CJ, Gibney MD, Siegfried EC, et al：Cimetidine therapy for recalcitrant warts in adults：is it any better than placebo? *J Am Acad Dermatol*, **41**：123-127, 1999.

VI. 手こずる皮膚疾患の治療法〜いまホットなトピックは？

5 尋常性痤瘡のアドヒアランス向上法

押さえておきたいポイント

- 尋常性痤瘡(ニキビ)とその治療に関する誤解を解いて，正しく理解をしてもらうように説明する．
- 説明に際しては，自分で工夫したスライドや資料を駆使して，視覚的に訴える．
- 早期からニキビ治療を医療機関で受けるようにするための活動も大切である．

はじめに

　ニキビは皮脂分泌の活発化する思春期から発症し始めるが，年齢を重ねると発症しなくなるため，青春のシンボルというイメージが強い．

　しかし，決して10代だけでなく，20代30代でも発症する(図1)ので，ニキビは長い経過で，再発を繰り返して瘢痕を残すこともある病気である．

　2000年以前に治療を受けた母親世代が，子どもたちへ勧めるニキビ対処法は，洗顔，ニキビ用化粧品や市販薬の使用に生活習慣の改善であり，医療機関の受診は少なく(図2)，今でもニキビ患者の医療機関受診率は低いままである[1]．

　これは，母親世代が受けた医療機関での治療が炎症性皮疹に対する外用と内服抗菌剤の使用が主で，症状が軽快すれば中止し，再発すると再開することを繰り返すばかりで(図3)，ニキビの再発を抑えることができなかった経験を持つためであ

ろう．しかし，2000年に始まったケミカルピーリング，2008年のアダパレン，2015年4月の過酸化ベンゾイル(BPO)製剤の登場で，炎症性皮疹だけでなく，非炎症性皮疹の治療も可能になり(図4)，日本皮膚科学会が発表したガイドライン[2]を準拠した標準化された治療がどこでもいつでも受けられるようになった．受診した患者の治療効果を上げるには，患者とその家族にニキビの病態，治療の目的，治療方法の長所と短所について十分に理解してもらい，積極的に治療に向い合ってもらうアドヒアランス向上が不可欠である．また，我々が持っている新時代のニキビ治療を患者が知らないと受診が遅れることになるので，早期から受診する仕組み作りにも皮膚科医が取り組むべき時期が来ている．

アドヒアランス向上の実際

1. 初診時の説明

(1) 説明に必要なデータは，日本臨床皮膚科医

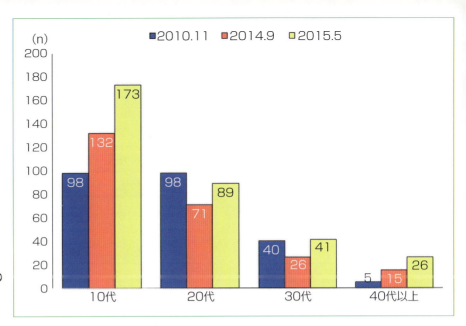

図1
島田ひふ科でのニキビ患者の年齢別分布の変化

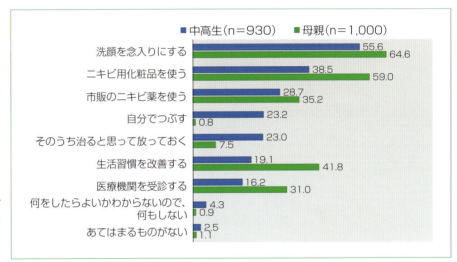

図2
母親が子供にすすめるニキビに対する対処法（%，複数回答可）（文献1より）

会学校保健委員会編集 健康教育用教材6『にきび 発症機序，治療，スキンケア』をもとにメーカーから提供された資料などを利用してPowerPointでスライド原稿を作成する．JPEG変換した写真を取り込んだiPad（図5）で供覧する．

（2）患者指導用冊子（図5）の重要部分にはマーキングをして外用範囲と外用量，皮膚刺激の症状と対応を説明し，手渡しながら，2週間後に再診をするように指導している．

（3）スキンケアの説明のなかでは，スタッフが洗顔用の泡を作り，振っても落ちない状態をみせるだけでなく，その硬さと量について体感させる．

（4）女性のメークアップでは，気になる赤みは黄色の下地やコンシーラーを活用して隠すことをその場で実践して鏡で確認してもらう．

（5）それでも患者の理解不足を感じたときには，スタッフがフォローに入り再度説明したり，面皰圧出時のコミュニケーションで不足分を補う．

2．初回再診時の説明

効果と副作用（接触皮膚炎，皮膚刺激）の有無と対処の結果をチェックする．もし，接触皮膚炎があった場合には抗菌剤への変更をし，皮膚刺激が強く出ている場合には，対処方法の改善を指導したうえで，「君は効きがよいようだから，きっとニ

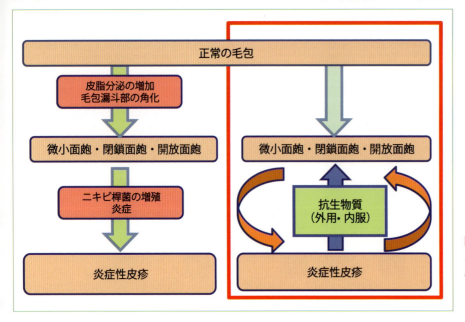

図3
ニキビの発症メカニズムと皮膚科医療機関での治療（2000年以前）

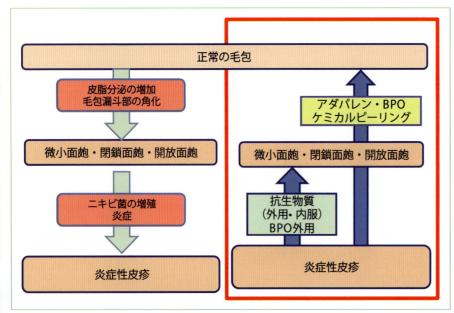

図4
ニキビの発症メカニズムと皮膚科医療機関での治療（2000年以降）

キビはよくなるよ」と励ます．

3．2回目以降の再診時の説明

効果と副作用のチェックは同様である．前回の皮膚刺激が改善していたら，外用量は所定の量に戻すように指示する．また，皮疹の新生がみられない維持期には「効いてきましたね．せっかくよくなったのだから，すぐに止めずに予防治療を続けましょう．中止して再発するのは嫌だし，再発してから治療を再開して，また初期の皮膚刺激を経験するのも嫌だよね」と話している．

●実際の説明のポイント

1．ニキビと治療ゴールについて

（1）ニキビの初発疹は，過剰に分泌された皮脂と毛包漏斗部の角化による毛孔の塞栓であり，肉眼的所見のない微小面皰，毛包内奥に埋もれた白色丘疹（閉鎖面皰），毛包上部にできて，毛孔の表面に黒色物質を内包している丘疹（開放面皰）の非炎症性皮疹である（図3）．

（2）非炎症性皮疹で毛包内が嫌気状態となると

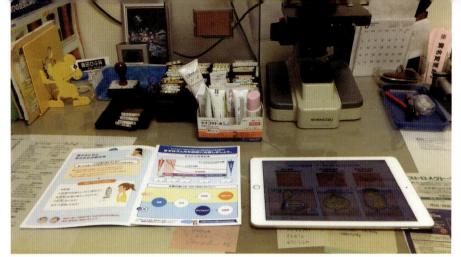

図5 ニキビ治療説明のためのセット

毛包の奥にいる常在菌であるニキビ桿菌が増殖し始め，炎症が始まると赤色丘疹，膿疱を形成し，炎症が深部に進行すると硬結，嚢腫となって，瘢痕化する(図3)．

(3) 瘢痕は，重症ばかりではなく軽症でも生じるので[3]，瘢痕を残さないためにも早期からの適切な治療が大切である．

(4) 20代以降の患者はニキビではないと思って受診することがあり，非炎症性皮疹があればニキビと診断し，疫学データ(図1)で同年代の患者が少なくないことを示す．

(5) 2000年以降の進歩した我が国のニキビ治療方法(図4)なら，自己流の治療では到達できなかったニキビ治療のコンセプト「早期に炎症性皮疹を消失させ，再発をさせず，瘢痕を残さないこと」が実現可能であることと治療効果の現れる時期についても説明し，患者の希望に応じた治療を開始する．

(6) 体幹のニキビという訴えの場合，通常のニキビ治療で改善しないときや，痒みがあったり，面皰がない場合には，マラセチア毛包炎の合併を考え，抗真菌剤外用で治療を行う必要もある．

2．治療方法の説明

患者指導用冊子(図5)に沿って説明をする．

a) 洗 顔

洗顔をすればニキビが治ると思っている患者は多く[1]，間違った洗顔方法(頻回な洗顔，力強く擦る)を実行していることが多い．洗顔の目的は，余分な皮脂と表面の汚れを取り除くことであり，以下の点を注意するように説明している．

(1) 洗顔回数は1日2回(朝・夜)が基本

(2) きめ細かい泡を作り，決して擦らないように顔の上を転がす(患者にスタッフが作った洗顔用の泡の硬さと量を触って体感してもらう)．

(3) ぬるま湯(何度という定義はないが，すぐに手を入れられる程度のお湯と説明している)で石鹸の残りやすい部分に注意して，丁寧に洗い流す．

b) 保 湿

ニキビ患者は表皮水分蒸散量が高く，角質水分量が低下している[4]し，アダパレン，ケミカルピーリング，BPOの皮膚刺激などの副作用を予防するうえにおいても保湿は重要である．保湿化粧品を既に使用している場合はそれを用いてもよいが，使用していない場合には処方薬(ヘパリン類似物質，尿素)を最初から併用することを勧めている．外用量は顔面全体でクリーム剤なら1 FTU(finger tip unit)ほどとか，ローションなら500円玉大など具体的な量を示している．また，皮膚刺激症状が出たときには，保湿剤の外用量のアップ，回数を増やすなどで対応することも初診時に話しておく．

c) アダパレン(図4)

2008年，我が国でも，保険適用のある非炎症性皮疹の治療薬としてレチノイド系外用剤のアダパレン(ディフェリン®)が使用可能になった．アダパレンの使用では，患者に導入初期の高頻度に生じる皮膚刺激(紅斑，落屑，乾燥，刺激感)や効果を実感できるまでのタイムラグを認知してもらわ

ないと，治療効果が出る前に勝手に治療を中断してしまう可能性があり，今まで以上に初診時の説明が重要になった．

(1) 外用回数は1日1回夜のみ，外用量は顔全体で1FTU（約2 cm），前額，左右頬部，顎の4つに分け，それぞれに5 mmくらいずつを微小面皰への治療効果を上げるために全体に塗り広げるように外用する．ただし，皮疹の分布によっては，外用範囲と量を加減している．

(2) 皮膚刺激が出たときは，外用量を減量（約半分〜それ以下）するか，隔日外用にし，保湿の強化（使用量の増量か外用回数を増やすこと）をしてもらい，それでも耐えられないときには再診するように話しておく．

(3) 治療効果が現れるまでのタイムラグ（効果発現は1か月ほど，効果を実感するには3か月ほど）が必要であり，改善後は効果維持のために長期使用が重要である．

(4) 妊娠可能な年齢の女性には，妊娠中と授乳中には使用は禁忌であることも伝えておかなければならない．

d）抗菌剤（図3，4）

外用と内服があり，耐性菌を作らないために単独使用と長期連用は避けるべきである．炎症性皮疹にクリンダマイシン（ダラシン®Tゲルなど）とナジフロキサシン（アクアチム®など）を1日2回外用するか，オゼキサシン（ゼビアックス®ローション）を1日1回外用する．いつまでもニキビ痕（紅斑）に外用し続けることがあるので注意が必要である．また，内服は以前のように漫然と長期投与することがなくなり，当院では，2週単位で2回投与し，4週後の再診時にチェックして終了することが多い．

e）BPO（図4）

2015年4月にベピオ®ゲルが，7月にはクリンダマイシンとの合剤であるデュアック®ゲルが使用可能になった．BPO製剤は，海外では既に50年以上使用されており，ニキビ桿菌に対して強い抗菌作用を持つが，耐性菌を生じにくいという長所がある反面，接触皮膚炎を引き起こすこと[5]と漂白作用という短所もある．以前より米国の市販薬（クレアラシル®やプロアクティブ®など）の効きがよいといわれていたのは，このBPOが使用されていたからである．現状，当院では約2％に接触皮膚炎を発症しており，顔全体の接触皮膚炎を避けるために，初めは炎症性皮疹のみに外用をさせている．

(1) 炎症性皮疹に対してピンポイントで1日1回外用

(2) 外用周囲に発赤が出現したり，滲出液が出るような場合は接触皮膚炎を起こしている可能性があるのですぐに外用を中止して，再診をするように指示している．

(3) 小麦粉の脱色に用いられた位の漂白作用があり，不用意な副作用を避けるために外用した後はすぐに手を洗い，濃い色の衣服への付着には気をつけさせる．当院では，うつ伏せ寝で就寝する癖のある患者の水色のシーツに白い雲の模様が現れたと母親からの報告を受けたことがあり，就寝時の体位にも注意をすべきであろう．

(4) 再診時，接触皮膚炎を発症しなかった場合，外用範囲を全顔に拡大することもあるが，アダパレン同様の皮膚刺激予防のために保湿剤の併用は必要である．

f）ケミカルピーリング（図4）

日本皮膚科学会のケミカルピーリングガイドライン[6]では，適応疾患の一番にニキビを挙げており，アダパレンが使用できなかった2000年代に非炎症性皮疹の改善目的で，グリコール酸やサリチル酸を用いてニキビ患者に積極的に施術してきた．しかし，アダパレンの登場した2008年以降，尋常性痤瘡治療ガイドライン[2]に準拠し，患者から初診で希望がある場合も，まず，アダパレンでの治療をするため，施術回数は大幅に減少している．ただし，アダパレンの皮膚刺激を回避したいという希望のある場合や重症例では今でも行っている．

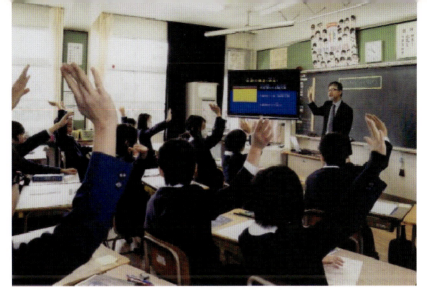
図6　成長期の皮膚トラブル教室プロジェクトの授業風景

g）スキンケア（化粧）

成人女性の化粧をニキビがあるからといって禁止することはなくなった．ただし，工夫が必要である．

(1) ファンデーションを厚塗りして隠さない．赤い色を肌色に近づけるために水彩絵の具と使い方は同じで，黄色コンシーラー，ベースなどでぼかすことが大切

(2) ポイントメイクをしっかりして目線をそらす．

(3) 面皰形成への影響が心配なら，ノンコメド，ハイポコメドテスト済みと表記してある化粧品を選択することを勧める．

h）出張授業

群馬県前橋市は1985年より皮膚科医が皮膚科検診を行っており，2010年度の中学1年生の検診結果では尋常性痤瘡が7.8％と最も多い[7]．また，林らの報告によると[1]，ニキビに罹患している中高生の約半数がニキビについて悩んでおり，引きこもりになりがちになるなどの，学校生活に支障をきたしている生徒もいる．

彼らを救うためにも，皮膚科医は学校保健に積極的に参画するべきである．学校保健の目的は健康管理と健康教育の2つであり，ニキビ治療でいえば，前者は検診による早期発見とその後の医療機関への早期受診を促すことであり，後者は学校に出向いて，ニキビについての正しい知識を普及させることになろう．2013年度，日本臨床皮膚科医会が後援した成長期の皮膚トラブル教室プロジェクトで，小学校5，6年生を対象にして思春期の皮膚の変化，ニキビを含む皮膚病とスキンケアについて出張授業を行った（図6）．授業後の児童たちの感想文には，黒いニキビがあって悩んでいたが授業を聞いて安心したことや，中学生になってニキビが出たらどうしようかと思っていたが，医薬品を使うべきだし，すぐに皮膚科に行けばよい治療を受けられることを知ったことが書かれていた．これから考えると，小学校高学年でニキビに関する正しい知識を持てば，不安を減らせるばかりか，ニキビに罹患したときの早期受診が増える可能性が大きい．その影響か，当院では10代のニキビ患者の受診が増えている（図1）．

●さいごに

ついに，我が国のニキビ治療はガラパゴス状態を脱して，治療の選択肢が増えたので，医療機関を受診したニキビ患者の治療効果は，今まで以上によくなるはずである．アダパレン，BPOを用いた治療では，患者とその家族に治療方法の長所と短所について十分に理解してもらうための丁寧な説明が不可欠であり，それはアドヒアランス向上にもつながる．また，多くの人に正しいニキビに

関する知識を持ってもらい，早期から受診するようになれば，ニキビ患者と皮膚科医の両方にとって明るい未来が切り開かれていくだろう．

（島田辰彦）

● 文　献

1) 林　伸和, 岡村理栄子, 江畑俊哉ほか：痤瘡に罹患している中高生とその母親を対象とした意識調査. 日臨皮会誌, **29**：528-531, 2012.
2) 林　伸和, 赤松浩彦, 岩月啓氏ほか：尋常性痤瘡治療ガイドライン. 日皮会誌, **118**：1893-1923, 2008.
3) Hayashi N, Miyachi Y, Kawashima M：Prevalence of scars and "mini-scars", and their impact on quality of life in Japanese patients with acne. *J Dermaltol*, **42**：690-696, 2015.
4) Yamamoto A, Takenouchi K, Ito M：Impaired water barrier function in acne vulgaris. *Arch Dermatol Res*, **287**：214-218, 1995.
5) 鷲崎久美子：歯科金属, 歯科材料のパッチテスト成績の検討. 東邦医学会雑誌, **50**：222-232, 2003.
6) 古川福実, 松永佳世子, 秋田浩孝ほか：日本皮膚科学会ケミカルピーリングガイドライン（改訂第3版）. 日皮会誌, **118**：347-355, 2008.
7) 学校医 Q & A—健康診断と保健活動のポイント集—. 群馬県医師会, pp.24-27, 2013.

Ⅵ. 手こずる皮膚疾患の治療法〜いまホットなトピックは？

6 テトラサイクリンに反応しない酒皶

押さえておきたいポイント

● テトラサイクリン系内服療法は丘疹膿疱型酒皶にはよい適応である．
● テトラサイクリン系内服療法は紅斑毛細血管拡張型酒皶に効果があるというエビデンスが乏しい．
● 丘疹膿疱型酒皶でも，毛包虫が存在する場合は，テトラサイクリンよりもメトロニダゾールやイベルメクチンなどの駆虫薬が有用である．

はじめに

　酒皶は，本邦でも比較的よくみられる疾患であるが，その病態と有効な治療法についてはいまだ不明な点が多い．欧米では American Acne & Rosacea Society（AARS）や National Rosacea Society Expert Committee（NRSEC）が治療ガイドラインを提唱しており，日本でも 2016 年に改訂された尋常性痤瘡治療ガイドラインで新たに「酒皶」の項目が設けられた．しかし，海外のガイドラインなどで推奨される治療は，日本国内では酒皶に対して保険適用未認可の薬剤や日本人に対して使用経験の乏しい治療が多い．高いエビデンスがあり，欧米で推奨度の高い治療法も，日本では医療保険制度の観点から高い推奨度にできないというのが現状である．
　テトラサイクリン系抗生剤は，日本でも入手可能な数少ない酒皶に有効な内服療法であり，特に丘疹や膿疱を伴う臨床型には有効である．この稿では，酒皶治療の現状と酒皶の病態を通して酒皶治療におけるテトラサイクリン系薬剤の位置づけについて考えてみたい．

酒皶の臨床

1. 酒皶の分類

　酒皶は臨床症状によって，①紅斑毛細血管拡張型，②丘疹膿疱型，③鼻瘤，④眼型に分類される（表1）．
　紅斑毛細血管拡張型では血管拡張に伴う火照り感や敏感肌の様相が強く，自覚症状による訴えが大きい．また，更年期に伴う hot flush などの合併もあり症状のコントロールが困難なことが多い．丘疹膿疱型では付属器を中心とした炎症反応が強く，痤瘡との鑑別が重要である．鼻瘤に代表される腫瘤を形成する酒皶では線維化により整容面での問題が大きい．

表1 酒皶の分類

病型分類	従来の分類	主な症状	治療
紅斑毛細血管拡張型	第1度酒皶	紅斑と毛細血管拡張，火照り感を主体とした症状があるもの(赤ら顔)	外用治療(メトロニダゾールなど)，レーザー・光治療
丘疹膿疱型	第2度酒皶	痤瘡に類似する丘疹・膿疱を有するが面皰を伴わないもの	外用治療(メトロニダゾールなど)，内服治療(テトラサイクリンなど)
鼻瘤	第3度酒皶	鼻部を中心とした腫瘤を形成するもの	外科的治療を検討されることがある
眼型	眼合併症	眼瞼・眼球結膜の充血や炎症を伴うもの	

酒皶患者には，これらの複数の病型が混在することがしばしば見受けられる．患者の訴えと臨床症状から病型を判断することが肝要である．また，病歴などから酒皶様皮膚炎の除外が必要である．

2. 酒皶の治療

酒皶の治療は臨床症状に基づいて方針を決定する．しかし，国内での保険適用治療が限られていることや，日本での酒皶臨床試験はほとんど行われていないことから日本人での効能に関するエビデンスが乏しく，その治療方針選択に難渋することは当然である．「困ったときのステロイド」の外用薬使用による酒皶が増悪した症例の紹介もしばしば経験する．

a) 丘疹膿疱を主体とする丘疹膿疱型酒皶（紅斑と毛細血管拡張の合併の有無を問わない）

丘疹膿疱型酒皶の治療として現在広く世界的に効果が認められている外用薬は，メトロニダゾールである．炎症性皮疹に対するメトロニダゾールの有効性については国内外のエビデンスもあり，海外ではファーストラインの1つである[1]．メトロニダゾールの日本での症例集積報告では，丘疹膿疱には67％が有効であったが，紅斑には33％，毛細血管拡張には0％と，紅斑毛細血管拡張型に対しての効果は乏しかった[2]．海外の報告を含めても，メトロニダゾール外用薬は丘疹膿疱型酒皶に対する有効性は示されているが，毛細血管拡張を主体としたいわゆる「赤み」のみの症状に対してメトロニダゾール外用が有効であるというエビデンスはない．メトロニダゾール外用薬は，丘疹膿疱の増悪時のみならず，寛解の維持にも有効である．

残念ながら日本では酒皶に対応する保険適用治療法で有効なものはなく，我々の施設では酒皶に対して院内製剤1％メトロニダゾール軟膏を処方している．最近日本でも0.75％メトロニダゾールゲル(ロゼックス®ゲル，Rozex® gel)ががん性皮膚潰瘍に伴う悪臭の軽減を目的として販売承認された．名前からも想像できるとおり，ロゼックス®ゲルは内容が同一のものが，欧米では酒皶(rosacea)に適応を持つ外用薬として販売承認されている．執筆時点ではロゼックス®ゲルの酒皶治療に対しての保険適用はないので，ロゼックス®ゲルを酒皶に対して使用する際には自費診療にするなどの工夫・注意が必要である．

アゼライン酸はメトロニダゾールと同等の効果が海外では報告されている[3]．本邦ではクリニック限定化粧品としてアゼライン酸含有外用品が入手可能であるが，酒皶に対しての効能が検証された剤形ではないことに留意が必要である．外用抗菌剤では，マクロライド系抗生剤(エリスロマイシン，クリンダマイシン)の炎症性皮疹に対する効果も報告されているが，慢性炎症性疾患である酒皶に対しては長期連用に陥りやすく，耐性菌の問題から推奨されない．

海外のガイドラインでは，中等症以上の症例ではこれらの外用療法とドキシサイクリンを主体としたテトラサイクリン系抗菌剤内服療法の併用が推奨される．詳細については後述する．

＜実際の処方と指導例＞

①初診時
・1％メトロニダゾール軟膏(院内製剤)，1日1回外用
・ビブラマイシン®錠(50もしくは100 mg錠，1日1錠)×1～3か月

表2 酒皶の悪化因子
(National Rosacea Society による1,066人の酒皶患者調査結果(2011)より)
http://www.rosacea.org/patients/materials/triggersgraph.php

増悪因子	割合(%)	増悪因子	割合(%)
日光曝露	81	特定のスキンケア用品	41
心理ストレス	79	熱い飲み物	36
高気温の天候	75	特定の化粧品	27
風	57	医薬品	15
激しい運動	56	病気などの健康状態	15
アルコール摂取	52	特定の果物	13
熱い風呂	51	マリネされた肉	10
低気温の天候	46	特定の野菜	9
香辛料のきいた食べ物	45	日用品	8
湿気	44	その他	24
暖かい室内	41		

② 3 か月以降
- 1%メトロニダゾール軟膏(院内製剤)，もしくはワセリンなどによる保湿，1日1回外用

③ その他の指導
- 肌に合う化粧水，クリームなどの香粧品を選んでもらう．
- 夏は遮光(日焼け止め，黒い日傘など)
- 冬は保湿と寒暖差を避ける工夫(顔にマフラーを巻いて外出するなど)

b) 丘疹膿疱を伴わない紅斑毛細血管拡張型酒皶

丘疹膿疱がなく，顔中心の紅斑と火照り感がある紅斑毛細血管拡張型酒皶患者では，一般的なスキンケアと遮光を勧める．酒皶の悪化因子として知られている項目は多数あり，それらへの注意も必要である(表2)．

我々の施設を紹介受診する酒皶の患者の多くは丘疹膿疱型酒皶であるので，メトロニダゾール外用薬の治療をまず行う．丘疹膿疱の改善後の紅斑毛細血管拡張型酒皶の残存時には寛解維持を主眼として，メトロニダゾール外用薬もしくは保湿を継続するよう指導している．また紅斑毛細血管拡張型酒皶のみの場合でも，丘疹出現時の用途とスキンケアの一環としてメトロニダゾール外用薬を処方することが多い．しかしながら，前述の通り，メトロニダゾールの紅斑毛細血管拡張型酒皶に対する効果は限定的であり，毛細血管拡張症状の改善を大きく期待することはできない．

酒皶のびまん性，そして持続性の紅斑に対して，血管作動薬であるα受容体アゴニスト(ブリモニジン)の外用が欧米では販売承認された．これは30～60分から3～4時間後をピークに，8～10時間程度の顔の紅斑が減少するという整容上の効果が得られ，毛細血管拡張が持続している部分はどの箇所でも治療が可能である．現在日本での認可は未定である．

その他，漢方の内服やレーザー・光治療も行われている．漢方に関しては桂枝茯苓丸，温清飲など複数の報告があるが，エビデンスが立証されたものはない．レーザー・光治療は初期治療として非常に有効であるが，手技に熟練していることが条件であり，かつ再燃がみられることが多いので，繰り返し施行することで治療効果を維持する必要がある．

● 酒皶治療薬としてのテトラサイクリン系抗菌剤

1. テトラサイクリン系抗菌剤の作用機序(図1)

テトラサイクリンによる酒皶治療は，1950年ごろから尋常性痤瘡に使用されるようになったことから広まり，以後何十年もかけて用量検討や徐放

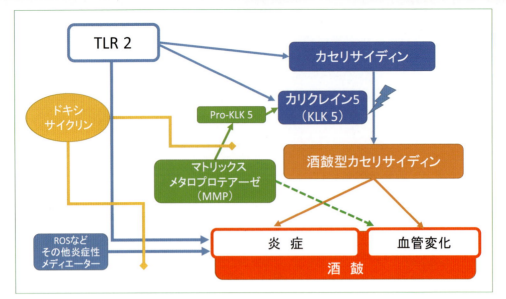

図1 酒皶の病態とテトラサイクリンの作用機序
TLR 2の高発現は，カセリサイディンとKLK 5の発現を表皮角化細胞に誘導し，KLK 5の蛋白分解酵素活性を増加させる．KLK 5によって切り出され活性化された異常な切断カセリサイディンペプチドが酒皶病変を誘導する．MMPはKLK 5の酵素活性を高める因子として働く．ドキシサイクリンなどのテトラサイクリン系抗菌薬は，MMP活性の抑制や過酸化物ROS産生を抑制することで，酒皶症状の改善に寄与すると考えられる．

剤の開発などが行われ，酒皶への長期投与の安全性について検証されてきたという背景がある．一方で，酒皶に対するテトラサイクリン系薬剤の分子作用機序についてはいまだ不明な点が多いが，酒皶の病態と合わせて以下のように考察されている．

テトラサイクリンは，抗菌作用に加えて抗炎症作用や抗過酸化物作用，蛋白分解酵素阻害作用を持つ．酒皶治療においても，第二世代テトラサイクリン系薬剤のドキシサイクリンが，抗菌作用を示す服用量以下の低用量で酒皶に効果があったことから，抗菌作用以外の効果で治療効果を示していると理解されてきた．酒皶治療効果に最も関連していると考えられているのが，ドキシサイクリンのマトリックスメタロプロテアーゼ（MMP）活性阻害作用である．酒皶皮膚ではセリンプロテアーゼであるカリクレイン5（KLK 5）の酵素活性が正常皮膚と比較して高いことがその病態に影響しているとされるが[4]，ドキシサイクリンはMMP活性を阻害することでKLK 5の活性を減弱させる効果を有している．MMPによる血管新生作用の阻害も，ドキシサイクリンの酒皶に対する効能が関与している可能性がある．

その他のテトラサイクリンの抗炎症作用として，コラーゲンを分解する蛋白分解酵素コラゲナーゼの過剰産生の抑制，好中球遊走や炎症性サイトカインなどの抑制，活性酸素の産生抑制などの関与が挙げられる．テトラサイクリンは好中球におけるROSの作用を抑制する[7]ことから，酒皶における炎症性メディエーターの制御にも関わっていると考えられる．

2．テトラサイクリン系抗菌剤内服療法の臨床使用

ドキシサイクリン，ミノサイクリンを中心としたテトラサイクリン系抗菌剤内服療法は，酒皶に対して一定の治療効果を得られる一方で長期連用による耐性菌の懸念は拭えなかった．そこで，現在海外では，丘疹膿疱型酒皶に対する治療として，低用量ドキシサイクリン徐放剤（40 mg）の効果と有用性が認められている．この製剤は，即放性製剤（30 mg）と遅放性製剤（10 mg）からなる徐放剤である．従来の剤型と異なる点としては，抗炎症量であり補助的に抗菌作用を持つものの薬物動態的・微生物学的には抗菌選択圧（感受性菌を減少させ，耐性菌を選択的に増加させる力）を欠く用

量とされる．この選択圧の欠如は，複数の長期投与試験や長期微生物学的試験で検証され，この効果によって慢性疾患である酒皶に対しても長期連用が可能になっている．治療効果としては，丘疹膿疱型酒皶の炎症性皮疹について海外で行われた複数の臨床試験[8]で，ドキシサイクリン 40 mg 徐放錠単剤での有効性はもちろん，従来の 100 mg 錠投与と同等の有効性が認められている．また，メトロニダゾール外用の併用でさらに治療効果が増加した．

参考までに，アメリカの FDA が酒皶内服療法で唯一認可した薬剤はドキシサイクリンである．また，低用量ドキシサイクリン徐放剤（40 mg）は日本で扱っているドキシサイクリン 50 mg 錠とは異なる薬剤であることを改めてご留意いただきたい．日本では同形の薬剤はないため，丘疹膿疱型酒皶に対しての内服療法は，既存のテトラサイクリン系抗生剤内服が主体となっている．既存の用量での単独治療効果を比較したエビデンスはなく，症例報告ではドキシサイクリン 50～100 mg/日や塩酸ミノサイクリン 50～100 mg/日とメトロニダゾール 1％ 外用が併用されていることが多い．

テトラサイクリンは高いエビデンスのデータはあるが，古い薬剤であるために酒皶の効能適応は取得していない．ミノサイクリンについては，海外でも単独使用での臨床試験は行われておらず，高いエビデンスはなく，経験的・慣用的に使われているに過ぎない．本邦では酒皶患者 119 名（病型不明）に対してミノサイクリン 100 mg/日内服と 1％ メトロニダゾール軟膏外用を併用し，紅斑・丘疹症状に対して高い満足度を得られたとする症例集積報告がある[9]．

以上のデータから，海外では中等症以上の患者には外用薬との併用療法が推奨されている．テトラサイクリン系抗菌薬の使用時の注意事項として，用量にかかわらず妊娠中に投与されるべきではなく，小児での使用は歯牙黄染などの副作用から慎重に検討されるべきである．また，抗菌薬の長期使用による耐性菌の惹起にも留意すべきである．

●テトラサイクリンが効かない酒皶

ここまで，酒皶治療の現状と酒皶におけるテトラサイクリンの有用性について述べてきた．しかし，実際にはテトラサイクリンが効かない酒皶症例に遭遇することも少なくない．症例ごとの治療反応性に関して，この場で検証することはしないが，「テトラサイクリンが効かない・効きにくい酒皶」として代表的な 2 つを以下に挙げる．

1. 紅斑毛細血管拡張型酒皶

丘疹膿疱型酒皶へのテトラサイクリン内服の有効性は前述のとおりエビデンスが集積されており，その際に丘疹膿疱に伴う炎症性紅斑に対しても同様に効果があることが示されている[8]．一方で，紅斑毛細血管拡張型に対してテトラサイクリン系内服治療の有効性を示したエビデンスはなく，テトラサイクリン治療が無効な酒皶といえる．紅斑毛細血管拡張型酒皶に対する抗生剤の使用は推奨されない．

実臨床では，丘疹膿疱型の治療過程で紅斑や毛細血管拡張のみが残る症例をよくみるが，特に毛細血管拡張が主体の場合にはテトラサイクリン系抗菌薬の効果が期待できない可能性を念頭に置き，3 か月を超える長期投与は耐性菌の観点からも注意が必要である．なお，前述のように丘疹膿疱の寛解維持にはメトロニダゾール外用が有用である．

2. 毛包虫

特に丘疹膿疱型酒皶では，毛包虫が高率に検出される．毛包虫と酒皶の病態の関連についてはいまだ明らかになっていないが，丘疹膿疱型酒皶の症状の強さと毛包虫の密度に相関があるとの報告もあり，酒皶の治療にあたっては毛包虫の治療も念頭に置き，適宜毛包からの検体で虫体の有無を確認する必要がある．毛包虫に対するテトラサイクリンの効果については推奨に値する有効性が示されたエビデンスがなく，実際に毛包虫合併酒皶は，テトラサイクリン内服が効きにくい症例ともいえる．

毛包虫の治療では，イオウカンフルローションやメトロニダゾールの外用もしくは内服を検討する．1％メトロニダゾール外用では毛包虫の増殖を抑制する効果がないとする文献報告もあることから[10]，毛包虫の治療についてはイベルメクチン外用（permethrin 5% cream）とイベルメクチンまたはメトロニダゾール内服（FDA認可外）が勧められている[2]．ただし，メトロニダゾール内服の際には，飲酒制限や痙攣に注意が必要である．

まとめ

酒皶治療におけるテトラサイクリンの位置づけとその治療効果について考察した．世界的にもさまざまな酒皶に対する治療法が模索されているが，その有効性を確実に証明できている治療方法はまだ少ない．特に日本では，保険適用の治療方法や入手可能な薬剤に限りがあるため，我々の打つべき「手」が非常に制限されているのが現状である．テトラサイクリン内服はその数少ない一手であるが，同時に抗生剤という側面から適切な使用が求められる．酒皶治療にあたっては，治療方法と保険診療の両面から，期待できる効果の限界について患者に理解いただきつつ診療にあたる必要がある．それと同時に，より適切な酒皶治療薬剤を日本の酒皶患者に届けるために，皮膚科医の適切な診断技能と産官学の連携へ向けた皮膚科医の活動が不可欠である．

（大森遼子，山﨑研志）

文献

1) Del Rosso JQ, Thiboutot D, Gallo R, et al：Consensus recommendations from the American Acne & Rosacea Society on the management of rosacea, part 5：a guide on the management of rosacea. *Cutis*, **93**：134-138, 2014.
2) 今村貞夫，宮地良樹，金内日出男ほか：Metronidazole 外用薬による酒皶の治療．皮膚科紀要，**84**：515-519，1989.
3) Thiboutot DM, Fleisher AB, Del Rosso JQ, et al：Azelaic acid 15% gel once daily versus twice daily in papulopustular rosacea. *J Drugs Dermatol*, **7**：541-546, 2008.
4) Yamasaki K, Di Nardo A, Bardan A, et al：Increased serine protease activity and cathelicidin promotes skin inflammation in rosacea. *Nat Med*, **13**：975-980, 2007.
5) Yamasaki K, Kanada K, Macleod DT, et al：TLR2 expression is increased in rosacea and stimulates enhanced serine protease production by keratinocytes. *J Invest Dermatol*, **131**(3)：688-697, 2011.
6) Oztas MO, Balk M, Ogüs E, et al：The role of free oxygen radicals in the aetiopathogenesis of rosacea. *Clin Exp Dermatol*, **28**(2)：188-192, 2003.
7) Miyachi Y, Yoshioka A, Imamura S, et al：Effect of antibiotics on the generation of reactive oxygen species. *J Invest Dermatol*, **86**(4)：449-453, 1986.
8) van Zuuren EJ, Kramer S, Carter B, et al：Interventions for rosacea. *Cochrane Database Syst Rev*, **3**：2011. Art. No.：CD003262. doi：10.1002/14651858.CD003262.pub4.
9) 藤本亘，林宏明，菅田明子ほか：酒皶・酒皶様皮膚炎の現状．皮膚病診療，**35**(3)：307-313, 2013.
10) Hsu CK, Hsu MM, Lee JY：Demodicosis：a clinicopathological study. *J Am Acad Dermatol*, **60**：453-462, 2009.

VI. 手こずる皮膚疾患の治療法〜いまホットなトピックは？

7 メスを使わない陥入爪・巻き爪の治療法

押さえておきたいポイント

- 陥入爪とは爪甲が側爪郭を損傷し，爪郭の炎症を引き起こした疾患である．巻き爪とは遺伝素因や生活環境などに基づき，爪甲が過度に彎曲した状態である．
- 陥入爪はGutter法や人工爪法で爪甲の陥入を解除する．Gutter法は塩化ビニル製のチューブで陥入している爪甲を覆う治療である．人工爪法はアクリル樹脂を用いて人工的に作成した爪で爪甲を延長させ，爪甲の陥入を解消させる方法である．
- 疼痛を伴う巻き爪は弾性ワイヤーなどで彎曲した爪甲を矯正することが有効である．爪甲の彎曲を過度に矯正すると，爪甲鉤彎症が発症するので，注意が必要である．

● はじめに

爪甲疾患は皮膚科の重要な診療対象であるが，その扱いに慣れていないと診断や治療に難渋する．疼痛を訴えて皮膚科を受診する巻き爪や陥入爪の患者を診察する機会はあるが，湿疹や蕁麻疹，白癬などに比べれば，その症例数は少なく，一般病院における皮膚科外来において巻き爪・陥入爪は4％程度を占めるにすぎない[1]．

これまで陥入爪や巻き爪に対し，標準治療とされている方法は，局所麻酔下に爪甲の幅を狭小化させる観血的な方法が主であった．しかし，これらの治療法は適応を考慮せずむやみに施行すると，爪甲の変形を惹起し，患者のQOLを著しく低下させる．

一方，巻き爪や陥入爪を保存的に治療する方法も以前から報告されており，良好な治療結果が報告されている．代表例として新井らのアクリル樹脂固定Gutter法[2]，東らの考案したアクリル樹脂人工爪法[3]，町田の弾性ワイヤー法[4]などが挙げられる．とくにGutter法や人工爪法は，陥入爪の発症メカニズムから鑑みると，合理的かつ有効な治療方法であるが，皮膚科医の間で十分に認知されているとはいい難い．本稿では，メスを使わない陥入爪・巻き爪の治療法を概説する．

● 陥入爪と巻き爪の診断

陥入爪とは主に爪甲の先端部分が軟部組織である側爪郭を損傷し，爪囲に炎症を引き起こした状態である（図1-a）．一方，巻き爪とは遺伝的な素因や生活環境，皮膚疾患などにより，爪甲が過度に彎曲した状態である（図1-b）．

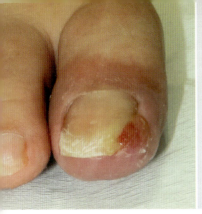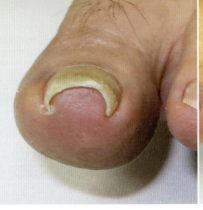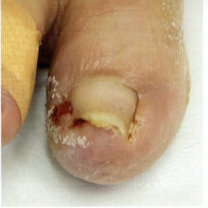

図1 陥入爪と巻き爪　　　　　　　　　　　　　　　　　　　　　a|b|c

a：陥入爪の症例．爪甲の辺縁が側爪郭に陥入し爪囲炎を引き起こしている．化膿性肉芽腫が認められる．
b：巻き爪の症例．爪甲が過度に彎曲している．爪郭に炎症はない．
c：巻き爪患者に発症した陥入爪

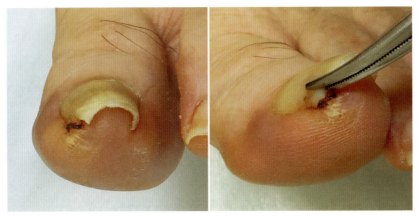

図2 陥入爪の症例　　　　　　　　　　　　　a|b

a：左母趾の陥入爪
b：ペアンで爪甲辺縁を持ち上げると陥入している爪甲の先端が露出する．

　これらは全く異なる疾患であるが，巻き爪の患者が陥入爪を発症しやすいため(図1-c)，診断名が混同され，同一疾患として報告されている場合がある．皮膚科専門医でも，爪甲の陥入による側爪郭の炎症を「巻き爪」と表現したり，炎症を伴わない，高度の爪甲の彎曲を「陥入爪」として，診断したりしていることもある．陥入爪は爪郭の炎症であり，爪囲炎を必ず伴うが，爪郭に炎症を伴わない巻き爪は多数存在する．疾患への適切な対応には正確な診断が必要不可欠である．受診した患者の爪甲の状態を正確に把握し，陥入爪なのか，巻き爪なのか，それとも両者が合併した状態なのかを正しく判断することが肝要である．

1. 陥入爪の病態

　歩行運動において母趾の先端が床から離れる直前には，母趾の底面には $2\,kg/cm^2$ 以上の圧がかかる[5]．爪甲は母趾を上方から支えることで，スムーズな歩行運動を補助している．爪甲が十分に長く，その先端が母趾より長ければ支障はないが，深爪によって爪甲が短く切られると，爪甲の先端は側爪郭へ食い込み，陥入爪が発症する(図2)．

　爪甲の彎曲が著しいと，側爪郭へ陥入しやすくなるので，巻き爪は重要な陥入爪のリスクファクターである．また，爪甲の幅が母趾の幅に比べて広い場合にも，爪甲は陥入しやすい．さらに外反母趾の場合も歩行時に爪甲の先端が側爪郭に陥入しやすくなるため，陥入爪を生じやすい．剣道，卓球，陸上競技など，足に大きな力がかかるスポーツを行っている運動選手は深爪をしなくても，爪甲の先端を損傷しやすく，しばしば陥入爪を発症

する．

　近年の肺がん，乳がん，大腸がん，頭頸部がんなどに使用されるようになったEGF（epidermal growth factor：表皮増殖因子）受容体型キナーゼ阻害薬や抗EGFR抗体薬は，痤瘡や皮膚の乾燥をはじめとするさまざまな皮膚障害を惹起する[6]．これらのなかで陥入爪は頻度が高く，患者のQOLを低下させる重要な皮膚合併症である．これらの薬剤の投与によって爪甲は菲薄化し，爪郭の皮膚が脆弱化するため，容易に陥入爪を引き起こす．EGFR阻害薬による陥入爪は，手指に発症することや，投与中は何度も再発を繰り返すことが特徴である（図3）．

2．陥入爪の治療

　陥入爪は前述したように，深爪をしたり，爪甲が割れたりして，爪甲が過度に短くなった結果，側爪郭に爪甲が「陥入」した状態である．したがって，治療は爪甲の陥入を解除すればよい．以下，メスを使わない陥入爪の治療を述べる．

a）Gutter法

　陥入した爪甲の辺縁を塩化ビニル製のチューブで覆い，側爪郭への陥入を解除するとともに，爪甲の先端を延長させる方法である．

　具体的な方法を示す．点滴チューブを1.5cm程度に切断し，その先端を斜めに切る．その後，長軸方向にハサミで切れ目を入れる（図4）．この切れ目に，陥入している爪甲の辺縁を挿入する．挿入するチューブとして当科ではTERUMOの「サフィード®延長チューブ」を使用している．

　施術する際には，モスキートペアンで爪甲の辺縁を持ち上げ，爪甲と爪郭の間に隙間をあけ，チューブを挿入する．爪甲が陥入した部位に肉芽が形成されていても，チューブは挿入可能である．チューブは瞬間接着剤（医療用アロンアルファA®）か，新井らの報告のように，アクリル樹脂で固定を行っている（図4）[2]．また，ステリストリップのようなテープを固定に用いたり，ナイロン糸で爪甲とチューブを固定したりすることも有効である．

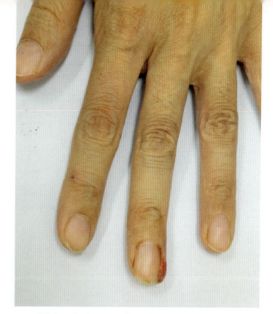

図3　Gefitinib内服中の患者に生じた左中指の陥入爪

　チューブの交換は2週間に1回程度行う．爪甲と爪郭の間にチューブを挿入するため，初回挿入時に患者は疼痛を訴えることがあるが，本法施行後は爪郭の炎症が改善するので，痛みは徐々に消失する．爪甲が爪郭の先端より先に伸びれば，爪甲が陥入することはなくなるので，爪甲が伸びるまで，チューブは挿入したままとする．当科で加療した症例を提示する（図5）．

　多くの症例で施行時に局所麻酔薬は不要であるが，爪郭の腫脹が高度な症例では，挿入時に強い疼痛を伴うので，digital blockを併用している．また，後述するテープ法で爪郭の腫脹がある程度改善するので，これらの保存療法後に，本法を施行する方法も有効である．

　爪甲の辺縁が極端に短い症例ではチューブの挿入が不可能である．そのような場合は次項で述べるアクリル樹脂人工爪法の適応となる．また，肉芽で長期間覆われた爪甲は浸軟しており，チューブ挿入時に爪甲が破損することがある．爪甲が浸軟している場合には，液体窒素で肉芽を冷凍凝固したり，テープ法で保存的に対応したりした後，本法を施行する．

　糖尿病や動脈硬化症などで末梢の血流が悪い症例，すなわちperipheral arterial diseaseの患者に本法を施行すると皮膚の壊死を引き起こす可能性

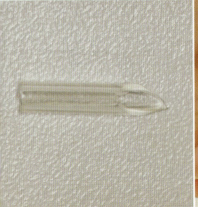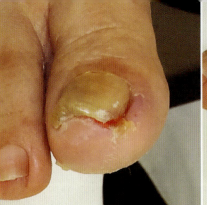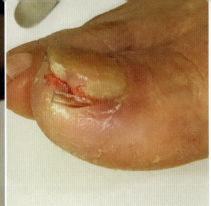
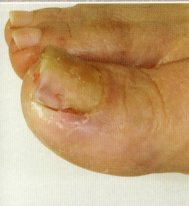

a | b | c
d

図4 Gutter法
　　a：挿入するチューブ
　　b：爪甲の辺縁が側爪郭へ陥入している．
　　c：爪甲が陥入している部にチューブを挿入した状態
　　d：アクリル樹脂で爪甲辺縁へ挿入したチューブを固定した．

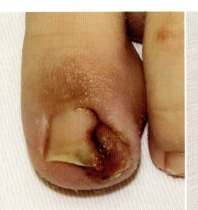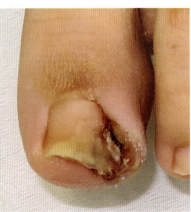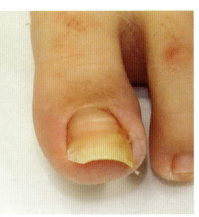

図5 Gutter法の施行例　　　　　　　　　　　　　a | b | c
　　a：治療前
　　b：チューブ挿入1週間後．化膿性肉芽腫は退縮している．
　　c：治癒後

がある．さらに，本法で用いる塩化ビニルチューブは本来点滴に使用するものである．トラブルが発生した場合にはこのことが問題となる可能性がある．同意書を作成し詳しく説明事項を記載すべきである．

前述したように，近年使用されるようになった，gefitinib, erlotinibなどのEGFR阻害薬を投与されている患者は，爪甲や爪郭が脆弱化し陥入爪を繰り返し発症する．化膿性肉芽腫を液体窒素で冷凍凝固したり，Mohsペーストを外用したりして治療されていることが多いが，Gutter法は簡単に施行できるため，このような再発を繰り返す症例に対して非常に有用である．

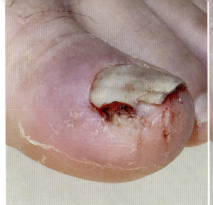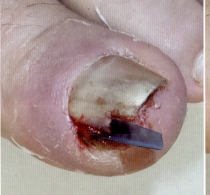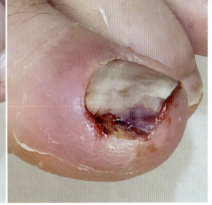

a | b | c　　　　　　　　　　図6　人工爪法の施行例
a：陥入している爪甲辺縁は短く，Gutter法を施行できない．
b：X線フィルムを陥入している爪甲へ挿入し，これを土台として人工爪を作成する．
c：人工爪作成後

b）アクリル樹脂人工爪法

東らにより報告された治療法である[3]．爪甲が短いために発症した陥入爪に対し，爪甲の先端にアクリル樹脂で作成した人工爪を装着し，爪甲の先端を延長させる方法である．

具体的な施行方法は東の教科書に詳しく記載されているので[3]，簡単に述べる．爪甲と母趾の爪郭の間に，X線フィルムを挿入する．これを土台として，その上にアクリル樹脂を塗布し，人工爪を作成する．当科では，爪甲が短くGutter法を施行できない陥入爪の症例に対して施行している（図6）．多くの症例に対して施術可能であるが，Gutter法に比べやや手技が難しいこと，アクリル樹脂と重合剤の購入が必要なこと，化膿性肉芽腫が大きい症例では施行しづらいことが問題点である．

c）テープ法

Nishiokaらによって報告された方法である[7]．爪甲が陥入した部位の爪郭をテープで牽引し，爪郭を反り返らせることで，陥入爪を治療する方法である．発赤，腫脹した爪郭に弾性テープの端を貼付し，テープを少し引っ張りながら，母趾に沿って螺旋状に巻き，反対側の端をMP関節背に付着させる．当科ではテープとして，エラストポア®を使用している．

適応となる症例は爪甲の陥入が軽度な症例であるが，重症の陥入爪に対し，一時的に爪郭の発赤，腫脹を軽減させ，Gutter法を容易に施行するための前処置としても有効である．本法は，通常の皮膚科外来に常備されている弾性テープがあればすぐに施行できるので，陥入爪の患者が受診したら，まず行ってみるのもよい．

3．巻き爪の病態

巻き爪は爪甲が過度に彎曲した状態である．単純型先天性表皮水疱症などの先天性疾患に伴って発症する場合や，外骨腫，digital mucous cystなどが生じ，爪甲が押し上げられることが原因となる．また爪白癬に罹患すると，爪甲下の角質増殖が起こり，爪甲が上方へ圧排された結果，爪甲の両側が中央に引き寄せられ，巻き爪となる．

しかし，これらのような明らかな基礎疾患がない場合でも，爪甲が彎曲する症例も多い．このような症例では，なぜ爪甲が彎曲するのか原因は不明である．東は著書のなかで，先端が狭い窮屈な靴やハイヒールの着用により，爪甲側方からの圧迫が原因で発症する，と述べている[3]．

爪甲は自然に彎曲するが，歩行時に下方からの力がかかり，爪甲が平坦化すると考えられる．したがって，筆者は何らかの原因で，歩行時に母趾へ十分な力がかからない場合に巻き爪が発症すると考えている．

4．巻き爪の治療

爪甲は彎曲していても，歩行時に母趾を支えるという機能は十分に発揮している場合が少なくない．歩行時に疼痛がない巻き爪は治療の必要はない．

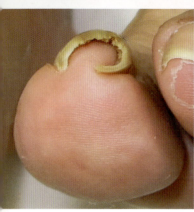 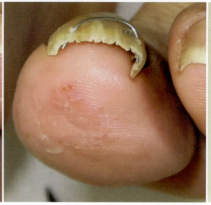 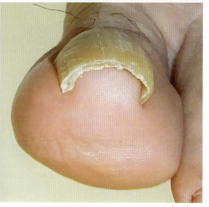

図7 弾性ワイヤーによる巻き爪の治療
a：ワイヤー挿入前．高度の巻き爪の症例である．
b：ワイヤー挿入後3か月．彎曲は改善している．
c：ワイヤー抜去後4か月．やや爪甲の彎曲が増悪している．

　巻き爪の矯正術は保険適用がなく，自由診療として行うことになる．通常，5,000円〜1万円程度の料金となるので，日本の安い保険診療制度に慣れた患者にとって，巻き爪矯正の費用は高く感じる．したがって，うまく彎曲が改善しない場合や合併症を発症した場合にはトラブルとなる可能性がある．さらに，ワイヤー挿入によりほとんどの症例で彎曲は改善するが，対症療法であるため，ワイヤーを外してしまうと巻き爪が再発する症例がほとんどである．このことは施行前に必ず患者に説明する必要がある．

a）弾性ワイヤー法

　爪甲の過度の彎曲に対し，弾性ワイヤーを爪甲に装着することで彎曲を改善させる方法である[4]．弾性ワイヤーは数種類発売されているが，当科ではマチワイヤ®を使用している．このワイヤーはニッケルとチタンの合金で，強い弾性力を持つ．この弾性力を利用して爪甲の彎曲を矯正する．本ワイヤーは多摩メディカル社（http://www.tama-medical.com/）から購入できる．

　具体的な装着方法を示す．爪甲の先端から数mmの部分に注射針で2か所，穴をあける．使用する針は，挿入するワイヤーの太さで異なるが，通常は21G針を使用している．ワイヤーをその穴に通し，瞬間接着剤で固定する．挿入するワイヤーは通常，0.45mmの太さのものを使用している．最初から太いワイヤーは使わず，彎曲の改善程度をみながら，少しずつ太いものに変更したほうがトラブルにならない．爪甲が厚い場合には太めのワイヤーを，第2趾や指の爪甲のように薄い爪には細いものを挿入する．挿入後は，ワイヤーが爪甲の先端に達するまで装着したままとする．装着期間は，1か月半〜3か月であり，症例によりかなり差がある．これは，爪甲が伸長する速さに個人差があるためである．

　彎曲の改善までに要する期間は，挿入後数日で彎曲が消失する症例もあれば，数回のワイヤー挿入が必要となる症例もある．しかし，爪甲の彎曲が原因で出現する疼痛は，ワイヤー装着後，すぐに消失する．図7に治療例を示す．

　当科ではまず，疼痛を伴う巻き爪の患者に本法を施行し，爪甲の彎曲が改善することを確認する．その後，爪甲が伸びたところで一度，ワイヤーを外して経過を観察する．爪甲の彎曲が悪化したところで患者の希望を聴き，再度挿入するか，このまま経過をみるか判断する．

　ワイヤー法による有害事象として，爪甲が割れたり，爪甲自体が剥がれてしまったりした症例がある．過度に彎曲を矯正すると鉤彎症が発症するので注意が必要である．また欠点として，爪甲の先端部分にワイヤーを挿入するため，短い爪甲には本法を施行することができない．

b）VHO法

　弾性ワイヤー法と同様に，爪甲の過度の彎曲に

対し弾性の強いワイヤーを爪甲に装着させることで，彎曲を改善させる方法である[8]．弾性ワイヤー法は爪甲に穴をあけ，そこへワイヤーを通すが，VHO法は爪甲の辺縁にワイヤーを引っかけ，そのワイヤーをフックで締めることで彎曲を矯正する．本法で用いるワイヤーや，装着するための器機はバン産商（http://www.vho.jp/index.html）から購入可能であるが，施術者ライセンスを取得する必要があり，メーカーが主催する講習会に出席する必要がある．

VHO法の利点は，弾性ワイヤー法と異なり爪甲の先端にワイヤーを装着する必要がないので，爪甲が短い患者にも施行可能なことである．また，爪甲の先端ではなく中間が強く彎曲し疼痛を訴える症例には，弾性ワイヤー法より有効である．

有害事象としては，ワイヤーの刺激で側爪郭に発赤が出現することがある．弾性ワイヤー法とVHO法を比べると，弾性ワイヤー法のほうが矯正は強い．同一患者で，ほぼ同程度に彎曲した左右母趾爪甲に弾性ワイヤー法とVHO法を行ったことがあるが，弾性ワイヤー法のほうが彎曲の改善程度が大きかった．また，VHO法は使用するワイヤーの値段が高く，施術料も高くならざるを得ない．

● おわりに

本稿で述べた陥入爪・巻き爪の治療法は，比較的手軽に施行可能である．Gutter法は塩化ビニルチューブを挿入するだけであり，チューブがうまく挿入されれば，疼痛は消失し陥入爪の再発も防ぐことが可能である．

爪甲疾患の治療は慣れていないと皮膚科専門医にとっても敷居が高いが，爪甲疾患患者のQOLを改善させるためにも，本稿で紹介した治療法をぜひ，施行してみることをお勧めする．本稿が日常診療のレパートリーを広げる一助になれば幸いである．

（原田和俊）

● 文　献

1) 原田和俊：巻き爪と陥入爪の治療法．日皮会誌，**123**：2069-2076，2013．
2) 新井裕子，新井健男，中嶋　弘：外来診療における陥入爪の保存的療法．皮膚病診療，**21**：1159-1166，1999．
3) 東　禹彦：機械的原因による爪の変化．爪―基礎から臨床まで―，金原出版，pp.136-165，2004．
4) 町田英一：マチワイヤ，マチプレートを用いた巻き爪矯正治療．*MB Derma*，**128**：42-48，2007．
5) 宮原健次：圧力分布測定器で測定した正常成人における歩行時の足低圧分布．日整会誌，**67**：449-462，1993．
6) 松村由美：抗がん薬による皮膚有害事象の治療：緩和医療の中の皮膚科医の位置づけ．*Skin Cancer*，**26**：294-300，2011．
7) Nishioka K, Katayama I, Kobayashi Y, et al：Taping for embedded toenails. *Br J Dermatol*, **113**：246-257, 1985．
8) 河合修三：陥入爪のVHO式矯正法．臨皮，**61**：105-110，2007．

Ⅵ. 手こずる皮膚疾患の治療法〜いまホットなトピックは？

8 掌蹠多汗症は治せる

押さえておきたいポイント

- 原発性掌蹠多汗症（掌蹠多汗症）の第一選択は塩化アルミニウム外用療法，水道水イオントフォレーシス療法であり，交互にこの治療法を繰り返す方法も有用である．この治療法は両者ともに汗の出る汗孔を栓でブロックすることにより発汗を抑制するため，同時に行っても相乗効果が期待できる．
- 塩化アルミニウム外用療法が効かないと主張する患者は多い．しかし，効かないと訴えるときは外用方法に問題があることが多い．寝る前の汗をかいてないときに塩化アルミニウムを外用するか，密封療法（ODT）をするのがポイントである．
- 当皮膚科では，重症の掌蹠多汗症ではサリチル酸を含有した30％塩化アルミニウム軟膏のODT療法を第一選択としている．また，指間部，手背，手首などの皮膚の薄い部位は30％塩化アルミニウム軟膏による刺激性皮膚炎が発症することが多いため，塩化アルミニウム軟膏を外用する前に白色ワセリンを外用することにより刺激性皮膚炎を予防することも裏ワザの1つである．

● 定　義

　手掌，足底に温熱や精神的な負荷，またそれらによらずに大量の発汗が起こり，日常生活に支障をきたす状態になることを多汗症と定義している．多汗症は，全身の発汗が増加する全身性多汗症と，体の一部のみの発汗量が増加する局所多汗症に分類されている．全身性多汗症には特に原因のない原発性全身性多汗症と，ほかの疾患に合併して起こる続発性全身性多汗症がある．続発性には結核などの感染症，甲状腺機能亢進症，褐色細胞腫などの内分泌代謝異常，神経疾患や薬剤性の全身性多汗症がある．局所多汗症で原因が明らかでないものを原発性局所多汗症と定義し，特に手掌，足底に限局して発症する疾患を掌蹠多汗症という．

● 疫　学

　掌蹠多汗症は思春期の患者が多く成長とともに軽快すると考えられている．掌蹠多汗症の発症頻度は，海外では全人口の2.8〜4.36％と報告されているが，本邦では最近の疫学調査で5.3％と，

稀ではない疾患であると考えられている[1].

● 診断基準

2015年,本邦における原発性局所多汗症の診断基準が改訂された(表1)[1].

片側性であったり,非対称性の分布である場合は神経学的疾患,または悪性腫瘍性などを鑑別しなくてはならない.

● 臨床症状

掌蹠多汗症の症状は掌蹠に全体的な発汗過多がみられ,汗がしたたり落ちてくるほどの多汗の人もいる.手足は湿っていて冷たく,紫紅色を呈している.多汗症のため湿った手足は真菌,ウイルス感染を伴いやすく足白癬,疣贅などがよく認められる.

● 掌蹠多汗症の一般的な治療法とは？

掌蹠多汗症は,情緒不安定,精神的緊張状態を基盤にして発症することが多く,治療に苦労することが多い疾患である.原発性掌蹠多汗症の治療法は,基本的に外用療法,イオントフォレーシス療法が第一選択であり,これらの治療に抵抗性の症例のみA型ボツリヌス毒素(BT-A)療法,交感神経遮断術などの適応となる.

1.内服療法

主な内服薬として,自律神経調整作用が強いといわれている tofisopam(商品名:グランダキシン,150 mg,分3),掌蹠多汗症に対して抗てんかん薬の topiramate(商品名:トピナ®),抗コリン作用を有する SSRI の paroxetine(商品名:パキシル®),顔面多汗症に対して topiramate,三環系抗うつ薬の amitriptyline(商品名:トリプタノール®)が有効であった症例報告が散見される.副交感神経遮断剤は口渇,調整麻痺性視力障害,便秘などの副作用が強いため用いるべきでないという意見もあるが,抗コリン薬である propantheline bromide(商品名:プロ・バンサイン®,45～60 mg,分3～4)などは,重症の掌蹠多汗症に注意深く使

表1 原発性局所多汗症の診断基準

> 局所的に過剰な発汗が,明らかな原因がないまま掌蹠,腋窩,頭,顔面に過去6か月の間認められ,次の6項目のうち2項目以上満たすこと.
> ・左右対称である
> ・日常生活に不都合が生じる
> ・少なくとも1回/週以上の多汗のエピソードがある
> ・初発年齢は25歳以下である
> ・家族歴がある
> ・睡眠中の発汗は止まっている

用すれば有効なことがある.しかし二重盲検試験による検証はなく症例報告のみであり,多汗症診療ガイドラインでは推奨度C1であり,補助療法と位置づけられている[1].

2.外用療法

局所の外用剤としては,20～50%塩化アルミニウム液,5%タンニン酸,3%ホルマリンアルコール液,20%塩化亜鉛アルコール液などがあり,これらの外用剤を,むれた手,足などに対しては十分洗った後,寝る前に十分に乾燥させて外用すると効果的である[1].特に,塩化アルミニウム液外用療法は有効性に優れ,幅広く臨床的に用いられ推奨度もBである[1].一般的に20%塩化アルミニウム外用液が最もよく用いられている.就寝前に汗をぬぐってから多汗部位に塗布して翌朝洗い流すのが最も効果的である.20%塩化アルミニウム外用液の単純塗布法で十分な効果が認められないときは,50%塩化アルミニウム外用液か,アルコールを混入させた20%塩化アルミニウム外用液,30%塩化アルミニウム軟膏などに変更してみる.さらに効果がみられないときは,20%塩化アルミニウム水溶液を用いて密封療法(ODT;occlusive dressing technique)をすると,より効果的である(図1).具体的に説明するとODTは就寝前に手,足を洗ってよく拭いた後に,塩化アルミニウム水溶液を浸した綿や綿の手袋で多汗部位を覆った後,サランラップもしくはビニール手袋で密封する方法である(図1).翌日の朝起床後に手,足を洗い流すことも必要となる.数週間毎日施行して軽快後には週1,2回施行して維持療法とする.塩化アルミニウム外用療法は掌蹠多汗症治療の第一選択である.本邦では20%塩化アルミニウムODT療法を53人の重症患者に施行,1か月後発汗量は

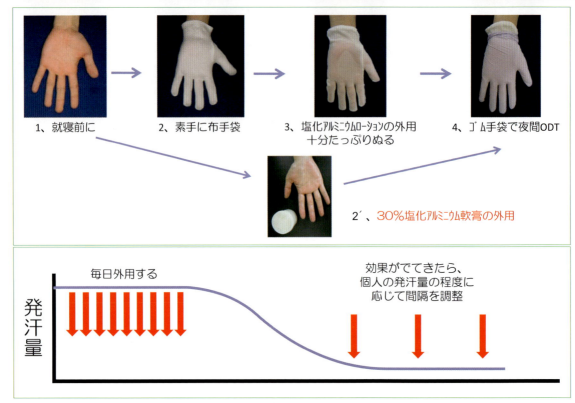

図1　外用療法：塩化アルミニウム ODT

表2　塩化アルミニウム液の組成

20％塩化アルミニウム溶液 （エタノール入り）	塩化アルミニウム6水和物 無水エタノール 注射用水 全量	20 g 20 ml q.s. 100 ml
20％塩化アルミニウム溶液 （エタノールなし）	塩化アルミニウム6水和物 注射用水 全量	20 g q.s. 100 ml
50％塩化アルミニウム溶液 （エタノール入り）	塩化アルミニウム6水和物 無水エタノール 注射用水 全量	50 g 20 ml q.s. 100 ml
50％塩化アルミニウム溶液 （エタノールなし）	塩化アルミニウム6水和物 注射用水 全量	50 g q.s. 100 ml
30％塩化アルミニウム軟膏	10％サリチル酸ワセリン プロペト 塩化アルミニウム6水和物 グリセリン 全量	157.5 g 157.5 g 135 g 75 ml 525 g

有意に減少し，A型ボツリヌス毒素投与群と比較して同様の効果であったとしている（レベルⅢ）[1]．さらに50％，20％塩化アルミニウム液，プラセボの外用液の単純外用を二重盲験下で行った報告では，50％塩化アルミニウム溶液外用群で2〜8週間後にかけてp＜0.01の有意な発汗量の低下を認めたことでその有効性は明らかとしている[1]．最近の報告としては，水性アルコールゲルに4％のサリチル酸を基剤に用いた塩化アルミニウムゲルの外用を238人の多汗症患者に施行，腋窩では20〜30％濃度の塩化アルミニウムサリチル酸ゲルを，手掌，足底では30〜40％の塩化アルミニウムサリチル酸ゲルで加療したところ，各々の部位でそれぞれ94％，60％，84％の改善を認めたとの報告がある．サリチル酸が塩化アルミニウムの浸透を助け，自身も発汗の抑制効果を持つと考察している．副作用としての刺激性皮膚炎はアルコール基剤と比べて少ないことも優れている[1]．当皮膚科では，重症の掌蹠多汗症ではサリチル酸を含有した30％塩化アルミニウム軟膏のODT療法を第一選択としている（図1，表2）．この治療法は中等症〜一部の重症の掌蹠多汗症では有効である．また，指間部，手背，手首などの皮膚の薄い部位は塩化アルミニウム軟膏による刺激性皮膚炎が発症することが多いため塩化アルミニウム軟膏外用

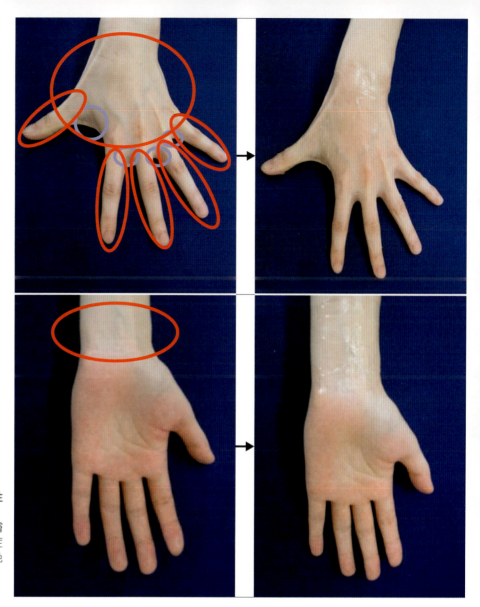

図2
外用療法の副作用：刺激性皮膚炎の予防法
赤丸，薄紫丸の部位は皮膚が薄く刺激性皮膚炎が発症しやすいので予防法に白色ワセリンを外用する．

する前に白色ワセリンを外用することにより刺激性皮膚炎を予防することも裏ワザの1つである（図2）．30％塩化アルミニウム軟膏ODT療法を指導するときに同時に白色ワセリン，ヒルドイドソフト軟膏，ステロイド外用薬を処方してスキンケアを指導するとともに，出現した刺激性皮膚炎の部位には初期にステロイド外用にて治療することも指導している．さらに塩化アルミニウム以外の外用剤では抗コリン製剤のglycopyrrolate[1]や2％ diphemanil methylsulfate（Prantal®）[1]に関して複数の報告があり，本邦でも治験が計画されている．

3．水道水イオントフォレーシス療法

水道水イオントフォレーシス療法は，水道水中で両手，両足間で通電することにより発汗を抑制する治療法である．多汗部位を水道水に浸し直流電流を流す水道水イオントフォレーシス療法は，欧米では多汗症に対する一般的な治療法とされている．この水道水イオントフォレーシス療法による発汗抑制のメカニズムは，アイオワ大学の佐藤教授らにより解析されており，電流を通電することにより生じる水素イオンが汗孔部を障害し狭窄させることにより発汗を抑制するのであろうと考えられている[3]．イオントフォレーシス療法は中

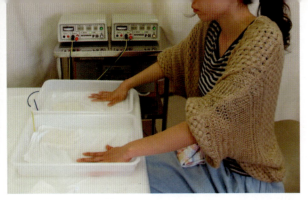

図3 多汗症治療における水道水イオントフォレーシス療法
手, 足：推奨度B, エビデンスレベルⅢ
脇：推奨度C1, エビデンスレベル：Ⅳ～Ⅴ

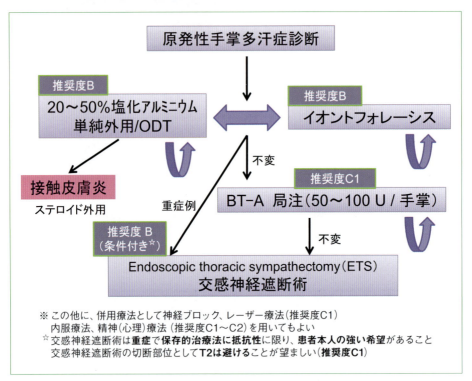

図4 原発性手掌多汗症における診療アルゴリズム（文献1より）

等度の多汗症患者に有用である．水道水イオントフォレーシス療法の方法は，両手，両足の間で10～15 mAの電流で水道水を用いて20分間通電することを週に2, 3回繰り返す（図3）．プラスチックのトレイに電極を入れその上にスポンジもしくはガーゼを乗せて手足が沈まない程度に水道水を入れて通電する．軽快した後は1, 2週間に1回程度でも効果が持続する．腋窩多汗症では有効ではなく第一選択ではない．

4．交感神経遮断術 (endoscopic thoracic sympathectomy ; ETS)

近年，内視鏡下で交感神経を高周波で凝固する方法が保険診療として認められ，比較的安易に施行されている．しかし，手術療法は神経を処理できるという点で，交感神経を遮断するうえでは確実であるが，全身麻酔で人工的に気胸を起こし内視鏡を胸郭内に挿入する必要があるため，代償性発汗，縮瞳，眼瞼低下などのHörner症状，神経損傷，血胸などの合併症を引き起こす可能性もあり，最重症で外用療法，イオントフォレーシス療法，内服療法の無効な症例のみ適応となる[1]．

5．A型ボツリヌス毒素療法

A型ボツリヌス毒素は末梢のコリン性のシナプスに作用し，アセチルコリンの遊離を抑制する

ことが知られている．この作用を用いて近年，腋窩多汗症，掌蹠多汗症にも A 型ボツリヌス毒素の皮下投与が有効であることが double blind 法で確認されている[4)~6)]．2012 年より重症腋窩多汗症に対する A 型ボツリヌス毒素療法は保険適用である．

● 診療アルゴリズムを用いた治療法の選択方法

最後に原発性手掌多汗症の診療アルゴリズムを紹介する(図 4)．第一選択として塩化アルミニウムの単純/ODT 外用は，まずすべての部位に対して第一選択にすることが推奨される(推奨度 B)．重症度に応じて，中等症～重症例については ODT 療法を行うなど外用方法を変える必要がある．外用という手軽さと，副作用としては刺激性皮膚炎があるものの，治療の休止やステロイド外用といったことで対応可能である．

イオントフォレーシスは，手掌，足底には非常に有効な治療法であり(図 4)，塩化アルミニウム外用療法と並んで推奨度 B で塩化アルミニウム外用療法と同じく第一治療法とした．簡便かつ保険適用となっている治療でもあり，機器の普及が今後望まれる．

第二選択の療法は腋窩，手掌，足底すべてに A 型ボツリヌス毒素の局注療法である(図 4)．ボツリヌス毒素局注療法は，腋窩に対して欧米では非常に推奨度の高い治療であり，本邦においても 2012 年に重症腋窩多汗症に保険適用になり，ガイドラインにおいては腋窩多汗症では推奨度 B，手掌，足底，頭部，顔面では C1 と改正された．

第三選択の療法は手掌多汗症のみに限るが，交感神経遮断術(ETS)である(図 4)．ETS については，手掌多汗症において可逆的な治療を試したが治療に難渋し，かつ十分な説明のもと患者本人の強い希望がある際にという条件付きで推奨度 B とした．代償性発汗をはじめとした合併症の存在も無視できない背景を加味し，遮断部位の T2 を避けることを条件として欄外に記載してある．

内服療法，神経ブロック，レーザー療法については，エビデンスレベルが低く，主体的な治療法にはならないが，患者にとって侵襲が低いことから推奨度 C1～C2 とした．一般診療では第一選択肢の塩化アルミニウム ODT，イオントフォレーシス療法，内服療法を試し，これらの第一選択の治療法に抵抗性の多汗症は専門医に紹介するべきであろう．

(横関博雄)

● 文　献

1) 藤本智子，横関博雄，片山一朗ほか：原発性局所多汗症診療ガイドライン 2015 年改訂版．日皮会誌，**125**(7)：1-22，2015．
2) 佐藤賢三，武村俊之，嵯峨賢次：皮膚科医のための発汗および汗腺機能の検査法．臨皮，**43**：889-896，1989．
3) Sato K, Timm DE, Sato F, et al：Generation and transit pathway of H^+ is critical for inhibition of palmar sweating by iontophoresis in water. *J Appl Physiol*, **75**(5)：2258-2264, 1993.
4) Naumann M, Lowe NJ：Boturinum toxin type A in the treatment of bilateral primary axillary hyperhidrosis：randomized, parallel group, double blind, placebo controlled trial. *BMJ*, **323**：596-599, 2001.
5) Naumann M, Hamm H, Lowe NJ：Effect of botulinum toxin type A on quality of life measures in patients with excessive axillary sweating：a randomized control trial. *Br J Dermatol*, **147**：1218-1226, 2002.
6) Schnider P, Binder M, Auff E, et al：Double-blind trial of botulinum A toxin for the treatment of focal hyperhidrosis of the palms. *Br J Dermatol*, **136**：548-552, 1997.

Ⅵ. 手こずる皮膚疾患の治療法〜いまホットなトピックは？

9 痛みと抗菌を考えた皮膚潰瘍のドレッシング材活用法

押さえておきたいポイント

- 滲出液の量，肉芽の状態，感染・炎症，壊死組織の有無に加えて，痛みにも配慮したうえで適切なドレッシング材や外用薬を選択する．
- 銀含有のドレッシング材は抗菌作用を有し，感染・炎症を伴う皮膚潰瘍にも使用可能である．
- 皮膚接着面にソフトシリコンを配したドレッシング材は，着脱時の皮膚損傷や疼痛が少ない．

はじめに

慢性皮膚潰瘍は手こずる皮膚疾患の1つである．皮膚潰瘍はさまざまな原因によって生じるが，治療においてはその原疾患に対する治療と局所治療とを並行して行う必要がある．皮膚潰瘍に対する局所治療には外用薬やドレッシング材が用いられる．外用薬とドレッシング材のどちらを用いるかに関しては一長一短があり，潰瘍創面の状態に応じて選択するのがよい．潰瘍の治療に大切なのは滲出液を制御するとともに，肉芽を上げていくことであるが，疼痛や感染に関しても留意する必要がある．ドレッシング材の利点として，創面の保護効果は以前より挙げられていたが，近年の銀含有ドレッシング材の登場により，感染が疑われる創にも使いやすくなった．本稿では，皮膚潰瘍に対するドレッシング材の使用に関して，主に痛みと抗菌の見地から述べていきたい．

皮膚潰瘍の評価

皮膚潰瘍の治療にあたっては，その原因となる基礎疾患に対する治療が基本となるが，潰瘍局所に対する治療も同様に重要である．皮膚潰瘍の局所治療にあたっては，創面の状態を把握したうえで適切な外用薬やドレッシング材を用いることが必要である．創面の状態に関して着目するポイントとしては，褥瘡の評価に用いられるDESIGN-Rを利用するのがよい．DESIGN-Rでは，各々の頭文字であるD：depth（深さ），E：exudate（滲出液），S：size（大きさ），I：inflammation/infection（炎症/感染），G：granulation tissue（肉芽），N：necrotic tissue（壊死組織）に加えてPのpocket（ポケット）の7項目を評価する．また，創面の状態と少しずれるが，これら7項目に加えて痛みに配慮することも大切である．痛みに関しては，潰瘍自体による痛みという側面と，処置に伴う痛みという2つ

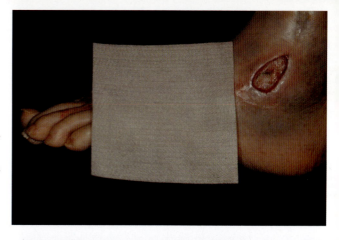

図1
慢性の皮膚潰瘍に銀含有ハイドロファイバー®（アクアセル® Ag）を用いた例
ハイドロファイバーは親水性ポリマーであるカルボキシメチルセルロース-ナトリウムを含む繊維からなり、自重の25倍の吸収性がある.

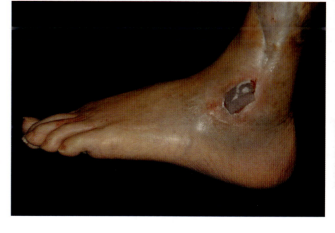

図2
銀含有ハイドロファイバー®を貼付したところ
滲出液を繊維の縦方向に吸収して横方向へは広がりにくいため、形状がくずれにくい. また、滲出液を吸うとゲル化し、細菌を含む滲出液を内部に保持するとされる.

の側面から注目する必要がある.

● ドレッシング材と感染

どのような皮膚潰瘍には外用薬が向いていて、どのような皮膚潰瘍はドレッシング材がよいかというのはなかなか難しい問題で、絶対的にどちらが正しいということはあまりないように思う. 皮膚潰瘍は、しばしば表在性の細菌感染をきたす. これを見分ける方法としてはNERDSがよく知られている[1]. Nはnon healing wound（治らない創）、Eはexudative wound（滲出液の多い創）、Rはred and bleeding wound（発赤や出血を伴う創）、Dはdebris in the wound（壊死組織を伴う創）、Sはsmell from the wound（悪臭を伴う創）を表し、これらの所見の頭文字をつなげたものになる. こうした感染や炎症を伴う皮膚潰瘍に対してドレッシング材を使用することは、感染を悪化させるリスクが無視できないことより、従来あまり勧められてこなかった. しかしながら、近年は抗菌作用を持つ銀を含有するドレッシング材が続々と登場し、銀の含有濃度が必ずしも十分でないという問題はあるが、以前より感染が疑われる皮膚潰瘍に対してドレッシング材が使いやすくなった（図1, 2）. このようなドレッシング剤としては、アルギン酸Ag（アルジサイト銀）、銀含有ハイドロファイバー®（アクアセル® Ag）、銀含有ポリウレタンフォーム/ハイドロファイバー®/ソフトシリコン（アクアセル® Agフォーム）、銀含有ポリウレタンフォーム/ソフトゲル（ハイドロサイト®銀）、銀含有ポリウレタンフォーム/ソフトシリコン（ハイドロサイト®ジェントル銀、メピレックス®銀）、銀含有ハイドロコロイド複合膜（バイオヘッシブ® Ag）などが挙げられる. これらのドレッシング材に関してはいくつかのランダム化比較試験が存在する. 例えば褥瘡に対して、銀を含有するアルギン酸/カルボキシメチルセルロースと、含有しないアルギン酸/カルボキシメチルセルロースとの間で治療効果を比較したランダム化比較試

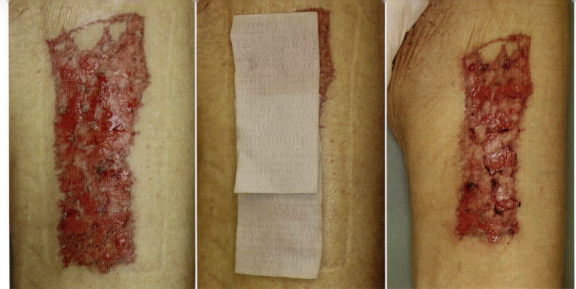

図3
a：採皮創にcritical colonizationを伴い上皮化がなかなか進まない状態
b：銀含有ハイドロファイバー®の貼付を開始した．
c：1週間後の状態．Critical colonizationは落ち着いており，上皮化が進んでいる．

験では，銀を含有するアルギン酸/カルボキシメチルセルロースを用いた群で創面積がより縮小し，4週間後の治癒率が高かった[2]．また，銀を含有するアルギン酸塩と含有しないアルギン酸塩とを比較した別のランダム化比較試験では，創部感染率においては両者の間に有意な差まではつかなかったが，4週間後における創面積の縮小率は銀を含有するアルギン酸塩のほうが有意に高かった[3]．しかしながら別のランダム化比較試験では，銀を含有するアルギン酸塩と含有しないアルギン酸塩とを比較したところ，感染に関する臨床スコアに差がみられなかった[4]．以上より，現時点では銀を含有するドレッシング材が，感染を伴う皮膚潰瘍に対してどれだけ有用であるかについてはっきりしたことはまだいえないが，試してみる価値はあるといったところであろう．例えば図3-aはcritical colonizationをきたし，なかなか上皮化が進まない採皮創の像である．十分な洗浄が行えない環境であったため，折角できた上皮が次々にとろけていくという状態であった．この創に銀含有ハイドロファイバー®を用いたところ（図3-b），critical colonizationはある程度抑えられ上皮化が進んだ（図3-c）．もちろん外用薬を用いてもよいであろうし，いずれの場合も十分な洗浄が基本にはなるが，感染が疑われる皮膚潰瘍に対して銀を含有するドレッシング材も選択肢の1つになるのではないだろうか．

● ドレッシング材と疼痛

前述のとおり，皮膚潰瘍における疼痛に関しては，潰瘍自体の痛みと処置によって生じる痛みの両方に対して配慮する必要がある．こうした痛みに関しては適切なドレッシング剤を使用することで，皮膚潰瘍の創痛が改善することが考えられる．例えばハイドロコロイド（デュオアクティブ®ETなど）は生食ガーゼ，ポリウレタンフィルムと比較し，疼痛緩和に関して有意差がみられたとする報告がある[5]．近年，皮膚接着面にソフトシリコンを配合することにより，着脱時の疼痛を緩和するようなドレッシング材が取り入れられるようになってきている．ソフトシリコンは皮膚の凹凸への追従性が高いため，皮膚に十分密着することができ，テープ固定を必要としない．また，テープのように皮膚に固着するわけでもないので，剥がす際の皮膚損傷や痛みを抑えるようになっている．また，何度でも貼付し直せるため，感染が心配な場合は一部を剥がして潰瘍内を観察し，そのまま元に戻すこともできる．ソフトシリコンを組

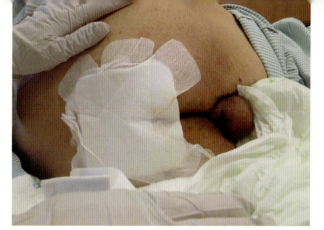

図4
仙骨部の褥瘡に対してポリウレタンフォームを用いる．テープを剥がす際のスキン-テアに注意する必要がある．

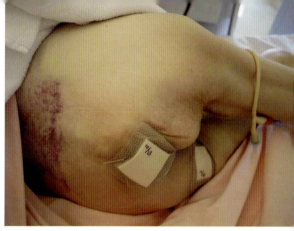

図5
脆弱な皮膚に対してはポリウレタンフォーム/ソフトシリコンを用いて交換時の皮膚損傷を避けるようにするのも1つの手である．

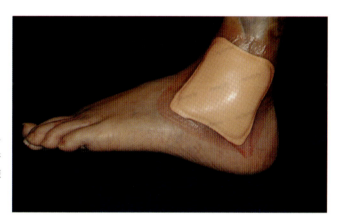

図6
銀含有ポリウレタンフォーム/ソフトシリコンは，抗菌を考え，さらには潰瘍自体の痛みや着脱時の痛みにも効果が期待できる．疼痛が強かったため，図1と同じ症例に用いた．

み込んだドレッシング材としては，ポリウレタンフォーム/ソフトシリコン(ハイドロサイト®ジェントル，メピレックス®など)が代表的である．このようなドレッシング材では，中心部はポリウレタンフォームで滲出液を吸収し適切な湿潤環境を維持する一方，周辺にはソフトシリコンを配することにより貼付中の疼痛緩和に優れ，ドレッシング材交換時の痛みも軽減されている．例えば仙骨部の褥瘡に対してポリウレタンフォームを用いると(図4)，滲出液を吸収し湿潤環境を保つのには有用であるが，周囲をテープなどで固定する必要がある．そうするとテープによる接触皮膚炎が問題になることもあるだろうし，また高齢者の場合はそもそも皮膚が脆弱であるため，着脱の際に皮膚損傷が起こりかねない．このように老化などの理由で皮膚が物理的に弱くなっていることに対して，近年皮膚粗鬆症という概念が提唱されている[6]．また，テープを剥がす際に皮膚が損傷するなど，摩擦・ずれによって皮膚が裂けて生じる真皮深層までの損傷に対して，スキン-テアという用語が提唱されている[7]．こうした皮膚の損傷が懸念されるような脆弱な皮膚に対しては，ポリウレタンフォーム/ソフトシリコンを用いるのがよいであろう(図5)．ポリウレタンフォーム/ソフトシリコンと疼痛緩和に関してはいくつかの報告がある．Uptonらはポリウレタンフォーム/ソフトシリコンの交換時の疼痛について数値を用いて評価したところ，ポリウレタンフォーム/ソフトシリコンは1.43であったのに対して，ハイドロコロイドやポリウレタンフォームなどの従来のドレッシング材では3.88であり，ポリウレタンフォーム/ソフトシリコンのほうが交換時の疼痛が軽減していた[8]．また，別の20か国の調査ではハイドロコロイドや粘着剤のついたフォームと比

9. 痛みと抗菌を考えた皮膚潰瘍のドレッシング材活用法

較すると，ポリウレタンフォーム/ソフトシリコンはドレッシング材貼付中の疼痛緩和や交換時の痛みに関して有意に優れ，調査された患者の90％以上は交換時に剥がしやすいポリウレタンフォーム/ソフトシリコンを好んだとしている[9]．最近では銀含有ポリウレタンフォーム/ソフトシリコン（ハイドロサイト®ジェントル銀，メピレックス®銀）のように，抗菌作用と着脱時の痛みの両者に配慮したドレッシング材も出現し，症例に応じたさまざまなドレッシング材を使い分けていくことが可能になってきている（図6）．

●おわりに

ドレッシング材は次々と新しい製品が登場し，殊に銀を配合し抗菌を狙った製品や，ソフトシリコンを配合して着脱に配慮した製品が目覚ましい勢いで増えている．これらのドレッシング材をどう使うか，また外用薬とどう使い分けるかはなかなか難しい問題であり，今後の評価が待たれる．いずれにせよ，各々の皮膚潰瘍の状態を正確に評価し，創の状態に適すると思われるものを適宜選択するという日常診療の積み重ねが大切であろう．

(門野岳史，宮川卓也，宮垣朝光)

●文献

1) Sibbald RG, Woo K, Ayello EA：Increased bacterial burden and infection：the story of NERDS and STONES. *Adv Skin Wound Care*, **19**：447-461, 2006.
2) Beele H, Meuleneire F, Nahuys M, et al：A prospective randomized open label study to evaluate the potential of a new silver alginate/carboxymethylcellulose antimicrobial wound dressing to promote wound healing. *Int Wound J*, **7**：262-270, 2010.
3) Meaume S, Vallet D, Morere MN, et al：Evaluation of a silver-releasing hydroalginate dressing in chronic wounds with signs of local infection. *J Wound Care*, **14**：411-419, 2005.
4) Trial C, Darbas H, Lavigne JP, et al：Assessment of the antimicrobial effectiveness of a new silver alginate wound dressing：a RCT. *J Wound Care*, **19**：20-26, 2010.
5) Dallam L, Smyth C, Jackson BS, et al：Pressure ulcer pain：assessment and quantification. *J Wound Ostomy Continence Nurs*, **22**：211-215, 1995.
6) Kaya G, Saurat JH：Dermatoporosis：a chronic cutaneous insufficiency/fragility syndrome. Clinicopathological features, mechanisms, prevention and potential treatments. *Dermatology*, **215**：284-294, 2007.
7) Lopez V, Dunk AM, Cubit K, et al：Skin tear prevention and management among patients in the acute aged care and rehabilitation units in the Australian Capital Territory：a best practice implementation project. *Int J Evid Based Healthc*, **9**：429-434, 2011.
8) Upton D, Solowiej K：The impact of atraumatic vs conventional dressings on pain and stress. *J Wound Care*, **21**：209-215, 2012.
9) White R：A multinational survey of the assessment of pain when removing dressing. *Wounds UK*, **4**：14-22, 2008.

VI. 手こずる皮膚疾患の治療法～いまホットなトピックは？

10 伝染性膿痂疹 —耐性菌を考えた外用薬選択法

押さえておきたいポイント

- 全身状態がよく，皮疹が限局している伝染性膿痂疹であれば抗菌外用薬でも治癒が可能である．
- ゲンタシン®（gentamicin（GM））軟膏は *Staphylococcus aureus*（*S. aureus*）の半数以上が耐性なので，nadifloxacin（NDFX）軟膏か fusidic acid（FA）軟膏の外用を行う．
- NDFX は FA より耐性菌の誘導が少なく，FA より MRSA に有効である．

● 伝染性膿痂疹

伝染性膿痂疹は，夏期に好発し，感染力の強い，小児の代表的な表在性皮膚細菌感染症である（図1）．化膿球菌が皮膚表層に感染し，表皮角層から有棘層上層にかけて水疱・膿疱が生じる疾患である．接触によって容易に感染し，同一個体の他部位に伝播するために，「とびひ」と呼ばれる．伝染性膿痂疹は，大きく *S. aureus* による水疱性膿痂疹とレンサ球菌による痂皮性膿痂疹に分類される．水疱性膿痂疹は大きな水疱が多発し，水疱が破れると辺縁に痂皮が付着する．痂皮性膿痂疹では大きな水疱が形成されず，痂皮形成が主症状であるが，病変内に小水疱が多発していることがある．現在，伝染性膿痂疹の皮疹から A 群レンサ球菌（*Streptococcus pyogenes*）が単独で分離されることは極めて稀である．主要な原因菌は表皮剥奪毒素（exfoliative toxin）を産生する黄色ブドウ球菌（methicillin-susceptible *S. aureus*；MSSA）である．近年メチシリン耐性黄色ブドウ球菌（methicillin-resistant *S. aureus*；MRSA）の分離率が上昇傾向にある[1)～4)]．MRSA は，ペニシリン・セフェム耐性遺伝子である mecA が，SCC（staphylococcal cassette chromosome）という DNA とともに MSSA に挿入されることによって出現する．MRSA は病院での院内感染が問題になる院内 MRSA（healthcare-associated MRSA；HA-MRSA）と，市中で感染を拡大する市中型 MRSA（community-associated MRSA；CA-MRSA）の大きく2つに分けられる．CA-MRSA は HA-MRSA に比較して薬剤耐性の程度が軽度であることが1つの特徴とされているが，死亡例も報告され[5)]，強い病原性が懸念されている．静岡県内の6施設で実施した，とびひ患者より分離された黄色ブドウ球菌の調査では，黄色ブドウ球菌81株のうち，MSSA が約75％，MRSA が約25％で

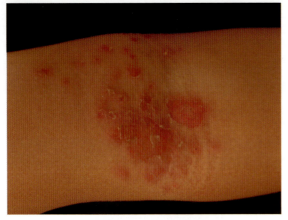

図1　典型的な伝染性膿痂疹
大小の紅斑やびらんが混在

あった[6]．文献的にはおおむね分離されるS. aureusの20〜30％がMRSAで，その大部分は市中感染である．

● 抗菌剤の感受性

静岡県で行ったとびひ患者のS. aureusに対する薬剤感受性を調べると，MSSAではoxacillin, cefdinir, cefditoren, faropenem, norfloxacin, levofloxacin, nadifloxacin (NDFX), clindamycin (CLDM), arbekacin, minocycline (MINO), fusidic acid (FA)に感受性があった．またMRSAではlevofloxacin, NDFX, arbekacin, MINO, chloramphenicol, FAに100％の感受性を認めた（表1）[6]．

外用薬として使用される可能性のある抗菌薬の耐性を調べると，NDFXとFAはMSSAのみならずMRSAに対しても耐性はなく，最も有効であった．既に汎用されているgentamicin (GM)は，以前から指摘されているように抗菌力は明らかに低下している（表1）[6]．CLDMは細菌の蛋白合成を阻害し，静菌的あるいは殺菌的に効果を発揮する．ニキビ桿菌などの嫌気性菌に対する強い抗菌

表1　静岡での分離株とその薬剤感受性

antimicrobial agent	MRSA (n=19 23.5%)			MSSA (n=62 76.5%)		
	range (mg/ml)	MIC$_{90}$ (mg/ml)	resistance (%)	range (mg/ml)	MIC$_{90}$ (mg/ml)	resistance (%)
ampicillin	0.5-32	16	100	<0.063-8	1	67.7
oxacillin	8-128	64	100	0.25-2	1	0
cefdinir	0.25->256	>256	89.5	<0.063-0.5	0.25	0
cefditoren	2-64	64	94.7	2	2	0
faropenem	0.25->256	128	31.6	0.125-0.25	0.125	0
fosfomycin	2->256	>256	57.9	2->256	128	79
norfloxacin	1-64	4	5.3	0.5-8	4	0
levofloxacin	0.125-0.25	0.25	0	0.125-0.5	0.25	0
nadifloxacin	<0.063-0.25	<0.063	0	<0.063-0.25	<0.063	0
clarithromycin	128->256	>256	100	<0.063->256	>256	62.9
azithromycin	>256	>256	100	0.25->256	>256	62.9
clindamycin	<0.063->256	>256	42.1	<0.063-0.125	0.125	0
gentamicin	0.5->256	64	68.4	0.5-128	64	43.6
arbekacin	0.5-2	1	0	0.5-1	1	0
minocycline	<0.063-0.25	0.25	0	<0.063-0.25	0.25	0
chloramphenicol	4-8	8	0	4-64	8	1.6
fusidic acid	<0.063-0.125	0.125	0	<0.063-0.25	<0.063	0

Resistance breakpoints of the following antimicrobial agents were defined according to CLSI and this study
ampicillin : >0.5 mg/ml,　oxacillin : 4 mg/ml,　cefdinir : 4 mg/ml,　cefditoren : 4 mg/ml,　faropenem : 8 mg/ml,　fosfomycin : 32 mg/ml,　norfloxacin : 16 mg/ml

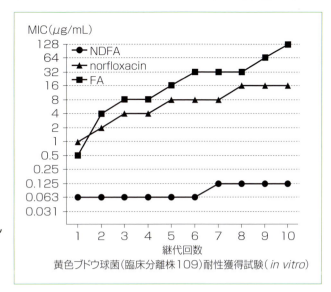

図2
黄色ブドウ球菌を各薬剤と継代培養を繰り返し感受性を測定
NDFX は FA より耐性菌の誘導が少ない.

作用を有しているが S. aureus にも有効である. しかし, 近年本剤の耐性の問題も指摘されている. NDFX と FA は MRSA に非常に有効であるが, FA は耐性出現の早い薬剤として知られており, 本剤の多用は耐性菌を増加させる可能性が示唆されている(図2)[7]. NDFX は耐性菌の誘導が少ない. 一般的にキノロン系抗菌薬は, DNA 複製時に働く DNA ジャイレースとトポイソメラーゼⅣの働きを阻害することで抗菌作用を示す[8]. しかし, NDFX は DNA ジャイレースを主なターゲットにしているので, ほかのキノロン系抗菌薬との交叉耐性が起こりにくい. さらに, 静菌的ではなく殺菌的に作用するため, くすぶり感染を起こしにくいなどの理由により耐性菌の発現機会が少ないと考えられる.

● 治療指針

1. 全身状態がよく, 比較的限局した伝染性膿痂疹

伝染性膿痂疹は, 一般に経口抗菌薬または外用抗菌薬で十分に治療可能な予後良好な疾患である. 外用剤の選択は重要である. 抗菌薬の内服による治療と外用薬のみによる治療では有効性に相違はなく, 外用薬のみでも十分に治療できるとの報告[1]もある. 伝染性膿痂疹の治療については, 海外の meta-analysis の結果では, 抗菌薬の外用はプラセボより有効であった[9]. 抗菌薬の内服と外用薬の効果の比較では, erythromycin 内服と外用薬の mupirocin や FA とを比較した場合, 外用薬の効果が若干優れていたとする報告もある[9]. 外用薬は全身の副作用が少なく, コンプライアンスがよいなどの利点もあり, 外用薬の効果は期待できる.

したがって, 全身状態がよく皮疹が少ない場合(図3), 広範囲でない場合(図4), 抗菌外用薬でも治癒が可能である. しかし, 汎用されている GM 軟膏には S. aureus の半数以上が耐性なので, NDFX 軟膏か FA 軟膏の外用を行う. さらに, NDFX は FA より耐性菌の誘導が少なく, FA より MRSA に有効である. MRSA による伝染性膿痂疹では 2% mupirocin 軟膏が有効であるが, 日本では保険の適用がなく, 耐性菌を誘導する可能性があるため使用しない.

2. 水疱性膿痂疹と痂皮性膿痂疹

水疱性膿痂疹では抗菌薬としては, β-ラクタム系抗菌薬が推奨され(図5), またマクロライド系薬の内服も有効である. 治療を開始して 3 日たっても治療効果がない場合, 起因菌は MSSA ではなく MRSA による可能性が高い[6]. そのため, MINO などの市中感染 MRSA に有効な薬剤に変更する. しかし, MINO は 8 歳未満では原則禁忌である. 米国では CLDM が推奨されているが, 我が国では市中感染 MRSA に対して CLDM より faropenem(FRPM)が有効なことが多い. fos-

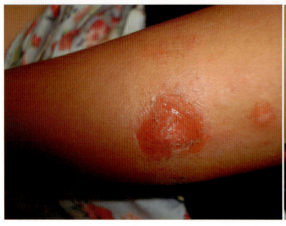

a．外用剤による治療　　　　　　　　　　　b．治療後

図3　皮疹が少ない場合

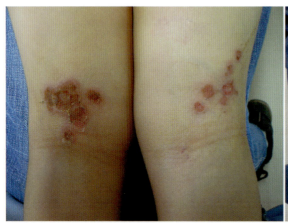

a．NDFX外用による局所療法　　　　　　　b．治療後

図4　皮疹が広範囲でない場合

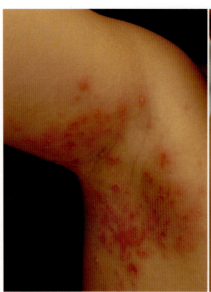
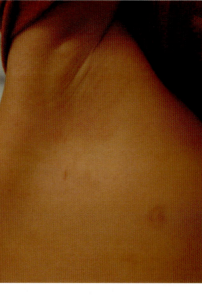

a | b

図5
抗菌剤の内服と外用の併用療法
　a：Cefdinirの内服とNDFX外用
　b：治療後

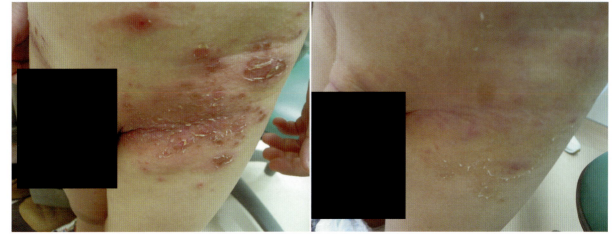

a．治療前　　　　　　　　　　　　　　　　　　b．治療後

図6　アトピー性皮膚炎と伝染性膿痂疹の合併例

fomycin（FOM）が市中感染 MRSA に有効との報告がある[10]．

痂皮性膿痂疹では S. pyogenes が原因あるいは関与している可能性が高いため，ペニシリン系またはセファム系を投与する．溶血性レンサ球菌感染後腎炎の発症を予防するために，10日間は抗菌剤の投与を行ったほうがよいとされている[10]．

3．アトピー性皮膚炎などの湿疹・皮膚炎に合併した伝染性膿痂疹

アトピー性皮膚炎などの基礎疾患がある場合には，とびひ治療と同時に皮膚炎の治療を行う必要がある（図6）．湿疹・皮膚炎であればステロイドの外用を行う．湿疹・皮膚炎が軽快すれば，そこに定着した細菌も検出されなくなる．

しかし，湿潤，びらんした皮膚病変がアトピー性皮膚炎によるものか，伝染性膿痂疹か臨床的に紛らわしいことが多い．抗菌薬の外用は湿疹・皮膚炎を悪化させることがあるので，伝染性膿痂疹であることが確実な部位にのみ使用する．湿疹か膿痂疹かの区別が困難な場合は，抗菌薬の内服を行いつつ，皮膚病変にステロイド外用剤の外用を行い経過をみる．薬物治療以外に石鹸で洗浄しシャワーで洗い流すことによって細菌の増殖を防ぐことも大切である．

伝染性膿痂疹の診断と適切な治療のためには，積極的に培養検査を行って皮膚炎の原因菌の同定に努めるとともに，薬剤感受性に基づいた抗菌薬治療の選択（内服，外用），さらに洗浄などの局所処置が重要と思われる．

（白濱茂穂）

●文　献

1) 濱崎せり，佐々木りか子：当科における細菌の小児の皮膚細菌感染症．日小皮誌，**19**：189-194，2000．
2) 三井田　博，富樫きょう子，田中英一郎ほか：メチシリン耐性ブドウ球菌が分離された伝染性膿痂疹の臨床的検討．臨皮，**55**：1005-1007，2001．
3) 白濱茂穂，杉浦　丹，奥　知三ほか：小児伝染性膿痂疹に対するセフゾン（cefdinir：CFDN）の臨床効果．新薬と臨床，**52**：1083-1088，2003．
4) 野崎　誠，幸田　太，佐々木りか子：当科における細菌の小児の皮膚細菌感染症についての検討．日小皮誌，**26**：49-54，2007．
5) Dufour P, Gillet Y, Bes M, et al：Community-associated methicllin-resistant *staphylococcus aureus* infection. *Clin Infect Dis*, **35**：819-824, 2002.
6) 白濱茂穂：最近治しにくいトビヒが増えていると思いませんか？ 日小皮会誌，**28**：165-168，2009．
7) 藤田和彦，田中直美，折原久美子ほか：*Staphylococcus aureus* の耐性獲得に対する各種抗菌剤の比較検討．臨床医薬，**26**：483-487，2010．
8) 平井敬二：キノロン系薬の作用機序と耐性機構研究の歴史．日化療会誌，**53**：349-356，2005．
9) George A, Rubin G：A systematic review and meta-analysis of treatments for impetigo. *Br J Gen Pract*, **53**：480-487, 2003.
10) 渡辺晋一ほか：皮膚科感染症，JAID/JSC 感染症治療ガイド2014（日本感染症学会・日本化学療法学会）．ライフサイエンス出版，pp. 146-187, 2014．

VI. 手こずる皮膚疾患の治療法〜いまホットなトピックは？

11 IgA 血管炎（Henoch-Schönlein）—紫斑以外に症状のないときの治療法は？

押さえておきたいポイント

- IgA 血管炎（Henoch-Schönlein）の経過で異常尿所見を認めた際は，十分な注意を払う．
- 腹部症状は皮膚症状を同時期に，腎症状は皮膚症状より遅れて発症する．
- 成人例では，腎症状を起こさないように積極的な治療を検討する．

●はじめに

IgA 血管炎は，今までの Henoch-Schönlein 紫斑病，そしてかつてのアナフィラクトイド紫斑病が病名変更した疾患群である．血管炎の Chapel Hill 分類，通称 CHCC1994[1]を改訂した CHCC2012 で，IgA vasculitis として，改名された[2]．CHCC2012 では，「IgA 血管炎（Henoch-Schönlein）は，小血管（主に毛細血管，細静脈，細動脈）を侵す IgA1 優位の免疫沈着を有する血管炎．しばしば皮膚と消化管を侵し，よく関節炎を起こす．IgA 腎症と見分けのつかない糸球体腎炎が起きてもよい．」と定義された．

●IgA 血管炎（Henoch-Schönlein）の紫斑

IgA 血管炎の特異度の高い最大の臨床的特徴は，palpable purpura と呼ばれる紫斑である．ほとんどが両下肢に多発する．Palpable purpura は，触診（palpation）できる（able）軽度に盛り上がった紫斑である（図1）．そして，palpable purpura を皮膚生検し，真皮上中層に壊死性血管炎（血管壁のフィブリノイド変性,核塵を含めた好中球浸潤,赤血球漏出）を認める（図2）．ただ，このレベルの血管は，血管壁が薄いためフィブリノイド沈着を保持できずにフィブリノイド壊死がはっきりせず，核塵などの好中球破壊像が目立つため，特に白血球破砕性血管炎（leukocytoclastic vasculitis）と呼ばれることがある．さらに，直接蛍光抗体法で，この壊死性血管炎が生じている部位に一致して血管内皮細胞から血管内腔に IgA の沈着をみることで確定診断される（図3）．

Palpable purpura は，真皮上層の壊死性血管炎が起きていることを意味する．したがって，小血管（細動脈から毛細血管，細静脈）レベルの血管炎を起こす疾患すべてが鑑別の対象となる．Chapel Hill 分類での ANCA 関連血管炎（顕微鏡的多発血管炎，多発血管炎性肉芽腫症，好酸球性多発血管炎性肉芽腫症），クリオグロブリン血症性血管炎，皮膚動脈炎，抗リン脂質抗体症候群，膠原病

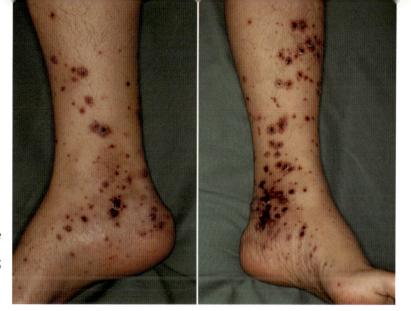

図1 IgA 血管炎．両下肢の palpable purpura
47 歳，男性．炎症が強くて，一部紫斑が潰瘍化している．

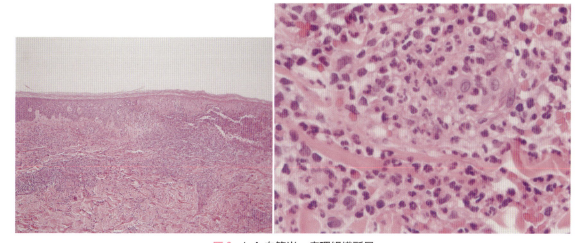

図2 IgA 血管炎．病理組織所見
47 歳，男性．真皮上層を中心とした壊死性血管炎（白血球破砕性血管炎）像（HE 染色 40 倍/1,000 倍）

やがん，薬物に伴う血管炎などの鑑別が必要である．具体的な検査項目では，MPO-ANCA，PR3-ANCA，クリオグロブリン，抗リン脂質抗体（検査精度の革新が著しい），各種の膠原病関連自己抗体などが挙げられる[3]．

小児科では，小児には皮膚生検が困難であること，IgA 血管炎（Henoch-Schönlein）の鑑別で重要な ANCA 関連血管炎が小児ではほとんど認められないことなどから，皮膚生検をしなくとも IgA 血管炎と診断されることが少なからずある．

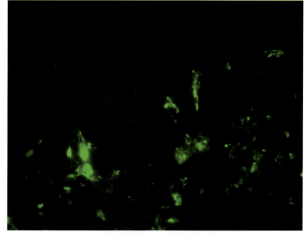

図3 IgA 血管炎．直接蛍光抗体法
47 歳，男性．罹患血管に IgA 沈着（400 倍）

● IgA血管炎（Henoch-Schönlein）の合併症

1．腎症状

　紫斑病性腎炎と呼ばれる．皮膚症状出現後，約1か月以内に尿蛋白や尿潜血を指摘され，気づくことが多い．ときに，急性進行性腎炎や，進行するとネフローゼ症候群に至る．

　腎病変の腎生検標本では，基本的な所見として，直接蛍光抗体法における腎糸球体メサンギウム領域へのIgA沈着がある．そして，腎糸球体メサンギウム領域の軽度な細胞増殖から始まり，病気の進行とともに，糸球体の壊死性毛細血管炎といえる半月体が形成される．さらに，細胞性半月体から細胞線維性，線維性半月体へ進展，そして膜性増殖性糸球体腎炎へ至る．こうした腎病理組織学的変化を踏まえ提唱されたのが，国際小児腎臓病研究班による重症度分類である．腎糸球体の微小変化のみであるgrade Ⅰから始まり，腎糸球体メサンギウム領域の細胞増殖，半月体，そして，膜性増殖性糸球体腎炎であるgrade Ⅵまでと，6型に分類している．小児腎臓病の分類ではあるが，広く成人例でも使用されている．

　IgA血管炎の小児例では，以下の2論文がある．IgA血管炎発症後平均23.4年の観察期間をした論文では，国際小児腎臓病研究班分類grade Ⅲでは24％，grade Ⅳでは55％，grade Ⅴでは67％が予後不良群（腎不全あるいは死亡）に移行した[4]．より発症早期のIgA血管炎発症後平均5.8～6.5年の時点を検討した論文では，国際小児腎臓病研究班分類grade Ⅱでは4％，grade Ⅲでは7％，grade Ⅳでは21％が予後不良（腎不全あるいは死亡）の状況に陥った[5]．一方，IgA血管炎の成人250例の検討で，平均14.8年間の経過観察で，38％に中等度以上の腎機能低下（クレアチニン・クリアランス50 ml/min以下）を認めた[6]．

　こうした長期間の経過観察を行った研究から，IgA血管炎の腎病変は，一度腎病変を起こすと，坂道を転がり落ちるように悪化する可能性がある．皮膚科では，概してIgA血管炎自体はおおむね良好であり，多くの症例は数週間以内に改善すると考えられている．しかし，これは短期間の臨床経過に過ぎず，一度腎病変を発症させてしまうと，ネフローゼ症候群や腎不全に進行する危険が常に付きまとうことがわかる．十分な経過観察が重要なのである．

2．腹部症状

　腸管壁の血管炎に起因する腹痛や吐気，嘔吐を訴え，下痢，血便，血性下痢を生じる．皮膚症状とほぼ同時期に起こり，急性腹症で来院することもある．検便での便潜血反応，腹部超音波，内視鏡で消化管の炎症や出血を評価する．腹部症状が生じている症例では，血漿第ⅩⅢ因子を測定し，その低下を確認する．第ⅩⅢ因子はフィブリンの安定化（架橋形成，クロスリンク）に貢献することから，フィブリン安定因子とも呼ばれる．その主な作用は，止血凝固系最終段階でのフィブリン間のクロスリンクを促進し，安定化フィブリン塊を保ち，過剰な線溶現象を防ぎ，止血の完了維持を行う．IgA血管炎では，急性に症状が起こり消化管からの絶え間ない出血によって血漿第ⅩⅢ因子が消費され，その低下が起こる．したがって，血漿第ⅩⅢ因子低下はあくまでIgA血管炎の結果として生じており，原因とは考えにくい．

3．先行症状

　発症に先行して感冒などの上気道感染や扁桃炎，消化器感染症がよくみられる．特に，溶血性連鎖球菌感染，マイコプラズマ肺炎，B型肝炎ウイルス，EBウイルス，サイトメガロウイルス，水痘，アデノウイルス，ヒトパルボウイルスB19などの感染症が挙げられる．また，抗生物質などの薬剤，食物アレルギー，虫刺症の誘因といった報告もある．こうした細菌，ウイルス，薬物などの抗原刺激によって，扁桃やその周囲のリンパ組織で糖鎖不全IgA1抗体が作られることが想定されている．

　先行感染の有無を問診し，A群β溶血性連鎖球菌などの感染を想定して，抗ストレプトリジンO

(ASLO)抗体，抗ストレプトキナーゼ(ASK)抗体の上昇を調べる．病初期には，白血球増多，CRP上昇，補体の上昇などが認められる．しかし，血小板数，出血時間など出血性素因に異常はない．

4．関節症状

関節症状は，皮膚症状が下肢に多いため，その随伴症状としてみられることが多い．膝関節，足関節に疼痛を訴え，関節炎の症状を呈することもある．

● IgA 血管炎（Henoch-Schönlein）の腎病変を予期する

皮膚症状から，IgA 血管炎に早期から対峙する皮膚科医は，まず十分な診断をつけ，その後の腎病変に備える必要がある．しかし，腎病変発症をより早期に反映する臨床検査が乏しい．

筆者は，早期皮膚生検の蛍光抗体直接法所見から，腎症状出現の有無を推測できる可能性を提示した[7]．2006〜2008 年，聖マリアンナ医科大学皮膚科を初診した成人 IgA 血管炎患者 25 名を対象とし，その後の腎病変との関連を示唆する因子を探索した．結果，皮膚病変部での血管壁に IgA 以外に IgM が沈着している症例では，有意に腎症状が出現していた．このことより皮膚生検標本での蛍光抗体直接法 IgM 沈着が，腎障害を予見する所見である可能性を 2010 年に発表した．これを受けて，2012 年米国メイヨークリニックより同様の検索論文が発表された[8]．1992〜2011 年，メイヨークリニックの成人 IgA 血管炎患者 87 名を対象とした本研究では，皮膚生検の蛍光抗体直接法所見における IgM 沈着と腎病変の有意な関係は，残念ながら得られなかった．

リバプール大学附属 Alder Hey 小児病院から，IgA 血管炎の腎症状に対する経過検査のプロトコールが提唱されている[9]．まず，IgA 血管炎診断後の 1 週間以内に尿検査を施行する．尿検査による尿蛋白が +1 以上か否かでフローが分かれる．尿蛋白が正常であれば，1 か月，3 か月，6 か月の定期的検査，尿蛋白が異常であれば，2 週，1 か月，2 か月，3 か月，4 か月，6 か月の定期的検査を指導する．検査には，血圧，尿検査による尿潜血，尿アルブミン，クレアチニン比，顕微鏡的血尿，血液検査による血清アルブミン，そして GFR（糸球体濾過量）が挙げられている．そして，こうした異常値を認めた際は，腎臓専門医へコンサルトとなる．

Palpable purpura が発症している状態は，腎糸球体にも同様の血管炎という反応が起こっている可能性が想定される（皮膚と腎の小血管レベルには類似性がある）．したがって，潰瘍や水疱を伴った紫斑（図 1），融合し局面を形成した紫斑，再発を繰り返す紫斑といった，血管炎の炎症の激しさを思わせる症例に遭遇した際は，腎炎がより発症しやすいと考え対応する．

前述の皮膚生検の蛍光抗体直接法所見[7]や Alder Hey プロトコール[9]，palpable purpura の発症を観察しながら，皮膚科医は腎の初期病変を評価し対応する．

● IgA 血管炎（Henoch-Schönlein）の治療

1．皮膚病変が主な症例

先行感染が引き金となっている症例が多いことから，まず抗生物質を投与する．病初期の皮膚生検は必須であるので，その際処方すればよい．伝統的に，皮膚病変に対して止血剤，血管強化薬を投与することがある．しかし，その効果は疑問視されている．安静での経過観察だけで，皮膚病変は消退することもめずらしくない．副腎皮質ステロイド外用薬は，多くが表皮までの効果であるため，ときに処方はするが，多くは期待していない．関節痛を伴う症例には，NSAIDs などの消炎鎮痛剤を投与し，関節炎にまで進んだ際は，副腎皮質ステロイド薬を経口投与をする．

2．腎病変がある症例

尿検査にて，尿蛋白や尿潜血で陽性を確認し，場合によっては腎生検を試行し腎炎の重症度を確認し，その病程度に合わせて治療する．

軽度の尿蛋白(1 g/日以下)の場合は，ジピリダモールなどの抗血小板剤を投与する．急性腎炎やネフローゼ症候群への移行が疑われる，持続性蛋白尿(1 g/日/m^2)が1か月以上持続する，持続性蛋白尿(0.5～1 g/日/m^2)が3か月以上持続する，といったやや切迫した局面では，腎生検を施行し，病状を把握する．そして，国際小児腎臓病研究班分類重症度に応じて治療を決める．通常，プレドニゾロンの単独投与ではなく，カクテル療法(プレドニゾロン，ジピリダモールなどの抗血小板薬，ワルファリンなどの抗凝固薬の3者併用療法)のみか，ステロイドパルス療法をし，その後カクテル療法を行う，といった組み合わせで治療する．ここに扁桃摘出術が加えられることもある．特に，国際小児腎臓病研究班分類 grade Ⅳ の半月体形成率50％以上であれば，前述治療に加え，免疫抑制薬の併用，血漿交換療法などのさらなる治療を検討する．

3．消化器病変が主な症例

消化管症状を疑わせる場合は，入院治療を意識し，安静を指示する．抗潰瘍薬を投与し，経過をみるとともに，早期に内視鏡などの検査を行い，腸管の病変を確認する．副腎皮質ステロイド薬の全身投与が急性期症状の改善に有効である．ただ，消化管からの吸収が期待できないため，ステロイドは静脈内投与することが多い．その効果が不十分なときや長期のステロイド薬投与が予測される際は，免疫抑制薬の併用や変更を模索していく．血漿第ⅩⅢ因子低下が確認されれば，ステロイドとの併用としてⅩⅢ因子製剤投与も選択肢に入れていく．ただ，血液製剤であるため，安易な使用は控えたい．

● IgA血管炎(Henoch-Schönlein)の腎病変に対する予防的治療をどう考えるか？

重症化の懸念が付きまとう腎病変への移行を回避するために，当然，IgA血管炎病初期，紫斑以外に症状のないときにステロイド内服を行うことが必要ではないか，との意見が当然あがる．

2007年，USAフィラデルフィアの小児科グループからのメタ解析で，数週間のコルチコステロイド全身投与が，"persistent renal disease"のリスクを減らすことから，病初期のコルチコステロイド使用(予防的投与も含めて)を推奨する，との報告がなされた[10]．しかし，シドニーの小児科グループは，2009年同じメタ解析で，ステロイドの予防的投与は腎症状発症を抑える根拠に乏しい，との結論を提示していた[11]．それ以降，多くの臨床研究が出て，ステロイド薬予防的投与に否定的な結果を出している．2012年，フィンランドにおける小児IgA血管炎176人の研究では，発症時，プレドニゾロンと偽薬を2週間内服してもらい，8年後，アンケート回答させた二重盲検比較をした．結果，プレドニゾロン内服歴患者84人，偽薬内服歴患者89人が回収でき，その腎炎発症頻度(8.7％)には有意な相違がなかった[12]．2013年，英国における小児IgA血管炎352人の研究では，発症時，プレドニゾロンと偽薬を2週間内服してもらい，12か月間経過観察した．結果，プレドニゾロン内服歴患者181人，偽薬内服歴患者171人で，尿蛋白の出現頻度に有意な相違なく，腎炎発症予防のプレドニゾロン投与は推奨できない，としている[13]．

こうしてみると，皮膚病変の存在のみで，腎病変発症を予防するためのステロイド薬投与はエビデンスが乏しい，副作用を考慮すると控える，との結論となる．しかし，前述した腎病変長期間観察の論文[4]～[6]では，いったん腎病変を発症すると，腎予後がよくないことも事実である．さらに，成人例は小児例より腎病変を起こしやすく重症化しやすいといわれる．こうした理由から，実臨床の現場では皮膚病変の存在のみで，腎病変発症をステロイド薬で予防的に抑制したほうがいいのではないか，予防的投与を行うべきではないか，との指摘がなされることも少なくない[14][15]．

● IgA 血管炎（Henoch-Schönlein）—紫斑以外に症状のないときの筆者の治療

　まず定期的な通院による皮膚症状観察，各種血液・尿検査を行い，腎病変関連の異常所見（特に尿蛋白）に監視の目を光らせる．医師は病気が重くなったときに患者から必要とされるので，常に腎症状の発生，悪化を意識する．患者には，腎所見の発見が腎症状の発症に繋がり，予想以上に悪化が進んでいく可能性といった医療情報を提供する．筆者は，概して病状や所見をやや重くみるように努め，患者への十分な説明と同意のもと，腎病変の発症を抑える治療を推奨している．

　治療として，ステロイド薬投与が挙げられる．しかし副作用が懸念されるため，まず免疫抑制薬を模索していく．免疫抑制薬のなかでは，ミゾリビンが副作用が少なく推奨できる薬である．ミゾリビンは，内服時の胃不快感が稀にみられるのみで，まず2T（100 mg）朝分1で開始，効果を確認しつつ，最大6T（300 mg）朝分1まで投与する．胃不快感が出た患者には，胃薬を併用するだけで休薬はしない．そして，尿蛋白が持続したり，palpable purpura を繰り返したり，CRP などの炎症を反映するデータの上昇を認めた際は，プレドニゾロン2T（10 mg）朝分1で開始，効果を確認しつつ，最大5T（25 mg）朝分1まで投与する．プレドニゾロンを採用する状況であれば，当然，腎臓内科医にコンサルトし，ときには併診してみている．

● さいごに

　高齢化社会を反映してか，皮膚科医として，成人例 IgA 血管炎に遭遇することが増えてきている．蛍光抗体直接法はおろか皮膚生検すら施行困難な状況で，例えば老人施設などでは十分な診断が困難である．そうした臨床の場では腎炎予防のステロイド薬投与があっていいと思う．

　皮膚科は，皮膚症状から早期発見，早期治療ができる．IgA 血管炎の腎病変は，決して油断できない重篤な合併症であり，その腎症状をいかにくいとめるか，その予防的治療を検証していくことが，皮膚科医に求められている．

〔川上民裕〕

● 文　献

1) Jennette JC, Falk RJ, Andrassy K, et al：Nomenclature of systemic vasculitides. Proposal of an international consensus conference. *Arthritis Rheum*, **37**：187-192, 1994.
2) Jennette JC, Falk RJ, Bacon PA, et al：2012 revised International Chapel Hill Consensus Conference Nomenclature of Vasculitides. *Arthritis Rheum*, **65**：1-11, 2013.
3) Kawakami T：New algorithm (KAWAKAMI algorithm) to diagnose primary cutaneous vasculitis. *J Dermatol*, **37**：113-124, 2010.
4) Goldstein AR, White RH, Akuse R, et al：Long-term follow-up of childhood Henoch-Schönlein nephritis. *Lancet*, **339**：280-282, 1992.
5) Jenntte JC, Olson JL, Melvin M, et al：Heptinstall's Pathology of the Kidney. 6th ed, Lippincott Williams & Wilkins, Piladelphia, 2007.
6) Pillebout E, Thervet E, Hill G, et al：Henoch-Schönlein Purpura in adults：outcome and prognostic factors. *J Am Soc Nephrol*, **13**：1271-1278, 2002.
7) Takeuchi S, Soma Y, Kawakami T：IgM in lesional skin of adults with Henoch-Schönlein purpura is an indication of renal involvement. *J Am Acad Dermatol*, **63**：1026-1029, 2010.
8) Poterucha TJ, Wetter DA, Gibson LE, et al：Correlates of systemic disease in adult Henoch-Schönlein purpura：a retrospective study of direct immunofluorescence and skin lesion distribution in 87 patients at Mayo Clinic. *J Am Acad Dermatol*, **67**：612-616, 2012.
9) Watson L, Richardson AR, Holt RC, et al：Henoch Schonlein purpura-a 5-year review and proposed pathway. *PLoS One*, **7**：e29512, 2012.
10) Weiss PF, Feinstein JA, Luan X, et al：Effects of corticosteroid on Henoch-Schönlein purpura：a systematic review. *Pediatrics*, **120**：1079-1087, 2007.
11) Chartapisak W, Opastiraku S, Willis NS, et al：Prevention and treatment of renal disease in Henoch-Schönlein purpura：a systematic review. *Arch Dis Child*, **94**：132-137, 2009.

12) Jauhola O, Ronkainen J, Koskimies O, et al : Outcome of Henoch-Schönlein purpura 8 years after treatment with a placebo or prednisone at disease onset. *Pediatr Nephrol*, **27** : 933-939, 2012.
13) Dudley J, Smith G, Llewellyn-Edwards A, et al : Randomised, double-blind, placebo-controlled trial to determine whether steroids reduce the incidence and severity of nephropathy in Henoch-Schönlein Purpura (HSP). *Arch Dis Child*, **98** : 756-763, 2013.
14) Hoyer PF : Prevention of renal disease in Henoch-Schonlein purpura : clear evidence against steroids. *Arch Dis Child*, **98** : 750-751, 2013.
15) Kawasaki Y : The pathogenesis and treatment of pediatric Henoch-Schönlein purpura nephritis. *Clin Exp Nephrol*, **15** : 648-657, 2011.

VI. 手こずる皮膚疾患の治療法～いまホットなトピックは？

12 糖尿病患者の胼胝・鶏眼治療は？

押さえておきたいポイント

- 放置しておくと感染を起こして下肢切断に至ることがある.
- 患者にセルフケアをどの程度までさせるか，慎重に判断する必要がある.
- 治療も大切だが予防を忘れないようにする.

●はじめに

　胼胝・鶏眼は，患者が自身で治療できる疾患である．サリチル酸絆創膏や各種除圧グッズなど，ドラッグストアはおろか100円ショップにも売っている．そういう点では，足白癬よりもさらに敷居が低い疾患であるといえよう．ではなぜ，そのような common disease を本書で取り上げなければならないのか？　それは健常人ならさほど問題にならないこの疾患も，糖尿病患者をはじめとする易感染性という患者側の要因によって，下肢切断という大問題に発展する可能性を秘めているからである．ここでは，皮膚科の教科書には全く触れられていない，本当の胼胝・鶏眼の姿を洗い出し，その対処法について概説したい．

●発生部位とその対処法

　胼胝・鶏眼は荷重が集中する部位に生じ，具体的に"その好発部位は○○である"と教科書に記載されていても，それは足の変形がないことを前提にしている．糖尿病患者では，残念ながら変形する部位を特定することが難しい．糖尿病患者の足が変形する理由は主に2つある．神経障害のひどい患者では，3種の末梢神経すなわち感覚神経，自律神経，運動神経のうち，運動神経障害により筋肉の萎縮（使わなければ筋肉は萎縮する）が起こった結果，関節拘縮をきたして足が変形する．脳梗塞患者で，麻痺が起こった場合にみられる拘縮と同じことである．あと1つは，非常に稀であるが，シャルコー足(図1)による変形である．シャルコー足とは，糖尿病患者の場合，自律神経障害から動静脈シャント開大を起こして骨血流・骨吸収が増大して脆弱化した足に外力が加わることで，関節の脱臼や骨折を繰り返した結果生じる足の変形を指す[1]．

　シャルコー足を除いた足の変形の評価は，足趾と足部に分けて考えることでパターン化できるのでさして難しいものではない．足趾の変形は，垂直方向への3パターン（ハンマートゥ，クロウトゥ，マレットトゥ：図2, 3），水平方向への外反

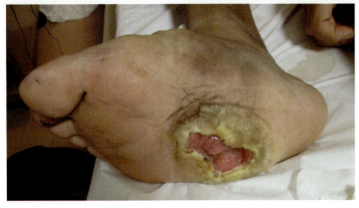

図1　シャルコー足

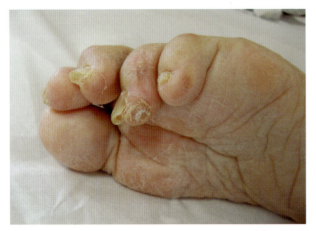

図2　ハンマートゥ(左4,5趾)とマレットトゥ(左3趾)

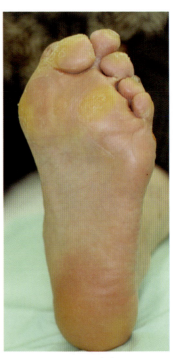

図3　クロウトゥ

母趾，内反小趾とそれに加えて足趾が乗り上げるといった副次的な変形が挙げられる．足部の変形は扁平足，凹足，麻痺による尖足のような縦アーチ異常，開帳足のような横アーチ異常などいくつかのパターンがある(図4)．ただ，実際にはいくつもの変形が同時に起こるので，糖尿病患者で足の変形が著しい場合は医学的な用語では表現するのも複雑すぎて，「ぐちゃぐちゃ」とひとことでまとめてしまいたくなることをしばしば経験する(図5)．

また，足底以外によくみられるのが，soft cornである．これは，足趾において関節の突出部位同士が内反小趾などで圧迫されることで，鶏眼を生じるものである(図6)．常に圧迫を受けているため，周囲が発赤していることが多く，組織が破綻すると皮膚の直下に靱帯や腱などが存在するので非常に難治となる．ときに関節包まで破壊され，感染を合併し骨レベルまでデブリードマンが必要になることがある．

さて，実際の処置であるが，胼胝の場合はコーンカッターあるいはメス刃など種々のものが使用されているが，基本は切削である．鶏眼については，「ほじくり出す」という感覚で18G針などを使用されるケースも多いであろう．筆者は図7のように，アドソン有鉤鑷子で一部を持ち上げながら，すり鉢状の芯を引っ張り出す感覚で先端が鈍になっているはさみで少しずつ切るようにしている．この方法でやれば出血させることはほとんどない．

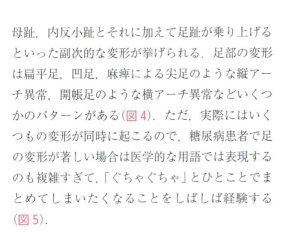

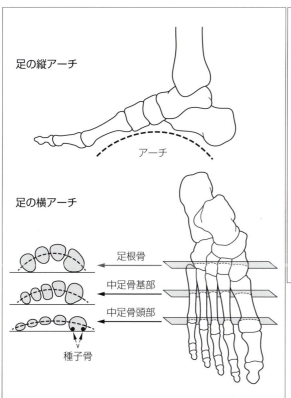

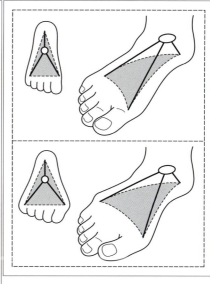

図4 足部の変形のパターン
(町田英一著：巻き爪，陥入爪，外反母趾を治す本，マキノ出版，pp. 63-64, 2006 より転載)
　a：足の縦アーチと横アーチ
　b：正常な足と開張足

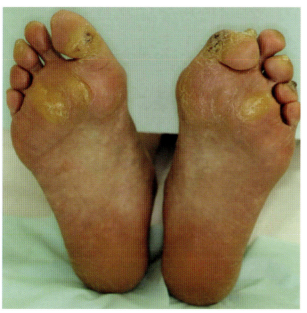

図5　糖尿病患者にみられた足趾の変形とそれに伴う胼胝および皮膚潰瘍

図6　左4趾に生じた soft corn

●患者指導とセルフケア

　糖尿病患者に胼胝や鶏眼を自身で処置させることについて，してはいけないこと，推奨する方法などを患者へ伝えることは重要である．その際に患者の生活背景を把握しておくことは必須である．それをもとに，どの程度まで自分でケアをさせても大丈夫かについて判断し，日常生活での指

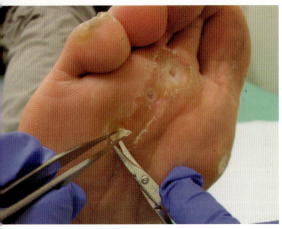

図7　つまみ上げによる鶏眼の処置

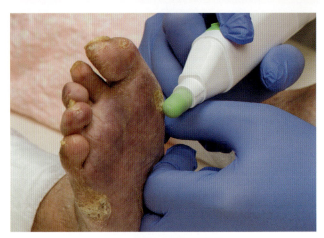

図8　電動式胼胝切削機

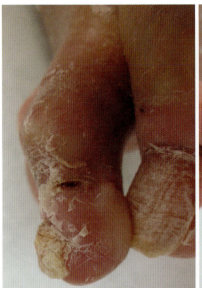
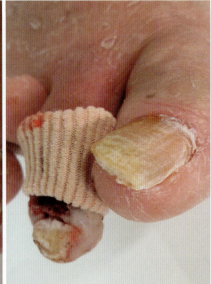
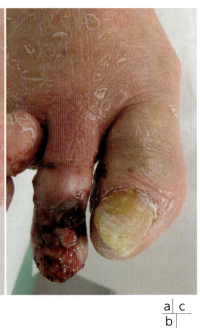

a	c
b	

図9
a：左母趾の変形により，爪の食い込みで生じた亀裂
b：シリコン付きのパッドで除圧をはかる．
c：1週間後には感染を生じた．

導を行うことになる．そのポイントはいくつもあるので，漏れがないようにチェックリストを作っておくことを勧める．

まず，独居であるかどうか．これは，セルフケアを行ってトラブルが生じた場合に，助けてくれる人間がいるかどうかということであり，独居の高齢者は医療機関での処置が望ましいといえる．次に視力であるが，糖尿病患者は網膜症で視力が低下していることが多く，爪切りも含めてこういった場合も自身で処置することは避けたほうが無難である．セルフケアをする際に，肥満により腹が出ていたり，腰が曲がらなければ，これらも不安定な姿勢で処置をすることになり危険と判断される．足底や足趾に感覚障害がある場合もセル

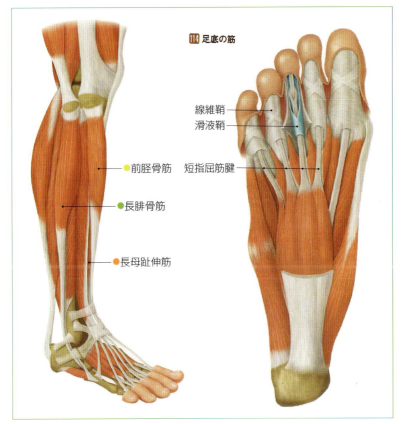

図10 膝部および踵骨までつながる足趾の腱
(坂井建雄, 宮本賢一, 小西真人ほか：カラー図解 人体の正常構造と機能 X 運動器, 改訂第2版, 日本医事新報社, pp.72, 2012より転載, 一部改変)

フケアはあまり推奨できないが，ケアの内容によっては可能なものもある．

では，胼胝・鶏眼においてどういったことが患者にできるのかを考えてみると，その1つは除圧である．市販のいわゆるウオノメパッドは，安全ラインといえるだろう．それからサリチル酸絆創膏の貼付．これについては，糖尿病患者にサリチル酸絆創膏を使用してはいけない[2]とする報告があるが，その理由は角質を浸軟させ，皮膚のバリア機能を破壊するため，細菌感染を起こしやすくなると筆者は考えている[3]．仮に貼付しても歩行時にずれてしまい，肝心の病変部に当たっていないことがしばしばみられることが問題となる．あとは切削についてであるが，少なくとも刃物は禁忌とするべきである．手が滑って出血した場合，不要な創をつくることになり，感染のリスクを生じてしまうからである．このような理由から，市販されている電動式の胼胝削り機は，刃物に比較すると出血させるリスクは低いのでセルフケアに

は向いていると考えられる(図8)[4]．

ところで胼胝を予防するという観点から各種の除圧グッズが市販されているが，糖尿病患者の場合，予想以上に感染に弱いことから，全例に推奨するわけにはいかない．図9は痂皮化した微小な足趾の創に，予防的にシリコンリングを装着した結果，1週間後に骨髄炎まで進展した例である．

● なぜ，胼胝から下肢切断になるのか

下肢切断にいたる原因の多くは，制御不能の感染症による．足趾および足部は多数の骨で構成されているため，これらを連接する関節，靱帯(靱帯とは骨と骨をつなぐ結合組織)と腱(腱とは骨と筋肉をつなぐ結合組織)が介在している．腱はむき出しの状態ではなく，腱鞘というさやの中に存在してその中で動いている(図10)．そして，足部の腱の一部は膝下まで非常に長く続いているものもある．このように複雑な構造をしていることから，足底部に生じた胼胝を放置していると，思わぬと

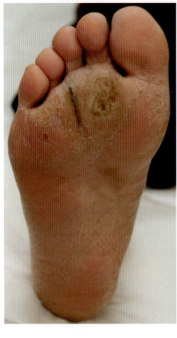
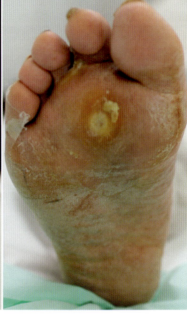

図 11
開帳足に生じた胼胝から進展した壊死性筋膜炎
　a：定期通院時
　b：胼胝の下に潰瘍を生じて表面に浸軟がみられる．

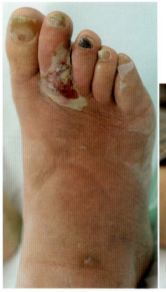
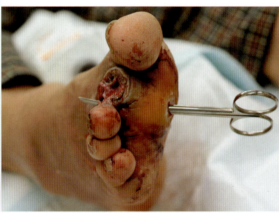
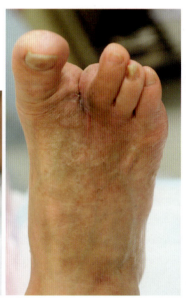

図 12
　a：胼胝からの感染で壊死した右2趾
　b：右中足骨を切断して何とか救肢できた．

ころまで感染が拡大するのである．

図 11 は定期通院している開帳足の患者に生じた胼胝である．右2趾 MTP 関節部に認められる病変は，普段乾燥しているが，図 11-b では表面が浸軟しているのがわかる．これは，関節そのものや近傍の軟部組織が剪断力により内部で断裂した可能性が想定される．胼胝の表面は角化しているために容易に亀裂が入りやすく，ここから細菌が侵入して関節包まで感染が波及する．さらに，周囲の腱あるいは腱鞘，筋膜沿いに拡大するために，単なる胼胝が足部全体の感染症へと進展するわけである．図 12 は同一患者の同日の写真であるが，胼胝からの感染がさらに足背や足趾にまで及んで，器具が貫通してしまっている．即日入院，緊急手術とし右中足骨を切断して何とか救肢できたが，診療した医師によっては下腿切断の判断を

下されていた可能性が十分あると思われる．

●治療より予防を

　胼胝・鶏眼の治療法はいたってシンプルで，例えば同じ皮膚科疾患でも乾癬に比べれば，治療の選択肢が極めて少ないといえる．ところが別の見方をすれば，乾癬と異なり完全寛解という状態にもっていくことが難しいことから，むしろ再発させない，それが無理でも悪化させないという方針で臨むことが重要になってくる．足の変形によって荷重が一点に集中して生じる胼胝，鶏眼は，理屈のうえでは変形に対する手術が根治療法となる．しかし，実際には鶏眼や胼胝でそこまでの治療を施すことはまずないので，何らかの対症療法が必要になってくる．切削は「できてしまったものに対する治療」であるが，可能であれば「できないようにする予防」が望ましい．また完全予防が困難でも，数週間ごとに切削するならそのサイクルを少しでも延長できれば，それに越したことはない．

　足のかたちは人それぞれ異なり，加齢や疾患の増悪に伴って変形の度合いも強くなってくる．鶏眼や胼胝の発生を抑えるには，体重を支える足の裏にかかる圧を分散してやらなければならない．最も簡単な方法はインソールを作成することである（図13）．1年半に1足分ではあるが健康保険でカバーできるので医療機関にとってもメリットになる（片足で700点算定可能）．ただ，インソールを作成しても，使わなければ意味がない．そもそも胼胝や鶏眼のできる糖尿病患者は，活動性が高くないので外出する機会も少なく，1日を屋内で過ごすことが多いと思われる．たたみ文化の日本では，家の中で靴を履く習慣がないので，室内での除圧が最も重要となってくる．屋外で使用するインソール，室内履きともに作成しないと，片手落ちになってしまう．さすがに，入浴時まで履物というわけにはいかないので，それは仕方ないにしても，室内履きは胼胝・鶏眼の増悪を左右する大きなポイントになってくる．

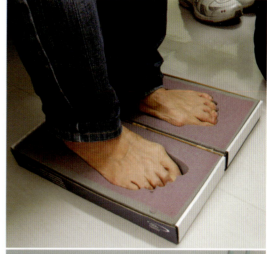
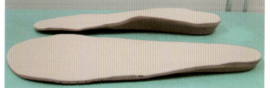

図13　アーチサポートを加えたカスタムメイドによるインソールの作成

　さて，重力に伴って発生する垂直方向の胼胝や鶏眼はインソールで対応するとして，では，水平方向のsoft cornはどうやって予防すればいいだろう．これは，さきほど示した通気性の悪いソフトシリコンリングで，思わぬ事態になることがあるので，cornや創部を完全密封しないように趾間を拡げることがポイントとなってくる[5]．外反母趾や内反小趾を背景とした場合は，矯正装具を使う手もあるが，クロウトゥやハンマートゥをベースとした場合は通気性のいいさばきガーゼなどで対応するほうが安全なこともある．

●さいごに

　たかが胼胝・鶏眼と軽視しがちな疾患であるが，「相手が糖尿病患者」においては想像もしない重篤な症状に進展することをご理解いただければ幸いである．予備軍も含めて成人人口の5人に1人が糖尿病という我が国の現状を考えると，昔と異なり胼胝・鶏眼は正面から本気で取り組まなければならない疾患に変貌してきているととらえるべきであろう．

（中西健史）

●文　献

1) 家城恭彦：糖尿病・内科患者のフットケア．フットケア第2版(日本フットケア学会編)，医学書院，pp. 94-102，2012.
2) Up To Date ホームページ (http://www.uptodate.com/contents/corns-and-calluses-the-basics)
3) 中西健史：鶏眼・胼胝治療の決め手．苦手な外来皮膚疾患100の解決法(宮地良樹編)，メディカルレビュー社，pp. 114-115，2014.
4) 中西健史：グラインダーを使った胼胝の削り方．はじめてのフットケア(中西健史著)，メディカ出版，pp. 70-73，2012.
5) 中西健史：足病変の予防グッズにはどんなものがあるの？はじめてのフットケア(中西健史著)，メディカ出版，p. 78，2012.

そこが知りたい 達人が伝授する日常皮膚診療の極意と裏ワザ

変容しつつある治療の「常識」

1. 褥瘡患者の体位変換は考えもの？
2. アトピー患者は汗をかいたほうがいい？
3. スキンケアで食物アレルギーが防げる？
4. フィラグリンを増やせばアトピーがよくなる？
5. 保湿剤で痒疹が改善する？
6. 肝斑にレーザーは禁物？
7. 小児剣創状強皮症にシクロスポリンが効く？
8. 下腿潰瘍の治療は外用より弾性ストッキングのほうが重要？
9. 皮膚科医に診断できる関節症性乾癬とは？
10. 一次刺激性接触皮膚炎の本態は？
11. 長島型掌蹠角化症は意外に多い？
12. 菌状息肉症はアグレッシブに治療しないほうがいい？
13. 脂腺母斑に発生する腫瘍は基底細胞癌ではない？
14. 扁平母斑とカフェオレ斑―日本と海外の認識の違いは？
15. 帯状疱疹で眼合併症の有無を予見するには？

Ⅶ. 変容しつつある治療の「常識」

1　褥瘡患者の体位変換は考えもの？

押さえておきたいポイント

- 褥瘡患者の体位変換を考える際には視診と触診による創病態の把握が必要である.
- 褥瘡の部位によって創が受ける外力や創病態は異なる.
- 褥瘡患者の体位変換とは, 褥瘡の3要素である外力・骨・軟部組織の相互関係を適切にマネージメントすることである.

●はじめに

　皮膚は最外層に位置する臓器であるため, 人体へのあらゆる外力は皮膚に最初に到達する. よって皮膚は褥瘡や糖尿病性皮膚潰瘍など物理的な原因で起こる疾患が多い臓器であり, 外力とそれに対する皮膚の反応に関する知識と技術は重要である. 皮膚科学的な見地からの体位変換・体位管理の考え方は創傷処置や皮膚科の手術的治療を円滑に行うためにも役に立つ. それぞれの診療現場に応じたチーム構築をした体位管理をすることによって多職種間のコミュニケーションもでき, 皮膚科診療の幅も広がると考えられる.

●これまでの褥瘡に関連した体位変換の概念

　これまで褥瘡に関連した体位変換は発症予防に関して, つまり「褥瘡を有しない患者の予防のための体位変換」の視点から議論されていた. そのため骨突出部にかかる「圧力」をどのように軽減するか, すなわち圧力を皮膚の毛細血管圧より低くすることが重要視されていた. これらを背景にして体圧分散寝具の医療・介護現場への普及がなされ, 病院における褥瘡発症を一定数減少させたことは事実である. しかし高齢化そのものの急激な進展や在宅医療の推進の社会状況もあって, 病院以外からの持ち込みの褥瘡はいまだ多く存在する. また体位変換の期待される効果は褥瘡の予防・治療だけではないことも念頭に置く.

　体圧分散寝具が普及してきた今日の医療現場では「既に褥瘡を有しており, さまざまな基礎疾患を有する患者が褥瘡治療を円滑に進めながら, 身体活動性を維持ないし向上しつつ, かつ新規の褥瘡発生を予防する」ための体位変換・管理が必要とされている. しかし, 現在の日本褥瘡学会, 日本皮膚科学会のガイドラインでは褥瘡を有する患者の体位変換については記載がない[1)2)].

　また褥瘡予防の臨床指標に関しては新規褥瘡発

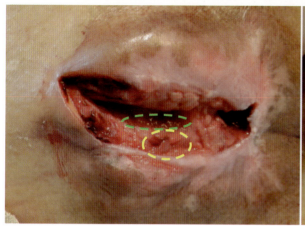
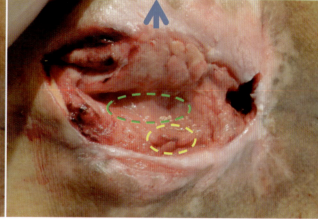

図1 仙骨部褥瘡の変形と創傷の所見
a：仙骨部褥瘡．黄色点線の部分は茸状肉芽の形態をとっている．
b：褥瘡の右（青矢印）方向に外力を与えると創が変形する．緑点線の平滑な創面の部分が明らかになり，この部位は創変形のため摩擦を受けていたことが推定される．

症率が挙げられているが，新規の浅い褥瘡（NPUAP分類ⅠorⅡ）の発症と比較して，既存の深い褥瘡のさらなる悪化は実地臨床においては重要な要因になる．つまり褥瘡からの軟部組織感染の合併やポケットの拡大のほうが臨床でのインパクトが大きいことは，臨床で褥瘡に向きあう医療者には納得できる．しかしながら，既存の褥瘡の悪化に関しても十分な検証はない．

褥瘡の定義から体位変換を考えてみる

褥瘡は「身体に加わった外力が骨と皮膚表層の間の軟部組織の血流を低下または停止させるために組織が不可逆的な阻血性障害に陥って発症する」と定義されている．すなわち外力・骨・軟部組織は褥瘡形成の基本的な3要素とみなすことができる．すると褥瘡患者の体位変換は，まさに外力・骨・軟部組織の相互関係を適切に調整することと解釈できる．体位変換によって骨突起部の持続的な圧迫の解除は可能であるが，後述するように体位変換が既に存在する褥瘡への外力を加えてしまう場合がありうる．そこで褥瘡を有する患者の体位変換を考えるためには，褥瘡に加わる外力とそれを受け止める創傷としての特性の観点から系統的・理論的に診察する必要性がある．現時点では褥瘡を有する患者の体位変換は今後の研究課題と考えられる．

創傷の物性に関する基礎知識

皮膚の欠損がある潰瘍部位は物理的刺激に対する保護機能も正常皮膚とは異なる．病理学的にも潰瘍は組織物性を支えるための真皮が欠損しており，一過性に形成された肉芽組織は結合組織成分が少なく物性的に脆弱な組織である．一方，浅い褥瘡は深部の膠原線維などの結合組織に富む真皮が残存しているため，物理的特性は保たれている．また治癒過程において，創組織の外側を包むように形成される瘢痕組織はコラーゲンなどの線維性成分が多くなるため物性的に強固な組織といえる．

しかし今まで創傷の物性については全く定義されていなかった．そこで我々は創の移動を創と骨突起との相対的な位置関係が変化すること，そして創の変形を創の立体的な形状が変化することと定義した[3]．深い褥瘡は適切な壊死組織の除去過程を経たのちに，肉芽組織の増生を経て治癒する．それらの過程において仙骨部などの深い褥瘡（NPUAP分類ⅢorⅣ）では結合組織に富む真皮が欠損しているために，創の変形が起こりやすくなる．また創周囲組織の物性も発症部位によって大きく異なり，例えば仙骨部と踵では顕著な差がある．一方，浅い褥瘡（NPUAP分類ⅠorⅡ）では，真皮が残存しているために，創の移動が起こって

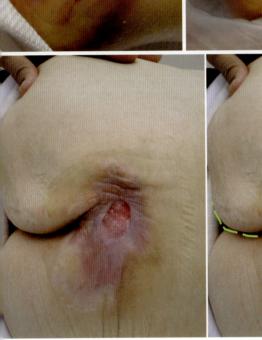
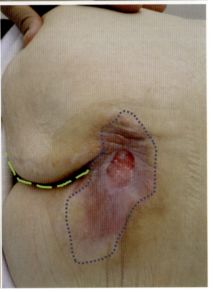

図2
変形しにくい褥瘡
　a：踵の収縮しつつある褥瘡
　b：足の褥瘡．青矢印の方向に外力を加えても変形しない．足底に特徴的な皮膚の物性がこの現象に寄与していると考えられる．
　c：仙骨部の深い褥瘡の治癒過程．青の点線で囲んだ部位は瘢痕形成のため，硬くふれる．そのため創はポケットもなく，側臥位になって臀部組織（緑点線）が重力によって影響を受けているのにもかかわらず，創は変形していない．

も変形は起こりにくい[3]．

図1の仙骨部Ⅳ度褥瘡の2枚の写真をみてみると，矢印で示したように，創に直接的に加わらない外力で仙骨部褥瘡が変形していることが理解できる．皮下脂肪に富む軟部組織は可動性・柔軟性のある組織であり，臀部などで豊富に存在した軟部組織は，深い褥瘡において創の変形を起こす要素にもなりうる．故にこの現象を起こす機序としては，加齢に伴う結合組織の変化や，筋肉や脂肪組織の減少などが関与していると推定できる．

一方で図2は創の変形がほとんど起こらない褥瘡である．足の褥瘡や周囲が均一に瘢痕化された褥瘡では，創組織が物性の安定した結合組織に囲まれるために，創の変形が起こりにくく，瘢痕形成は創の物性を維持するのには好都合である場合がある．

図2-a，bのように足は歩行を円滑にするため，他部位とは異なった皮膚・皮下組織の構築をとり，そのことが創の変形を緩和する要因になると考えられる．また図2-cのように周囲に均一に瘢痕ができた状態の褥瘡では変形が起こりにくい．

● 体位管理を考えるための褥瘡の触診 〜創傷の物性を評価する

前述した創傷の物性を評価し，活かすためには褥瘡の触診が有用である．一般に皮膚科疾患での触診は腫瘍性病変の質的な診断に必須であるが，褥瘡に関しても触診で有益な情報を得ることができる．触診の際は通常の皮膚病変と同様に臨床所見と病理所見を念頭に置くとともに，創傷組織の物性を理解して行う．触診にあたっては一般的な腫瘍病変に用いる触診に加えて，3つのPで表される骨突起（prominence of bone），創傷の物性（physical properties of wound），圧力（pressure）

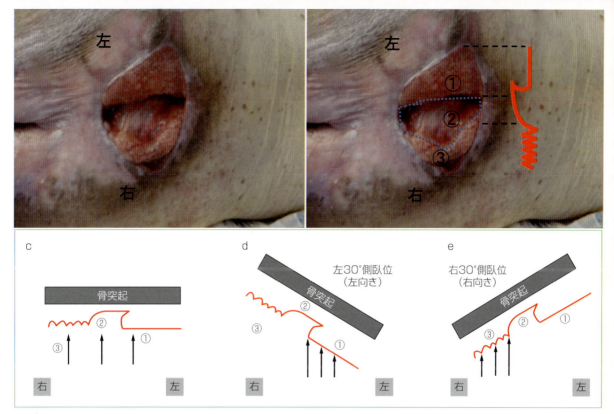

a	b
c	d	e

図3 仙骨部褥瘡に30°側臥位の体位変換を行った際に想定される創の変形
a：仙骨部褥瘡
b：aの写真に説明を加えた．赤色の実線は潰瘍の水平断面図
c〜e：それぞれ，仰臥位，左30°側臥位，右30°側臥位をとった場合の考えられる形態．dの左30°では①で示した部分が外力を受けやすい．一方，eで示した右30°では③の部位が外力を受ける．よって②の部位は左右の体位変換によって外力を受けるために，肉芽組織が増生しない部位が形成される．

に関して系統的に触診を行う．

まず prominence of bone（骨突起）に関しては，褥瘡のできた骨突起の部位だけでなく，骨突起の形状や大きさを診察する．また尾骨部や腸骨部などの幅の狭い骨突起の上にできた褥瘡は，創と骨の相対的な位置関係を触診する．

次に physical properties of wound（創傷の物性）をみていく．実際の体位において想定される外力を加えて創変形の方向や程度を把握する．それらの所見が肉芽組織やポケット所見とどのように関連するのかを確かめる．

最後に pressure（圧力）の診察は外力のある状況を想定し，創に加わる外力を触診する．個々の患者のとりうる体位において褥瘡創部の上から触診することで，体位と創部への外力の関連を触診によって把握する．

● 体位変換すると褥瘡はどのような変化をきたすと考えるのか？

では実際の褥瘡患者の体位変換の創への影響に関して例示してみる．図3は対麻痺患者の仙骨部褥瘡であるが，合併した軟部組織感染は軽快して壊死組織は認められない．図3-aの褥瘡の水平方向の断面図は図3-bにおける赤の実線のようになるが，創内の所見を詳細にみていくと，①，③の部分と②の部分で所見が異なることに気づく．これは②の部分が創の変形によって摩擦されるため，①，③部分のように肉芽組織が形成されてこないと考えることができる[4]．創の水平断面図を書いてみると図3-c〜eに示されるように，30°側臥位の体位変換によって創が変形して②の部分が摩擦され，創内の所見ができたと推定できる．同

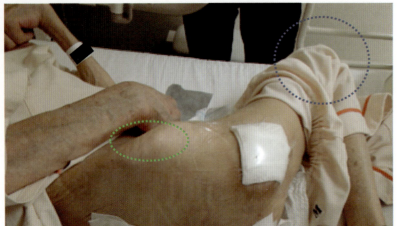
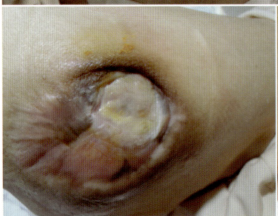
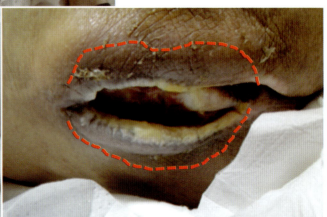

図4 実際の褥瘡患者の体位変換
a：患者の体型．右膝関節の屈曲拘縮あり（青点線）．また右腸骨が明瞭に認識され（緑点線）るい痩があると判断される．また上肢も拘縮がある．
b：右大転子部の褥瘡．周囲が瘢痕形成されており，ポケット形成もない．創変形の少ない褥瘡である．
c：仙骨部の褥瘡．左右両方向にポケット形成（赤点線）があり，図3のような体位変換で創変形が起こることが予想できる．aのように左下に70°程度の体位をとることを考慮した．

様に図1，4に示した仙骨部褥瘡でも左右方向の変形があると推定でき，このような場合には30°側臥位ではなく，ときに完全（90°）側臥位や仰臥位を取り入れることを考慮すべきである．しかし，対麻痺とともに長年生活してきたこの患者は，上肢の力を利用して自己で左右に体位変換をしていた．そのため本人に図や写真を使って説明して，できるだけ体位変換による創傷への影響が少なくなるようにした．しかし，左右への体位変換はオムツ交換などもあって完全に回避することは難しく，創固定[5]などを併用して創変形を緩和することを考慮した．つまり創の変形がみられるような褥瘡では単にマニュアルに頼るだけではなく，創の変形を緩和するための視点での体位変換が必要であり，そのためには皮膚科医の創をみる能力が必要とされる．しかし図2-cのように創傷組織が成熟するにつれ，周囲が膠原線維で瘢痕化して浅い褥瘡の物性に相当するようになると創物性は安定する．

●体位変換を考えるための褥瘡発症部位

前述した褥瘡の基本的な3要素である外力・骨・軟部組織の特性は褥瘡の部位によって大きく異なる．そのため，褥瘡の臨床において発症部位は非常に重要であり，我々の調査でも仙骨部の深い褥瘡はポケット形成の頻度が高いが，踵部褥瘡ではポケット形成はほとんどない[6]．よって図2のような褥瘡では局所の除圧のみを考えていけばよい．

しかし，実際の褥瘡患者では麻痺や拘縮など体位変換を困難にする要素を有していることは少なくない．図4-aの患者では右大転子部（図4-b）と仙骨部（図4-c）とに褥瘡があり，さらに屈曲拘縮があるため体位変換の具体的な方法は工夫が必要であるが，右大転子部の褥瘡があるため，左下の70°程度の体位をとり，仙骨部褥瘡に対しては創固定のコンセプトで創変形を緩和した．このよう

に褥瘡の発症部位は体位変換にとって不可欠な情報である．

● それでも褥瘡患者は体位変換が必要である

近年，大浦も褥瘡患者の体位変換についていくつかの提言をしてきており，一律な体位変換の功罪が議論されてきている[7]．しかし，多くの褥瘡患者は一方で随伴する医療や介護の必要性のため，さまざまな体位をとっていることを忘れてはならない．例えば，心不全に対する頭側挙上，呼吸器疾患に対する体位ドレナージ，栄養注入や摂食の補助のための頭側挙上や座位保持，またリハビリテーションなどが挙げられ，これらの介入はしばしば既存の褥瘡部位に予期せぬ外力を起こし，褥瘡を悪化させることがある．特に頭側挙上によって，尾骨部や仙骨下端の褥瘡が思わぬ外力を受けて悪化することがある．褥瘡患者の基礎疾患・併存疾患や患者の全体的なゴールと，褥瘡の発症部位や創傷の状態を結びつけながら上手くバランスをとる必要がある．

また患者の持つ固有の疾患や体の変形は創部に加わる外力と密接に関連し[8]，特に脳血管障害で起こる片麻痺，脊髄損傷などで起こる対麻痺，パーキンソン病などは特定の部位への外力を増加させ褥瘡の原因となるだけでなく，既存の褥瘡を悪化させる．これらの患者の基礎疾患や状態，ケアを包括的に評価し，体位変換・体位管理に活かすためには現場で患者を包括的にみる看護や介護との共働が重要である．ベッドサイドでほかの医療者と一緒に患者の動きと創部を観察しながら対策を練ることをお薦めする．

● おわりに

皮膚科医にとって褥瘡を有する患者の体位変換を考える意義は，褥瘡病態の局所所見を皮膚科学的に読み取り，褥瘡の3要素である外力・骨・軟部組織の相互関係を適切にマネージメントすることである．つまり創の所見を読み取ったうえで「体位変換」という現場のノウハウが詰まったケアに還元する必要があり，いわば創と全身を結びつけることである．

本稿のタイトルである「褥瘡患者の体位変換は考えもの？」には褥瘡患者の体位変換に際して考慮すべき多くの要素を示唆している．そのためには皮膚科学的に褥瘡所見を読みとる臨床力をベースに，老年医学や整形外科の知識や技術を有機的に取り入れていくことが重要である．さらに各場面に応じたチーム医療体制の構築が不可欠である．

（磯貝善蔵）

● 文　献

1) 日本褥瘡学会学術教育委員会：褥瘡予防・管理ガイドライン（第3版）．褥瘡会誌，**14**(2)：165-226，2011．
2) 立花隆夫ほか：褥瘡診療ガイドライン．日皮会誌，**121**(9)：1791-1839，2011．
3) Mizokami F, Furuta K, Utani A, et al：Definition of the physical properties of pressure ulcers and characterization of their regional variance. *Int Wound J*, **10**(5)：606-611, 2013.
4) 磯貝善蔵：まず創面をよく診る．間違いだらけの褥瘡・フットケア 変容する創傷管理の常識（宮地良樹編），中山書店，pp. 2-14，2014．
5) Mizokami F, Takahashi Y, Nemoto T, et al：Wound fixation for pressure ulcers：a new therapeutic concept based on the physical properties of wounds. *J Tissue Viability*, **24**(1)：35-40, 2015.
6) Takahashi Y, Isogai Z, Mizokami F, et al：Location-dependent depth and undermining formation of pressure ulcers. *J Tissue Viability*, **22**(3)：63-67, 2013.
7) 大浦武彦：こんなにある褥瘡ケアの問題点．見て・考える褥瘡ケア 創面をみればすべてがわかる，中山書店，pp. 2-5，2010．
8) 磯貝善蔵：褥瘡と全身性疾患のかかわり．看護技術，**58**(11)：1024-1025，2012．

Ⅶ. 変容しつつある治療の「常識」

2 アトピー患者は汗をかいたほうがいい？

押さえておきたいポイント

- 発汗は大切な生理機能であり，アトピー性皮膚炎患者では発汗能力が低下している．
- アトピー性皮膚炎患者も汗はかいたほうがいい．
- 汗をたくさんかいたとき，あるいは汗をかいて痒い場合は汗を流水で洗うなどの対策を講じる．

●はじめに

　アトピー性皮膚炎では皮膚の恒常性が損なわれる結果，バリア機能は低下し，抗原への曝露や外的刺激によってアレルギー炎症を生じる．そのためバリア機能を回復させるようなスキンケア指導と悪化因子対策が重要である．皮膚のバリア機能は何段階もの防御壁からなり，その障害はアトピー性皮膚炎の発症に関わる．表皮の表面を覆う皮脂と汗が均等に混ざりあうことで形成される皮脂膜と角質層はバリアの第一線の防御壁であり，体内からの水分蒸発を防ぐことで乾燥環境から身を守るほか，抗菌と同時にノーマルフローラ（正常微生物叢）形成を促す役割を持つ[1]．皮脂膜以外でも，汗は体温調節作用，保湿効果，感染防御効果（汗に含まれるcathelicidin，dermcidin，β-catenin，分泌型IgAなどによる）も併せ持つため，皮膚の恒常性維持に不可欠である[2]．ここでは汗の指導に関する最近の知見についてご紹介する．

●皮膚の恒常性維持機構

　まず皮膚の恒常性維持機構について解説したい．
　皮膚は物理的あるいは化学的刺激，外傷から私たちの体を守っている．皮膚の生理機能は加齢によって変化する．新生児の皮膚は未成熟である．出産の際，皮膚は羊水に浸された状況から，突然，乾燥した大気にさらされる．生下時から皮膚には周囲の環境中へ水分を奪われない仕組みが備わっている．新生児の皮膚の潤いは，角層の機能的な成熟および発汗能力の発達などによって維持される．角層の恒常性維持にはさまざまな酵素の活性が必要である．その酵素の多くは皮膚のpHの影響を受ける．新生児の皮膚はpHが中性に近い状態にある．これには，羊水が弱アルカリ性であること，角層に水分を保持させる天然保湿因子の不足，皮膚表面のノーマルフローラの定着が完了していないこと，そして角層の発達に重要な一連の酵素活性システムの未熟さ，などが影響してい

る[3]．生後，数か月をかけて皮膚表面のpHは徐々に弱酸性になり，成人皮膚のpHに近づく．皮膚表面の弱酸性化にはさまざまなプロセスが関わる．角層に含まれる遊離脂肪酸は弱酸性の維持に関わる因子の1つである．皮膚の弱酸性化は病原体を防御する役割以外にも，古い不要な角質を皮膚表面から垢として剥がしとるための酵素活性の調節に役立つ[3]．

エクリン汗腺はほぼ全身に分布し，その数には個人差があるが1個体当たり200～500万個といわれる[1]．生後に新生することはないため，エクリン汗腺の密度は体表面積の影響を強く受ける．よってエクリン汗腺の密度は，乳児では成人の7倍以上にも及ぶ[4]．汗腺は，生まれてすぐの段階で解剖学的に成熟しているが，そのほとんどは発汗能力が備わっていない．このような汗を出す能力を獲得していない汗腺のことを，不能汗腺と呼ぶ．生後の啼泣や暑熱環境への順応に伴い徐々に不能汗腺が発汗能力を持つようになる，いわゆる能動化が生じる．能動化は3歳ごろをめどに終了するため，生涯の能動汗腺の割合はこのころまでに決定される[4]．幼児期は発汗機能が不安定であり，発汗すべき場所あるいは環境において十分な汗が出ない結果，皮膚は乾燥し，体に熱のこもる状況に陥りやすい．

●アトピー性皮膚炎悪化因子としての汗

アトピー性皮膚炎の悪化因子として，食物抗原，汗，乾燥，掻破，物理化学的刺激，ダニ，ほこり，ペット，細菌・真菌などの感染，ストレスなどが知られており，主要な悪化因子は患者の年齢が進むにつれ変遷する．小児期では食物抗原や乾燥，掻破などが主体となる一方，青年～成人期ではストレスや物理化学的刺激による悪化頻度が増加するとされる．なかでも汗はすべての年齢層における主要な悪化要因として認識されている．汗による悪化のメカニズムはエビデンス上，①かいた汗そのもので悪化，②汗の成分の異常，③発汗の異常低下，の大きく3つに分けられる．汗が悪化因子とする根拠の1つに，アトピー性皮膚炎患者を対象とした大規模な自己記入式アンケート調査において多くの患者が汗を悪化因子と考えているという解析結果がある[2]．私たちはアトピー性皮膚炎における発汗の実態を詳細に調査するために，当院通院中のアトピー性皮膚炎患者66名に対し，汗への意識および対策に関するアンケートを行った．その結果，83.9%が汗を悪化因子と考えていた．汗を悪化因子と答えた群に発汗の程度を伺う質問では，「普通」に汗をかくという答えが3割，「汗をかきやすい」という答えが同じく3割を占めた．ところが，部分的にしか汗をかかないという答えが1割強，「汗をかきにくい」という答えも約6%あり，汗を悪化因子と考えていても汗をかく程度は患者ごとに異なっていた．次に汗をかいた場所と悪化部位が一致するかを問う質問では，発汗した場所が悪化すると答えた方は約半数にとどまり，残りの半数は発汗した場所以外が悪化していた．以上のアンケート結果は単に汗をかくことが悪化を導くのではないことを示唆していた．汗が悪いという理由を伺う自由記載欄には，「運動すると痒い」「暑くなると痒い」などが記載されていた．「運動＝汗」，「暑い＝汗」といった患者のステレオタイプな汗に関するイメージはアンケート結果に大きく影響する可能性がある．

汗アレルギーの存在を示唆する所見として患者由来の好塩基球が，健常人汗由来の半精製抗原に対するヒスタミン遊離試験（HRT）で陽性反応を示すことがある[5]．さらにこのHRTの反応は汗にコンタミネーションしているマラセチア由来抗原への反応であることが示された[6]．よって汗抗原HRTは汗アレルギーではなく真菌アレルギーを反映する可能性があることに留意する．その他，Adachiらはアトピー性皮膚炎で汗抗原に対するIgEが存在するも汗のパッチテストは陰性であったと報告している[7]．少なくとも汗そのものは遅発型反応には関与しないものと想像される．汗の成分の異常については，アトピー性皮膚炎患者で汗中のdermcidinをはじめとする抗菌ペプチド含

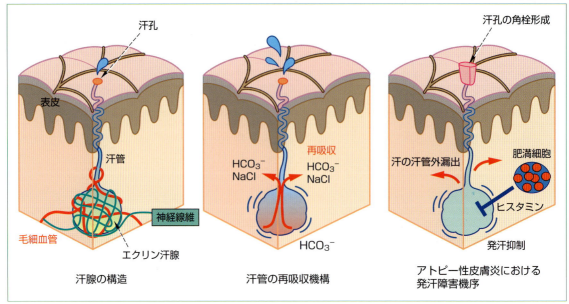

図1 汗腺の構造と汗管の再吸収を模式的に表したシェーマ（左，中央）．アトピー性皮膚炎における発汗障害機序のシェーマ（右）

有量が減少しており，汗のもつ自然免疫能が発揮されないことが示唆されている[8]．発汗の異常が悪化につながるとする根拠として，多くの報告がアトピー性皮膚炎で確認される発汗の異常な低下を指摘している．発汗低下の機序として，①汗は作られているが閉塞によって皮膚表面に排出されない，②汗そのものの産生および分泌の異常，などが知られている（図1）．閉塞の原因として汗孔の角栓形成を指摘する説がある[9]．この角栓形成は皮膚に炎症を伴わない特発性全身性無汗症でも確認されることから，炎症性角化異常とは形成機序が異なる．この角栓が角化異常によるものか，あるいは無汗に伴う汗孔の乾燥によるものかは現時点で結論が出ていない．塩原らは，アトピー性皮膚炎病変部の汗管周囲に汗中に含まれる抗菌ペプチドdermcidinの漏出像が確認されることを報告した[10]．汗管から外部への汗の漏出の結果，皮膚表面に汗が出てこないメカニズムの存在が想像される．次にアトピー皮膚炎では，汗そのものの産生・分泌低下がアセチルコリン負荷や温度負荷を用いた発汗試験によって確認されている[11)12]．メカニズムとして自律神経の失調や，患者の不安性格傾向の影響が考えられている．この他，私たちはヒスタミンが発汗を抑制することを見いだした[13]．以上より，アトピー性皮膚炎ではアトピー素因，精神神経的側面やアレルギー炎症の影響を受け汗をかけていないことに留意しておく必要がある．

●アトピー性皮膚炎でみられる軸索反射性発汗の異常

アトピー性皮膚炎では発汗の異常な減少が病態に関与すると考えられる．このことを検証するために，私たちは成人アトピー性皮膚炎の発汗機能を定量的軸索反射発汗試験によって評価した．この試験ではアセチルコリンをイオントフォレーシスによって皮膚に浸透させ，軸索反射性に誘発された発汗量と発汗に要する時間を測定することができる．この結果，アトピー性皮膚炎の発汗量は健常人の半分程度であることがわかった[11)12]．さらにアトピー性皮膚炎群では発汗に要する時間が健常人に比して延長していた．これらの結果よりアトピー性皮膚炎における節後性発汗異常の存在が明らかになった．アトピー性皮膚炎では発汗すべきときに少しずつ時間をかけてしか汗が出ないことで，皮膚に熱がこもり，乾燥し，病原体への抵抗性が低下することで症状が悪化すると想像される．

●汗はかいたほうがいい？

汗はかいたほうがいいが，患者は炎症などの影響で汗をかきにくい状態にあるため「汗はかいて

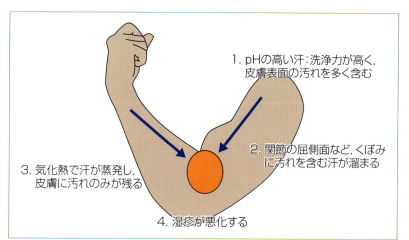

図2
関節屈側面の皮膚症状悪化メカニズム(文献13より引用)
説明の番号順に従って汗は皮膚症状の悪化に貢献するものと考えている(私案).皮疹の生じた肘窩では発汗が減少し症状のさらなる悪化につながる.

いい」という指導が適切である.「汗＝悪い」という先入観を持つことが多いため,事前に汗の持つ効用を説明しておくとよい.運動,入浴といった発汗機会があればできるだけ行ってみるよう勧める.汗をたくさんかいた場合,汗をかくと痒い場合は後述する汗対策を行うように勧める.筆者は経験的に「汗をかくこと(発汗)」と「かいた後の汗対策」を整理して説明すると,アドヒアランスが向上する印象を持っている.

●かいた後の汗対策

具体的な汗対策指導として,まずアレルギー炎症を緩和することで損なわれた発汗機能を改善させ,徐々に発汗を促すことで皮膚をよい状態に維持する.しかし単に汗をかくだけでうまくいくわけではない.その理由の1つにpHの問題がある.不感蒸泄として出る汗のpHは弱酸性といわれているが,これは汗に含まれるアルカリ性の重炭酸イオンが汗管で再吸収されるためだと考えられている.しかし運動などで体温が上昇し,体を冷やすために大量に出る汗の組成は不感蒸泄の汗と多少異なる.大量の汗はナトリウム,重炭酸イオンの再吸収が間に合わないため汗中の濃度が増加する.その結果,汗は比較的多量の塩分を含むうえに汗のpHは不感蒸泄として出る汗のそれに比べ高めになる[4].pHの高い汗に長時間さらされると湿潤した角層は剥奪されやすくなり,皮膚の細菌叢にも影響する.またpHが高くなるにつれ洗浄力効果が高まるため,たっぷりかいた汗には皮膚表面の汚れが多く含まれる.その汗が肘窩や膝窩などに溜まると湿疹を生じる(図2).

このことから大量にかいた汗は水道やシャワーを利用して速やかに洗い流す,または「おしぼり」などで清拭する,また汗を含む衣類を着替えることが必要である.肘の湿疹の強い場合は,手洗いの際に肘まで流水で洗い流すといった指導が有効である(図3).

●汗をかいても保湿外用薬は継続する

分泌された汗が角層を潤すとすれば「汗をかく」ことでアトピー性皮膚炎の乾燥症状を改善できると期待される.この加湿効果を検証する目的で,私たちは軸索反射性発汗試験によって汗をかいた後の角層水分量を測定した.健常人皮膚では想像されたとおり,発汗量と皮膚の角層水分量は正の相関関係を示した.ところがアトピー性皮膚炎では発汗量が多くても角層水分に影響を与えにくいことがわかった[14].このことはアトピー性皮膚炎の角層は保水機能が損なわれているためと推察される.汗をかいた効果をより強く得るためには,たとえ夏でも,日常的に保湿を含めたスキンケアを勧める必要がある.

(室田浩之)

●文 献

1) Proksch E, Folster-Holst R, Jensen JM：Skin barrier function, epidermal proliferation and differentiation in eczema. *J Dermatol Sci*, **43**：159-

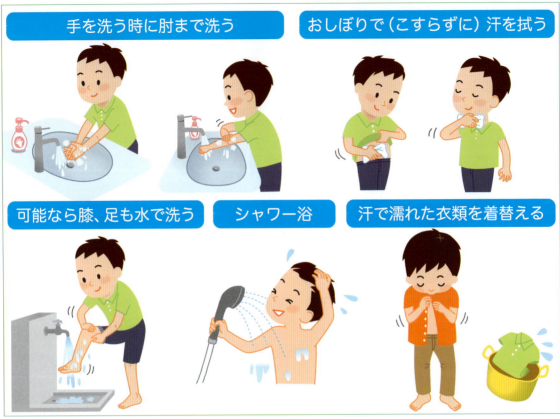

図3　具体的な汗対策指導(室田浩之ほか：MB Derma, 236：1～7, 2015より引用)

2) Murota H, Matsui S, Ono E, et al：Sweat, the driving force behind normal skin：An emerging perspective on functional biology and regulatory mechanisms. *J Dermatol Sci*, **77**：3-10, 2015.
3) Seidenari S, Giusti G：Objective assessment of the skin of children affectedby atopic dermatitis：a study of pH, capacitance and TEWL in eczematous and clinically uninvolved skin. *Acta Derm Venereol*, **75**：429-433, 1995.
4) Kuno Y：Human Perspiration. Illinois, Springfield, 1956.
5) Tanaka A, Tanaka T, Suzuki H, et al：Semi-purification of the immunoglobulin E-sweat antigen acting on mast cells and basophils in atopic dermatitis. *Exp Dermatol*, **15**：283-290, 2006.
6) Hiragun T, Ishii K, Hiragun M, et al：Fungal protein MGL_1304 in sweat is an allergen for atopic dermatitis patients. *J Allergy Clin Immunol*, **132**：608-615, 2013.
7) Adachi J, Endo K, Fukuzumi T, et al：Negative patch test reaction to sweat in atopic dermatitis. *Acta Derm Venereol*, **76**：410-411, 1996.
8) Rieg S, Steffen H, Seeber S, et al：Deficiency of dermcidin-derived antimicrobial peptides in sweat of patients with atopic dermatitis correlates with an impaired innate defense of human skin *in vivo*. *J Immunol*, **174**：8003-8010, 2005.
9) Papa CM, Kligman AM：Mechanisms of eccrine anidrosis. *J Invest Dermatol*, **47**：1-9, 1966.
10) Shiohara T, Doi T, Hayakawa J：Defective sweating responses in atopic dermatitis. *Curr Probl Dermatol*, **41**：68-79, 2011.
11) Kijima A, Murota H, Matsui S, et al：Abnormal axon reflex-mediated sweating correlates with high state of anxiety in atopic dermatitis. *Allergol Int*, **61**：469-473, 2012.
12) Eishi K, Lee JB, Bae SJ, et al：Impaired sweating function in adult atopic dermatitis：results of the quantitative sudomotor axon reflex test. *Br J Dermatol*, **147**：683-688, 2002.
13) Matsui S, Murota H, et al：Dynamic analysis of histamine-mediated attenuation of acetylcholine-iduced sweating via GSK3b activation. *J Invest Dermatol*, **134**：326-334, 2013.
14) Takahashi A, Murota H, Matsui S, et al：Decreased sudomotor function is involved in the formation of atopic eczema in the cubital fossa. *Allergol Int*, **62**：473-478, 2013.

Ⅶ. 変容しつつある治療の「常識」

  スキンケアで食物アレルギーが防げる？

押さえておきたいポイント

● 乳児の食物アレルギー（FA）は，経口曝露よりもむしろ，表皮バリアに障害のある皮膚から経皮感作されることによって発症するものと考えられている（二重抗原曝露仮説）．
● 表皮バリア障害が，食物抗原による経皮感作の素地となるため，スキンケアによる皮膚バリアの補完や維持が，FAの発症予防につながると期待されている．
● 乳児期のFAの発症予防として，かつてはハイリスク食品の摂取開始時期を遅らせるべきとの意見もあったが，その根拠となる十分なエビデンスはないため，現在はハイリスク児であっても基本的には摂取制限する必要はない．

 はじめに

　スキンケアは，清潔・保湿・刺激回避の3要素から成り，皮膚の機能をよりよく維持するための基本である．そのスキンケアは，アトピー性皮膚炎（atopic dermatitis；AD）の治療として不可欠な要素であり，皮疹の寛解維持のための最良の方法とみなされてきたが，昨今，アレルギー疾患の発症に対する予防効果に注目が集まっている．その対象は，皮膚疾患であるADにとどまらない．小児期には，ADに引き続いて，食物アレルギー（food allergy；FA）や喘息，鼻炎が連続的に発症するアレルギーマーチの表現型をとることが少なくないが，スキンケアはアレルギーマーチをも予防できるのではないかと期待されているのである．では，なぜ皮膚疾患でもないFAに対しても，スキンケアが大切なのか？

　その根拠は，近年精力的に進められた，皮膚バリア障害とアレルギーの関係についての病態解明にある．基礎研究からは，皮膚バリア障害とアレルギー炎症は表裏一体の関係にあり，互いにその悪化を助長することが明らかになった（図1, 2）[1)2)]．そして，その悪循環を加速させるのが経皮感作であり，その末路は全身の生体バリアにおけるアレルギー疾患の発症である．また，臨床的な側面から，ピーナッツアレルギーの疫学研究を通して，食物抗原の感作経路に関する重大な気づきがあった．食物は，生物が経口摂取して体の栄養とするものであり，食物アレルギーの発症は，当然，経口的に生じると考えられてきた．しかし，食物抗原であっても，その他の抗原と同じように，経口以外のルート，特に皮膚に曝され感作されること

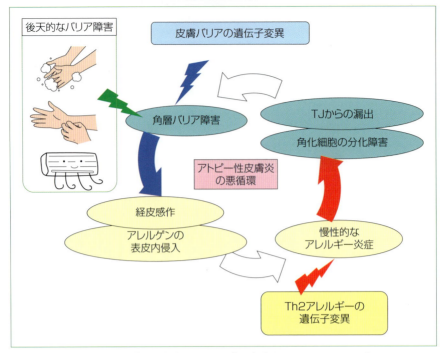

図1 皮膚バリア障害とアレルギー炎症（文献1より一部改変）

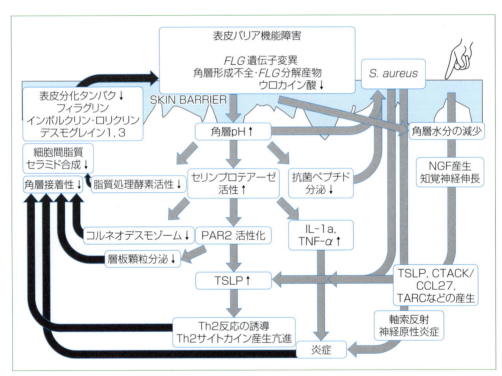

図2 表皮バリア機能障害からアレルギーへ（文献2より一部改変）

がFAの発症に影響するという結果が報告された．2008年Lackは「二重抗原曝露仮説（dual allergen exposure hypothesis）」を提唱し，FAの発症における経皮感作の重要性を説いた．すなわち，経口摂取は本来あるべき免疫寛容を誘導し，抗原感作はバリア機能が損なわれた湿疹部位からの経皮曝露による影響が大きいという仮説である．

もしも「二重抗原曝露仮説」が正しいのならば，

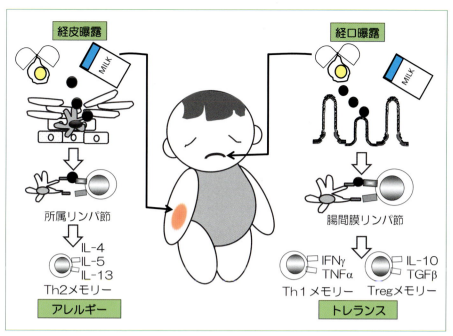

図3 乳児期アトピー性皮膚炎における食物アレルギーの発症機序
"Dual allergen exposure hypothesis"
(文献5より改変引用)

スキンケアで食物アレルギーが防げるのか？ 現在，その検証が始まりつつある．本稿では，「皮膚バリア」と「経皮感作」という2つのキーワードを基にその問いに答えてみたい．

● FA における経皮感作の重要性

FAは，従来，経消化管感作により発症すると考えられてきた．しかし，近年，皮膚という新たな感作経路の重要性が明らかになり，FAの発症機序に関する概念が一新されつつある．

FAの罹患率は乳児期に最も高く（約10％），患児の多くがADを合併する．ADが乳児期早期に発症し，また重症度が高いほどFAを合併しやすい．FAとADを繋ぐ病態の解明にはなかなか至らなかったが，おそらく乳児では腸管機能が未熟であり，またアトピー素因のある児では腸管から吸収された食物抗原にIgE感作が誘導されやすいものと考えられていた．

このように「FAは経口摂取で発症する」との前提に立ち，米国の小児科学会では2000年以降，アレルギー疾患を持つ両親から生まれたハイリスク児に対して，ピーナッツや鶏卵を含む，数種類の食物を，妊娠・授乳中，および乳児～幼児期にわたり除去するように推奨してきた．しかし，その予防効果を検証するために行われた疫学調査の結果は，ことごとく否定的なものであった．また，その一方で経皮感作という新たなリスクが注目されるようになる．2003年英国の小児科医Lackはコホート研究を通して，湿疹に対して行われたピーナッツオイル含有製品を使ったスキンケアが，ピーナッツアレルギーのリスクになることを見いだした[3]．2006年，フィラグリン機能喪失型遺伝子変異がADやアレルギーマーチの発症に関与することが報告され，皮膚バリアとアレルギー疾患の関係を支持するエビデンスが蓄積されたことを受けて，2008年Lackは二重抗原曝露仮説という斬新な仮説を提唱した（図3）[4)5]．すなわち，経口曝露は，本来あるべき免疫寛容を誘導するのであって，アレルギー感作は経皮曝露による影響が大きいと説いたのである．確かに，ピーナッツアレルギーの研究では，食物制限を推奨した米国や英国よりも，制限せずに乳児期に摂取させていたフィリピンやイスラエルのほうが発症率が低かった[5]．また，患児自身のピーナッツ摂取量よ

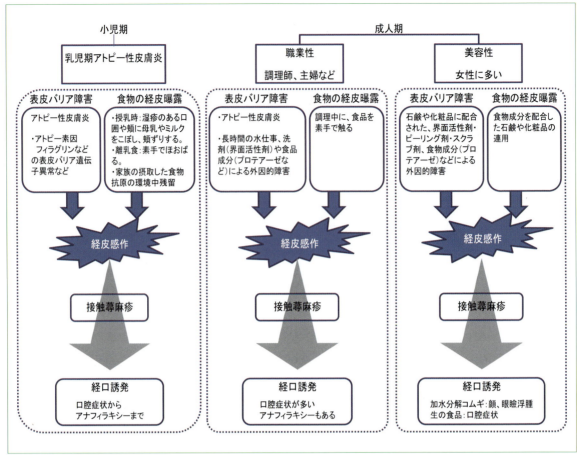

図4 経皮感作により食物アレルギーが起こる，主な臨床パターン
(猪又直子：臨床免疫・アレルギー科，58：630-640，2012より引用)

りも，患児の周囲で家族がたくさんピーナッツを食べることのほうがリスクになるとの報告もあり，食物抗原が，環境抗原として感作されうることが指摘された．

またそのころ，日本では茶のしずく石鹸という小麦成分（加水分解小麦）を含有する石鹸の使用者に小麦アレルギーが発症し社会問題になっていた．この事例は，経皮曝露がFAを誘導することを臨床的に初めて証明した事例であり，我々臨床家を驚かせた．ただこのような加工処理された食物成分でなくても，一定の条件が揃えば経皮感作によるFAは発症することもわかってきた[6]．その条件とは，表皮バリアの障害下に，食物抗原に繰り返し曝露される状況であり，小児ADに合併するFAにとどまらず，主婦や調理師のように手荒れした状態で食品を素手で調理する場合（職業性）や，食物成分を含有したスキンケア製品で美容的な施術をする場合（美容性）である（図4）[6]．

●皮膚バリア

我々の身体の外表を覆う皮膚は，外界と生体の境界をなすバリアとしての機能をもつと同時に，バリアの障害や侵入外来物質に対して監視機構の役割も果たしている[11]．皮膚の構造は，外側から表皮，真皮，皮下組織の3つに分かれ，最外層の表皮は，さらに表層から角層，顆粒層，有棘層，基底層の4層に分けられる．角層の外には真皮皮脂腺から分泌された皮脂により皮脂膜が形成され，表皮はその95％をケラチノサイト（表皮角化細胞：keratinocyte）が占める．皮膚バリアは，主に角層と顆粒層のタイトジャンクション（tight junction；TJ）により構成される（図5）[7][8]．角層のバリアは，主に角質細胞と細胞間脂質により成り，空気環境と液性環境の間を隔てるバリアとして，

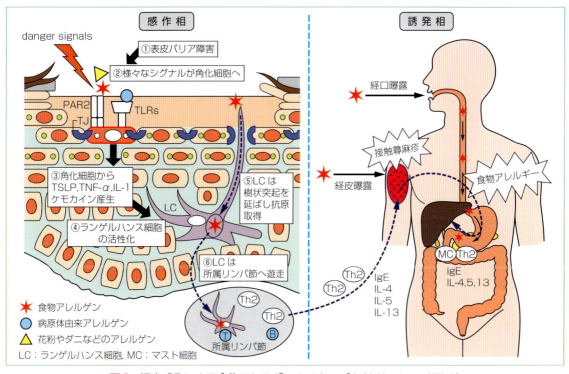

図5　経皮感作による食物アレルギーのメカニズム（文献7より一部改変）

また物理的には乾燥や外力による障害から身を守っている．細胞間脂質の主成分は，セラミド，コレステロール，遊離脂肪酸，硫酸コレステロールである．また，角質の脱落は，コルネオデスモゾームという細胞間の接着分子が酵素とそのインヒビターによって制御され，脱落の程度で角質の厚さが調節される．顆粒層では，細胞と細胞の間にTJが存在して，表皮の細胞外液性環境をTJバリアの体表側と体内側の2つのコンパートメントに分割している．そして，TJの内側の有棘層で，表皮内樹状細胞（ランゲルハンス細胞）が，表皮バリアの障害によって侵入するおそれのある抗原を監視している．

●フィラグリン遺伝子変異とアレルギー

二重抗原曝露仮説が発表される2年前の2006年，Palmerらはフィラグリン遺伝子（*FLG*）変異がADの発症に関連があることを突き止めた[4]．ADでは，乾燥肌と粗糙な落屑を特徴とする尋常性魚鱗癬をしばしば併発することが知られていたが，魚鱗癬の原因遺伝子である*FLG*の変異がADの感受性遺伝子であることが判明した．*FLG*変異は人種差があり，日本人のAD患者では約27％に検出される[9]．*FLG*変異をもつAD患者は，乳児期早期にADが発症し，IgEが高値で，食物アレルギーを合併し，喘息の発症リスクも高く，この表現型は，小児アレルギーの自然歴を象徴するアレルギーマーチに合致する．ただし，この表現型の完成には，皮膚バリア障害の存在下に惹起される経皮感作が必要であることも示された[10]．フィラグリン欠損マウスを用いた実験では，SPF環境下では皮膚炎の自然発症はみられなかったが，経皮感作によって初めて皮膚炎やIgE上昇が生じることが示された[11]．ヒトでは，一般に，生後最初に感作される抗原は食物抗原なので，食物抗原こそが，皮膚炎やアレルギーマーチを誘導する重要な抗原と考えられる．またBrownらの症例対照研究によって，*FLG*変異がピーナッツアレルギーの危険因子（オッズ比5.3）になることが臨床的にも示された[12]．興味深いことに，*FLG*変異は喘息の直接的な危険因子ではないが，ADを発症した場合には危険因子（オッズ比3.3）になることも明らかになった．なお，フィラグリンは気管支や鼻粘膜，食道上皮には発現しないこ

とから，気道や腸管のフィラグリン減少による影響ではなく，皮膚でのフィラグリンの発現低下による影響と考えられる．

● 経皮感作のメカニズム

一般的に角層を通過できるのは 500 Da 以下の分子であるが，角層バリアが障害されると，数十 kDa もある食物抗原が皮内に取り込まれる．それは単に壊れたバリアを抗原が通過するわけではない．皮表のさまざまなシグナルを受けて活性化したケラチノサイトから IL-1 や TNF-α，TSLP などのサイトカインが産生され，その作用を受けてランゲルハンス細胞が抗原を能動的に取得するのである (図 5)[7)8)]．ケラチノサイトが活性化する経路として，lipoteicoic acid のような菌体成分がケラチノサイト上の TLR (Toll-like receptor) を刺激する経路や，プロテアーゼ活性をもつさまざまな抗原 (例えば，ダニのセリンプロテアーゼ) による PAR 2 受容体を活性化する経路などがある．ランゲルハンス細胞は，表皮内の TJ の内側に存在するが，ひとたび活性化すると，TJ バリアを越えて角層直下まで樹状突起の先端を伸ばし，樹状突起の先端から抗原を取り込む．その後，Th2 応答のマスタースイッチと称されるサイトカイン TSLP などの作用を受けて，抗原を取得したランゲルハンス細胞は所属リンパ節へ遊走し，Th2 細胞の分化・増殖や，IL-4 や IgE の産生を誘導する．角層障害により活性化したケラチノサイトから産生された CCL17/TARC により Th2 細胞は皮内へと浸潤する．このようにして皮膚が Th2 環境下におかれると，皮膚バリア成分の発現がさらに低下し，また Th2 細胞からの IL-31 産生により，痒みが誘発され，掻破によりバリアが機械的にも障害されていく．そして Th2 アレルギーがさらに強く誘導されると，ほかの臓器のバリアも Th2 環境に置かれ，FA や喘息，鼻炎が続発するようになるものと考えられている．腸管粘膜では，IgE や Th2 サイトカインの濃度が上昇することによって，マスト細胞が増加し，脱顆粒による TJ 障害が腸管透過性の亢進をもたらし，腸管粘膜でのアレルギー炎症や感作が助長されるものと考えられている[13)]．

経皮感作が惹起されるためには，皮膚の障害レベルが角層にとどまることが重要である．病態解明におけるフィラグリン研究の恩恵は大きいが，フィラグリンを含め，皮膚バリアの遺伝子異常は必ずしもこの病態に必須ではない (図 1)．例えば，Th2 アレルギー遺伝的背景をもつマウスでも，アセトンによる脱脂や剃刀による剃毛など，後天的に角層が障害されれば経皮感作は惹起される．つまり，皮膚バリアの遺伝子変異は，Th2 アレルギーの遺伝子変異と同様に感受性遺伝子であり，バリア機能の低下とアレルギー炎症の素地を作る素因といえる．ただし，いずれにしても，効率的な経皮感作の惹起には後天的な角層バリア障害が必要である．臨床的においては，石鹼 (界面活性剤) の過度の使用や，エアコンによる低湿度環境，環境中のダニや花粉などに含まれるプロテアーゼの作用，掻破などがその原因になるものと考えられる．

● 食物アレルギー発症予防に関する新たな治療戦略

食物は外来抗原であるにもかかわらず，我々の免疫機構は食物に対して排他的な免疫応答を抑制する経口免疫寛容という機構を備えている．その主なメカニズムは，低用量トレランス (low dose tolerance) と呼ばれ，少量の抗原を繰り返し経口摂取することにより，腸管粘膜の制御性 T 細胞依存性に誘導される．二重抗原曝露仮説に基づけば，経皮感作を予防し，経口免疫寛容を適切に誘導できれば，FA の発症は予防できるはずである．そこで，その検証を目的とした疫学調査が実施された．

1．スキンケアで FA は予防できるのか？

生後早期からスキンケアを開始することで抗原感作が予防できるか検討した世界初の前方視的ランダム化比較試験が，国立成育医療研究センター小児科から報告された[14)]．両親または兄弟に AD

の既往があるハイリスク児118名を出生前にエントリーし，無作為に2群に割り付け，保湿群（59名）は特定の保湿剤（資生堂ドゥーエエマルジョン）でスキンケアを生後1週以内に開始し32週まで行った．対照群（59名）は，基本的に保湿を励行しないが，倫理的側面に鑑み，任意でワセリンを塗布することが許された．その結果，保湿によってAD（湿疹）の発症を32％低下させることができた．マイクロアレイ法で，卵白とオボムコイドに対する特異的IgEを測定したが，両群に有意な差がみられなかった．ただし，経過中にADを発症した群と発症しなかった群とに分けて比較すると，AD発症群に有意に食物抗原の感作がみられた．ADの診断定義を満たさないが湿疹のある乳児では，湿疹のない乳児に比べ3倍以上の抗原感作が検出された．このように，スキンケアによる感作への予防効果を直接的には証明できなかったが，ADの発症を予防することによって，間接的に抗原感作を軽減する可能性が示唆された．

今後の研究課題として，対象の拡充や，保湿剤の選択，対照群の保湿剤の非使用，さらには家庭内塵中の食物抗原濃度，鶏卵の摂取状況など経口免疫寛容誘導に働く因子などにも配慮した検討が必要と考えられる．

2．ハイリスク児は，経口摂取時期を遅らせるべきなのか？

2015年，Lackらはランダム化比較試験によって，ハイリスク児であってもピーナッツ摂取開始を「遅らせる」よりもむしろなるべく「早くする」ほうが有益であるとする，新たなエビデンスを発表した[15]．生後4〜11か月のハイリスクの乳児にピーナッツの摂取を開始すると，除去した群に比べ，ピーナッツアレルギーを絶対的値で11〜25％，相対的には80％も減少するという驚きの結果が示された．この結果を受けて，FAの発症予防の考え方は大きく転換するものと予想される．米国小児科学会は，2000年に出したハイリスク食品の離乳時期を遅らせるべきとする勧告について，2008年に十分なエビデンスがないとして撤回

したが，さらに一歩進み，2015年世界のアレルギー関連の10の学会（日本アレルギー学会を含む）は，LEAP（learning early about peanut）studyで得られた高いエビデンスについて，ピーナッツアレルギー発症予防に関するコンセンサス・ステートメント（consensus communication on early peanut introduction and the prevention of peanut allergy in high-risk infants）として紹介した．ただし，ピーナッツ以外の食品についてもこの考えが応用できるのかは確認できておらず，またそうであれば具体的な導入時期やその方法はどうすべきか，さらに検討が必要である．

以上のエビデンスを踏まえ，現時点では，スキンケアによって皮膚バリアを補完，維持することがAD発症の予防，ならびに経皮感作の予防の一助になる可能性があることを理解し，またもう一方で遺伝的リスクが高いという理由で経口摂取の開始時期を遅らせないようにすることが大切といえる．

●おわりに

FAに対するスキンケアの予防効果に関するエビデンスは，現時点ではまだ十分に得られたとはいえない．しかし，Horimukaiらの論文[14]は，保湿剤塗布によるADの発症予防を通して間接的にFAを予防する可能性を示唆した．この第一報を皮切りに，エビデンスが蓄積されていくことを期待する．

（猪又直子）

●文　献

1) Yokouchi M, Kubo A, Kawasaki H, et al：Epidermal tight junction barrier function is altered by skin inflammation, but not by filaggrin-deficient stratum corneum. *J Dermatol Sci*, **77**：28-36, 2015.
2) Elias PM, Schmuth M：Abnormal skin barrier in the etiopathogenesis of atopic dermatitis. *Curr Opin Allergy Clin Immunol*, **9**：437-446, 2009.
3) Lack G, Fox D, Northstone K, et al：Avon longitudinal study of parents and children study

3) team. Factors associated with the development of peanut allergy in childhood. *N Engl J Med*, **348**：977, 2003.
4) Palmer CN, Irvine AD, Terron-Kwiatkowski A, et al：Common loss-of-function variants of the epidermal barrier protein filaggrin are a major predisposing factor for atopic dermatitis. *Nat Genet*, **38**：441, 2006.
5) Lack G：Epidemiologic risks for food allergy. *J Allergy Clin Immunol*, **121**：1331-1336, 2008.
6) Inomata N, Nagashima M, Hakuta A, et al：Food allergy preceded by contact urticaria due to the same food：involvement of epicutaneous sensitization in food allergy. *Allergol Int*, **64**：73-78, 2015.
7) 久保亮治, 天谷雅行：皮膚バリア異常と抗原感作. アレルギー・免疫, **19**：32-38, 2012.
8) Kubo A, Nagao K, Yokouchi M, et al：External antigen uptake by Langerhans cells with reorganization of epidermal tight junction barriers. *J Exp Med*, **206**：2937-2946, 2009.
9) Nomura T, Akiyama M, Sandilands A, et al：Specific filaggrin mutations cause ichthyosis vulgaris and are significantly associated with atopic dermatitis in Japan. *J Invest Dermatol*, **128**：1436, 2008.
10) Kawasaki H, Nagao K, Kubo A, et al：Altered stratum corneum barrier and enhanced percutaneous immune responses in filaggrin-null mice. *J Allergy Clin Immunol*, **129**：1538-1546, 2012.
11) Fallon PG, Sasaki T, Sandilands A, et al：A homozygous frameshift mutation in the mouse Flg gene facilitates enhanced percutaneous allergen priming. *Nat Genet*, **41**：602-608, 2009.
12) Brown SJ, Asai Y, Cordell HJ, et al：Loss-of-function variants in the filaggrin gene are a significant risk factor for peanut allergy. *J Allergy Clin Immunol*, **127**：661-667, 2011.
13) Perrier C, Corthésy B：Gut permeability and food allergies. *Clin Exp Allergy*, **41**：20-28, 2011.
14) Horimukai K, Morita K, Narita M, et al：Application of moisturizer to neonates prevents development of atopic dermatitis. *J Allergy Clin Immunol*, **134**：824-830, 2014.
15) Lack G, Du Toit G, Roberts G, et al：Randomized trial of peanut consumption in infants at risk for peanut allergy. Randomized trial of peanut consumption in infants at risk for peanut allergy. *N Engl J Med*, **372**：803-813, 2015.

Ⅶ. 変容しつつある治療の「常識」

4 フィラグリンを増やせばアトピーがよくなる？

押さえておきたいポイント

- フィラグリンは皮膚バリア機能に重要な役割を果たす角層の蛋白である.
- アトピー患者の約20〜30％にフィラグリン遺伝子の変異がある．しかも，フィラグリン遺伝子変異のないアトピー患者においてもフィラグリン蛋白は減少している.
- 新規化合物（JTC801，JTE052）はフィラグリン発現を亢進しアトピーを改善する可能性がある.

●はじめに

アトピー性皮膚炎（AD）は本邦に約40万人の患者がいるといわれている．臨床的にADは慢性的に痒みを伴う皮膚疾患であるが，その背景として湿疹ができやすい皮膚の「体質」があることが経験上知られている．つまり乾燥したカサカサの皮膚こそがADにおける皮膚の「体質」であると考えられていた．しかしながら，ADの病態として免疫学的異常の観点からみた研究が大きく前進してきたことから，この皮膚の乾燥に関しては十分に解析されてこなかった.

●皮膚の構造

ヒトの体全体を覆う皮膚は，面積が1.6 m²，重量は体重の16％を占める人体最大の臓器である．皮膚は外界との接触がある臓器であるため，生命を維持するためのさまざまな機能を有している．主な機能として，水分の喪失や透過を防ぐ，体温を調整する，微生物や物理化学的な刺激から生体を守る，感覚器としての役割を果たす，などがある.

皮膚は外層から表皮，真皮，皮下組織の3層の構造を有する．表皮は角化細胞で構成され，外層から角層，顆粒層，有棘層，基底層の4つに分類される．基底層にある基底細胞は皮膚外層に向かい分裂しそれぞれの層を構成することとなる．最終的に核が脱落し角層になるまで約45日のターンオーバー時間がかかるといわれている.

●角層とフィラグリン

皮膚の最外層である角層では，細胞は脱核し，死んだ角化細胞は落ち葉を敷き詰めたように重層化する．約10層からなる角層は表面から順に垢としてはがれ落ちる．フィラグリンはその角層の主要な構成成分の1つである．その働きは強度や柔

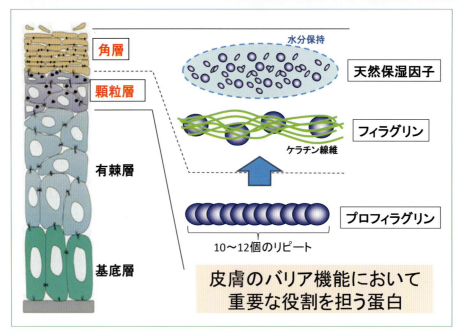

図1 フィラグリン蛋白の役割
フィラグリン蛋白はまずプロフィラグリンとして表皮顆粒層で産生され，その後リンカー部分が分解されるとフィラグリンモノマーとなり皮膚のバリア機能を担う．またフィラグリンはさらに分解され天然保湿因子として作用する．

軟性，水分保持，皮膚のpH，生体内化合物へのバッファー作用など多岐にわたる．フィラグリン遺伝子は角化細胞のほかの最終分化に関連する蛋白と同様にクロモソーム1q21に存在する．フィラグリンはプロフィラグリンとしてまず産生される．プロフィラグリンは分子量約400 kDa，10～12のフィラグリンリピート構造を有する（図1）．角化細胞の最終分化に伴いプロフィラグリンは脱リン酸化し，さまざまなプロテアーゼの作用により37 kDaのフィラグリンへと分解される．この脱リン酸化とプロテアーゼによる分解はカルシウム濃度，セリンプロテアーゼCAP1/Prss8，そしてプロテアーゼ阻害剤（LEKTI）によって制御されていることが報告されている[1〜4]．モノマーになったフィラグリンはケラチンフィラメント同士を凝集させる線維間凝集物質として働く．この間フィラグリンは角層での強度や柔軟性に大きく貢献する．フィラグリンがない状態では角層細胞は剥がれやすく，経皮的な内と外との浸透性が上昇する．このことからフィラグリンがない状態では経皮水分喪失量（transepidermal water loss；TEWL）が上昇する[5]．

角層の外層部ではフィラグリンはさらに分解し，アミノ酸，ウロカニン酸などの天然保湿因子（NMF）になる（図1）．NMFは角層における水分保持量を担保し，pHを維持しバッファー効果を有する．このことで表皮細胞の正常分化を促し，病原性細菌の集落形成を減少させる[6]．

●アトピー性皮膚炎とフィラグリン

2006年，アイルランド人におけるAD，そしてスコットランド人におけるADと，喘息合併例におけるフィラグリン遺伝子の変異に相関関係があることが報告された[7]．これまで，フィラグリン遺伝子変異とAD有病率との相関は既に30以上の独立した研究で報告されている[8]．これらのデータを用いたメタ解析では，フィラグリン遺伝子変異とAD有病率のオッズ比は3.12～4.78であると報告されている[9)10]．現在では約20～30％のAD患者にフィラグリン遺伝子の変異があると考えられている．フィラグリン遺伝子の変異部位については人種差がみられ，現在まで約40の変異部位が報告されている．ヨーロッパではR501Xおよび2282de14の変異がホットスポット

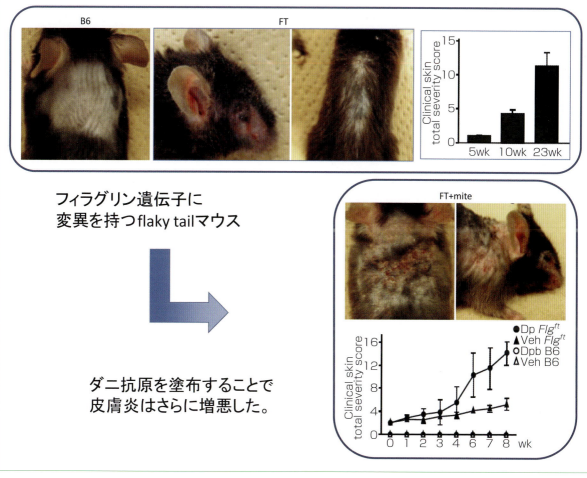

図2 アトピー性皮膚炎モデル flaky tail マウス (文献16より引用)
Flaky tail マウスでは，AD様皮膚炎の自然発症がみられることや，ダニ抗原を用いた接触皮膚炎反応が亢進する．

であり，これらの変異部位はフィラグリン蛋白の完全な消失をもたらす[10)11)]．日本人におけるフィラグリン遺伝子の変異部位については2010年にOsawaらにより報告された[12)]．興味深いことにフィラグリン遺伝子の変異の有無にかかわらず，中程度～重症のすべてのAD患者においてフィラグリン蛋白の発現減少が報告されている[13)]．また，ヒトでは10～12あるフィラグリンリピートの数がADの発症率に影響しているとの報告もあり[14)]，フィラグリンの発現量がAD発症にとって重要であると考えられている．

マウスではADとの関連が示唆される以前の1958年，フィラグリン遺伝子変異（5303delA）を持ったflaky tail マウスが縮小した耳介，尻尾の皮膚の異常が生後5～14日にみられるといった報告がなされた[15)]．2006年にヒトでのフィラグリン遺伝子変異とAD有病率との相関関係が報告されたことより，flaky tail マウスを用いたADの解析は世界中で注目されるようになった．我々の研究室でもflaky tail マウスにおいて，AD様皮膚炎の自然発症がみられることやダニ抗原を用いた接触皮膚炎反応が亢進することを報告している（図2）[16)]．しかしながら，flaky tail マウスはフィラグリン遺伝子のみならずmatted遺伝子の変異がある．純粋かつ完全なフィラグリン蛋白欠損マウスは，2012年Kawasakiらによって作成された．彼らは，完全なフィラグリン蛋白の欠損がバリア機能低下と抗原感作の亢進を促進し，AD発症の初期に重

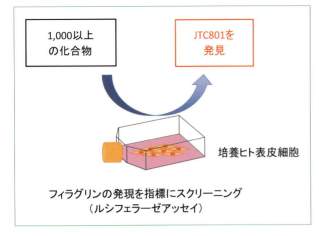

図3
JTC801の発見
培養表皮細胞を用いて約1,200の市販の化合物ライブラリーからフィラグリンの発現を亢進する化合物のスクリーニングを行った．この結果，JTC801が培養表皮細胞のフィラグリン（プロフィラグリン）の発現を亢進させた．

要であることを報告している[17]．

● フィラグリンをターゲットとしたADの新しい治療戦略

前述のように，フィラグリン蛋白はまずプロフィラグリンとして表皮で産生され，その後リンカー部分が分解されるとフィラグリンモノマーとなり皮膚のバリア機能を担う．またフィラグリンはさらに分解されNMFとして作用する（図1）．アトピー性皮膚炎の約20～30％の患者にフィラグリン遺伝子の変異が認められるだけでなく，アトピー性皮膚炎の患者のほぼすべてでフィラグリン蛋白の発現が低下している．したがって，アトピー性皮膚炎発症におけるフィラグリンの役割は世界中で大きな注目を集めている．我々はこのフィラグリンの発現をコントロールすることでアトピー性皮膚炎が改善できるかどうか検討した．

まず培養表皮細胞を用いて約1,200の市販の化合物ライブラリーからフィラグリンの発現を亢進する化合物のスクリーニングを行った．この結果，JTC801が培養表皮細胞のフィラグリン（プロフィラグリン）の発現を亢進させた（図3）[18]．また，JTC801は，ヒトの皮膚に近い構造を持つ三次元表皮培養においても，フィラグリン蛋白とフィラグリンモノマーの発現を亢進させた．ヒトアトピー性皮膚炎患者ではフィラグリン遺伝子の片側のみに変異があることがほとんどである．そこで片側のフィラグリン遺伝子に変異を持つマウスにJTC801を投与させたところ，フィラグリンの発現が上昇した．さらに，アトピー性皮膚炎モデルであるNC/Ngaマウスを用いた実験では，JTC801を内服させたマウス群でフィラグリン蛋白の発現が亢進し，アトピー性皮膚炎様の症状が改善された（図4）．以上より，皮膚でのフィラグリンの発現を亢進させ，バリア機能を亢進させることにより，アトピー性皮膚炎の発症を抑制させる可能性があることが示唆された．今後フィラグリンをターゲットとした新たな治療戦略の開発が期待される．

● JAK阻害剤によるバリア機能の改善

培養表皮細胞におけるフィラグリンの発現は，IL-4やIL-13の存在下では低下することが知られている．このことからTh2サイトカインは表皮分化を抑制すると考えられている．IL-4やIL-13を含む多くのサイトカインは，JAKおよびSTATといったシグナル蛋白が産生に関与する．ADの皮膚ではJAK-STATの活性化が報告されているが，皮膚バリア機能におけるJAK-STATシグナルの関与は不明であった．

そこで我々は皮膚バリア機能におけるJAK-STATシグナルの関与について検討を行った．三次元培養皮膚を用いたマイクロアレイの解析では，IL-4/IL-13の存在下で表皮分化に関連する遺伝子発現は抑制され，新規JAK阻害剤であるJTE052を添加するとこれらの発現低下を抑制することができた[19]．培養表皮細胞を用いた実験から，IL-4/IL-13はSTAT3をリン酸化し表皮細胞の分化を抑制することが明らかとなった．また，マウスアトピー性皮膚炎モデルや乾燥皮膚モデル

図4
アトピー性皮膚炎モデルマウス NC/Nga マウスを用いた JTC801 の治療効果
（文献 18 より）
フィラグリン発現を亢進させる化合物 JTC801 を投与した NC/Nga マウスとコントロールマウス．JTC801 を投与したマウスでは皮膚炎が著明に改善している．

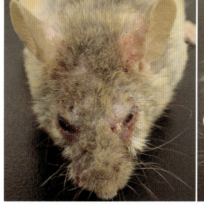 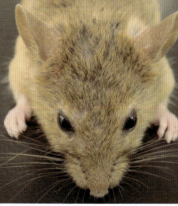

コントロールマウス　　　JTC801 投与マウス

図5
アトピー性皮膚炎モデルマウス NC/Nga マウスを用いた JTE052 の治療効果
（文献 19 より）
バリア機能を改善させる化合物 JTE052 を投与した NC/Nga マウスとコントロールマウス．JTE052 を投与したマウスでは皮膚炎が著明に改善している．

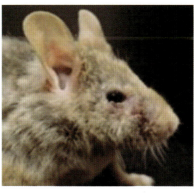 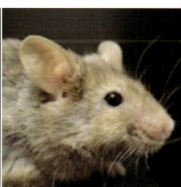

コントロールマウス　　　JTE052 投与マウス

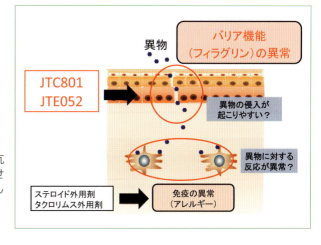

図6
アトピー性皮膚炎の新規治療戦略
皮膚でのフィラグリンの発現を亢進させ，バリア機能を亢進させることにより，アトピー性皮膚炎の発症を抑制させる．我々が報告した JTC801 や JTE052 が候補化合物として期待される．

を用いた実験では，新規 JAK 阻害剤 JTE052 を外用することで，フィラグリンの発現と NMF の産生を亢進し，皮膚バリア機能を改善させることがわかった（図5）[19]．さらにこの新規 JAK 阻害剤 JTE052 をヌードマウスに移植したヒト皮膚に外用することで，ヒトフィラグリンの発現を亢進することを見いだした[19]．以上のことから，新規 JAK 阻害剤 JTE052 はバリア機能を改善することでアトピー性皮膚炎を加療する新規薬剤として今後の開発が期待される（図6）．

● 結　語

我々は皮膚バリア機能の回復に着目し新規化合物 JTC801 と JTE052 の有効性を報告した．JTC801 がフィラグリンの発現を直接亢進するのに対し，JTE052 は JAK シグナルを阻害すること

で表皮細胞の分化を誘導し，結果フィラグリン発現を促進する．このことからもバリア機能の回復は異なる角度からのアプローチが可能であり，これらを組み合わせることでさらなる治療効果も期待できる．今後，バリア機能に着目した創薬の開発が進むことが期待される．

（大塚篤司）

●文　献

1) O'Regan GM, Sandilands A, McLean WH, et al：Filaggrin in atopic dermatitis. *J Allergy Clin Immunol*, **122**：689-693, 2008.
2) O'Regan GM, Irvine AD：The role of filaggrin in the atopic diathesis. *Clin Exp Allergy*, **40**：965-972, 2010.
3) Irvine AD：Fleshing out filaggrin phenotypes. *J Invest Dermatol*, **127**：504-507, 2007.
4) List K, et al：Loss of proteolytically processed filaggrin caused by epidermal deletion of Matriptase/MT-SP1. *J Cell Biol*, **163**：901-910, 2003.
5) Elias PM, Schmuth M：Abnormal skin barrier in the etiopathogenesis of atopic dermatitis. *Curr Opin Allergy Clin Immunol*, **9**：437-446, 2009.
6) Irvine AD, McLean WH：Breaking the(un)sound barrier：filaggrin is a major gene for atopic dermatitis. *J Invest Dermatol*, **126**：1200-1202, 2006.
7) Palmer CN, et al：Common loss-of-function variants of the epidermal barrier protein filaggrin are a major predisposing factor for atopic dermatitis. *Nat Genet*, **38**：441-446, 2006.
8) Brown SJ, McLean WH：One remarkable molecule：filaggrin. *J Invest Dermatol*, **132**：751-762, 2012.
9) van den Oord RA, Sheikh A：Filaggrin gene defects and risk of developing allergic sensitisation and allergic disorders：systematic review and meta-analysis. *BMJ*, **339**：b2433, 2009.
10) Rodriguez E, et al：Meta-analysis of filaggrin polymorphisms in eczema and asthma：robust risk factors in atopic disease. *J Allergy Clin Immunol*, **123**：1361-1370, e1367, 2009.
11) Baurecht H, et al：Toward a major risk factor for atopic eczema：meta-analysis of filaggrin polymorphism data. *J Allergy Clin Immunol*, **120**：1406-1412, 2007.
12) Osawa R, et al：Japanese-specific filaggrin gene mutations in Japanese patients suffering from atopic eczema and asthma. *J Invest Dermatol*, **130**：2834-2836, 2010.
13) Howell MD, et al：Cytokine modulation of atopic dermatitis filaggrin skin expression. *J Allergy Clin Immunol*, **120**：150-155, 2007.
14) Brown SJ, et al：Intragenic copy number variation within filaggrin contributes to the risk of atopic dermatitis with a dose-dependent effect. *J Invest Dermatol*, **132**：98-104, 2012.
15) Fallon PG, et al：A homozygous frameshift mutation in the mouse Flg gene facilitates enhanced percutaneous allergen priming. *Nat Genet*, **41**：602-608, 2009.
16) Moniaga CS, et al：Flaky tail mouse denotes human atopic dermatitis in the steady state and by topical application with Dermatophagoides pteronyssinus extract. *Am J Pathol*, **176**：2385-2393, 2010.
17) Kawasaki H, et al：Altered stratum corneum barrier and enhanced percutaneous immune responses in filaggrin-null mice. *J Allergy Clin Immunol*, **129**：1538-1546, e1536, 2012.
18) Otsuka A, et al：Possible new therapeutic strategy to regulate atopic dermatitis through upregulating filaggrin expression. *J Allergy Clin Immunol*, **133**(1)：139-146, 2013.
19) Amano W, et al：The Janus kinase inhibitor JTE-052 improves skin barrier function through suppressing signal transducer and activator of transcription 3 signaling. *J Allergy Clin Immunol*, **136**(3)：667-677, 2015.

Ⅶ. 変容しつつある治療の「常識」

5 保湿剤で痒疹が改善する？

押さえておきたいポイント

- 痒疹のなかには既存の治療に抵抗性を示し，治療に難渋するものがある．
- 保湿剤のみの使用によって難治性痒疹が改善した症例を経験した．
- ヘパリン類似物質含有クリームは，発汗量の上昇により痒疹を改善させるかもしれない．

● はじめに

痒疹は中高齢者に好発する難治性皮膚疾患で，日常診療でよく目にする．痒疹は痒みを伴う孤立性丘疹に特徴づけられる反応性皮膚疾患であり，強い痒みは患者のQOLに大きな影響を及ぼす．ステロイド外用や紫外線療法などにより治療を行うが，難渋することも多い．保湿剤は補助的に用いられることが多いが，最近では塗り方を工夫すれば保湿剤単独で痒疹が改善したと報告されている．本稿では，保湿剤で痒疹が改善した症例をいくつか提示し，その使用法や機序について述べる．

● 保湿剤のガイドラインでの位置づけ

日本皮膚科学会の慢性痒疹診療ガイドラインでは，保湿剤の単独外用が本疾患に有用であるとのエビデンスはないとされている．しかし，痒疹に対して単に密封療法（ODT）をするのみで有効であるとの報告[1]があること，痒疹の65〜80％にアトピー性皮膚炎が存在すること[1]，アトピー性皮膚炎における皮疹の再燃防止に保湿剤が有効であること[2]から，痒疹に対する保湿剤の有効性はガイドライン上でも期待されている．

● 使用例

我々は杏林大学の塩原による痒疹への保湿剤使用の報告にのっとり[3]，3名の難治性痒疹の患者に対してヘパリン類似物質含有クリーム（ヒルドイド®クリーム）で治療を行った．保湿剤とステロイドで左右塗り分けをしてもらい，比較検討を行った．保湿剤の使い方としては，1日1回クリームの白さが残るくらい十分に保湿剤を外用し，可能であるならば夜間はサランラップによるODTを行った．下腿であるならば患側に対して保湿剤を5g程度使用した．

症例1：50歳，女性．既往歴なし．5年ほど前より四肢に紅色の丘疹が多発し，近医皮膚科にて痒疹と診断された．ステロイド外用，エキシマライト照射，シクロスポリン内服で治療を行ったが難治であり，2014年6月25日当科紹介受診となっ

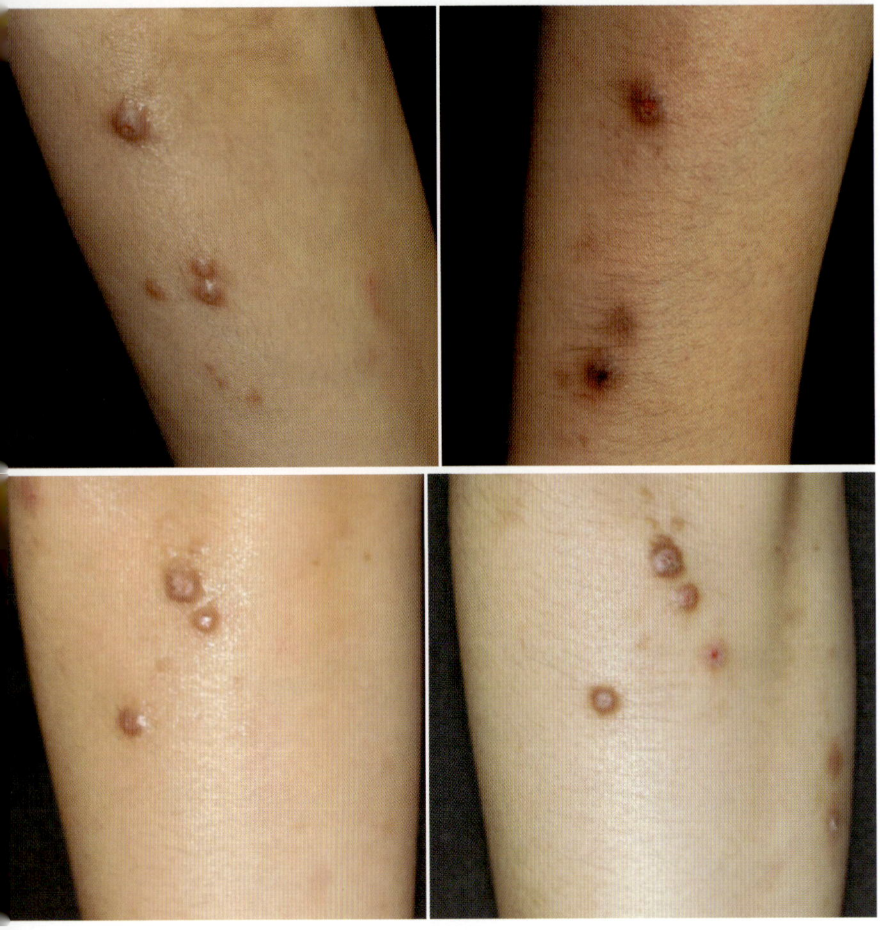

a-①	a-②
b-①	b-②

図1
症例1：両上肢で塗り分け治療開始時と1か月後の比較

治療前と1か月後の写真．ステロイドで治療を行った左上肢と比べて，ヒルドイド®クリームで治療を行った右上肢では丘疹が平坦化し，瘙痒感の改善を認めた．
a：右上肢．保湿剤（ヒルドイド®クリーム）
　①：治療前
　②：治療後
b：左上肢．ステロイド
　①：治療前
　②：治療後

た．当科紹介後，右上肢はヘパリン類似物質含有クリーム（ヒルドイド®クリーム），左上肢はステロイド（strongクラス）の塗り分けで治療を開始した．1か月後には，保湿剤で治療を行った右上肢で丘疹が著明に平坦化し，瘙痒感の改善を認めた（図1）．

症例2：48歳，女性．既往歴にアトピー性皮膚炎あり．2005年2月に痒疹と診断され，ステロイド外用，ビタミンD_3外用，エキシマライト照射で治療するも難治であった．2013年11月，右下肢はヘパリン類似物質含有クリーム（ヒルドイド®クリーム），左下肢はステロイド（strongクラス）の塗り分けで治療を開始した．1か月後の痒み・角化・乾燥は，保湿剤を使用した右下肢で有意に改善を認めた．その後，両下肢ともに保湿剤のみの外用を行い，3か月後に痒疹は平坦化した（図2）．

症例3：48歳，女性．既往歴にVogt-小柳-原田病，甲状腺機能低下症，潰瘍性大腸炎，アトピー性皮膚炎あり．Vogt-小柳-原田病に対してプレドニゾロン（PSL）10 mg内服中．2014年2月ごろより上肢や背部に淡褐色丘疹が出現した．近医にてステロイド外用と抗ヒスタミン薬内服を開始するも難治であり，皮疹は全身に多発した．同年4月当科受診し，PSL 15 mgに増量したが皮疹は改善しなかった．皮膚生検にて表皮肥厚や表皮突起の延長，真皮乳頭での血管増生，血管周囲性のリンパ球や好酸球浸潤から痒疹として矛盾しないと考え，右前腕はヘパリン類似物質含有クリーム（ヒルドイド®クリーム），左前腕はステロイド（very strongクラス）の塗り分けで治療を開始した．外用開始10日後に保湿剤を継続した右上肢で，著明に丘疹の平坦化と瘙痒感の低下を認めた．その後，全身に保湿剤の単独外用を開始した．2か月後には，四肢体幹に多発していた淡褐色の丘疹は色素沈着をわずかに残してほぼ消褪した（図3）．

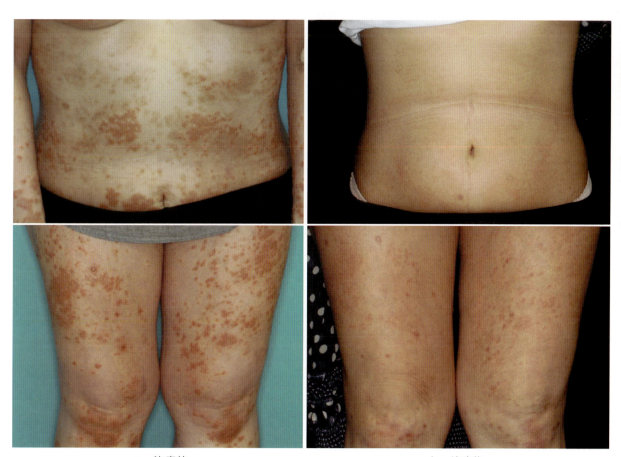

図2
症例2：保湿剤（ヒルドイド®クリーム）単独使用3か月
　a：治療前
　b：治療後

　　　a．治療前　　　　　　　　　　　　　　　　b．治療後
図3　症例3：保湿剤（ヒルドイド®クリーム）単独使用2か月

5. 保湿剤で痒疹が改善する？　283

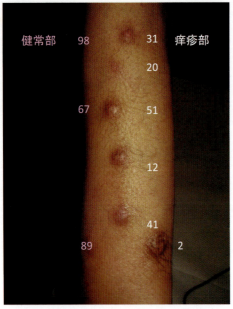

図4　SKICONによる角層水分量測定

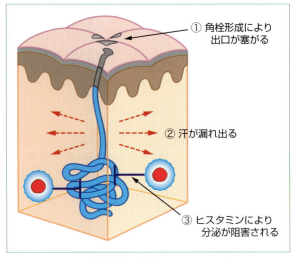

図5　発汗機能の低下するメカニズム

●保湿剤の有効性に関する考察

1．乾燥と痒疹

　痒疹の発症には皮膚の乾燥が基盤にあると考えられている[4]．実際に角層水分量測定装置を用いて痒疹部と健常部の角層水分量を測定すると，痒疹部では健常部に比し角層水分量が著明に低下している（図4）．角層水分量に影響を与える因子として経表皮水分蒸散量（transepidermal water loss；TEWL）と角層水分保持能力，そして汗がある[5]．健常人では，運動して発汗すると翌朝まで角層水分量の高い状態が続くことが報告されている[6]．

　アトピー性皮膚炎は乾燥症状が主体となる皮膚疾患である．アトピー性皮膚炎の患者では，発汗量が低下し，治療により皮膚炎が改善すると発汗量も回復することから[7]，バリア機能障害の原因として可逆性の発汗機能異常の関与が考えられている．さらに，アトピー性皮膚炎において，発汗量の低下している患者ほど痒疹を形成する割合が高いとの報告もある[8]．以上より，角層水分量の低下した痒疹部では，アトピー性皮膚炎と同様に発汗量が減少していた可能性が考えられる．

　発汗量が減少する理由として，①角栓形成により汗管の出口が塞がる，②汗管の途中で汗が漏れ出てしまう，③ヒスタミンが汗腺に作用し，分泌自体が阻害される3つの機序が考えられている（図5）[9)〜11)]．実際に前述の症例3の病理組織は痒疹として矛盾しない所見を示したが，組織中の汗腺に注目すると好酸性の貯留物を汗管内に認め，汗の貯留が疑われた．次にdermcidinの染色を行った．Dermcidinは汗中に含まれる抗菌ペプチドであり，汗そのものの局在を確認するのに有用である．症例3で免疫染色を行った結果，汗腺周囲にdermcidinの漏出像は確認されなかった．その他，dermcidinで染色された表皮内汗管の上部に角栓形成が認められた．これが実際に発汗量の低下した結果か，汗孔を閉塞する原因かは定かではないものの，発汗減少に関わっているものと想像された（図6）．

　扁平苔癬も発汗異常が原因の炎症性疾患の1つといわれている[5]．その機序としては前述のように，表皮の角化異常のため角栓が形成され，その結果発汗が障害されると考えられている．病変周囲の健常部にみえる部位でもピンポイントの無発汗部位が認められている．つまり，発汗障害に伴い，汗が周囲に漏れ出る結果として炎症が生じたと考えられる．発汗障害は炎症による結果ではなく，炎症を引き起こす要因として考えられることから，治療を行うにあたって発汗機能の改善を促

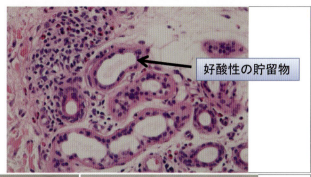
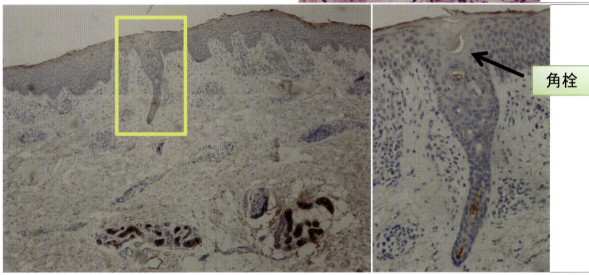

図6 症例3の組織像
a：HE染色では汗管内に好酸性の貯留物を認める．
b：Dermcidin染色で汗腺内で強く染色される．
c：黄色枠の拡大像．汗管上部に角栓形成を認め，汗管内にdermcidin染色部が貯留しているのがみえる．

2．保湿剤が発汗機能に与える影響

今回我々は保湿剤としてヘパリン類似物質含有クリーム（ヒルドイド®クリーム）を使用した．一般的にヘパリン類似物質含有クリームは保湿を目的に使用される．ヘパリン類似物質とステロイドを健常人女性の前腕屈側に2週間外用し，2週間後の発汗量を比較したところ，ヘパリン類似物質では発汗量が増加，ステロイドでは減少したという報告がある[12]．このことより，ヘパリン類似物質の保湿作用の機序の1つとして発汗促進が考えられる．つまり，ヘパリン類似物質含有クリームによる水分保持能力とともに，発汗促進が湿潤環境を作り出したことも自験例の症状改善の一因ではないかと想像した．

● その他治療例

保湿剤単独治療で搔破を止められない患者には，その他外用補助療法を検討する．慢性瘙痒ガイドラインによると瘙痒感が強く難治である部分に対しては液体窒素療法，カプサイシン軟膏外用，クロタミトン配合薬外用（オイラックス®）などが例示されており，Grahamは結節性痒疹の治療法として液体窒素療法を推奨している[13]．実際，水疱ができる程度施行することで有効性が確認された症例報告もみられる．カプサイシン軟膏はC線維神経終末から神経ペプチドの遊離を惹起し，神経線維から神経ペプチドを枯渇させ，再蓄積を防ぐことにより神経伝達を抑制，結果として神経原性炎症を抑制し，痒みを抑制する．Ständerらは33例の結節性痒疹の患者に1日4〜6回，2週間〜10か月0.02〜0.3％のカプサイシン軟膏を外用させた[14]．結果は0.05〜0.1％が有効で，特に0.05％濃度が最も痒み抑制効果があったとしている．クロタミトン配合薬が痒疹に効果があったとするエビデンスは存在しないが，鎮痒作用は期待される．

おわりに

痒疹は日常よく遭遇する疾患でありながら，病態はいまだ不明な点が多い．治療抵抗性を示す症例も少なくなく，新たな治療法の立案は急務である．我々は，既存の治療に抵抗性の痒疹に対して保湿剤が有効である症例を経験した．保湿剤は比較的安全な治療法であり，今後難治例に遭遇した場合は積極的に試してみるべきである．ただし，保湿剤単独で使用した症例はまだ少ないため，エビデンスのある治療法として確立するためには，今後症例の蓄積と検討を深める必要がある．

（宇都宮綾乃，清原英司，室田浩之，片山一朗）

文献

1) Wallengren J：Prurigo：diagnosis and management. Am J Clin Dermatol, 5：85-95, 2004.
2) Wiren K, Nohlgard C, Nyberg F, et al：Treatment with a barrier-strengthening moisturizing cream delays relapse of atopic dermatitis：a prospective and randomized controlled clinical trial. Eur Acad Dermatol Venereol, 23：1267-1272, 2009.
3) 塩原哲夫：外用療法：保湿剤など．MB Derma, 214：29-34, 2014.
4) 塩原哲夫：慢性痒疹の臨床症状と必要な検査．紅斑と痒疹 病態・治療の新たな展開．皮膚科臨床アセット 18，中山書店，pp. 198-202，2013．
5) 塩原哲夫：汗とアレルギー．治療，94(11)：1845-1852, 2012.
6) 塩原哲夫：発汗異常とアレルギー．発汗学，20：62-64, 2013.
7) 片山一朗：アトピー性皮膚炎における発汗機能の意義．発汗学，15(2)：53-55, 2008.
8) Takahashi A, Murota H, Matsui S, et al：Decreased Sudomotor Function is Involved in the Formation of Atopic Eczema in the Cubital Fossa. Allergol Int, 62：473-478, 2013.
9) Papa CM, Kliqman AM：Mechanisms of eccrine anidrosis. J Invest Dermatol, 47：1-9, 1966.
10) Shiohara T, Doi T, Hayakawa J：Defective sweating responses in atopic dermatitis. Curr Probl Dermatol, 41：68-79, 2011.
11) Matsui S, Murota H, Takahashi A, et al：Dynamic analysis of histamine-mediated attenuation of acetylcholine-induced sweating via GSK3β activation. J Invest Dermatol, 134：326-334, 2014.
12) 塩原哲夫：保湿剤の効用．MB Derma, 197：109-115, 2012.
13) Graham GF：Cryosurgery in treatment of acne and specific cutaneous neoplasia. Cryosurgical Advances in Dermatology and Tumors of the head and neck（Zacarian SA ed），Charles C Thomas, Springfield, pp. 74-97, 1977.
14) Ständer S, Luger T, Metze D：Treatment of prurigo nodularis with topical capsaicin. J Am Acad Dermatol, 44：471-478, 2001.

VII. 変容しつつある治療の「常識」

6 肝斑にレーザーは禁物？

押さえておきたいポイント

- 肝斑の診断と治療は難しいので，臨床医の心理としてはどうしてもそこから逃げてしまうか，あるいは新奇的な特殊療法に走ってしまう傾向がある．
- 肝斑の本質は炎症性の色素産生機能亢進症であるから，レーザーを当てて治癒するはずがないことを理解するべきである．
- 肝斑のレーザー治療によって長期的な改善が得られることがないばかりでなく，多くの重大な合併症が出ている現状においては，肝斑のレーザー治療は施行すべきでない．

●肝斑の診断と治療の不毛な歴史

　以前から，顔の「シミ」は誰にでも存在し，予後良好であることから，皮膚科学的には治療の必要な「疾患」であるとは認識されていなかった．国民全体の有病率としてはかなり高いにもかかわらず，古い皮膚科の教科書には，シミのことは極めて少ないページ数しか割かれていないことからもそれがうかがえる．また，シミの患者は，大学病院や研究機関を受診しないので，学会や医学教育の中枢にいる指導医たちが，シミの診断と治療に慣れていないという現象が起こっていた．

　ところが，国民の生活水準が向上し，おしゃれや美容に対する関心と要求が高まるようになり，皮膚科学としてもシミの診断と治療に対する需要に応えようとする機運が高まってきた．頭打ち気味の健康保険診療報酬だけに頼らずに，自費診療の美容皮膚科をもっと伸ばしていきたいという皮膚科医も増加傾向にある．

　シミの治療を振り返ってみると，一部の症例，例えば脂漏性角化症は，旧来の治療法，すなわち凍結療法や電気焼灼によっても比較的良好な結果が得られることがわかっていた．しかしそのなかでも術後色素沈着をきたす例や，そもそもこうした治療では全く歯が立たないシミもあることが明らかになった．こうしてあくまでも患者を観察することから一群の臨床的特徴のある症候群として「肝斑」の概念が成立してきたと考えられる（表1）．肝斑のいくつかの臨床的特徴は明らかになっているが，その本質的な病因についてはいまだに議論が分かれる．もちろん，診断基準も成立していない．「肝斑」という1つの疾患単位が存在することについては，多くの専門家の間でも異論はないだろう．しかし，境界線上の微妙なところでは診断

表1　肝斑に対するこれまでの皮膚科学的イメージ

紫外線で悪化	発症因子
成人女性に好発	女性ホルモンの関与
ストレスで悪化	心理面が関与
好発部位	頬・前額・口囲
症状に変動が大きい	不安定な症状・不確実さ
トラブル肌（乾燥や発赤）を伴う	予想できない反応
「シミ」としてひとくくりにされてきた	シミはよくわからない…

表2　肝斑の古典的治療法

サンスクリーン外用
ビタミンC外用
各種美白剤外用
ビタミンC内服
トラネキサム酸内服

表3　肝斑の新規治療とその結末

治療法	結果
炭酸ガスなどの「削る」レーザー類	高度の色素沈着と高い再発率で治療法として消滅
ルビーなどの「色素を除去する」レーザー類	高度の色素沈着と高い再発率で治療法として消滅
ケミカルピーリング	高い再発率で治療法として消滅
IPL（光治療）	高い再発率で治療法として消滅
フラクショナルレーザー類	高い再発率で治療法として消滅
LF-QSYL治療（レーザートーニング）	高い再発率と重大な合併症

に差が生じることが珍しくない．頬骨のところに色素斑が集簇している場合など，それを肝斑と診断するか多発老人斑と診断するか，あるいはADM（後天性真皮メラノサイトーシス）と診断するか，専門家の間でも意見が分かれることが少なくない．診断の段階でも難しいのであるから，治療となるとさらに難しくなる．全例に確実に効果の出る治療法が存在しない．また，肝斑それ自体が症状の自然変動の大きな疾患であるから，悪化する時期に当たってしまうと「治療しているのに悪化した」というクレームを受けることになる．臨床医にとって，誠に厄介な疾患である．

肝斑の古典的治療法（表2）としては，サンスクリーン外用・ビタミンCやトラネキサム酸の内服などが，あくまでも経験的に行われてきたに過ぎない[1)2)]．近年の再評価で文献的エビデンスを獲得したもの[3)]も多いが「劇的に効く」というにはほど遠い状態である．統計学的に効果があるといわれる治療法でも，その方法で効果の出なかった患者からは文句をいわれるわけで，臨床医にとって肝斑は恐ろしい疾患であることに変わりはない．

何か特殊な機械・手法を用いることで，この厄介な肝斑を治療せしめようという試みは，これまでにも数多く行われてきた[4)]が，それらはことごとく失敗して施行されなくなっている（表3）．脂漏性角化症・老人斑・ADMを治療するのに用いる「削る」レーザーや「色素を除去する」レーザーを肝斑に適用すると，必ず高度の術後色素沈着をきたすうえに肝斑自体も再発するので今では全く行われない．すなわち治療法としては消滅したといえる．一時期ケミカルピーリングで肝斑が改善するといわれ，盛んに施行された時期があった．日本皮膚科学会ケミカルピーリングガイドラインでも，初版では肝斑が適応疾患に入っていたが，第二版では削除された．今ではケミカルピーリングが肝斑に有効という者はいないだろう．IPL（光治療）で肝斑が改善するといわれて盛んに施行された時期もあったが，現在ではあまり行われていない．最近では，fractional laser類が肝斑に有効という報告が複数出されたが，急にその数は減少した．難治性疾患を，何かの魔法のデバイスで治療に導くというのは，患者にとっても医者にとっても「夢」のような話なので，この種の新規治療の例は永久になくならないのであろう．

2009年ごろから，本来刺青に用いられるQスイッチヤグレーザー（Q-switched Nd：YAG laser 1064 nm/10 ns）を比較的低フルエンス（2～3 J/cm^2以下）で照射することを，比較的高頻度（1～4週間隔）で繰り返すという治療（low fluence Q-switched Nd：YAG laser治療；LF-QSYL治療）

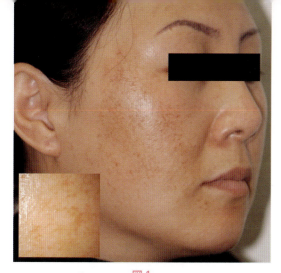

図1

他院でレーザートーニングを5回受けて肝斑が増悪したということで来院した．肝斑があったと思われる範囲にまだら状の色素斑を認める．ダーモスコピー上，独特の樹枝状色素沈着を認める．

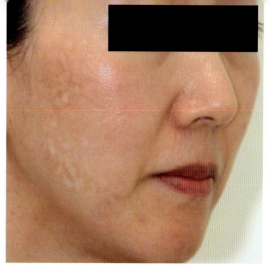

図2

他院でレーザートーニングを12回受けて肝斑が増悪したということで来院した．肝斑の色調増強と同時に数mm大の白斑が多発している．

が肝斑に有効であるという報告[5)6)]が出始めた．この治療は，ダウンタイム（絆創膏を貼らなければいけない期間）がなく，肝斑が薄くなるということで，アジアを中心に広く流行している．機械販売業者がこの治療を「レーザートーニング」と名づけて，他科出身の医師にも拡販したため，本邦でもかなり流行している．この方法は，治療を繰り返している期間中は一定の色素減弱効果が得られるものの，治療中止後の再発率は非常に高く，治療前より色調が濃くなってしまう例（図1）や，難治性の白斑を形成してしまう（図2）など，重大な合併症をきたすことが少なくない点が問題となっている[7)8)]．本法が効いたとされる例であっても，真の診断が肝斑でなく老人斑やADMであったのならQSYLによって薄くなるのは当然のことだし，診断が誤っている可能性が高い．本邦における同法の流行と健康被害拡大の背景には，無節操な業者の拡販姿勢と，「夢の治療」を待ち望む患者と医者の思惑が複雑にからみあっている[9)10)]．理性的に考えれば，肝斑という機能異常症を，器質的病変を破壊するのに用いられるレーザーで，治癒させることが可能である理由がないことが明白である．事実，初めの報告から10年以上たった現在でも，本法の作用機序や有効性を証明したエビデンスレベルの高い論文は存在しない．

●肝斑の疾患としての本質は慢性過刺激性炎症性色素沈着症

肝斑の本質的病因についてはまだコンセンサスが得られていないが，筆者は，こすりすぎによるバリア破壊とそれによる慢性過刺激性炎症性色素沈着症であろうと推定している（図3）[2)]．化粧品を塗っては落とす毎日の作業により皮膚のバリア破壊が局所的に進行する（広義の肝斑）．そこにアレルギー性の炎症が起これば，色素沈着型接触皮膚炎の病像となる．問題の化粧品を塗った範囲ではなく，バリア破壊のある部位に色素沈着が生じるのはそのせいである．一方，アレルギーは生じずに摩擦による過刺激だけが繰り返された場合には狭義の肝斑となる．肝斑は下床が硬い骨である部位にのみ発症し，眼瞼や軟骨性外鼻などの下床の軟らかい部位には発症しないのはそのためである．以上のことから，肝斑の本質的原因はこすりすぎによるバリア破壊であり，症状悪化因子が紫外線・女性ホルモン・各種炎症である（表4）と結論づけられる．

●肝斑の本質的治療はこすりすぎを止めさせること

疾患の治療というものは，各種症状を緩和する

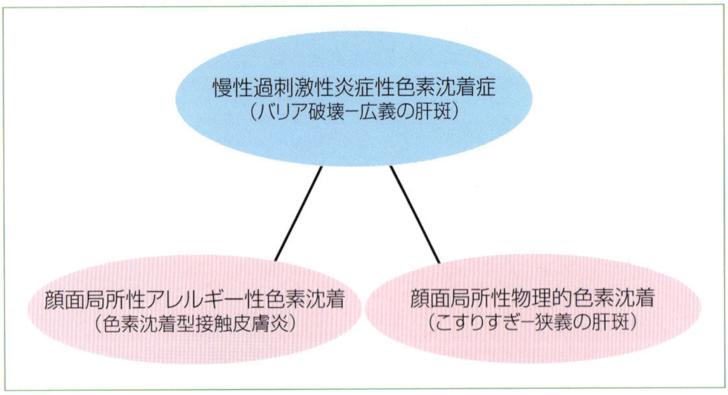

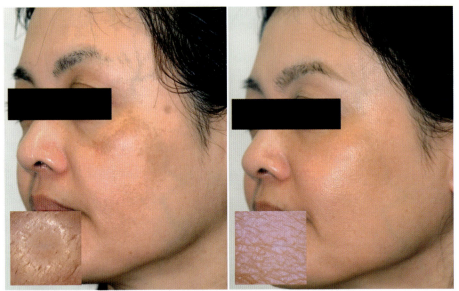

表4 肝斑の本質的原因と症状悪化因子

本質的原因	こすりすぎによるバリア破壊
症状悪化因子	紫外線 女性ホルモン 塗布物質による炎症

図3 バリア破壊とその臨床像

図4 肝斑の保存的治療症例　a｜b

a：頬骨部に典型的な肝斑を認める．病変部のダーモスコピー（反射像）で，皮膚表面がすり減って肌理が消失しているのがわかる．
b：保存的治療4か月後，肝斑は軽快した．ダーモスコピーで，皮膚表面の肌理が復活しているのがわかる．

対症療法も重要ではあるが，できれば疾患の本質的原因を除去することが望ましい．筆者は，肝斑の患者に対して，対症療法としてトラネキサム酸内服を併用する場合も多いが，基本的には「こすりすぎを止めさせる」生活指導を中心に保存的治療を行い，良好な結果を得ている（図4）．肝斑にレーザーを当てることはない．バリア破壊が改善すればそれに並行して肝斑も改善する．バリア破壊が再燃した例では肝斑も再発するが，よい状態が維持されている例では肝斑は再発しない．そこまでもっていくことが肝斑を完治させるということだと考えている[2]．レーザートーニングを受けて増悪した肝斑症例にも，この保存的治療は有効である（図5）．かなり濃くなった肝斑でも十分薄くできる．ただし，レーザートーニングで生じてしまった白斑は，治すことができない．濃い部分が薄くなれば白斑も目立たなくなるでしょうというのが精一杯である．

● 治療の質と合併症を考えると肝斑にレーザーを当てるのは禁物といえる

すべからく，1つの治療の価値というものは，その治療の患者にとっての利益（効果・費用・苦痛・不便の総和）と，合併症のリスク・程度との，

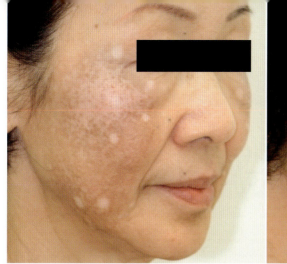
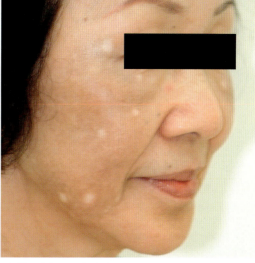

a|b 図5 レーザートーニングによる肝斑増悪症例に，保存的治療を施行
a：レーザートーニングを10回受け，肝斑色素の増強と白斑形成をきたしたということで来院，保存的治療を開始した．
b：保存的治療6か月後，色素増強はかなり改善したが，白斑は治っていない．

バランスにおいて判断されるべきである．各種外用療法やトラネキサム酸の内服は，それほどドラマチックな利益は生まないものの，合併症のリスクや程度が極めて低いという点で，価値が高いと考えられる．筆者の行っている「こすらないように指導する」生活指導は，まず第一に合併症の可能性が全くないこともあるが，より肝斑を本質的に根治する1つの方法としての可能性があり，価値が高いと思われる．それに比べると，LF-QSYL治療（レーザートーニング）は，治療継続中は色素減弱効果が目にみえるとはいうものの，その永続性は全くなく，止めれば高率に再発をきたす点で，顔面の皮疹に漫然と強いステロイドを塗らせるようなものである．さらに，しばしば合併症が起こり，そのうち色素増強は治療可能であると考えられるが，いったん生じてしまった白斑は極めて難治であり，顔面に強いステロイド外用を続けるよりも数段危険度が高いと考えられる．結論として，肝斑にレーザーを当てるのは禁物であるといえる．

（葛西健一郎）

文 献

1) 渡辺晋一：肝斑．皮膚レーザー治療プロフェッショナル（渡辺晋一，岩崎泰政，葛西健一郎編著），南江堂，pp. 154-162, 2013.
2) 葛西健一郎：肝斑．シミの治療，第2版，文光堂，pp. 121-172, 2015.
3) Wu S, Shi H, Wu H, et al：Treatment of melasma with oral administration of tranexamic acid. *Aesthetic Plast Surg*, **36**(4)：964-970, 2012.
4) Polder KD, Landau JM, Vergilis-Kalner IJ, et al：Laser eradication of pigmented lesions：a review. *Dermatol Surg*, **37**(5)：572-595, 2011.
5) Wattanakrai P, Mornchan R, Eimpunth S：Low-fluence Q-switched neodymium-doped yttrium aluminum garnet (1,064 nm) laser for the treatment of facial melasma in Asians. *Dermatol Surg*, **36**(1)：76-87, 2010.
6) Polnikorn N：Treatment of refractory melasma with the MedLite C6 Q-switched Nd：YAG laser and alpha arbutin：a prospective study. *J Cosmet Laser Ther*, **12**(3)：126-131, 2010.
7) Chan NP, Ho SG, Shek SY, et al：A case series of facial depigmentation associated with low fluence Q-switched 1,064 nm Nd：YAG laser for skin rejuvenation and melasma. *Lasers Surg Med*, **42**(8)：712-719, 2010.
8) 葛西健一郎：肝斑に対する低出力QスイッチNd：YAGレーザー治療（レーザートーニング）の危険性．形成外科，**57**：1117-1124, 2014.
9) 葛西健一郎：肝斑．皮膚疾患ベスト治療（宮地良樹編），秀潤社，pp. 118-125, 2016.
10) 葛西健一郎：レーザートーニングの真実．http://www.anti-lasertoning.com/

Ⅶ. 変容しつつある治療の「常識」

7 小児剣創状強皮症にシクロスポリンが効く？

押さえておきたいポイント

- 剣創状強皮症は比較的若年者に多く，また女性に多いとされる．病変は皮膚硬化と二次的な皮膚萎縮のため陥凹した局面となり，進行すると不可逆的な変化をきたし，脱毛や筋萎縮を伴うこともある．特に整容面で問題となるため，女児の場合は治療に苦慮するだけでなく，家族の不安も計り知れない．
- ステロイド内服が有効ではあるが，小児の場合は成長障害という大きなリスクを伴う．
- シクロスポリン内服療法は成長障害がなく，速やかな治療が求められる小児剣創状強皮症においてはステロイド内服以上に積極的に検討すべき治療法である．

●はじめに

剣創状強皮症は比較的若年者に多く，また女性に多いとされる．進行すれば整容面で問題となるため，女児の場合は治療に苦慮するだけでなく，家族の不安も計り知れない．我々は3症例に対して整容面を考慮してシクロスポリン内服療法を行った結果，全例で明らかな副作用はなく，良好な結果が得られたため紹介する．

●剣創状強皮症とは

限局性強皮症は，Tuffanelli & Winkelmann の分類[1]により斑状強皮症（morphea），線状強皮症（linear scleroderma），汎発性斑状強皮症（generalized morphea）の3つに分類される．剣創状強皮症は線状強皮症の一亜系で，頭部から前額・顔面にかけて刀傷状に縦走する病変を特徴とし，ほとんどが片側性で Blaschko 線に沿った広がりとなる（図1，2）[2]．

皮膚病変は紅斑または浮腫として発症し，徐々に皮膚の萎縮や硬化が現れ，光沢を伴う陥凹性局面となる．一旦皮膚の硬化が完成されると治療は極めて困難であり，陥凹や変形が生じると患者にとっては機能面・整容面において身体的かつ精神的に非常に大きなストレスとなる．病変は垂直方向への硬化・組織破壊が主体であるため，筋や骨の萎縮を伴うことも稀ではなく，症例によっては頭痛，てんかんなどの神経障害，脳内の石灰化や脱髄病変などを伴う場合もあり，竹原は頭部に皮疹を伴う限局性強皮症患者の57％に軽度の異常が認められたと報告している[3]．

剣創状強皮症の発症機序はいまだに不明である

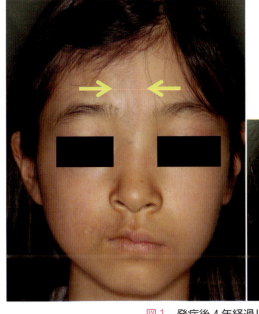
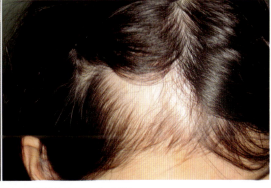

図1　発症後4年経過して当科を受診した女児
片側性にBlaschko線に沿って頭部から前額・顔面にかけて刀傷状に縦走する病変．皮膚の萎縮，硬化が現れ，光沢を伴う陥凹性局面

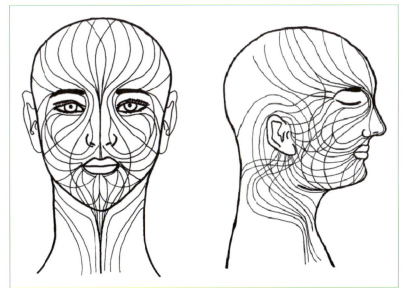

図2
頭頸部のBlaschko線
（文献2より引用）

が，磯村らは仮説として，剣創状強皮症の病変がBlaschko線に沿って垂直方向に破壊性変化がみられること，脳病変が皮膚病変と同側にみられることが多いことから，神経堤前駆細胞に生じた遺伝子変異に基づく体細胞モザイクの関与を報告している[4]．

剣創状強皮症の治療

剣創状強皮症は治療抵抗性で確立された治療法はまだないが，治療が遅れると不可逆的な変化に至るため，可及的速やかな治療が求められる．

ステロイド

一般に機能障害が残らないと考えられる場合はステロイドの外用を行う．ステロイドの内服については，竹原ら[5]は，①臨床的に炎症所見が強く，急速に拡大している場合，②機能障害を伴っているか，あるいは将来的に機能障害が懸念される場

合，③将来的に成長障害や著しい変形が懸念される場合，④筋病変を伴い，抗ss-DNA抗体が高値を示す場合，の4つを基準とすることを提唱している．

しかしながら，ステロイドは強力な抗炎症作用と免疫抑制作用を有するものの，骨粗鬆症をはじめとする多くの副作用も併せ持ち，そしてその副作用はほとんどが本来の薬理作用に基づくものである．そのため，進行が急速な限局性強皮症に対して必要十分かつ副作用が最小の初期投与量を速やかに設定することは，極めて難しいといわざるを得ない．さらに小児期特有のステロイドの副作用である成長障害が大きな問題として挙げられる．ステロイドによる成長障害は生理的補充量の約2倍の量で発生し[6]，その量はプレドニゾロン換算で4～6 mg/m^{2}に相当し，幼小児で3 mg/日以上，幼児～学童期では5 mg/日以上，中学生以上では7.5 mg/日以上の長期使用で生じるとされる[7]．限局性強皮症では小児例であっても初期量はこの成長障害発生リスク量を超えるであろうし，ステロイドが漸減の必要な薬剤であることを考慮すると，数か月～数年はリスク量を超える量の内服が必要になると思われ，成長障害が発生する可能性は高いと考えられる．

●シクロスポリン

シクロスポリンはTリンパ球の活性化に必要なシグナル伝達物質であるカルシニューリンの活性化を阻害することで強力な免疫抑制効果を発揮するため，膠原病をはじめ自己免疫性疾患に対して幅広く使われている．強皮症においては炎症所見に乏しい皮膚硬化を有する例に使用される[8]ほか，ステロイド抵抗性のgeneralized morpheaに対して有効であったとの報告がある[9]．その副作用はトラフ値に相関するとされているが，成人で問題となるのが高血圧と腎障害であり，特に腎障害は投与量と投与期間に依存するが，低用量で開始し，血清クレアチニン値を注意深く観察していれば大きな問題となることは少ない．小児においても腎障害が重要な副作用である．以下の報告は小児ネフローゼ症候群におけるものであるが，Iijimaらは中等量（トラフ値100 ng/ml程度）の場合は2年以上の長期投与が腎障害のリスクになるとし[10]，また小児難治性腎疾患治療研究会は，投与後6か月間はトラフ値60～80 ng/ml，その後は60～80 ng/mlで18か月間の計24か月間治療が比較的有効かつ安全であるとしている[11]．したがって，腎障害のない小児限局性強皮症患者に対するシクロスポリンは，2年程度は比較的安全に継続できるものと考える．そしてシクロスポリンの最大の利点は，成長障害がないことである．

以上から，速やかな治療が求められる小児剣創状強皮症においては，シクロスポリン内服治療がステロイド内服以上に積極的に検討すべき治療法であると考える．

実際に当科で経験した臨床例を提示する．

症例1

患　者：7歳，女児

現病歴：初診3か月前に右頭頂部の紅斑に気づいた．徐々に右前額部に拡大してきたため，近医皮膚科より紹介された．

初診時現症（図3）：右頭頂部から右前額部にかけて境界不明瞭な不整形紅斑を認めた．

臨床検査所見：血清学的・神経学的に異常は認めなかった．

治療経過：臨床所見から剣創状強皮症と診断した．初診時からstrongランクのステロイド外用薬を使用したが，3か月で紅斑は明瞭化し，陥凹性局面へと進行した．進行が急速であり，女児であり両親の整容面における不安が大きかったことから，ステロイド内服の適応と判断した．しかし長期間のステロイド投与は成長障害や骨粗鬆症のリスクが高いと考え，本人と両親に十分に説明し了承を得たうえでシクロスポリン（ネオーラル®カプセル）50 mg/日（3 mg/kg/日）の内服を開始した．シクロスポリン開始から6か月後には硬化性局面は色素沈着となり，11か月後にはほぼ消失した．その後シクロスポリンを漸減，中止したが再燃は認められていない（図4）．

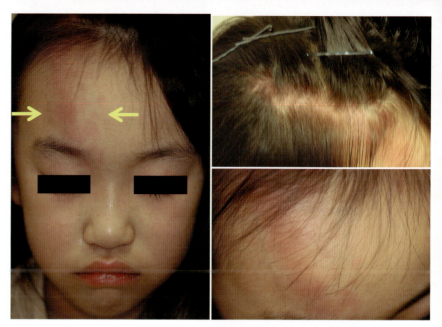

図3
症例1：初診時
右頭頂部から右前額部にかけて，境界不明瞭な紅斑を認める．
同部に萎縮や硬化はないが，一部白髪を伴う．

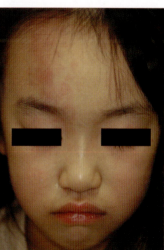
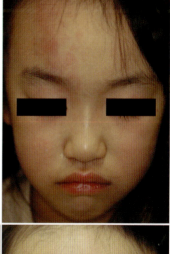

	a
b	c	d

図4
症例1
　a：初診時
　b：ステロイド外用3か月目．境界明瞭な紅色硬化性局面に進行
　c：シクロスポリン開始6か月後．硬化性局面は色素沈着
　d：シクロスポリン開始11か月後．硬化性局面はほぼ消失

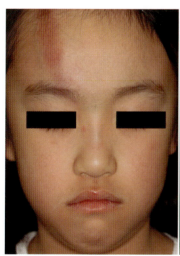
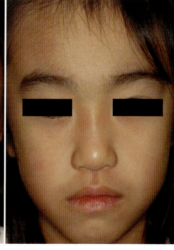
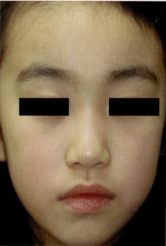

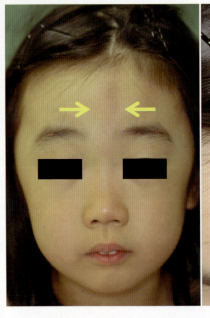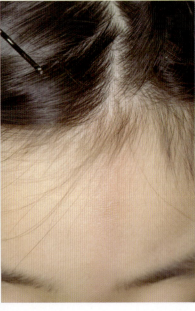

図5 症例2：初診時
前額部正中やや左に，生え際から左鼻背にかけて縦走する境界明瞭な紅斑を認める．同部に皮膚の萎縮や硬化は認めず．

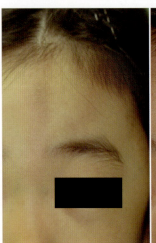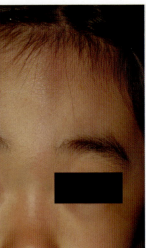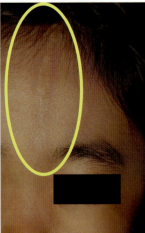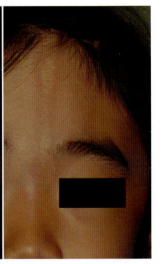

図6　症例2　　　　　　　　　　　　　　　　　　a｜b｜c｜d

a：初診時
b：シクロスポリン 3 mg/kg/日で加療し，紅斑は消褪傾向
c：シクロスポリン開始 8 か月後．陥凹を伴う光沢局面．4 mg/kg/日に増量
d：シクロスポリン増量後 8 か月後に進行は止まった．

症例2

患　者：5歳，女児
現病歴：初診3か月前に左前額部に紅斑が出現し，徐々に鼻背へ拡大してきたため当科を受診した．
初診時現症（図5）：前額部やや左に，生え際から左鼻背にかけて縦走する紅斑を認めた．
臨床検査所見：血清学的・神経学的に異常は認めなかった．
治療経過：臨床所見から剣創状強皮症と診断した．初期であったが紅斑が鼻背にまで及んでおり，進行すれば整容面で将来的に大きな問題となることが予想されたため，シクロスポリン（ネオーラル®内用液）50 mg/日（3 mg/kg/日）の内服を開始した．一旦は消褪傾向となったが，8か月後の時点で軽度陥凹した光沢を伴う局面へと進行がみられたため，シクロスポリン 75 mg/日（4 mg/kg/日）に増量し，増量後8か月で進行は抑止された．現在も治療継続中である（図6）．

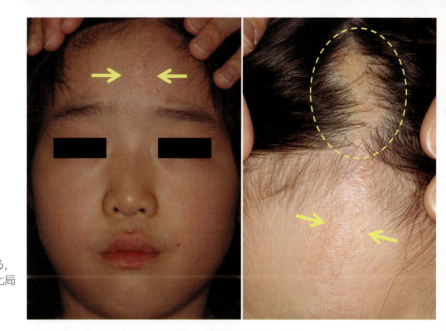

図7 症例3
左前頭部から額にかけて縦走する，淡い紅斑と光沢を伴った皮膚硬化局面．脱毛を伴っている．

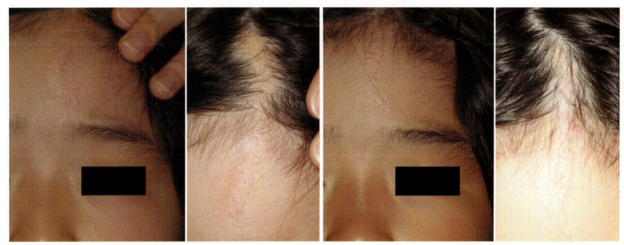

a | b

図8 症例3
a：初診時．脱毛を伴っていた．
b：シクロスポリン3 mg/kg/日開始6か月後，紅斑は消褪．脱毛部に発毛を認める．

症例3

患　者：7歳，女児

現病歴：初診5か月前に左前額の紅斑に気づいた．徐々に拡大し，脱毛が出現してきたため，近医皮膚科より紹介された．

初診時現症（図7）：左前頭部から額にかけて縦走する，淡い紅斑と光沢を伴った皮膚硬化局面を認めた．生え際に示指頭大の脱毛を伴っていた．

臨床検査所見：血清学的・神経学的に異常は認めなかった．

治療経過：臨床所見から剣創状強皮症と診断した．前述の2症例の経験を踏まえ，進行が急速であり，将来的に整容面で大きな問題となることが予想されたためシクロスポリン（ネオーラル®内用液）75 mg/日（3 mg/kg/日）を開始した．6か月後の時点で紅斑は消褪し，脱毛部に発毛を認め，シクロスポリン50 mgに減量．その後シクロスポリンを漸減，中止したが再燃は認められていない（図8）．

（天日桃子，竹原和彦）

● 文 献

1) Tuffanelli DL, Winkelmann RK：Systemic scleroderma. A clinical study of 727 cases. Arch Dermatol, **84**：359-371, 1961.
2) Happle R：The lines of Blaschko on the head and neck. J Am Acad Dermatol, **44**：612-615, 2001.
3) 竹原和彦：顔の皮膚病 限局性強皮症. 皮膚臨床, **36**：887-890, 1994.
4) 磯村清子, 浅野善英, 桑野嘉弘ほか：脳実質に石灰化結節を認めた剣創状強皮症. 皮膚病診療, **35**：775-778, 2013.
5) 竹原和彦ほか：限局性強皮症における抗1本鎖DNA抗体, 抗体価の推移が治療上の参考となった2例. 皮膚臨床, **35**：737-740, 1993.
6) Allen DB, Julius JR, Breen TJ, et al：Treatment of glucocorticoid-induced growth suppression with growth hormone. National Cooperative Growth Study. J Clin Endocrinol Metab, **83**：2824-2829, 1998.
7) 磯島 豪：ステロイド薬の副作用. 小児内科, **41**：730-735, 2009.
8) 桑名正隆：全身性硬化症. 臨牀と研究, **87**：1209-1213, 2010.
9) 藏岡 愛, 原 肇秀, 小川文秀ほか：Generalized Morphea様の皮疹を伴った全身性強皮症の1例. 西日皮膚, **71**：479-482, 2009.
10) Iijima K, Hamahira K, Tanaka R, et al：Risk factors for cyclosporine-induced tubulointerstitial lesions in children with minimal change nephrotic syndrome. Kidney Int, **61**：1801-1805, 2002.
11) Ishikura K, Ikeda M, Hattori S, et al：Effective and safe treatment with cyclosporine in nephrotic children：a prospective, randomized multicenter trial. Kidney Int, **73**：1167-1173, 2008.

Ⅶ. 変容しつつある治療の「常識」

8 下腿潰瘍の治療は外用より弾性ストッキングのほうが重要？

押さえておきたいポイント

- 下腿潰瘍の原因の7～8割は静脈性であり，最初に静脈還流障害のスクリーニングをすることが重要である．
- うっ滞性下腿潰瘍に対する圧迫療法は高いエビデンスレベルに基づく第一選択の治療である．
- 弾性ストッキングは，下肢の状態に合わせて適切な圧を選択することが重要であるが，末梢動脈疾患など背景疾患に注意する．

はじめに

下腿潰瘍はさまざまな原因によって下腿に生じる皮膚潰瘍の総称である．その原因は膠原病，褥瘡，悪性腫瘍，感染症，接触皮膚炎，動脈性など多岐にわたるが，最も頻度が多い原因は静脈性潰瘍であり，下腿潰瘍の7～8割を占めるとされている[1]．下腿潰瘍は日常診療でよくみかける疾患であり，皮膚科だけでなく，創傷を扱う外科，整形外科など複数の科によって診療され，多くの場合，下腿潰瘍に対して何かしらの軟膏処置が行われる．適切な外用剤の選択が創傷治癒を促進することはよく知られているが，外用剤が創部の疼痛コントロールや滲出液の管理，感染の予防といった効果を持つ一方で，下腿潰瘍においては，発症要因のスクリーニングと対策がなされなければ，潰瘍の治癒促進にはつながらない．日本皮膚科学会では，下腿潰瘍の治療方針決定のためのアルゴリズムとして，2011年に下腿潰瘍・下肢静脈瘤診療ガイドライン[1]を策定した．本稿ではその内容に従い，弾性ストッキング（圧迫療法）の重要性とその選び方，注意点などについて述べていきたい．

下腿潰瘍の治療アルゴリズム

下腿潰瘍の治療原則は背景疾患を評価し，それに応じた対策をとることである．下腿潰瘍の原因として最も多くを占めるのは静脈性であるが，動脈性潰瘍や褥瘡，接触皮膚炎などの可能性は常に念頭に置く必要がある．下腿潰瘍の治療アルゴリズムを図1に示す．

このアルゴリズムにおいては，視診とドップラー聴診による聴診で静脈還流障害のスクリーニングをまず行うことが重要である．静脈瘤以外の原因がある場合はその治療を優先するが，うっ滞

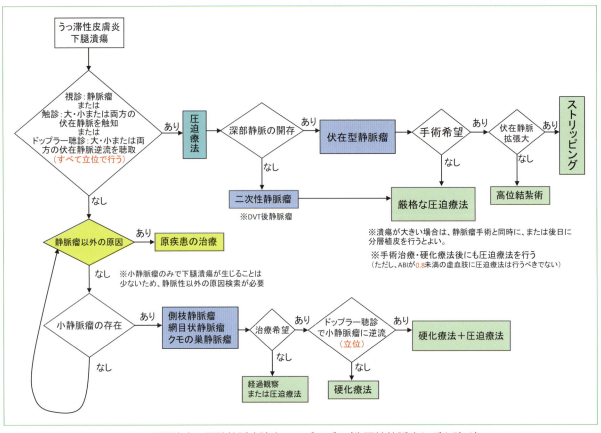

図1 下腿潰瘍・下肢静脈瘤診療アルゴリズム（先天性静脈瘤などを除く）
（文献1より引用，一部改変）

性下腿潰瘍であれば，その原因である静脈還流障害に対する治療として，まず圧迫療法を行うことが推奨されている．次に下肢静脈エコーなどで深部静脈の開存を確認し，原因となる静脈瘤が一次性静脈瘤であれば手術や硬化療法の適応を検討するが，深部静脈の閉塞による二次性静脈瘤であれば，手術は行わず，厳格な圧迫療法を行うこととなる．また，小静脈瘤がある場合は，まず圧迫療法を選択し，さらに硬化療法の適応を検討する．外用剤やドレッシング材については，手術が行えない症例において圧迫療法に併用して用いることを検討してもよいとなっているが，うっ滞性下腿潰瘍に対する治療の基本は圧迫療法であるとされている．

●静脈還流障害のスクリーニング

ドップラーエコーは動体に反射してくる「反射波」の周波数をとらえ，動きを可聴音に変える装置である（図2-a）．手のひらサイズの小さな機器であり，エコーゼリーがあれば，外来診療のなかで簡便に行うことができ，かつ，患者にほとんど侵襲を与えない点で，最初に行いやすいスクリーニング検査である．

聴取するときは基本的に立位で行い，まず視診，触診で静脈瘤の有無を確認する．聴取は下腿から開始し，大伏在静脈の大腿静脈への流入部まで調べる（図2-b）．正常な静脈では逆流音を聴取しないが，下腿の圧迫などにより逆行性血流を生じさせ，逆流音が聴取できれば異常である．プローブにはゼリーをたっぷり付けて皮膚を圧迫しないようにする．圧迫しすぎると静脈を潰してしまい，聴取できなくなるので注意しなくてはならない．

ドップラー聴診で逆流音があれば，まず圧迫療法の適応があることを説明できる．ただし，一次性静脈瘤と二次性静脈瘤を鑑別できないため，必ず下肢静脈エコー検査で深部静脈の開存の有無を

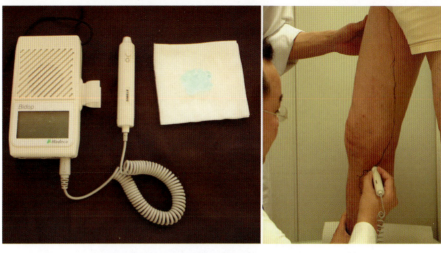

図2 静脈還流障害のスクリーニング
　a：ドップラーエコー
　b：下腿から逆流音を聴取している．

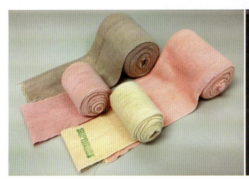

a．弾性包帯

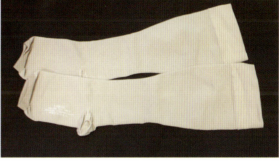

b．弾性ストッキング

図3　圧迫療法に用いる医療機器

確認したほうがよい．また，ドップラー聴診は術者の習熟度に依存するため，臨床的に疑わしい症例では，逆流音がなくても精査をすすめたほうがよい．

圧迫療法のエビデンス

圧迫療法の有効性については複数のシステマティックレビューがあり，高いエビデンスに基づいて，前述のガイドラインでもうっ滞性下腿潰瘍に対する推奨度はAとなっている[1]．うっ滞性下腿潰瘍に対して，圧迫療法を行うほうが，圧迫法を行わない場合，もしくは通常の外用剤やドレッシング材を使用した場合と比較して下腿潰瘍を早く改善し，治癒率を向上させることが報告されている[2]．また，うっ滞性下腿潰瘍に圧迫療法として弾性ストッキングを使用した群と弾性包帯を使用した群を比較した報告では，治癒率は弾性ストッキング群で70.9％，弾性包帯群で70.4％であり，治癒までの期間の中央値は弾性ストッキング群で99日，弾性包帯群で98日であり，両群に差はなく，いずれも有用であることが示されている[3]．一方，外用剤やドレッシング材については，前述のガイドラインにおいて推奨度C1で検討してもよいとなっているが，その根拠はエキスパートオピニオンが中心であり，エビデンスレベルは高くはない．現時点では，圧迫療法がうっ滞性下腿潰瘍における治療の第一選択となる．

弾性ストッキングの選び方と適切な圧迫療法

圧迫療法には，一般に弾性包帯や弾性ストッキング（図3）が用いられる．弾性ストッキングは足関節の圧迫圧が最も強く，中枢に向けて圧迫圧が徐々に低くなるように作られている．足関節部分の圧迫圧によって，20 mmHg未満，20〜30 mmHg，30〜40 mmHg，40〜50 mmHgの4段階

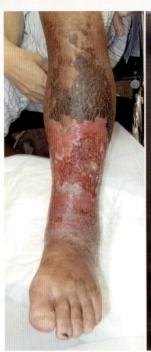
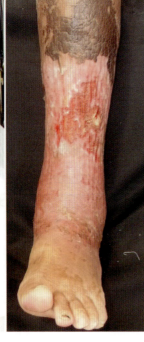
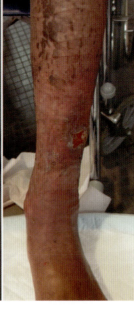

図4 圧迫療法を行った症例
a：圧迫療法前．下腿全体の浮腫と不正形な潰瘍形成を認める．
b：開始1週間後．浮腫の改善とともに，潰瘍の縮小を認める．
c：開始2週間後．浮腫は軽快し，潰瘍は著明に縮小した．

で分類される．病態により必要な圧迫圧は変わり，軽度の静脈瘤では20～30 mmHg，皮膚病変のある下肢静脈瘤や下肢静脈瘤の術後で30～40 mmHg，下腿潰瘍を伴う下肢静脈瘤，深部静脈血栓症後遺症，リンパ浮腫では40～50 mmHgの圧迫圧が必要とされる[1]．しかし，弾性ストッキングはその強度ゆえ，高齢者にとっては自力での装着が困難なことも多い．特に潰瘍がありガーゼが当たっていると，弾性ストッキングを履くときにずれるケースが多いため，家族や訪問看護のサポートがあれば，弾性包帯を考慮してもよい．ただし，足部から下腿まで均一に巻けるようになるには慣れが必要であり，家族に依頼する場合は事前に何度か指導する．患者の社会背景から自分で装着する必要がある場合，「着圧ストッキング」などの名称で市販されている衣料用ストッキングを重ね履きすることを勧める方法もある．

　圧迫療法を継続する間は，起床時から就寝時まで，弾性ストッキングもしくは弾性包帯を装着とし，就寝時は下腿を10 cm程度挙上することで下肢の静脈還流を促すように指導する．圧迫療法をいつまで継続するかについては，外科的療法で静脈性高血圧を解消できる例では術後少なくとも3か月，外科的療法が施行できない症例においては，可能な限り継続していくことを説明する．

● **実際の症例供覧**

　うっ滞性下腿潰瘍に対して，圧迫療法を行った実際の症例を供覧する．

　74歳，男性．両側下腿の浮腫および外用剤で改善しない下腿の難治性潰瘍で入院となった(図4-a)．ドップラー聴診，下肢静脈エコーでは明らかな深部静脈血栓症，下肢静脈瘤は同定できなかったが，心疾患，腎疾患，代謝疾患などの浮腫をきたす背景疾患がなく，動脈性，血管炎，接触皮膚炎なども否定的されたことから，臨床像と合わせて総合的にうっ滞性下腿潰瘍と診断，圧迫療法を開始した．浮腫，うっ滞の原因としては，長時間の座位によるものが原因と推測された．浮腫が強く弾性ストッキングの着用が困難であったため，弾性包帯による圧迫を選択した．1週間後には浮腫の軽減と潰瘍の縮小が始まり(図4-b)，開始2週間後には浮腫，潰瘍とも著明に改善した(図4-c)．その後の圧迫療法を弾性ストッキングに切り替えて，治療を継続している．

● **圧迫療法のピットフォール**

　圧迫療法を行ううえでの注意点として，弾性包

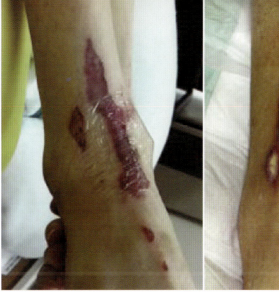
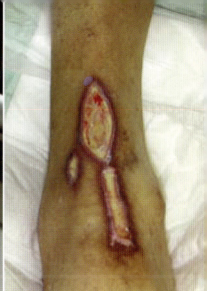

図5 圧迫療法に伴う皮膚障害
 a：弾性包帯着用後．足背に紫斑と水疱を形成した．
 b：水疱形成から2週間後．腱に達する潰瘍を形成した．

帯や弾性ストッキングにより不適切な圧がかかると，皮膚障害を生じることがあることを知っておかねばならない（図5）．特に末梢動脈性閉塞性疾患（peripheral artery disease；PAD）の合併した患者では，皮膚障害のリスクが高く，圧迫療法後に血流障害が増悪することがあるため，ABI（ankle branchial index）0.8未満の場合は，動脈血流障害に配慮して圧迫療法は控えたほうがよい．皮膚障害を回避するには褥瘡の体圧測定器を用いて適切な圧迫圧で使用できていることを確認し，患者にも指導することが求められる．また，体圧測定器やABIが測定できない施設であっても，足趾の冷感や色調などを必ずチェックし，PADの存在が疑われるようであれば，圧迫療法前に下肢動脈エコーやサーモグラフィーなどを行い，PADを見逃さないようにすることが望ましい．

さいごに

うっ滞性下腿潰瘍は静脈還流障害に伴う潰瘍であるが，表面的には皮膚障害が出るため，いまだ漫然とした外用療法のみでフォローされているケースをときどきみる．下腿潰瘍をみた際には，その原因がどこにあるかを検討することを忘れてはならない．本稿では圧迫療法の有用性を中心に述べてきたが，立ち仕事などの生活様式や介護環境などの社会的背景も疾患に影響するため，圧迫療法だけでコントロールできないこともある．圧迫療法も外用療法もそれ単独で完治を期待できるものではないことを理解し，上手に併用することで患者のQOL向上に貢献できることが望ましい．

（藤澤章弘）

文献

1) 伊藤孝明, 久木野竜一, 高原正和ほか：下腿潰瘍・下肢静脈瘤診療ガイドライン. 日皮会誌, **121**：2431-2448, 2011.
2) O'Meara S, Cullum NA, Nelson EA：Compression for venous leg ulcers. *Cochrane Database Syst Rev*, **1**：CD000265, 2009.
3) Ashby RL, Gabe R, Ali S, et al：Clinical and cost-effectiveness of compression hosiery versus compression bandages in treatment of venous leg ulcers（Venous leg Ulcer Study IV, VenUS IV）：a randomised controlled trial. *Lancet*, **383**(9920)：871-879, 2014.

Ⅶ. 変容しつつある治療の「常識」

9 皮膚科医に診断できる関節症性乾癬とは？

押さえておきたいポイント

- 問診で，関節痛の有無について必ず聞く習慣をつける．
- 付着部炎，指趾炎を理解する．

●はじめに

　関節症性乾癬（psoriatic arthritis；PsA）は，筆者が皮膚科医になって間もないころは比較的稀な疾患であり，主に皮膚科，整形外科，膠原病内科の三科でみていた．一方では，境界領域の位置づけにあるためか，どの科も積極的にみる姿勢に欠けていたように思う．昨今，有効な治療薬の参入に伴い，PsAは多くの注目を集め，また病態に関する論文も飛躍的に増加してきている．筆者は，元々X線写真の読影が得意だったわけでもなく，また誰か教えてくれる人がいたわけでもないが，患者をみる機会がたまたま人より少し多かったため，必要に迫られて勉強せざるを得ない環境にあり，自己流に疾患の理解や治療に努めてきたような感じである．本稿では，皮膚科からみたPsAと，PsA診療における皮膚科医の立場・役割について述べる．

●関節症性乾癬とは？

　PsAは乾癬病変に炎症性関節症を伴うものをいう[1]．侵される関節は末梢のことが多いが，仙腸関節などの中枢も侵されることがある．関節リウマチ（RA）と近い疾患であるが，PsAはリウマチ因子陰性で，血清反応陰性脊椎関節症に含まれる．RAとPsAの差異は，その臨床病理や病態において，後述するように少しずつ明らかにされてきた．

●PsA診療における皮膚科医の役割

　PsAの皮膚と関節症状のうち，乾癬の皮疹が先行する症例が7～8割であるので，皮膚科医はPsAを発見できる最前線にいる[2]．実際，乾癬患者を関節症状の有無に注目して再評価したところ，多数のPsA患者が見つかったという報告が散見される[3]．これは，いかに多くの患者が埋もれているか，あるいは見過ごされてきたかを物語っている．したがって，まず皮膚科医に求められる姿勢として，PsAは他科領域の疾患であるとは思わないことであり，日常診療において関節症状の有無につき必ず問診する習慣をつけることが必要である．PsA診療において皮膚科医として大

事なことは2つあり，1つはPsAについてよく知ること，もう1つは実際に患者をみてPsAを疑うことである．

●PsAの関節症状の分類

PsAの関節症状は，Moll & Wrightの分類が今でもよく用いられており，①定型的関節炎型(DIPまたはdistal type)(図1)，②ムチランス型，③RA類似の対称性多関節炎型(polyarthritis type)，④非対称性少数関節炎型(oligoarthritis type)，⑤強直性脊椎炎型(ankylosing spondylitis type)の5群に分けられている[4]．ただし，実際の臨床においては，上記のようにきれいに分かれず，いくつかのサブタイプが混在したり，経過とともにタイプが変わることもある．どのタイプが最も多くみられるかは，母集団(数や人種)によるし，どのタイプが何割程度みられるかも当然のことながら人種によって大きく異なる．さらに，PsAのように複数の科で診察・治療をされる疾患は，みている科によって患者のsubsetが異なってくる．例えば皮膚科でみる患者は末梢型が多く，リウマチ科では中枢型(例えばspondylitis type)が多いという偏りがあるかもしれない．本邦皮膚科からは，oligoarthritisまたはpolyarthritis typeが多いと報告されてきた．

●皮膚科医による診断の手順

乾癬患者の診察において，四肢の関節痛や腰痛(背部痛)の有無を問診し，痛いという返事が返ってきたら，(大抵は末梢のことが多いので)指をみる．もし関節が腫れていたり変形がみられればPsAを疑い，採血，X線，骨シンチグラフィー，MRIなどをオーダーしながら，Moll & Wrightの分類のどのタイプに入るのかを考える．この流れは極めて当たり前のプロセスであり，リウマチ科からの論文でも，末梢関節炎，乾癬の皮疹，疼痛，身体機能評価(HAQ)の項目が最も大切なcore set domainsとして含まれている[5]．

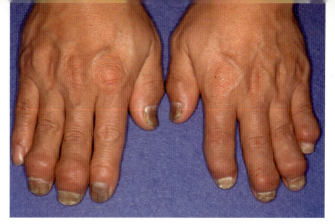

図1 典型的なDIP typeのPsA
(DIP関節の変形・腫脹と爪病変)

●Classification criteria for psoriatic arthritis

2006年に提唱されたCASPARの分類基準[6]は，あくまでも分類基準で診断基準ではない(実際には診断基準として使われることが多いが)．元々，診断基準とはある一定の基準を満たす患者の母集団を設定して，研究や治験，あるいは国際間の疫学データの比較などを目的としたもので，定型例や確実例を拾い上げるためのものである．当然，非定型例や早期群は含まれない．したがってPsAをみていくうえで大事なことは，CASPARの基準を満たさないからPsAではないと考えないことである．なお，筆者を含め多くの皮膚科医は，CASPARの基準の問題点の1つに，乾癬がなくてもPsAと診断されてしまうことを危惧するが，リウマチ科医は，乾癬がなくてもPsAと診断できることをメリットと考えるかもしれない．

●PsAを疑ういくつかのポイント

1．付着部炎

筋肉や靱帯の，骨に付着する腱および靱帯付着部の炎症(付着部炎)は，アキレス腱や踵骨の足底腱膜の付着部でよくみられる(図2, 3)．DIP typeのPsAに特徴的なX線画像のpencil-in-cup像(図4)は，関節包の付着部の骨吸収によって生じる．付着部炎は，PsAの病態を考えるうえで近年非常に注目されている概念である．

この付着部に微小な外的ストレスが繰り返しかかることにより，ダメージを受け，炎症が惹起さ

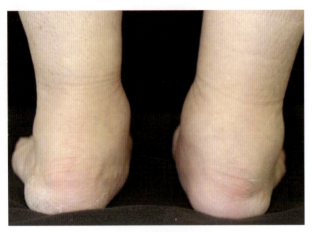

図2 右アキレス腱の腫脹（付着部炎）

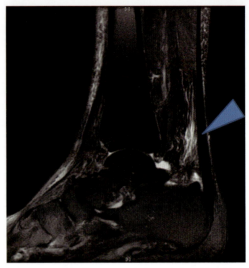

図3 MRI像（アキレス腱部に炎症像（矢尻））

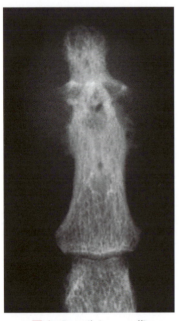

図4 Pencil-in-cup像

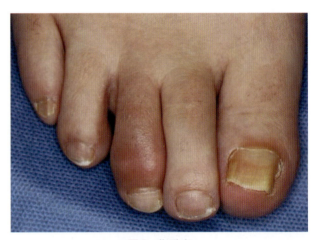

図5 指趾炎
第3趾の腫れを認める.

れるという考えが，deep Koebner現象と呼ばれる．付着部の病理学的検討では，CD8陽性T細胞が優位に浸潤してみられ，MHC class I を介した細胞傷害性免疫反応が示唆されている．解剖学的に近接する，付着部，隣接する軟骨，骨膜，滑液包膜などを一括して1つの器官（organ unit）とみなす概念（synovio-entheseal complex；SEC）が提唱された[7]．これに対しRAは滑膜炎がその本態と考えられ，関節滑膜を中心にsynovio（pannus）-cartilage junctionと呼ばれることもある.

2. 指趾炎

手指，足趾の芋虫状に腫れた状態で，圧痕を残さない（図5）．臨床的に診断する．CASPARの分類基準にも含まれている項目の1つだが，PsA以外にサルコイドーシス，外傷，骨折，痛風，結核などでもみられる．手指よりも，むしろ足趾に多く，2番目の指趾によくみられる．PsAの進行に伴い出現するが，PsAの診断よりも指趾の腫れが先行することも多い．病態は，腱鞘炎±滑膜炎によると考えられてきたが，いまだその本態はよく

表1 PsAの代表的な問診票

	ToPAS	PEST	PASE	PASQ
内容	12の質問	18の質問	15の質問	10の質問
特徴	皮膚，爪	人形の絵に印	症状と，機能に関する項目	爪に関する項目 人形の絵に印
感度	89〜92%	97%	88%	97%
特異度	86〜100%	79%	83%	75%

わかっていない．最近，機能的な付着部炎によるという論文も出された[8]．

3．爪乾癬

爪は乾癬の好発部位であるが，PsAにおける爪乾癬の罹患率は，尋常性乾癬におけるそれよりも高いことが知られている．特にDIP typeでは，DIP関節の腫脹とその先の爪の変化がセットでみられる．その理由は，前述のSECの概念と同じで，DIP関節と爪母は解剖学的に近い位置関係にあり，両方にかかるbridging tendonに，微小な外的ストレスによって炎症が惹起されると，関節炎と爪の変化とが誘発されると考えられる．爪乾癬はCASPARの基準にも含まれ，爪乾癬を有する患者は将来的に関節症状を発症しやすいという報告も出され[9]，さらに関節エコーで爪母を検査すると，subclinicalあるいはoccult PsAを発見できるという報告もあり[10]，皮膚科のみならずリウマチ科医にも注目されている．なお，爪だけの乾癬は極めて稀である．

●PsA関節局所の病理

乾癬皮膚病変部とPsAの関節局所では，いくつかの共通点がみられる．CD8陽性T細胞が重要な役割を果たしていること，血管新生がみられること，好中球の浸潤がみられること，肥満細胞の浸潤がみられること，などである．乾癬皮膚病変部に浸潤する炎症細胞集団と，関節局所に浸潤する細胞群が同じsubsetと考えると病態を説明するのに大変都合がよいが，実際は一定の見解が得られていない．臨床で考えると，ある薬剤が皮膚と関節の両方に有効であることも多いが，必ずしもそうではなく，例えば皮膚に効いたが関節には無効とか，逆に悪化したというような症例もある．また，皮膚組織と関節滑膜組織における種々のサイトカインの遺伝子発現を比較した最近の論文では，TNFは両者に大差なく発現してみられたのに対し，IL-17は皮膚のほうが有意に強い発現がみられたとしている[11]．

●PsA進展のタイムコース

PsAに対する考えも，以前は稀な疾患で進行も緩徐と考えられていたが，関節痛の出現から2年以内のearly PsA群でも，およそ半数にX線で骨びらんや関節変形がみられることがわかってきた[12]．したがって，発症早期から治療介入し，関節変形の進行を抑制するだけでなく，損なわれた機能をできるだけ回復させ，患者のquality of lifeを上げることが肝要である．治療は，NSAIDs（非ステロイド系消炎鎮痛剤），DMARDs（疾患修飾抗リウマチ薬）に加え，近年生物学的製剤の登場により，目覚ましく進歩した．生物学的製剤は，関節破壊の進展を抑制することができる唯一の薬剤である．いくつかの治療ガイドラインが提唱されているが，それらにあまりこだわる必要なく，activityがあると判断したら，生物学的製剤を早期に導入することが必要である．

●早期診断の重要性

早期発見のためには，診察時に問診することが最も大切だが，ほかに問診票を活用する方法もある．乾癬の専門外来を設けている場合は，患者の待ち時間を利用して，あるいは診察終了時に用紙を渡して，次回までに記入してきてもらうのも1つの方法であろう．問診票に関しては，ToPAS（Toronto Psoriatic Arthritis Screening tools），PEST（Psoriasis Epidemiology Screening Tool），PASE（Psoriatic Arthritis Screening and Evaluation），PASQ（Psoriasis and Arthritis Screening Questionnaire）などいくつか出されており，いずれも感度，特異度が高い（表1）．また，early PsA

Question	Yes	No
1. 関節が痛みますか？	1	0
2. 最近3か月の間に，痛みどめを飲むことが週に2回以上ありましたか？	1	0
3. 夜中に背中の痛みで目が覚めることがありますか？	1	0
4. 朝，30秒以上手のこわばりがありますか？	1	0
5. 手首や指が痛みますか？	1	0
6. 手首や指が腫れていますか？	1	0
7. 3日以上，手指の痛みが腫れが続くことがありますか？	1	0
8. アキレス腱が腫れていますか？	1	0
9. 足の裏や足首が痛みますか？	1	0
10. 肘や腰が痛みますか？	1	0
score>3　で関節炎あり		

表2
Early PsA 発見のための問診票
(EARP; early arthritis for psoriatic patients) (Rheumatology, 51：2058-2063, 2012 より引用)

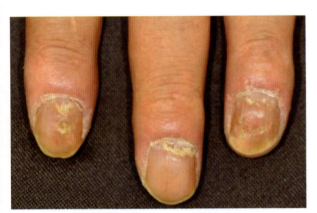

図6　Early PsA の臨床像
DIP 関節の軽度の腫脹，近位爪廓の紅斑と爪の変化を認める．

を見つけ出すための問診票として EARP（early arthritis for psoriatic patients）が提唱された（表2）が，これはわざわざこのような形をとらなくても，問診で関節が痛いという返事が返ってくれば，どこが痛いのか（末梢だけでなく中枢も痛むのか），痛みだけでなく実際に腫れているのか，付着部炎を疑ってアキレス腱や足底の痛みを聞く，という当たり前の項目が含まれているに過ぎない．慣れてくるまでは，最低限聞く項目を診察机の前に貼っておくのも1つの方法である．繰り返し聞いていると，そのうち覚えてくる．Early PsA の正確な定義はないが，おおむね発症から2年以内のものを指す（図6）．本当の early PsA は，X線でも異常所見がみられず，みているほうも，本当に PsA でいいのか確信を持てないまま注意深く follow している，というのが実情だろうと思う．現在，早期に PsA を見つけるツールとしては，MRI と関節エコーが有用である．

● 鑑別診断

RA との鑑別が最も必要である．臨床的には両者の鑑別は，RA 患者は女性に多く，罹患関節数が少ないこと，DIP 関節が罹患することは稀で，同一レベルの関節が侵されるのに対し（横方向），PsA では同じ指の異なる関節が縦方向に侵され，ray distribution と呼ばれる．血清リウマチ因子や抗 CCP 抗体の陽性は，PsA の1割程度にみられる．関節滑膜の増殖は RA のほうが強く，それを反映し両者の差異を検出しうる関節エコーが有用とされる．

● おわりに
―皮膚科医に治療できる PsA―

本稿では，頂いたタイトルが，「皮膚科医に診断できる関節症性乾癬とは？」というものであったため，主に診断に関して述べたが，治療も皮膚科医で大部分が可能である．皮膚科医が不得手とする部分があるとすれば，①DMARDs の使い方（特にメトトレキサート（MTX）），②axial type PsA の対処であろう．新しい leflunomide は間質性肺炎の頻度が高いことから使いづらい．紙面の都合上詳しくは触れないが，MTX は従来いわれてきたほど肝硬変を誘発しやすい薬剤とは考えにくく，また本邦皮膚科医が使用する量は，リウマチ科や海外での使用量に比較すると少量であり，何に注意すればよいかがわかっていれば，それほど恐れる必要はない[13]．むしろ生物学的製剤の導入に至れば，何科が投与しようと著効する例が多いので，皮膚科医が積極的に治療まで遂行できる疾

患であると考える．自分の理解の範疇を超える点については専門家の意見を仰ぐことは勿論構わないが，あくまで主体性を持ってPsA診療にあたる姿勢を失わないようにしたい．

（山本俊幸）

● 文　献

1) 山本俊幸：関節症性乾癬．皮膚臨床，**49**：1579-1587，2007．
2) Yamamoto T：Psoriatic arthritis：from a dermatological perspective. *Eur J Dermatol*, **21**：660-666, 2011.
3) Reich K, Krüger K, Mössner R, et al：Epidemiology and clinical pattern of psoriatic arthritis in Germany：a prospective interdisciplinary epidemiological study of 1511 patients with plaque-type psoriasis. *Br J Dermatol*, **160**：1040-1047, 2009.
4) Moll JMH, Wright V：Psoriatic arthritis. *Semin Arthritis Rheum*, **3**：55-78, 1973.
5) Gladman DD, Mease PJ, Strand V, et al：Consensus on a core set of domains for psoriatic arthritis. *J Rheumatol*, **34**：1167-1170, 2007.
6) Taylor W, Gladman D, Helliwell P, et al：Classification criteria for psoriatic arthritis：development of new criteria from a large international study. *Arthritis Rheum*, **54**：2665-2673, 2006.
7) McGonagle D, Lories RJU, Tan AL, et al：The concept of a "synovio-entheseal complex" and its implications for understanding joint inflammation and damage in psoriatic arthritis and beyond. *Arthritis Rheum*, **56**：2482-2491, 2007.
8) Tan AL, Fukuba E, Halliday NA, et al：High-resolution MRI assessment of dactylitis in psoriatic arthritis shows flexor tendon pulley and sheath-related enthesitis. *Ann Rheum Dis*, **74**：185-189, 2015.
9) Wilson FC, Icen M, Crowson CS, et al：Incidence and clinical predictors of psoriatic arthritis in patients with psoriasis：a population-based study. *Arthritis Rheum*, **61**：233-239, 2009.
10) Ash ZR, Tinazzi I, Gallego CC, et al：Psoriasis patients with nail disease have a greater magnitude of underlying systemic subclinical enthesopathy than those with normal nails. *Ann Rheum Dis*, **71**：553-556, 2012.
11) Belasco J, Louie JS, Gulati N, et al：Comparative genomic profiling of synovium versus skin lesions in psoriatic arthritis. *Arthritis Rheumatol*, **67**：934-944, 2015.
12) Kane D, Stafford L, Bresnihan B, et al：A prospective, clinical and radiological study of early psoriatic arthritis：an early synovitis clinic experience. *Rheumatology*, **42**：1460-1468, 2003.
13) 山本俊幸：副腎皮質ステロイド薬以外の免疫抑制剤の使い方，副作用およびその予防．日皮会誌，**124**：2852-2854，2014．

10 一次刺激性接触皮膚炎の本態は？

押さえておきたいポイント

- 一次刺激性接触皮膚炎は皮膚障害を受けた表皮角化細胞から放出される細胞外 ATP などの炎症起因物質（あるいは danger signal）により惹起される自然免疫反応である．
- 一次刺激性接触皮膚炎はアトピー素因や filaggrin 遺伝子変異保有者，あるいは cytokine polymorphisms などの特定の遺伝的素因を持つ者に発症しやすい．
- アレルギー性接触皮膚炎の原因となるアレルゲンにも"一次刺激性"があり，宿主自然免疫機構がその"引金"として必須な役割を果たす．

●はじめに

　一次刺激性接触皮膚炎（irritant contact dermatitis；ICD）は外界物質の一次刺激性（primary irritancy）により引き起こされる皮膚炎の総称であり，その疾患概念は広く，我々皮膚科医が最も多く遭遇する皮膚疾患「湿疹」の本態も ICD であると考えられている．古くから「ICD は誰にでも起こりうる，皮膚に接触した刺激物質に対する炎症反応で，免疫系が活性化されない点でアレルギー性接触皮膚炎（allergic contact dermatitis；ACD）とは異なる」（The Merck Manuals）とされてきた．しかし，この古典的な ICD の概念は近年の自然免疫学の飛躍的進歩により大きく変化を遂げつつある．さらに，ACD の自然免疫学的側面に関する研究も近年急速に進み，原因アレルゲンが皮膚感作性を獲得するためにはその物質が"一次刺激性"を持つことが必須であるということも最近明らかになった．これらの自然免疫学的知見の集積は ICD の古典的定義のみならず，ICD/ACD 両疾患の概念的相互関係をも大きく変容させつつあり，現在では「ICD は特定の遺伝的素因を持つ者に発症しやすく，皮膚に接触した刺激物質によって自然免疫系が活性化されて起こる炎症反応で，ACD においても常に起きている」と考えられるようになってきている．本稿では，このように近年大きく変容を遂げた ICD の概念・病態について解説する．

●一次刺激性接触皮膚炎と自然免疫

　ICD の発症・病態には自然免疫が密接に関与しており，ICD は"皮膚疾患のなかで最も基本的な自然免疫応答"であるともいえる．自然免疫とは，人が生まれながらに持っている免疫で，一次刺激

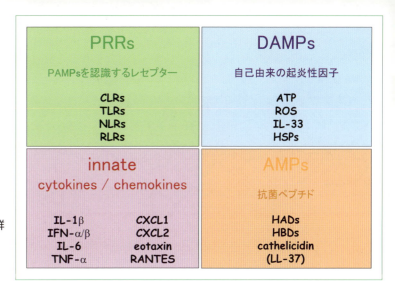

図1
自然免疫に関与する主な分子群
HADs；human α defensins
HBDs；human β defensins

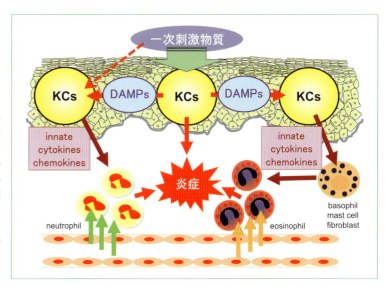

図2
一次刺激性接触皮膚炎の発症メカニズム
ICDでは，一次刺激物質がKCsに刺激を与えて細胞外ATPなどのDAMPsの放出を促し，この自己由来の炎症起因物質であるDAMPsがKCsや自然免疫担当細胞（innate immune cells）群からの種々のinnate cytokine・innate chemokineの産生を誘導して初期炎症反応を引き起こされる。
DAMPs, innate cytokines, innate chemokines：図1参照

性物質を含む外来異物や病原体の侵入をpathogen-associated molecular patterns（PAMPs）やdamage-associated molecular patterns（DAMPs）などを介して認識し，宿主免疫応答を惹起するシステムである．PAMPsを認識するレセプター（pattern recognition receptors；PRRs）としてはC型レクチン受容体（C-type lectins receptors；CLRs）やトール様受容体（Toll-like receptors；TLRs），NOD様受容体（NOD-like receptors；NLRs），RIG-I様受容体（RIG-I like receptors；RLRs），細胞内DNAセンサー（intracellular DNA sensors）などが知られており，また自己由来の起炎性因子であるDAMPsとしてはアデノシン三リン酸（adenosine triphosphate；ATP）や活性酸素（reactive oxygen species；ROS），IL-33，heat shock proteins（HSPs）などが知られている（図1）[1]．さらに，innate cytokine/chemokineと呼ばれる種々の炎症初期に産生されるサイトカイン・ケモカインや抗菌ペプチド（antimicrobial peptides；AMPs）なども宿主自然免疫応答に重要な役割を果たしている（図1）．

これらの自然免疫に関与するさまざまな分子群は，以下に述べるごとく，ICDの病態形成に必須な役割を果たしている．ICDでは，一次刺激物質により傷害を受けた表皮ケラチノサイト（KCs）から即時的に放出されるさまざまなDAMPsが隣接するKCsあるいは樹状細胞やマスト細胞，マクロファージなどの自然免疫担当細胞（innate im-

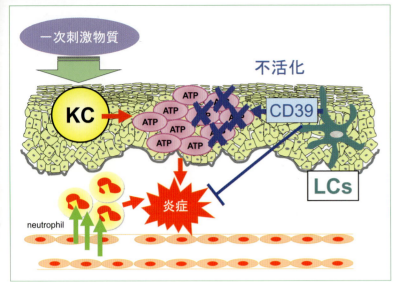

図3
一次刺激性接触皮膚炎における細胞外ATPの役割
一次刺激物質はKCsからのATPの細胞外への放出を促し，CXCL1，CXCL2などのケモカイン産生を誘導することで，好中球を主体とした炎症反応を引き起こす．一方，ランゲルハンス細胞(LCs)は，ATPを不活化できる分子，CD39を発現しており，ATPによる炎症に対して抑制的に働くことでいわば"火消し役"的な役割を果たしている．

mune cells)群からの種々のinnate cytokineの産生を誘導して初期炎症反応を引き起こすとともに，innate chemokineの産生を誘導することによって好中球や好酸球などの炎症性細胞の炎症部位への遊走を促し，さらにこれらの炎症性細胞による炎症性サイトカインの産生やリンパ球の活性化などが引き起こされる(図2)[2)3)]．最近，椛島らの研究グループは，ICD初期においてirritants外用後数時間で血中から好塩基球が炎症局所に浸潤し，次いで局所で産生されたeotaxin, RANTESなどのケモカイン誘導によって好酸球が皮膚に浸潤し(外用24時間後以降)，好酸球がさらにROSやサイトカインを産生することでICDの炎症反応を増幅することを報告している(図2)[4)]．

● "一次刺激性"とは免疫学的に何を意味するのか？

ICDの病型は急性刺激性(毒性)皮膚炎と慢性刺激性皮膚炎の2つに大別され，前者は許容濃度を超えて刺激物が皮膚に付着することで起こり，原因となる一次刺激物質には界面活性剤，灯油・ガソリン，酸・アルカリ，有機溶剤，化粧品，消毒薬，植物，体液(尿，便，唾液)あるいはその付着物などがある．後者は弱刺激の繰り返しで生じ，原因として洗剤，ドライクリーニング溶剤，日用品などによる慢性刺激が挙げられる．また，湿疹・皮膚炎群にも原因となる一次刺激物質が明らかな

ICDが含まれており，おむつ皮膚炎，主婦手湿疹，口舐め病(lip lickers' dermatitis)，よだれ皮膚炎，ズック靴皮膚炎などがある．

このような生活環境内に存在するさまざまな一次刺激物質によるICDでは，刺激物質の作用あるいは摩擦などの刺激が繰り返されることによって皮表脂質膜，角層細胞間脂質，天然保湿因子などの皮膚のバリア機能が傷害され，その後，バリアを通過した刺激物質がKCsや自然免疫担当細胞に細胞障害を与えることによって即時的なDAMPsの放出を誘導し，前述のごとく，DAMPsが炎症起因物質(あるいはdanger signal)として働いてICDの初期炎症反応が惹起される(図2)．したがって，免疫学的に"一次刺激性"とはDAMPsを介した一連の自然免疫応答を惹起する物質の特性を意味しているといえる．

ICDにおいて最も重要なDAMPsは細胞外ATPと考えられており(図3)，例えば，マウス耳介皮膚に一次刺激物質であるクロトンオイル(CrO)を外用した直後に耳介皮膚を切除して培養液に浮かべると，数分でATPが皮膚片から培養液中に放出される[3)]．また，in vitroのKCsの培養系においても，CrOなどのさまざまな一次刺激物質添加によってKCsからATPが放出される[3)]．細胞外に放出されたATPはケミカルメディエーターとして働いて隣接するKCsからCXCL1，CXCL2などのinnate chemokineの産生を誘導す

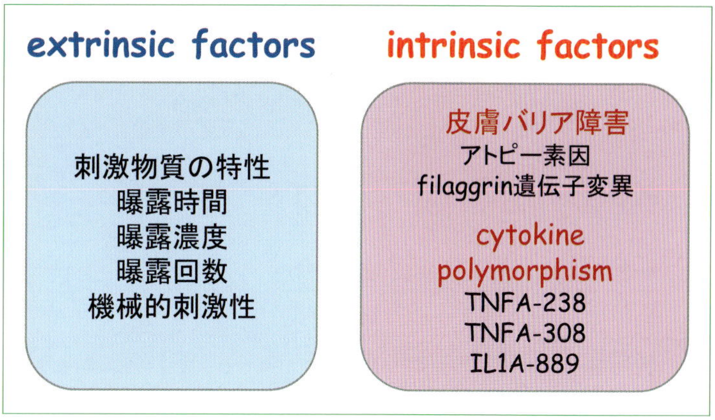

extrinsic factors	intrinsic factors
刺激物質の特性 曝露時間 曝露濃度 曝露回数 機械的刺激性	皮膚バリア障害 アトピー素因 filaggrin遺伝子変異 cytokine polymorphism TNFA-238 TNFA-308 IL1A-889

図4 一次刺激性接触皮膚炎反応を規定する因子
polymorphism：多態性，ポリモルフィズム

ることで，好中球を主体とした炎症反応を引き起こすことも明らかとなっている(図3)[3].

●一次刺激性接触皮膚炎のパラダイムシフト

以前より一次刺激性接触皮膚炎反応を規定する因子としては外的要因(extrinsic factors)，すなわち皮膚に曝露される刺激物質の特性，曝露時間，濃度，曝露回数，機械的刺激性などが重要視され，宿主側の内的要因(intrinsic factorsあるいはICD感受性：年齢，性別，部位など)は軽視されてきた．しかし近年，アトピー性皮膚炎患者やfilaggrin遺伝子変異保有者ではICDの発症率が高くなることや[5)6)]，TNFA-238/TNFA-308 polymorphisms(多態性)あるいはIL1A-889 polymorphismsがICD発症率と相関することが報告され[7～9)]，宿主側の内的因子，すなわち皮膚バリア障害やcytokine polymorphismsがICDの新たなリスクファクターとして注目されている(図4)．これらの知見はこれまで誰にでも等しく起こりうると考えられていたICDが，実は特定の遺伝的素因を持つ者に発症しやすいことを示唆しており，その疾患概念にパラダイムシフトをもたらしたといえる．

一方，"皮膚疾患のなかで最も基本的な獲得免疫応答"とされてきたACDにおいても自然免疫学的側面の研究が進み，その結果としてICDとの概念的相互関係にパラダイムシフトが起きている．以前より，アレルゲンにも"一次刺激性"が認められることやアレルゲンの感作効率はその物質の"一次刺激性"と相関することが指摘されてきたが，最近，外来アレルゲンが皮膚感作性を獲得するためにはこれらの物質がさらに自然免疫システムによって認識される必要があり，DNFBなどのハプテンや化粧品，ウルシなどのプロハプテンは皮膚への接触によってATPやROSなどのDAMPsを皮膚にもたらすことや[2)]，代表的なDAMPsである細胞外ATPの受容体($P2X_7$)を欠損したマウスではACD反応が完全に消失すること[10)]が明らかとなり，ACD初期においてDAMPsを含めた宿主自然免疫機構がその"引金"として必須な役割を果たすことが明らかになった(図5)．この接触アレルゲンによる一次刺激は，主にインフラマゾームの活性化を介したIL-1β/IL-18産生などを誘導し，炎症反応を惹起する(図5)．また，ニッケルやハプテンによって産生された低分子量のヒアルロン酸分解産物はTLRsを介してACDを惹起することも明らかとなっている(図5)．

●おわりに

これまでに述べたように，近年の自然免疫学の飛躍的進歩はICDの概念・病態のみならず，接触皮膚炎におけるICD/ACD両疾患の概念的相互関係にもパラダイムシフトをもたらした．一方，最近我々は長らくその病因が不明であった亜鉛欠乏に伴う皮膚炎(腸性肢端皮膚炎)の本態がICDであることを明らかにしたが，同時にICDにおいてKCsから一次刺激物質により産生・放出されるATP量が亜鉛添加により有意に抑制されることも明らかとした[3)]．古くから我々皮膚科医は

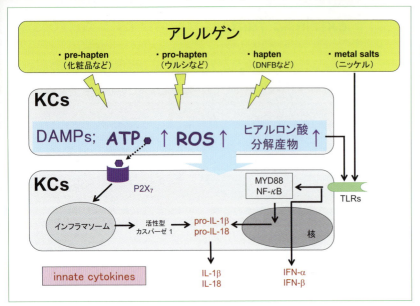

図5 アレルギー性接触皮膚炎における"一次刺激"と自然免疫の重要性
DNFBなどのハプテンや化粧品,ウルシなどのプロハプテンは,皮膚のさまざまな細胞からROSやATPなどのDAMPsあるいは低分子ヒアルロン酸の産生を誘導し,これらはP2X$_7$やTLR2/TLR4などの受容体を介して隣接する細胞からのinnate cytokinesの産生を促す.またニッケルやハプテンによって産生された低分子量ヒアルロン酸分解産物ははTLRsを直接活性化する.
KCs,DAMPsおよびinnate cytokines,TLRs;図1参照

手湿疹やおむつ皮膚炎などの亀裂やびらん・潰瘍を伴うICDに対してなぜか亜鉛華(単)軟膏を繁用してきたが,これはおそらく亜鉛華軟膏が起炎物質ATPの産生・放出量を減らすことで,ステロイドとは異なる機序の消炎作用を発揮することを経験的に理解していたためと推測される.今後,より有効なICD治療法の開発に向けて,ICDの発症メカニズム・病態についてのさらなる研究が期待される.

(川村龍吉)

● 文　献

1) Kawamura T, Ogawa Y, Aoki R, et al：Innate and intrinsic antiviral immunity in skin. *J Dermatol Sci*, **75**(3)：159-166, 2014.
2) Kaplan DH, Igyarto BZ, Gaspari AA：Early immune events in the induction of allergic contact dermatitis. *Nat Rev Immunol*, **12**：114-124, 2012.
3) Kawamura T, Ogawa Y, Nakamura Y, et al：Severe dermatitis with loss of epidermal Langerhans cells in human and mouse zinc deficiency. *J Clin Invest*, **122**(2)：722-732, 2012.
4) Nakashima C, Otsuka A, Kabashima K, et al：Basophils regulate the recruitment of eosinophils in a murine model of irritant contact dermatitis. *J Allergy Clin Immunol*, **134**(1)：100-107, 2014.
5) Cork MJ, Robinson DA, Vasilopoulos Y, et al：New perspectives on epidermal barrier dysfunction in atopic dermatitis：gene-environment interactions. *Contact Dermatitis*, **118**(1)：3-21, 2006.
6) Visser MJ, Landeck L, Campbell LE, et al：Impact of atopic dermatitis and loss-of-function mutations in the filaggrin gene on the development of occupational irritant contact dermatitis. *Br J Dermatol*, **168**(2)：326-332, 2013.
7) Landeck L, Visser M, Kezic S, et al：Impact of tumour necrosis factor-α polymorphisms on irritant contact dermatitis. *Contact Dermatitis*, **66**(4)：221-227, 2012.
8) Landeck L, Visser M, Kezic S, et al：IL1A-889 C/T gene polymorphism in irritant contact dermatitis. *J Eur Acad Dermatol Venereol*, **27**(8)：1040-1043, 2013.
9) Davis JA, Visscher MO, Wickett RR, et al：Influence of tumour necrosis factor-α polymorphism-308 and atopy on irritant contact dermatitis in healthcare workers. *Contact Dermatitis*, **63**(6)：320-332, 2010.
10) Weber FC, Esser PR, Müller T, et al：Lack of the purinergic receptor P2X(7) results in resistance to contact hypersensitivity. *J Exp Med*, **207**(12)：2609-2619, 2010.

VII. 変容しつつある治療の「常識」

11 長島型掌蹠角化症は意外に多い？

押さえておきたいポイント

- 2013年に長島型掌蹠角化症の原因として，SERPINB7の遺伝子変異が同定された．
- 国内にはおよそ1万人の長島型掌蹠角化症の患者がいると推定される．
- 長島型掌蹠角化症の患者には有効な治療法がないなどの理由から通院されないことも多く，看過されてきた可能性がある．

●はじめに─定義，概念─

長島型掌蹠角化症（Nagashima-type palmoplantar keratosis；MIM 615598）は，1977年に慶應義塾大学皮膚科の長島正治[1]により本邦にて初めて報告された．生後，あるいは幼少時より掌蹠に始まり，手背，足背，肘頭，膝蓋などに及ぶ角化性紅斑を特徴とする常染色体劣性遺伝形式をとる遺伝疾患である[2]．症状が生涯進行性であるメレダ病の軽症型として一時記載されたが，本疾患は臨床症状が年齢とともに進行しない点でメレダ病とは異なる．以上より，弘前大学皮膚科の橋本 功・三橋善比古やメレダ病の研究者であったSchnyder博士らにより，長島の功績を讃え，本掌蹠角化症を「長島型掌蹠角化症」と命名し，長島型掌蹠角化症が独立疾患であることを提唱した（表1）[3]．

ところが，1977年の長島らによる報告から2008年に至るまで長島型掌蹠角化症における報告は英語論文でなされず，残念なことに海外における本疾患概念は普及されなかった．2008年に筆者らは，本疾患の患者において，メレダ病とその類縁疾患の原因遺伝子とされる*SLURP1*（secreted LY6/PLAUR-related protein 1）をはじめとするいくつかの遺伝子変異を検索したが，これらの遺伝子変異を認めなかった[4]．そこで本邦で報告されてきた症例をまとめ，長島型掌蹠角化症がメレダ病とは独立した疾患であることについて英文雑誌にて言及し[4]，長島らによる最初の報告から30年の年月を経て，本疾患の疾患概念が世界に知られるようになった．

●長島型掌蹠角化症における SERPINB7遺伝子変異の発見

2013年，慶應義塾大学皮膚科の久保らは，患者とその両親から血液提供を受け，次世代シークエンサーによるエクソーム解析を用いてSERPINB7の変異が長島型掌蹠角化症の原因であることを同定した[5,6]．また，同解析により，患者が

表1 掌蹠角化症の分類

1. 角化異常以外の特異な症状がないもの
   A. 角化が掌蹠内に限局するもの
      1. びまん性角化を生じるもの………… Thost-Unna 型, Vorner 型
      2. 線状・円形の角化を生じるもの…… 線状/円形掌蹠角化型
      3. 点状の角化を生じるもの………… 点状掌蹠角化型
   B. 角化が掌蹠を越えて手背, 足背に波及するもの
      1. 重症型…………………………… Sybert 型, Meleda 病(劣性)
      2. 中等症型………………………… Greither 型, Gamboug-Nielsen 型
      3. 軽症型…………………………… 優性 Meleda 型, 長島型(劣性)
2. 角化異常以外の随伴症状を伴うもの
   A. 特異な皮膚症状を伴うもの………… Vohwinkel 型(指趾断節)
                                    Clouston 型(脱毛)
   B. 特異な他臓器症状を合併するもの… Papillon-Lefevre 症候群(歯周症)
                                    Naxos 病(心筋症)
   C. 代謝性疾患を合併するもの………… Richner-Hanhart 症候群
                                    (チロシン血症)

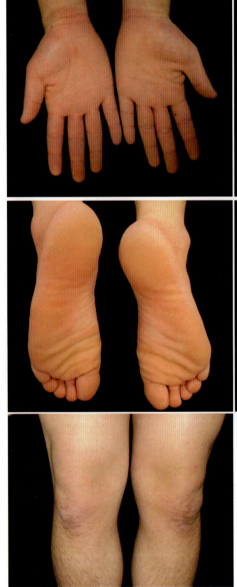
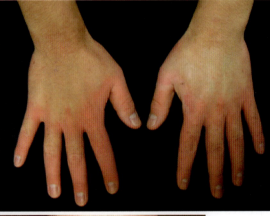
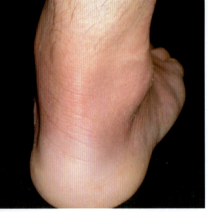

a / b

図1
長島型掌蹠角化症の臨床像
a:手掌, 指腹全体に左右対称性, かつ, 手背に拡大する境界明瞭かつ浸軟性の紅斑角化性局面を認める.
b:足底にも同様の皮疹を認め, 足背部やアキレス腱部にまで及ぶ.

SERPINB7の変異をホモ接合体(両親からそれぞれ受け継いで2個ある遺伝子において，その両方が同一変異を有すること)または複合ヘテロ接合体(両親から受け継いだ2個の同じ遺伝子において，それぞれ変異はあるものの，同一変異ではないこと)として有することを見いだし，常染色体劣性遺伝の形式であることが改めて明らかにされた．

長島型掌蹠角化症の多くの遺伝子変異は，SERPINB7遺伝子のc.796C>Tという同一の変異であり，日本人と中国人に多くみられた[5]．SERPINB7の遺伝子変異の保因者は，日本人で89人に2人(およそ50人に1人)，中国人では197人に8人(およそ30人に1人)であった．常染色体劣性遺伝の形式をとることから，日本では，保因者同士が結婚した場合(1/50×1/50で1/2,500の確率)，その1/4の確率で変異と変異の組み合わせになる(1/2×1/2)ため，長島型掌蹠角化症を発症する子どもが生まれる確率は，1/2,500×1/4で，全体としては約1/10,000の確率となる．以上の計算により，1万人あたり日本では1名，中国では3名が本疾患であることとなる．したがって，罹患者は日本に約1万人，中国に数十万人であると推測される[5]〜[8]．

一方，欧州での379人，アメリカでの181人，アフリカでの246人における検査ではSERPINB7遺伝子変異を有する保因者は見つからなかった．先祖のどこかで生じたc.796C>Tという変異が，日本人や中国に広まったと考えられる．このような遺伝疾患の広がりを創始者効果(founder effect)と呼ぶ．

さて日本人に約1万人の長島型掌蹠角化症の患者が存在することになるが，皮膚科の臨床の現場ではそれほど多いという実感はないのではなかろうか．それは恐らく，多くの患者が生後間もない時期より疾患を抱えつつ，通院しても症状の改善が十分に認められないことから，その後皮膚科へ来院することがあまりなかったためではないかと考えられる．

● 長島型掌蹠角化症の臨床像と病理像

長島型掌蹠角化症の主な症状は，掌蹠の潮紅/紅斑を伴う角化局面であり，この掌蹠の潮紅/紅斑角化局面は掌蹠を越えて連続的に指背，手背，足背へ広がる(transgediens)．ときに手関節を越えて前腕に，足関節を越えてアキレス腱部に及んだり(progrediens)，非連続的に肘や膝蓋部に病変を認めたりすることもある(図1，2)．症状は，出生時または幼児期に出現し，全身的合併症は一般にない．また，高率に掌蹠の多汗を認め(図3)，白癬や細菌の合併により悪臭を伴うことも多い．

病理では，病変部では過角化，および表皮顆粒層の肥厚が認められる．また，角層の下層のみに不全角化を認めることはあっても角層全体に不全角化が及ぶことはなく，さらに顆粒変性は認めないのが特徴である．一方，真皮乳頭では血管周囲性にリンパ球の浸潤を認めることも多い(図4)．

● 長島型掌蹠角化症の治療法

現在の治療は対症療法が中心である．過角化に対するワセリンを中心とする保湿剤や尿素軟膏，サリチル酸を配合する外用剤，ステロイド外用剤やビタミンD_3製剤などを塗布することが一般であるが，患者が十分な満足を得ているとは言い難い．

掌蹠の異臭も症状の1つである．多汗や蛋白分解酵素の機能の亢進による角質の脆弱化により，手足の角質で細菌や真菌が繁殖しやすくなるため，細菌の代謝産物が異臭を生じていると考えられる．抗菌剤や抗真菌剤の外用や尿素軟膏などの外用により菌が繁殖しやすいような弱い角層を除去する方法が挙げられる．多汗そのものに対する20%の塩化アルミニウム水やイオントフォレーシスの有効性も報告されている．

また，長島型掌蹠角化症の病理組織所見では，真皮上層の血管周囲にリンパ球の浸潤を伴い，臨床上も紅斑が顕著である症例が散見される[4]．このようなケースではタクロリムス軟膏の外用が有

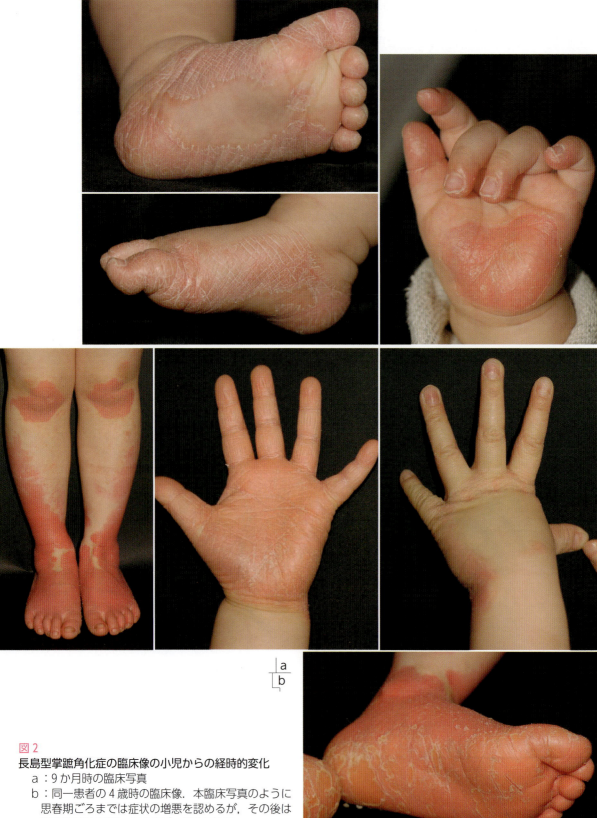

図2
長島型掌蹠角化症の臨床像の小児からの経時的変化
a：9か月時の臨床写真
b：同一患者の4歳時の臨床像．本臨床写真のように思春期ごろまでは症状の増悪を認めるが，その後は臨床症状は増悪しないのが一般的である．

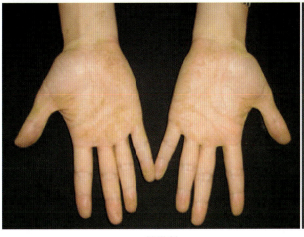
a．健常者

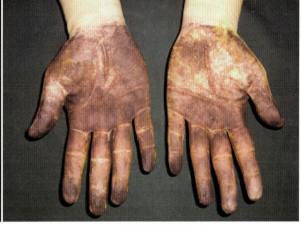
b．長島型掌蹠角化症

図3　長島型掌蹠角化症における多汗
ヨードデンプン反応を用いた発汗テスト（気温25℃，湿度60％）の結果．長島型掌蹠角化症では多汗を認めることが多い．

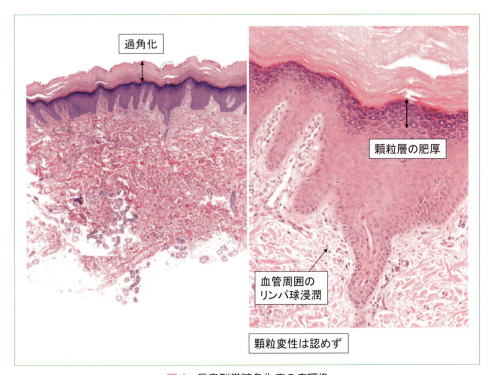

図4　長島型掌蹠角化症の病理像
病理組織では，過角化，顆粒層の肥厚，真皮上層の血管周囲のリンパ球浸潤を認めるが，顆粒変性はないのが特徴である．

効とする報告もある[4]．

　長島型掌蹠角化症の原因となる SERPINB7 蛋白は，表皮角化細胞の顆粒層で産生される蛋白分解酵素（セリンプロテアーゼ）の阻害分子である．長島型掌蹠角化症の原因遺伝子の SERPINB7 以外の蛋白分解酵素の阻害分子の遺伝子異常としては，LEKTI 遺伝子の異常によるネザートン症候群が挙げられる．皮膚に多く存在する caspase 14，1/SASPase，ブレオマイシンハイドロラーゼやカリクレインなどの蛋白分解酵素の活性が亢進しているために，ネザートン症候群と長島型掌蹠角化症は，ともに紅斑を認めることが推測される．

将来SERPINB7蛋白を標的とする治療法の開発が期待される.

●さいごに

掌蹠角化症にはさまざまな種類があり，食道癌になるリスクが高いタイプも存在し，早期の診断が合併症の予防につながる場合もある．そのため掌蹠角化症においては，正しい診断と適切な治療法の選択が肝要である．長島型掌蹠角化症を含め，生来から続く症状を持つ患者のなかには，通院すらしない患者も多い．そのためか，長島型掌蹠角化症の患者の多くは見過ごされてきた感がある．

長島型掌蹠角化症は，恐らく日本で最も多い掌蹠角化症と思われる．慶應義塾大学皮膚科の長島らにより1977年に最初に報告され，その後約35年の年月を要し，同教室の久保らが原因遺伝子を同定したということは，日本の皮膚科界の歴史において誇るべき発見である．

長島型掌蹠角化症は原因遺伝子の同定に伴い，漸く疾患概念がより明確にされた．今後本疾患が広く国内外に認識されること，そして病態に基づく新たな治療が開発されることが望まれる．

（椛島健治）

●文　献

1) 長島正治：臨床遺伝学叢書9巻，医学書院，p.23，1977.
2) 皆川　結，石河　晃：長島型掌蹠角化症．皮膚病診療，**27**：5-10，2005.
3) 三橋善比古：脂漏性角化症．最新皮膚科学大系7巻，中山書店，2002.
4) Kabashima K, Sakabe J, Yamada Y, et al："Nagashima-type" keratosis as a novel entity in the palmoplantar keratoderma category. *Arch Dermatol*, **144**：375-379, 2008.
5) Kubo A, Shiohama A, Sasaki T, et al：Mutations in SERPINB7, encoding a member of the serine protease inhibitor superfamily, cause Nagashima-type palmoplantar keratosis. *Am J Hum Genet*, **93**：945-956, 2013.
6) Kubo A：Nagashima-type palmoplantar keratosis：a common Asian type caused by SERPINB7 protease inhibitor deficiency. *J Invest Dermatol*, **134**：2076-2079, 2014.
7) Mizuno O, Nomura T, Suzuki S, et al：Highly prevalent SERPINB7 founder mutation causes pseudodominant inheritance pattern in Nagashima-type palmoplantar keratosis. *Br J Dermatol*, **171**：847-853, 2014.
8) Yin J, Xu G, Wang H, et al：New and recurrent SERPINB7 mutations in seven Chinese patients with Nagashima-type palmoplantar keratosis. *J Invest Dermatol*, **134**：2269-2272, 2014.

●その他参考になる資料

慶應義塾大学病院 医療・健康サイト KOMPAS
http://kompas.hosp.keio.ac.jp/contents/medical_info/science/201406.html

Ⅶ. 変容しつつある治療の「常識」

12 菌状息肉症はアグレッシブに治療しないほうがいい？

押さえておきたいポイント

- 早期菌状息肉症の生命予後はよく，本邦の新規発症例の 7 割は早期例である．
- 病状に応じて徐々に強い治療に切り替えていく．
- 新しく認可された薬の特性を理解し，有効に活用する．

はじめに

本邦における皮膚リンパ腫の 1 年間の新規発症例は，約 350 例と非常に少ない[1]．そのなかで最も多いのが菌状息肉症であり，約半分を占める．菌状息肉症の臨床像にはさまざまな亜型が知られており（表1），緩徐な経過をたどる皮膚病変がメインの T 細胞リンパ腫は，できるだけ菌状息肉症のカテゴリーに入れておいたほうがよいと考えられている．病理のレポートに「皮膚リンパ腫」と記載されていると，すぐに血液内科に治療を任せたくなるかもしれないが，菌状息肉症の多くの症例は皮膚科が主科となって治療すべきである．多剤併用化学療法のようなアグレッシブな治療が必要となる機会は少なくなってきており，2011 年に改訂された皮膚リンパ腫診療ガイドライン[2]を参考に，皮膚科医が治療法を選択していくことが大切である．

表1 菌状息肉症（mycosis fungoides；MF）の臨床上の亜型

Folliculotropic MF 　（毛包向性菌状息肉症）
Granulomatous slack skin 　（肉芽腫様弛緩皮膚）
Hypopigmented MF
Poikilodermic MF
Pigmented purpura-like MF
Bullous MF
Papular MF
Ichthyosiform MF
Hyperkeratotic MF
Anetodermic MF
Parakeratosis variegata 　（parapsoriasis lichenoides）
Unilesional MF
Palmoplantar MF

表2　菌状息肉症・セザリー症候群のISCL/EORTC分類(2007年改訂，2011年に小変更)(文献3より引用)

T1：体表面積の10%未満の紅斑または局面				
T2：体表面積の10%以上の紅斑または局面				
T3：腫瘤				
T4：紅皮症(体表の80%以上の紅斑性病変)				

	T	N	M	B
ⅠA	1	0	0	0〜1
ⅠB	2	0	0	0〜1
ⅡA	1〜2	1〜2, x	0	0〜1
ⅡB	3	0〜2, x	0	0〜1
ⅢA	4	0〜2, x	0	0
ⅢB	4	0〜2, x	0	1
ⅣA1	1〜4	0〜2, x	0	2
ⅣA2	1〜4	3	0	0〜2
ⅣB	1〜4	0〜3, x	1	0〜2

N0：リンパ節腫脹なし
N1：皮膚病性リンパ節症
N2：異型リンパ球の大きな集簇
N3：異型リンパ球によってリンパ節の一部または全体が置換
Nx：リンパ節腫脹があるが，組織的確認がない

M0：内臓病変なし
M1：内臓病変あり

B0：腫瘍細胞が末梢リンパ球の5%以下
B1：腫瘍細胞が末梢リンパ球の5%を超えるがB2を満たさない
B2：クローンの証明と末梢血中に1,000個/μL以上の腫瘍細胞またはCD4陽性細胞またはCD3陽性細胞が増殖した状態で，①CD4/8比が10以上，②CD4陽性CD7陰性細胞が40%以上，③CD4陽性CD26陰性細胞が30%以上のいずれか

●新病期分類による予後調査

　菌状息肉症・セザリー症候群の病期については，2007年にISCL/EORTC分類(表2)が発表された[3]．従来の分類からの大きな変更点は，①血液所見の扱いと，②リンパ節病変の扱いである．これまでは血液所見を病期に反映させていなかったが，末梢血中に腫瘍細胞が1,000個/μL以上ある場合は病期Ⅳになった．これによって紅皮症型の菌状息肉症とセザリー症候群は，違う病期に分類されるようになった．またリンパ節病変についても，リンパ節の大部分あるいは全体が腫瘍細胞で置き換えられた場合にだけ病期Ⅳに分類されるようになり，小病巣や部分的浸潤だけでは病期Ⅳの基準を満たさなくなった．リンパ節に少数の腫瘍細胞を認めるだけの場合は必ずしも予後が悪いわけではなく，全身的な治療も必要ないことから，この分類は受け入れやすいものとなっている．この新病期分類が提唱された後，本邦と英国から予後解析の報告がなされた[4)5)]．早期菌状息肉症(病期ⅠA：体表の10%未満の紅斑，扁平浸潤局面)の10年生存率は90%近くであり，疾患特異的生存率は95%である[5]．菌状息肉症は十数年かけて紅斑期(図1)，扁平浸潤期(図2)，腫瘤期(図3)へと進行する，と理解されていることが多いかもしれないが，紅斑期で診断のついた症例のうち進行するのは半数以下であり，残りは進行がない(図4)．罹患したすべての患者が腫瘤期まで進むような説明をして，いたずらに患者を不安にさせることのないようにしなければならない．

●疫学調査が教えてくれたこと

　日本皮膚悪性腫瘍学会による皮膚リンパ腫疫学調査が毎年行われており[1)]，本邦における菌状息肉症新規発症例の特徴が明らかになってきた．紅斑，扁平浸潤局面のみでリンパ節腫脹がない病期Ⅰの症例が全体の7割を占めており，早期に診断される症例が多いことがわかった(表3)．これは欧米の疫学調査とも一致する傾向である．すべての病期の菌状息肉症患者を対象にしたランダム化比較試験[6)]があるが，初回治療として，全身電子線照射と多剤併用化学療法の併用療法を行う積極治療群と，皮膚科的治療が主体の保存的治療群を比較したところ，両群間に無病生存率および全生存率の差は認められなかった．したがって，早期の菌状息肉症では，ステロイド外用や紫外線照射(ナローバンドUVB，PUVAなど)を行うことがガイドラインでも推奨されている[2)]．本邦における疫学調査から，菌状息肉症の新規診断例の多くはアグレッシブな治療が不要であり，血液内科に任せずに皮膚科が治療の主体になるべきことが明らかになった．

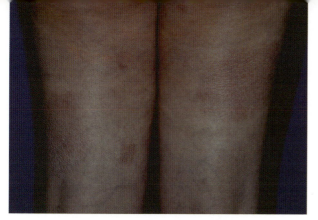

図1　菌状息肉症の紅斑期の臨床像

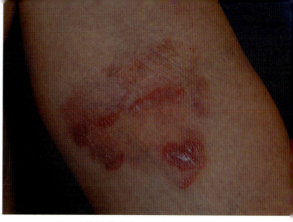

図2　菌状息肉症の扁平浸潤期の臨床像

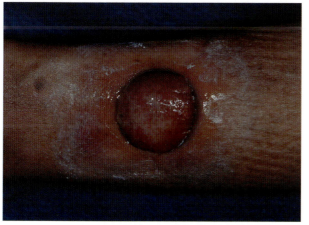

図3　菌状息肉症の腫瘤期の臨床像

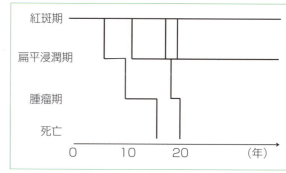

図4　菌状息肉症の臨床経過のイメージ
（紅斑期に診断された12名の患者）

● 菌状息肉症を疑った場合にすべきこと

　初期の菌状息肉症の診断は決して容易ではない．アトピー性皮膚炎，尋常性乾癬，皮脂欠乏性湿疹，魚鱗癬，毛孔性紅色粃糠疹など鑑別すべき疾患は多い．年齢を含む経過，臨床像，病理所見などを参考に総合的に判断する．確定診断が困難な場合，T細胞受容体の遺伝子再構成検査によるモノクロナリティの解析やCD染色の結果が参考になることもあるが，なかには「皮膚リンパ腫疑い」程度の診断でフォローせざるを得ない症例もある．しかし前述のように，早期菌状息肉症の治療はステロイド外用や紫外線照射で十分であることを考えると，このように曖昧な診断で注意深く経過をみていくことは決して間違いではない．菌状息肉症は通常の固形がんとは違い，「早期発見・

表3　本邦における菌状息肉症・セザリー症候群初診例（2007〜2010年）（文献1より引用）

	n	%	注釈
全体	774	100.0	
ⅠA	229	29.6	体表の10%未満で腫瘤なし
ⅠB	303	39.1	体表の10%以上で腫瘤なし
ⅡA	33	4.3	反応性リンパ節腫脹
ⅡB	86	11.1	腫瘤あり
ⅢA	57	7.4	紅皮症で末梢血所見なし
ⅢB	7	0.9	紅皮症で末梢血にわずかに腫瘍細胞
ⅣA1	17	2.2	白血化またはセザリー症候群
ⅣA2	28	3.6	リンパ節病変あり
ⅣB	14	1.8	内臓病変あり

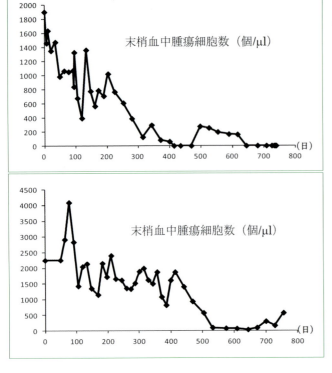

図5
紫外線療法の末梢血腫瘍細胞への効果
a：42歳，男性．ナローバンドUVB
b：68歳，男性．エトレチナート，
　ナローバンドUVB

早期治療」は当てはまらない．むしろ不必要にアグレッシブな治療をすることや，菌状息肉症が完全に否定できない状態で免疫抑制薬や抗TNF-α抗体を使用することは避けないといけない．実際に免疫抑制薬や抗TNF-α抗体によって，菌状息肉症が急速に悪化した症例が報告されている．

● 治療はトランプの切り札と考える

前述のように早期の菌状息肉症の場合，ステロイド外用や紫外線照射（ナローバンドUVB，PUVAなど）が標準的治療である．紫外線による発がんのリスクが高い白人と比べ，日本人においては紫外線療法が菌状息肉症の根幹となる治療である．セザリー症候群であっても，紫外線療法単独，もしくはエトレチナート（チガソン®）と紫外線療法との併用で，末梢血中の腫瘍細胞数を減らすことができることがある（図5）．紫外線療法だけでは病勢のコントロールが難しい場合，インターフェロン-γ製剤（イムノマックス®-γ）やエトレチナート（チガソン®）を用いる．難治性の腫瘍に対しては，局所電子線照射を併用することもある．これらの治療の併用でも皮膚病変の新生が続いて

QOLを阻害している場合，あるいは皮膚外に病変が出現した場合は，抗がん剤による治療に踏み切ることになる．

菌状息肉症において重要な治療目標は，病気の完全治癒ではなくて進行の防止である．早期菌状息肉症が紫外線療法で完全寛解となり，紫外線療法中止後も全く再燃してこないケースがある．また，同種造血幹細胞移植後に完全寛解となり，5年以上再発なく生存している症例もある．しかしこれらは例外であり，多くの菌状息肉症に対する治療法は姑息的と考えるべきである．したがって上に記したような治療を，副作用の少ないものから順に用いることになる．これはまさにトランプの大富豪で，徐々に強い切り札を使っていくことと同じである．その場（病気の状態）に適した切り札（治療法）をいかに切るかが，臨床家の腕のみせ所となる．

● 新しい治療法

進行期の菌状息肉症で抗がん剤を使用するような場合，血液内科医に治療方針の決定を委ねてしまうことが多い．菌状息肉症の経験が少ない血液

内科医は，完全寛解を目標に多剤併用化学療法を施行してしまうことが多いが，菌状息肉症に対する化学療法は奏効期間が通常短い．次第に強い化学療法を用いることになり，副作用で亡くなる症例もある．単剤化学療法と多剤併用化学療法の有効性には明確な差はないことが明らかになるにつれ，通常はメトトレキサート（メソトレキセート®）やエトポシド（ベプシド®）などの単剤によるマイルドな経口化学療法を第一選択にするようになった．

菌状息肉症に対して，アグレッシブな多剤併用化学療法が用いられなくなりつつある別の理由として，新しい治療法が増えてきていることが挙げられる．近年日本で認可された治療薬としては，ボリノスタット（ゾリンザ®），インターフェロン-γ（イムノマックス®-γ），塩酸ゲムシタビン（ジェムザール®），モガムリズマブ（ポテリジオ®）などがある．

ボリノスタット（ゾリンザ®）はヒストン脱アセチル化酵素阻害薬の1つであり，2011年7月に本邦で認可された．従来の抗がん剤との大きな違いは，治療効果が患者ごとに大きく異なることと，同一患者の皮膚病変においても効果発現のあるものとないものがあることである．腫瘍性病変には効果が少なく，紅皮症や紅斑が主体の患者の病勢コントロールに適している可能性がある．本邦での臨床試験の結果からは単独療法での寛解導入は難しいと思われ，紫外線療法や局所放射線，エトレチナート（チガソン®）などのほかの治療法を併用しながら長期の安定状態を治療目標に設定すべきと思われる．最近の学会では紅皮症に対して，紫外線療法との併用が奏効している症例が複数報告されている．なお，ボリノスタット（ゾリンザ®）によって紫外線に対する感受性が変化する可能性があるので，紫外線療法を併用する場合は必要に応じて光線量を調節しないといけない．副作用として，肺塞栓症および深部静脈血栓症，血小板減少症，貧血，悪心・下痢などの消化器症状，高血糖，腎障害，全身倦怠感などが挙げられる．自覚的副作用が強いので使用しづらい面もあるが，経口薬のために外来での使用が容易であるという利点もある．特徴的な効果として，瘙痒の改善を認めることが挙げられる．

モガムリズマブ（ポテリジオ®）はヒト化抗CCR4モノクローナル抗体であり，2012年5月に再発または難治性のCCR4陽性成人T細胞白血病・リンパ腫の治療薬として発売された．2014年3月からは再発または難治性のCCR4陽性の末梢性T細胞リンパ腫，および皮膚T細胞リンパ腫（菌状息肉症を含む）に適応が拡大されている．非血液毒性として投与時反応，発熱に次いで高頻度で皮膚障害が報告されている．スティーブンス・ジョンソン症候群などの重症例もみられている．皮膚障害と本剤の投与回数との関連が示唆されており，また，保険適用である8回の投与期間のうち，多くの例で5回目以降に皮膚障害が発症している．投与にあたっては皮膚障害に対する十分な注意が必要である．ただし成人T細胞白血病・リンパ腫の症例と比べ，菌状息肉症では皮膚障害の程度は軽いといわれている．

インターフェロン-γも，菌状息肉症に対して最近使用可能になった．元々2種類のインターフェロン-γ製剤が菌状息肉症に対して承認，使用されていたが，以前に承認されていた2剤は既に販売が中止されていた．腎臓がん，慢性肉芽腫症に対して保険承認されていた遺伝子組換え型インターフェロン-γ-1a製剤（イムノマックス®-γ）の臨床試験が本邦で行われ，2014年5月より菌状息肉症に点滴静注投与の適応拡大となっている．副作用としては発熱，全身倦怠感などのインフルエンザ様症状が多い．そのほか間質性肺炎，うつ，腎障害，血球減少などを生じる可能性がある．

塩酸ゲムシタビン（ジェムザール®）の菌状息肉症に対する効果は以前から報告されていたが，本邦では悪性リンパ腫に対して未承認であった．2012年10月に公知申請が行われ，2013年2月に「再発又は難治性の悪性リンパ腫」への効能・効果追加が承認された．経口抗がん剤でも病勢が抑えられない場合，試してみる価値がある薬である．

●おわりに

　早期の菌状息肉症をアグレッシブに治療してはいけないことは以前から認識されていたが[6]，新病期分類による予後解析，日本皮膚悪性腫瘍学会主体の全国疫学調査で，より確かな事実として感じられるようになった．また，近年の新しい治療薬の出現に伴い，古典的なアグレッシブな多剤併用化学療法が行われる症例は減ってきている．菌状息肉症は悪性腫瘍なのだから，すぐに強力な抗がん剤を使用したほうがよい，といった考え方はもはや「非常識」である．血液内科と連携を取りながら，多くの場合は皮膚科がメインとなって治療方針を決めていく必要がある．患者の年齢，病歴，臨床像，組織，治療歴，合併症，家族構成，人生観，他科のサポート体制などさまざまなことを考慮し，一期一会の精神でしっかりと検討していくことが大切である．

〔菅谷　誠〕

●文　献

1) Hamada T, Iwatsuki K：Cutaneous lymphoma in Japan：a nationwide study of 1733 patients. *J Dermatol*, **41**：3-10, 2014.
2) 菅谷　誠, 河井一浩, 大塚幹夫ほか：皮膚リンパ腫診療ガイドライン 2011 年改訂版. 日皮会誌, **122**：1513-1531, 2012.
3) Olsen E, Vonderheid E, Pimpinelli N, et al：Revisions to the staging and classification of mycosis fungoides and Sezary syndrome：a proposal of the International Society for Cutaneous Lymphomas (ISCL) and the Cutaneous Lymphoma Task Force of the European Organization of Research and Treatment of Cancer (EORTC). *Blood*, **110**：1713-1722, 2007.
4) Suzuki SY, Ito K, Ito M, et al：Prognosis of 100 Japanese patients with mycosis fungoides and Sézary syndrome. *J Dermatol Sci*, **57**：37-43, 2010.
5) Agar NS, Wedgeworth E, Crichton S, et al：Survival outcomes and prognostic factors in mycosis fungoides/Sézary syndrome：validation of the revised International Society for Cutaneous Lymphomas/European Organisation for Research and Treatment of Cancer staging proposal. *J Clin Oncol*, **28**：4730-4739, 2010.
6) Kaye FJ, Bunn PA Jr, Steinberg SM, et al：A randomized trial comparing combination electron-beam radiation and chemotherapy with topical therapy in the initial treatment of mycosis fungoides. *N Engl J Med*, **321**：1784-1790, 1989.

Ⅶ. 変容しつつある治療の「常識」

13 脂腺母斑に発生する腫瘍は基底細胞癌ではない？

押さえておきたいポイント

- 従来「脂腺母斑上に生じた基底細胞癌」とされていた腫瘍の多くは良性の毛芽腫であった．
- 近年の報告では脂腺母斑からの基底細胞癌発生率は1〜数％とされるが，実臨床ではそれ以下が予想される．
- 脂腺母斑全例を悪性化予防のために若年期で切除する意義は乏しい．

●はじめに

　脂腺母斑は生下時より存在する過誤腫性病変であり，皮膚の複数成分から構成されるために類器官母斑とも呼ばれる．臨床的には整容面の問題に加えて二次的に発生する悪性腫瘍，特に基底細胞癌(BCC)が問題視され，成人期以前での予防的切除が積極的に推奨されてきた．しかし，近年では従来脂腺母斑に生じたBCCとされていた腫瘍の多くは良性の毛芽腫であった可能性が指摘されており，脂腺母斑自体の取り扱いについてもその論調が変わりつつある．本稿では，国内外でこれまで報告されてきた症例集積研究を総括し，二次性腫瘍の発生頻度および予防的切除の是非について考察する．

●脂腺母斑の病態

　脂腺母斑の正確な罹患率は不明であるが，新生児の約0.3％とされる．多くは生下時から存在し，黄色調で境界明瞭な円形〜楕円形もしくは線状の局面を呈する．頭部，次いで顔面発生が多く，頭部では脱毛斑となる．比較的小型の場合には思春期以降まで気づかれないケースもある．通常は孤発性であるが，家族性発生例も報告されている．最近，脂腺母斑および脂腺母斑症候群(Schimmelpenning症候群)の原因が*HRAS*, *KRAS*の変異であることが明らかになった[1]．脂腺母斑の自然経過は3期に分けられる．新生児〜乳児期には表皮の乳頭腫状増殖と未熟毛包が特徴であり，思春期以降はホルモン依存性の脂腺増生とアポクリン腺の発達に伴って病変は疣贅状に隆起する．そして成人期以降になって，一部の病変内には種々の二次性腫瘍を認めるようになる(図1, 2)．

●脂腺母斑に発生する二次性腫瘍

　脂腺母斑に生じる二次性腫瘍については，主に海外において数多くの症例集積研究が報告されてきた．1960〜1980年代には良性腫瘍の発生率が

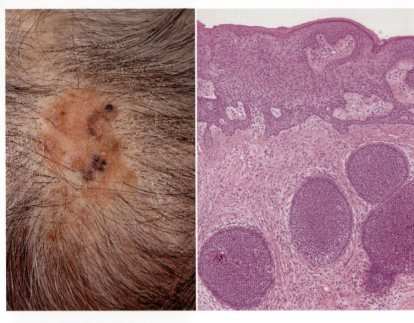

図1
脂腺母斑から生じた毛芽腫
（71歳，男性）

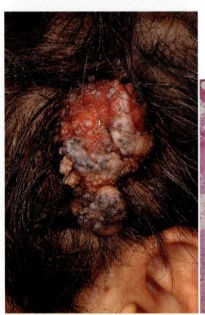

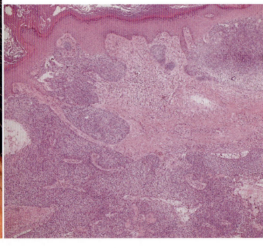

図2
脂腺母斑から生じた基底細胞癌
（70歳，男性）

15〜39％，悪性腫瘍（多くはBCC）が5〜21％と，かなり高い数字が報告されていた[2]が，1990年代以降はそれよりも明らかに低い悪性腫瘍の発生率が示されるようになった（表1）．Cribierらは1932〜1998年にかけて切除された脂腺母斑596例の組織所見を検討した結果，BCCの合併頻度は0.8％であり，脂腺母斑に併存する腫瘍の90％以上は良性の毛芽腫であったと報告した[3]．そのうえ，若年期での二次性腫瘍発生率が低かったことより，早期での予防的切除の必要性を否定している．Jaquetiらも155例の脂腺母斑の組織学的検討から，最も多かった二次性腫瘍は毛芽腫であったことを示し，過去に報告された二次性BCCは毛芽腫もしくは毛芽細胞様の上皮過形成であった可能性を示唆した[4]．Santibanez-Galleraniらは2〜16歳で切除された脂腺母斑658例においてBCCの発生率は0％であったと報告した[5]．最近の症例集積研究でもBCCの発生率は651例中の5例（0.8％），751例中の8例（1.1％）など，それらを裏づける数字が示されている[2]．

日本人患者を対象とした多数例の症例集積研究も複数報告されている．本邦論文での脂腺母斑からのBCC発生率は2.5～11.6％と報告者によってかなりの幅があり，やはり海外からの報告と同様に近年のほうがより低い傾向がみられる(表2)．安齋らは脂腺母斑243例の組織学的検討から二次性腫瘍の発生率は13.6％で，BCCは2.5％，毛芽腫は6.6％と報告した[6]．比較的古い報告の大半で毛芽腫の症例数が0であることからみて，やはり毛芽腫をめぐる疾患概念の変遷がBCC発生率の差異に影響している可能性が高い．

しかしながら，国内外でのこれらのエビデンスの解釈には，以下に挙げる点に留意する必要がある．

(1) 基本的にはいずれも前向きの観察研究ではなく，脂腺母斑の切除検体からの後ろ向きの症例集積研究である．

(2) 切除が必要であった症例，すなわち二次性腫瘍の存在が疑われる症例がより多く含まれている可能性がある．実際には切除対象とならずに一生涯を経過している脂腺母斑も少なからず存在するはずである．

(3) 集積対象としている症例の年齢構成に偏りが大きい．脂腺母斑に二次性腫瘍(特にBCC)を生じるのは成人期以降に多いが，小児病院での症例集積などの若年者のみを対象とした報告もある．

これらの理由によって，文献で報告された発生率の数字をそのまま実臨床に適用することはできず，乳幼児の脂腺母斑をみた際に予想されるBCCなどの二次性腫瘍発生の生涯リスクは，実際にはさらに低い可能性がある．

毛芽腫とBCC

胎生期の毛芽に類似した細胞が増殖する一連の皮膚腫瘍のなかで，毛芽腫とBCCはそれぞれ良性，悪性のカウンターパートと考えられている．しかし，その組織学的鑑別には苦慮する症例も少なくない．安齋らは68症例の検討から，両者を鑑別するうえで有意な病理組織所見としてシルエットの対称性，fibroepithelial unit(FEU)形成，潰瘍形成，塊状壊死，角質嚢腫，毛球・毛乳頭分化，核分裂像を挙げており，特にFEU形成の有無が最も重要と述べている[7]．毛芽腫では腫瘍胞巣を取り囲む膠原線維とその外方の膠原線維との間に裂隙の形成がみられるが，BCCでは腫瘍胞巣と周辺の膠原線維との間に裂隙が認められ，筆者らは前者の所見をFEUと名づけている．

表1 脂腺母斑における二次腫瘍の発生
(海外報告，文献2より改変)

報告者	報告年	例数	良性腫瘍(%)	悪性腫瘍(%)
Mehregan	1965	150	15	19
Pinol Aguade	1968	40	—	5
Michalowski	1969	160	28	21
Wilson-Jones	1970	140	39	9
Serpas de Lopez	1985	29	N/A	10
Smolin	1986	181	—	12
Weng	1990	62	32	19
Perez Oliva	1991	40		13
Chun	1995	225	5	0
Beer	1999	18	0	22
Cribier	2000	596	13	2
Jaqueti	2000	155	36	0
Kaddu	2000	316	7	1
Munoz-Perez	2002	226	18	4
Santibanez-Gallerani	2003	658	<2	0
Taklif	2004	42	5	10
Simi	2008	21	10	5
Rosen	2009	651	2	1
Idriss	2014	234	17	3

表2 脂腺母斑における二次腫瘍の発生
(国内報告，文献6より改変)

報告者	報告年	例数	二次腫瘍の発生率(%)	毛芽腫(%)	基底細胞癌(%)
森岡	1983	86	—	0	11.6
河村	1990	54	5.6	0	3.7
佐々木	1994	111	4.5	0	2.7
手塚	1994	175	5.7	0	4.0
馬場	1996	241	11.2	0	4.6
南	1998	136	13.2	2.9	2.9
安齋	2007	243	13.6	6.6	2.5

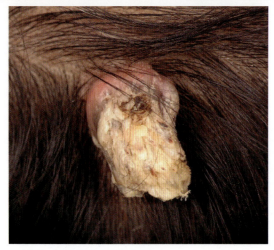

図3 脂腺母斑から生じたケラトアカントーマ（48歳，男性）

● 脂腺母斑に生じうるBCC以外の悪性腫瘍

脂腺母斑に発生した悪性腫瘍として報告された事例の大半はBCCであるが，次に多いのは脂腺癌で，その他には有棘細胞癌（ケラトアカントーマも含む），汗腺癌，悪性黒色腫などが報告されている（図3）[2]．また，これらの複数が併発した症例報告も散見される．発生年齢としては，多くの症例がBCCと同様に成人期以降に生じている．

● 脂腺母斑は切除すべきか？

従来，脂腺母斑の取り扱いとして若年のうちでの早期切除が推奨されてきた．その理由は，頭部や顔面に好発することによる整容面での問題に加えて，決して無視できない頻度でBCCなどの悪性腫瘍が続発すると考えられていたからである．しかし，近年の報告からはその発生頻度は1〜数％であり，しかも前述のようにその数字は切除例からの検討であるため，実臨床においてはさらに低い生涯発生リスクが予想される．逆に視点を変えてBCCの側からその発生数をみると，日本皮膚悪性腫瘍学会が行った2010年度の全国調査では，BCC 1,578例中で脂腺母斑を発生母地として生じたのは18例（1.1％）であった[8]．解釈は分かれるかも知れないが，全国で年間18例は決して多い罹患数とはいえない．本邦の皮膚悪性腫瘍診療ガイドラインでは，「BCCの発生予防を目的とした脂腺母斑の切除は勧められるか？」というクリニカルクエスチョンに対する推奨度はC1（行うことを考慮してもよいが，十分な根拠がない）となっている[9]．

以上の状況に鑑みると，脂腺母斑に対して悪性化という観点から一律に予防的切除を行うのは現実的ではなく，小児期から思春期においては整容面の改善を目的として切除の要否を考慮すべきであろう．成人期以降の患者については，わずかとはいえ悪性腫瘍発生のリスクがあることを患者に十分説明したうえで，個々の症例で切除の適応を検討することが望ましい．

（竹之内辰也）

● 文 献

1) Sun BK, Saggini A, Sarin KY, et al：Mosaic activating RAS mutations in nevus sebaceus and nevus sebaceus syndrome. *J Invest Dermatol*, **133**：824-827, 2013.
2) Moody MN, Landau JM, Goldberg LH：Nevus sebaceous revisited. *Pediatr Dermatol*, **29**：15-23, 2012.
3) Cribier B, Scrivener Y, Grosshans E：Tumors arising in nevus sebaceous：a study of 596 cases. *J Am Acad Dermatol*, **42**：263-268, 2000.
4) Jaqueti G, Requena L, Sanchez Yus E：Trichoblastoma is the most common neoplasm developed in nevus sebaceous of Jadassohn：a clinicopathologic study of a series of 155 cases. *Am J Dermatopathol*, **22**：108-118, 2000.
5) Santibanez-Gallerani A, Marshall D, Duarte AM, et al：Should nevus sebaceus of Jadassohn in children be excised? A study of 757 cases, and literature review. *J Craniofac Surg*, **14**：658-660, 2003.
6) 安齋眞一，福本隆也，木村鉄宣：脂腺母斑の臨床病理学的検討第2報：2次性腫瘍について．日皮会誌，**117**：2479-2487，2007．
7) 安齋眞一，木村鉄宣，倉園普子ほか：Fibroepithelial unit：基底細胞癌と毛芽腫の病理組織学的鑑別における有用性の検討．日皮会誌，**114**：179-185，2004．
8) 石井良征，境野昌行，藤澤康弘ほか：基底細胞癌の全国調査．*Skin Cancer*, **28**：205-211, 2013.
9) 土田哲也，古賀弘志，宇原 久ほか：皮膚悪性腫瘍診療ガイドライン第2版．日皮会誌，**125**：5-75，2015．

Ⅶ. 変容しつつある治療の「常識」

14 扁平母斑とカフェオレ斑
—日本と海外の認識の違いは？

押さえておきたいポイント

- 日本では，NF1 の合併がない褐色斑を"扁平母斑"，NF1 に伴う褐色斑を"カフェオレ斑"と使い分ける．一方欧米では，両者とも"カフェオレ斑"と呼ぶ．
- Nevus spilus は，日本では"扁平母斑"のことを指す．一方欧米では，褐色斑上に色素細胞母斑が多発・散在している congenital speckled lentiginous nevus のことを指す．
- 治療はいずれも Q スイッチルビーレーザーを使うことがあり，保険病名として"扁平母斑"と付いている可能性がある．

●扁平母斑（nevus spilus）とは？

淡褐色で色調に濃淡のない境界明瞭で扁平な色素斑を指す．多くは生下時より存在するいわゆる"茶色いあざ"のことである．遺伝性はなく，通常は単発で 6 個以下である(図1)．Blaschko 線に沿って出現することもある(図2)．

確かに隆起のない扁平な褐色斑であるが，茶色いという意味が含まれていない"扁平母斑"という病名は，筆者は個人的にはイメージがわきにくいと思っている．

●カフェオレ斑（café au lait spot）とは？

Neurofibromatosis type 1（NF1, Recklinghausen 病）の患者に出現する，ミルクコーヒー色の均一な淡褐色斑である．多くは出生時からみられ，遅くとも 1 歳までには新生し，その後，数や大き

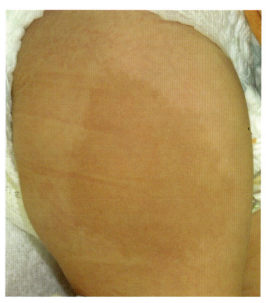

図1　1歳，女児．扁平母斑
右大腿の色調が一様で扁平な褐色斑

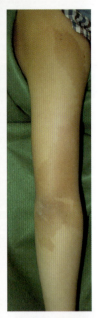

◀図2
11歳，男児．扁平母斑
右上腕のBlaschko線に沿った褐色斑

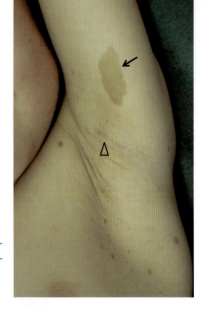

図3 ▶
4歳，女児．NF1の患者
左上腕にカフェオレ斑がある（→）．その他小Recklinghausen斑があり，特に腋窩にみられるものはaxillary freckling と呼ばれ，NF1に特徴的な色素斑とされる（△）．

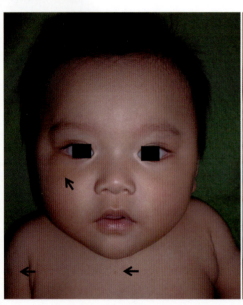

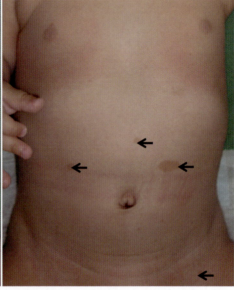

図4
カフェオレ斑が生下時に6個以上あると神経線維腫症1型を疑う（6 spots criteria）．

さを増すことはない（図3）．一方，小Recklinghausen斑は雀卵斑に似た小褐色斑で，3～5歳にかけて徐々に増加する．特に腋窩にみられるものはaxillary freckling と呼ばれ，NF1に特徴的な色素斑とされる（図3）．出生時に6個以上みられる場合は，NF1の早期診断につながる重要な所見である（6 spots criteria）（図4）．

カフェオレ斑という病名は，カフェオレまたはミルクコーヒー様の色という色調からの命名であり，イメージがわきやすい．

●扁平母斑とカフェオレ斑のダーモスコピー像

びまん性の均一な褐色色素沈着で，pigment networkやdots/globulesはみられない（図5）．

●扁平母斑とカフェオレ斑の病理組織像

病理組織学的には，両者とも基底層にメラニン顆粒の増加があるのみで，メラノサイトの増殖はない（図6）．つまり，両者にはNF1の合併がある

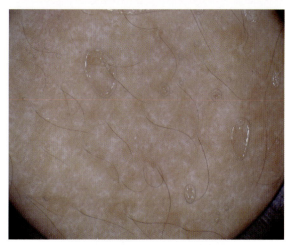

図5 扁平母斑のダーモスコピー像
びまん性の均一な褐色色素沈着

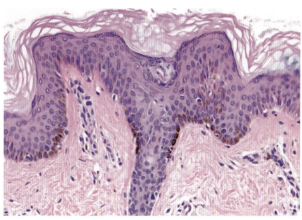

図6 扁平母斑の組織像
基底層にメラニン顆粒の増加があるのみで，メラノサイトの増殖はない．

表1 扁平母斑とカフェオレ斑の日米の違い

	NF1合併なし	NF1合併あり
日本	扁平母斑	カフェオレ斑
欧米	カフェオレ斑	

かないかという点以外は，病理組織学的な差はない．カフェオレ斑には大型のメラニン顆粒（giant melanosome）がみられることがある．

● 扁平母斑とカフェオレ斑の日本と海外の認識の違い

日本では，従来から，NF1の合併がない褐色斑を"扁平母斑"といい，NF1に伴う褐色斑を"カフェオレ斑"と使い分けている．一方欧米では，病理組織学的には両者に本質的な差はないため，両者を一括して"カフェオレ斑"と呼んでいる（表1）．つまり，日本でいうところの"扁平母斑"という病名は，欧米には存在しないことになる．どちらがいいということはないが，"扁平母斑"がいわゆる母斑の一型であるのに対し，"カフェオレ斑"は母斑症の一部分症状であるという根本的な違いがある．

● Nevus spilusの日本と海外の認識の違い

日本では，nevus spilusという英語病名は"扁平母斑"のことを指す．一方欧米では，nevus

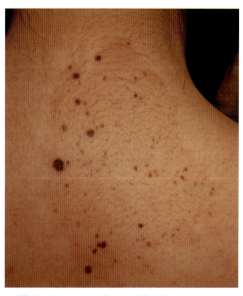

図7 Congenital speckled lentiginous nevusの臨床像
17歳，女性．項部の褐色斑上に色素細胞母斑が多発・散在する．

spilusといった場合は，褐色斑上に色素細胞母斑が多発・散在しているcongenital speckled lentiginous nevusのことを指す（図7）．歴史的には1970年にCohenらが，褐色斑上に色素細胞母斑が多発・散在している症例もnevus spilusの範疇に属するとし，1970年代中ごろからこのような病変に対してcongenital speckled lentiginous nevusの名称が用いられるようになった[1]．

Congenital speckled lentiginous nevusのダーモスコピー像（図8）は，褐色斑に相当するpseudo-

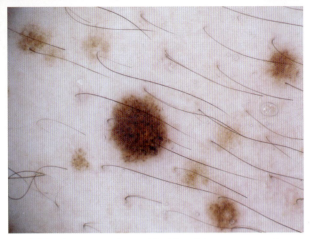

図8 Congenital speckled lentiginous nevus のダーモスコピー像

pigment network を背景に，色素細胞母斑の部分では pigment network や brown ないし black globules がみられる．

　Congenital speckled lentiginous nevus の病理組織像は，色素細胞母斑の中央部では，母斑細胞が真皮浅層で帯状に増殖し，付属器周囲でも増殖している small congenital nevus 様の組織像である（図9）．色素細胞母斑の周辺部では，表皮基底層で母斑細胞が胞巣状に増殖する junctional nevus の組織像で，背景の褐色斑部では，基底層でメラ

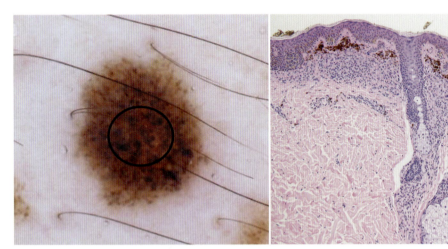

図9　Congenital speckled lentiginous nevus の組織像（中央部）
中央部では，母斑細胞が真皮浅層で帯状に増殖し，付属器周囲でも増殖している．
Small congenital nevus 様の組織像

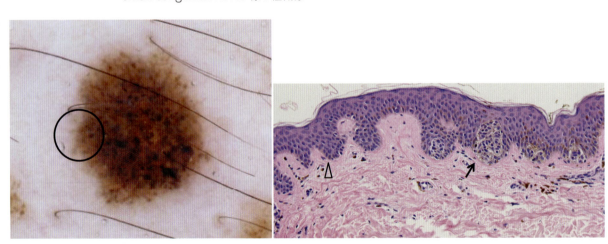

図10　Congenital speckled lentiginous nevus の組織像（周辺部）
周辺部では，表皮基底層で母斑細胞が胞巣状に増殖する junctional nevus の組織像（→）．
背景の褐色斑部では，基底層でメラニン顆粒が増加している（△）．

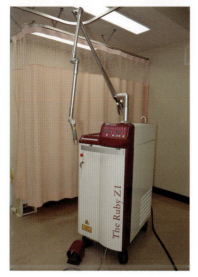

図11 Qスイッチルビーレーザー
694 nm の波長の光線が，メラニンに吸収される．

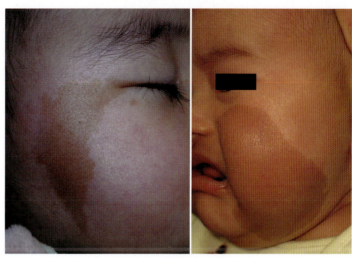

図12　顔面の扁平母斑
顔は目立つため，治療対象となることが多い．

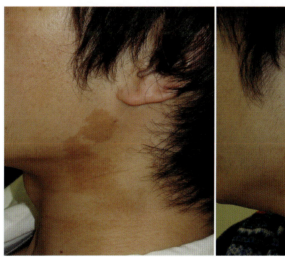

図13
扁平母斑のQスイッチルビーレーザーによる奏効例

ニン顆粒が増加している（図10）．

日本では，congenital speckled lentiginous nevus のことを点状集簇性母斑と呼んでいる．確かに母斑細胞の増殖を伴っているのであるから，先天性色素細胞母斑の一型として考えたほうがいいのかもしれない．

● 治　療

1．扁平母斑

Qスイッチルビーレーザーの保険適用がある（図11）．694 nm の波長の光線が，メラニンに吸収される．顔面の扁平母斑は，目立つため治療対象になることが多い（図12）．ただし保険上，同一部位に対して2回までという制限が付いている．そのため，それ以上の治療を続ける場合は，カルテ上の部位を変えて行うという苦肉の策をとっている．

a）治療効果

一言でいうと"難しい"ということになるが，症例によりいくつかのパターンがある．

(1) 奏効例（図13）：この症例のように消失する例もあるが，むしろ非常に少ない．また，なぜこの症例が治療に奏効したのかも正直なところ不明といわざるを得ず，治療効果を予測することも難しい．

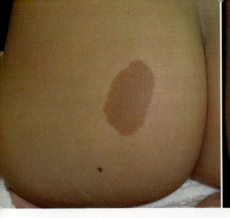
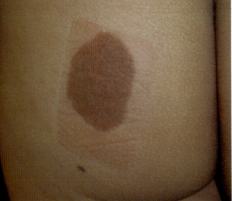

図14 扁平母斑のQスイッチルビーレーザーによる悪化例
褐色調がむしろ濃くなってしまっている.
　a：Qスイッチルビーレーザー照射前
　b：照射後

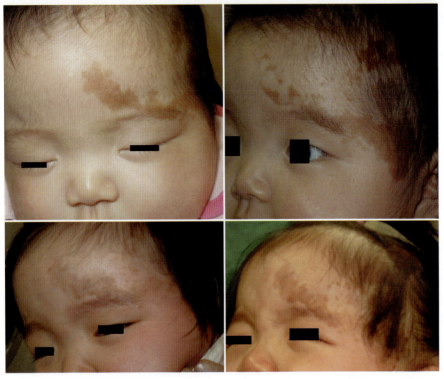

図15　扁平母斑のQスイッチルビーレーザーによる再発例
　　　a：4か月, 女児　　b：3か月後
　　　c：6か月後　　　　d：9か月後

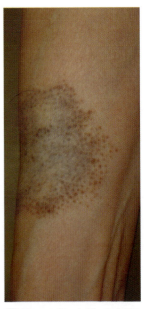

図16　50歳, 女性. 扁平母斑のQスイッチルビーレーザーによる毛孔一致性の再発例

　(2) 悪化例(図14)：この症例は，レーザー照射後にむしろ色調が濃くなってしまった．濃くなったものは時間経過とともに褪色して元の色調に戻るが，レーザー照射前に危険性を話しておく必要がある．このような症例は，レーザー治療の適応はないと判断し中止する．

　(3) 再発例(図15, 16)：このパターンが一番多い．レーザー照射により一次的に色調は薄くなるが，時間経過とともに元の色調に戻ってくる場合である(図15)．毛孔部から再発してくることも多い(図16)．

b) なぜ扁平母斑はレーザー治療後に再発するのか？

　1995年にHappleらは，新しい母斑の定義としてgenetic mosaicism説を提唱した．すなわち，母斑とは「遺伝的モザイクによって発症した目にみえる病変で，比較的小範囲に存在して持続するもの」と定義した．"遺伝的モザイク"とは，1つの個体が遺伝子型の異なる2種以上の細胞群によって構成されている状態を指す．つまり，扁平

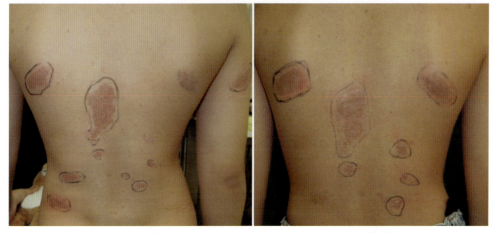

a．治療前　　　　　　　　　　　　b．治療後

図17　NF1のQスイッチルビーレーザーによる治療例
褐色調が薄くはなっているが，根本治療にはならない．

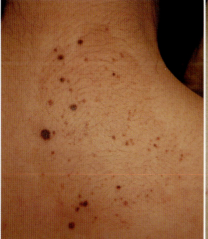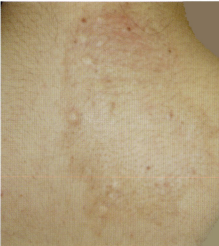

a|b

図18
Congenital speckled lentiginous nevusの治療例（図7と同一症例）
色素細胞母斑はパンチで切除し，色素斑にはQスイッチルビーレーザーを照射した．
　a：治療前
　b：治療後

母斑も単純に色調のみが周囲の皮膚と異なっているだけではなく，遺伝子レベルでは別な皮膚が混在していると考えたほうがよい．そのため，いったんレーザー治療後に色調が薄くなっても，その部分の皮膚は元の自分の色（周囲よりは茶色い）に戻ろうとすると推測される．

2．カフェオレ斑

　レーザー治療の保険適用はない．苦肉の策として"扁平母斑"と保険病名を付けてレーザー治療を行う場合がある．治療効果は，扁平母斑と同様に一言でいうと難しい（図17）．小児例では両親の希望が強い場合が多い．根本治療にはならないが，一次的にせよ少しでも色調が薄くなればよいという考えもある．

3．Congenital speckled lentiginous nevusの治療

　レーザー治療の保険適用はない．これも扁平母斑"と保険病名を付けて，褐色斑の部分にレーザー治療を行う場合がある．それに加え，色素細胞母斑の部分はパンチでくりぬき切除することもある（図18）．

● 保険病名としての"扁平母斑"

　治療のうえの観点からすると，扁平母斑とカフェオレ斑とcongenital speckled lentiginous nevusの3つとも，保険病名的には"扁平母斑"とついている可能性がある．

●まとめ

日本では，NF1 の合併がない褐色斑を"扁平母斑"，NF1 に伴う褐色斑を"カフェオレ斑"と使い分けるが，欧米では，両者とも"カフェオレ斑"と呼ぶ．

また，nevus spilus は，日本では扁平母斑のことを指すが，欧米では，congenital speckled lentiginous nevus のことを指す．これは先天性色素細胞母斑の一型と考えることもできる．

治療はいずれも Q スイッチルビーレーザーを使うことがあり，保険病名として"扁平母斑"と付いている可能性がある．

（伊東慶悟）

●文　献

1) Cohen HJ, Minkin W：Nevus spilus. *Arch Dermatol*, **102**：433-437, 1970.

15 帯状疱疹で眼合併症の有無を予見するには？

押さえておきたいポイント

- 帯状疱疹の眼合併症は，結膜炎，角膜炎，虹彩毛様体炎の順に多く，ときに視力障害をきたす．
- 鼻尖部や鼻背部に帯状疱疹があれば高率に眼合併症がみられる（Hutchinson 徴候）．特に，三叉神経第 1 枝領域の帯状疱疹に Hutchinson 徴候がみられるときは注意を要する．
- 眼瞼に浮腫と水疱がみられる場合にも眼合併症をきたしやすい．

帯状疱疹は神経節に潜伏していた水痘・帯状疱疹ウイルス（VZV）が再活性化することにより引き起こされる疾患で，その合併症としては，まず帯状疱疹後神経痛（PHN）が挙げられる．PHN の他にも重要な合併症として，眼合併症，Hunt 症候群，脳髄膜炎などが知られている．眼合併症については，「鼻尖部や鼻背部に帯状疱疹があると高率に眼症状がみられる」ことが以前から指摘されており，「Hutchinson 徴候」と呼ばれている．特に注意を要するのは，三叉神経第 1 枝領域の帯状疱疹に伴う Hutchinson 徴候である．第 2 枝領域の帯状疱疹では，Hutchinson 徴候を認めても眼合併症のリスクは低い．また，Hutchinson 徴候以外にも，眼瞼に浮腫と水疱がみられる場合にも眼合併症をきたしやすいことが知られている．

●帯状疱疹の眼合併症の症状

帯状疱疹に伴う眼合併症には下記のような疾患があるが，その内訳は結膜炎が最も多く，眼合併症患者の約 9 割にみられる．次いで角膜炎，虹彩毛様体炎の順となっている[1]．

1．結膜炎

眼部帯状疱疹の眼合併症のなかで最も頻度が高い．流涙，結膜充血，異物感，眼痛などの症状がみられる．眼瞼結膜に潰瘍を認めることがある．

2．角膜炎

眼部単純ヘルペスの場合と比較して，眼部帯状疱疹に角膜炎を合併する頻度はそれほど多くない．単純ヘルペスウイルスによって起こる角膜ヘルペスでは，フルオレセイン染色にて角膜表面の病巣が木の枝のように染まる樹枝状角膜炎の像がみられるが，帯状疱疹に伴う角膜炎においても，やや境界不明瞭であるが同様の所見がみられることから，偽樹枝状角膜炎と呼ばれている．その他，頻度は極めて低いものの円板状角膜炎や多発性角膜上皮下浸潤などの角膜実質の病変を伴うことも

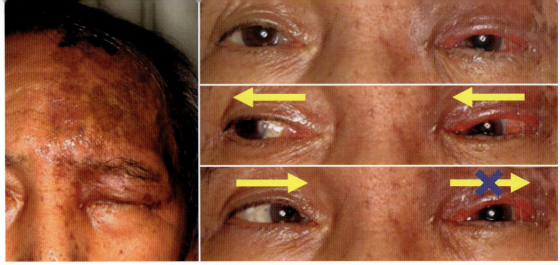

図1　左外転神経麻痺
左三叉神経第1枝領域の帯状疱疹発症後，32日目に複視が出現した（a）．まっすぐ前をみると，左眼がやや内側に偏位し（b），右側をみるときは問題ないが（c），左側をみようとすると左眼の外転障害のため複視が起きた（d）．

a	b
	c
	d

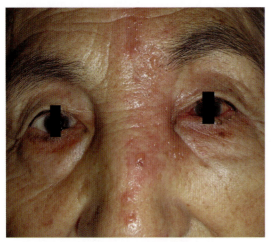

図2　Hutchinson徴候
鼻背部の皮疹を伴った三叉神経第1枝領域の帯状疱疹に，結膜炎を合併した症例

ある．

3．虹彩毛様体炎

角膜の後ろにある虹彩・毛様体などに炎症が及んだ状態で，前房および硝子体に炎症性細胞が浸潤するため，霧視，飛蚊症，羞明感，眼痛，充血などの症状がみられ，続発性緑内障を生じることがある．しばしば視力低下を伴う．

4．急性網膜壊死

発症頻度は低いが，網膜に壊死病巣が生じて急性に進行し，網膜剥離，網膜血管閉塞，視神経萎縮，網膜変性萎縮などをきたして，多くが失明に至る極めて予後不良な疾患である．VZVまたは単純ヘルペスウイルス（HSV）の眼内感染が主な原因とされている．

5．眼筋麻痺

頻度は稀であるが，顔面の帯状疱疹に眼球運動障害を合併することがある．三叉神経第1枝と動眼神経，滑車神経，外転神経との間には交通枝があるため，これを介してウイルスが波及し，眼筋麻痺をきたすものと考えられている（図1）．

●眼合併症のリスクが高い帯状疱疹

顔面の帯状疱疹のなかでも，特に「三叉神経第1枝領域」の帯状疱疹では，抗ヘルペスウイルス薬を使用しなければ約半数に眼合併症を伴うことが知られている[2]．さらに，後述のようにHutchinson徴候や眼瞼浮腫・水疱を伴う場合には，眼合併症のリスクが上がるため注意を要する．また，三叉神経第1枝領域の帯状疱疹では，交通枝を介して，眼筋麻痺をきたす可能性があることも知っておく必要がある．一般に，眼の合併症は皮疹よりも遅れて出現することが多く，皮膚科での治療が終了した後も，眼に疼痛や違和感が出現すれば，すみやかに眼科を受診するよう指導することも大切である．

1．Hutchinson徴候

帯状疱疹における眼病変合併の予測および早期

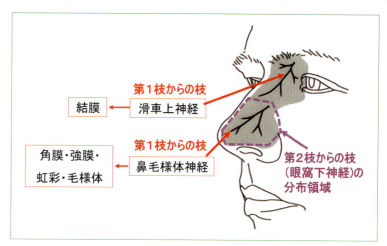

図3 Hutchinson徴候に関与する神経
鼻部には三叉神経第1枝由来の神経（滑車上神経，鼻毛様体神経）および第2枝由来の神経（眼窩下神経）が分布している．しかし，三叉神経第2枝由来の眼窩下神経は眼には枝を伸ばしていない．

診断に有用なサインとして，鼻尖部や鼻背部の皮疹（Hutchinson徴候）がよく知られている（図2）[3]．すなわち，Hutchinson徴候がみられると，9割以上の患者に眼合併症を生じ，結膜炎のほか，角膜炎，ぶどう膜炎，網膜炎などのさまざまな眼疾患がみられる．鼻部には三叉神経第1枝由来の神経（滑車上神経，鼻毛様体神経）および第2枝由来の神経（眼窩下神経）が分布している．三叉神経第1枝由来の滑車上神経と鼻毛様体神経はいずれも鼻と眼の両方に枝を伸ばしている．すなわち滑車上神経は，鼻背部に加え，結膜にも分布し，鼻毛様体神経は鼻尖部だけでなく角膜，強膜，虹彩，毛様体にも枝を伸ばしている（図3）．したがって，VZVがこれらの神経を経由して広がると鼻部の皮疹とともに眼合併症を高率に引き起こすことになる．一方，三叉神経第2枝由来の眼窩下神経は眼には枝を伸ばしていないため，この神経を介して広がった帯状疱疹では，鼻部に皮疹を認めても，眼合併症は通常みられない（図4）．すなわち，三叉神経第1枝領域の帯状疱疹で鼻部に皮疹があれば眼症状を確認することが大切であり[4)5)]，結膜充血や眼部違和感などの所見があれば，眼科に紹介する必要がある．

2．眼瞼浮腫

眼合併症をきたしやすいもう1つの皮膚症状としては，眼瞼の浮腫と水疱がある．特に三叉神経第1枝領域の帯状疱疹で眼瞼に浮腫と水疱の両方がみられる場合には眼合併症の頻度が高く，眼症状も重症化しやすいとの報告があり，これもリスクファクターとして知っておく必要がある[4)]．

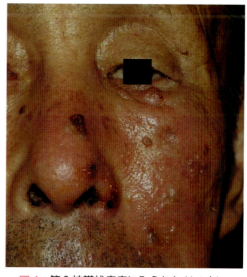

図4 第2枝帯状疱疹にみられたHutchinson徴候
三叉神経第2枝領域の帯状疱疹で，鼻背〜鼻尖に皮疹を認めたが，眼合併症はみられなかった．
（松尾皮膚科医院 菅田明子先生提供）

●眼合併症に対する治療

抗ヘルペスウイルス薬の全身投与が基本となる．局所療法として，結膜炎に対してはアシクロビル眼軟膏を使用し，混合感染予防のために抗菌薬の点眼を併用する．角膜炎の局所療法は，上皮型と実質型で異なる．上皮型の偽樹枝状角膜炎では，アシクロビル眼軟膏を使用し，ステロイド点眼は行わない．一方，実質型角膜炎では，炎症が病態の主体であるため，アシクロビル眼軟膏に加えてステロイド点眼を併用する．

● **おわりに**

抗ヘルペスウイルス薬の登場以来，帯状疱疹の治療成績は飛躍的に向上した．しかし現在でも，さまざまな合併症で長期にわたり苦しむ患者が少なくない．合併症の診療には，症状に応じた専門診療科との連携が欠かせないが，我々皮膚科医は患者を最初に診察することが多く，早期に合併症を発見し専門医に紹介する責務を担っている．なかでも眼合併症は，遭遇する機会が比較的多く，皮疹の分布や性状が早期診断の有力な手がかりとなるため，その徴候を熟知して見逃さないことが大切である．

（浅田秀夫）

● **文 献**

1) 村田恭子，福田昌彦，妙中直子ほか：眼部帯状ヘルペスとカポジ水痘様発疹症の眼合併症．眼科，**45**：97-102，2003．
2) Liesegang TJ：Herpes zoster ophthalmicus natural history, risk factors, clinical presentation, and morbidity. *Ophthalmology*, **115**：S3-12, 2008.
3) Hutchinson J：A clinical report on herpes zoster frontalis seu ophthalmicus（shingles affecting the forehead and nose）. *Roy Lond Ophthal Hosp Rep*, **5**：191-215, 1865.
4) 松尾明子，松浦浩徳，藤本 亘：三叉神経顔面帯状疱疹におけるHutchinson徴候 35例の検討．川崎医学会誌，**34**：291-295，2008．
5) 羽尾貴子，落合豊子，藤沢重樹ほか：三叉神経第1枝帯状疱疹と眼合併症についてHutchinsonの法則の検討．皮膚臨床，**33**：893-898，1991．

そこが知りたい 達人が伝授する日常皮膚診療の極意と裏ワザ

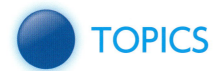
TOPICS

1. 乳児血管腫に対するプロプラノロール内服療法
2. 乾癬治療薬として公知申請に向け動き出したメトトレキサート
3. 帯状疱疹ワクチン開発の現況
4. 日本人の肌の色を決定する遺伝子は？
5. IgG4関連疾患
6. ジェネリック外用薬の問題点
7. 好酸球性膿疱性毛包炎―日本の現状は？
8. 足底メラノーマは汗腺由来？
9. がん性皮膚潰瘍臭改善薬―メトロニダゾールゲル

TOPICS

1 乳児血管腫に対する プロプラノロール内服療法

●Serendipitous Discovery—プロプラノロールによる乳児血管腫の退縮効果の発見—と，治療薬としての確立

　乳児血管腫（infantile hemangioma）は，胎盤絨毛膜の微小血管を構成する細胞と類似したGLUT1陽性毛細血管内皮細胞の腫瘍性増殖（腫瘍）で，初期・増殖期・退縮期・退縮完了期（あるいは消退期）といった自然歴を持ち，自然退縮傾向を有する良性腫瘍である．wait and see という方針で経過を追い，合併症および整容的な問題を残さず退縮・消退に至る血管腫をみることは多いが，症例によっては早期からの積極的な対応が必要となる[1~8]．

　2008年，ステロイド投与中の巨大鼻部乳児血管腫を有する児に併発した閉塞性肥大型心筋症に対し，β-ブロッカーであるプロプラノロール（propranolol）が投与され，それが血管腫の退縮をもたらした，という serendipity が経験された．次いでステロイド投与中にも増大した多発乳児血管腫（右上肢の斑状局面と，右上眼瞼（開眼不能となった）・頸部（気管支・食道の変位をきたした）・耳下腺近傍の，いずれも大きな病変）を有する児に生じた心拍出量増加に対し，プロプラノロールが投与されたところ，すべての乳児血管腫の退縮，および開眼がもたらされた．これらに加え，さらにプロプラノロールが奏効した別個の血管腫9症例が経験され，この11症例がまとめて報告された[9]．これを契機に乳児血管腫に対するプロプラノロールの有用性が明らかとなり，その内服療法が広く欧米で行われるようになった．増殖期のいわゆる alarming hemangioma, life-threatening hemangioma（視力障害・気道閉塞・難聴・哺乳障害のリスクを有する大きな血管腫，心拍出量増加をきたしうる巨大肝血管腫など）や，顔面に生じた巨大例など整容的問題が懸念される症例，潰瘍を形成し易出血性の症例，あるいは機能障害が予測される症例に対し用いられ，その高い有効性・退縮効果が明らかとなり，欧米では本剤の内服療法が第一選択として行われるようになった．すなわち診療科横断的な対応がなされることを前提として，重症例（に移行するかどうか）を早期に見極め，そのような症例では本剤（を組み込んだ治療，ステロイド内服との combination など）を早期に開始し，患児を慎重にみるという方向性がほぼ確立された．その後，増殖期を過ぎた退縮期・退縮完了期（消退期）の乳児血管腫に対する有効性も確認された．さらに，小型の局面型・腫瘤型乳児血管腫に対しても，wait and see の方針（wait and see policy）をとらず，整容的な意義，患児の家族からの希望により，早期から投与するグループも出てきたが，この場合もプロプラノロールは奏効する．乳児血管腫のそれぞれの stage で，種々の作用点にプロプラノロールは作用し，それぞれに奏効するのである．なお欧米ではプロプラノロール（および同等の薬剤）の局注，および外用療法もあるが，本稿では内服療法に関してのみ述べる．また2016年2月現在，本邦においては乳児血管腫に対する保険適用はな

く(承認申請中),院内の倫理審査会の承認を得てから用いなくてはならない.

●プロプラノロールの実際の使用
―想定される奏効機序・適用・禁忌・有害事象,および欧米での治療指針―

1.想定される作用機序

β-blockerの血管・血管内皮に対する作用は広範で,細胞増殖と血管リモデリングに及ぼす作用は多彩である.プロプラノロールは非選択的β-adrenergic antagonistで,β-1・β-2両者のadrenoreceptorを抑制するが,乳児血管腫では血管内皮細胞上のβ-2 adrenergic receptorの側に結合し,初期においては一酸化窒素産生抑制による血管収縮作用が,増殖期においてはVEGF,bFGF,MMP 2/MMP 9などのpro-angiogenic growth factorシグナルの発現調節による増殖の停止機序が惹起され奏効すること,また長期的な奏効機序としては血管内皮細胞のapoptosisが誘導されることが,想定されている[10)11)].

血管腫由来内皮細胞に対するプロプラノロールの効果は多方向性のもので,VEGF発現の抑制,caspase-9,caspase-3の活性化,pro-apoptotic geneであるp53,Baxのup-regulation,anti-apoptotic geneであるBcl-xLのdown-regulationが認められる[12)].

増殖期乳児血管腫のCD34$^+$ endothelial progenitor cellにはACE,angiotensin II-receptor-2が存在し,angiotensin IIの存在下に増殖を起こすことが知られるが,プロプラノロールはrenin活性を低下させ,angiotensinogenからangiotensin Iへの変換を抑制し,最終的にACEによりangiotensin IIも低下させることで,退縮を促すという仮説(renin angiotensin system)がある[13)].

プロプラノロールは乳児血管腫由来幹細胞に作用し,早期から不完全なadipogenesisを誘導する.この際,通常とは異なるproadipogenic geneの発現(PPARδの発現亢進,C/EBPα,RXRα,RXRγの発現低下)が生じており,乳児血管腫幹細胞(hemangioma-derived stem cell)は機能性adipocyteに分化せず,necrosisに基づく細胞死へと向かう[14)].プロプラノロール投与により比較的早期に血管腫の赤みが減じることに関しては,プロプラノロールのhemangioma-derived pericyte(乳児血管腫pericyte,β2-adrenergic receptorを表現する)に対する作用が重視されている.capillary levelでの血流のregulatorとしてpericyteは最も重要であるが,プロプラノロールはpericyteの収縮能を高め,血管収縮と,ひいては乳児血管腫内の血流低下を惹起する[15)].ただしプロプラノロールの奏効機序は,種々の作用点に働く,さまざまな作用の複合した機序と考えられ,ほかにも多くの仮説がある.

2.投与方法

先に述べたような乳児血管腫の患児に対し本剤は用いられるが,最良の使用法の構築・決定に関してはin progressといわねばならない.欧米では下記のごとく使用され(これら使用方法が要約されたHEMANGEOL™:propranolol hydrochroride oral solutionの添付文書は有用である),本邦でも2016年,薬事承認がなされた際には,これに沿ったかたちで治療指針が作成されると思われる(本邦でも多数の治療の報告例があるが,投与法(投与量・投与間隔)には,大きなばらつきがあった.プロプラノロールは錠剤を粉砕しても用いられている).小児科などと連携し,入院のうえ治療を開始することが望ましい.4〜5日間,内服中の経過をよく観察し,有害事象のないことを確認してから,外来での投薬継続による診療に移行する.実際の効果は,紅色調が退色し,触診上,血管腫が柔らかくなることでまず認識される.これらの変化は有効例においては,投与して1日以内に気づかれることも多い.深在性病変の縮小も明らかで,潰瘍の修復機転も速やかである.皮下の大きな病変の投与前の描出,および効果の追跡には,MRIおよび超音波診断(血流エコー,エラストグラフィーも併用する)が有用である.とりわけMRIのT1強調画像および脂肪抑制画像(例

えば STIR 法)による描出は，侵襲も少なく有用である[16)〜18)]．

a) 投与法

患児への投与は生後5週〜5か月の間で開始されるのが望ましい．現時点では，投与量は1日1〜3 mg/kg, 2〜3分割が一般的で，3分割投与の場合は6時間以上，2分割投与の際は最低9時間空けるのを原則とする(本邦で承認された際には1 mg/kg/日で開始，漸増して維持量を3 mg/kg/日(2分割)とする方向のようである)．HEMANGEOL™ の添付文書では1日2回0.6 mg(0.15 ml)/kgで開始し，1週後，1日2回1.1 mg(0.3 ml)/kgに増量，さらに2週後，1日2回1.7 mg(0.4 ml)/kg の維持量へと持っていく．低血糖の危険を回避するため，哺乳中か哺乳後に投与し，哺乳をしていない，もしくは嘔吐した際には，投与は行わない．また，投与量は患児の体重の変化に合わせて調節する．初期投与時，および増量の際には，2時間は心拍数と血圧のモニターが必要である．

b) 禁忌

絶対禁忌は次のとおりである．修正月齢が5週未満の早産児，体重2 kg 未満の乳児，プロプラノロールおよび賦形剤に対するアレルギーの既往を有する児，気管支喘息か気管支痙攣の既往のある児，80/min 未満の徐脈，Ⅱ度・Ⅲ度の房室ブロックや，非代償性心不全を有する児，50/30 mmHg 未満の血圧を呈した児，褐色細胞腫を有する児．

また次のような患児では，プロプラノロール投与の際，副作用のリスクが高くなるので注意が必要である．低出生体重児で1歳未満の児に投与した際の低血糖の発症のほか，ステロイド投与の治療歴のある児に投与した際の低血糖の発症，脳血管奇形を伴う PHACE(S) 症候群(posterior fossa malformation, hemangiomas, arterial anomalies, coarctation of the aorta and cardiac defects, eye abnormalities, (sternal cleft and/or supraumbilical abdominal raphe)) の児に投与した際の脳血流量低下，大動脈縮窄を伴う PHACE(S) 症候群の児に投与した際の下半身の血流量低下，巨大肝血管腫などにより心拍出量増加がみられた児に投与した際の代償性心不全が有名なものである．また，CYP2D6・CYP1A2・CYP2C19 抑制薬(SSRI など)はプロプラノロールの血漿濃度を増加させ，CYP1A2 誘導剤(フェニトイン・フェノバルビタール)，CYP2C19 誘導剤(リファンピシン)は血漿濃度を低下させるので，注意を要する．

プロプラノロール投与にあたっては，投与前，また外来通院中においても，副作用，中断のタイミングなども含め，家族に注意事項の十分な説明をしておく必要がある．

c) 注意事項

投与にあたり，患児の既往歴や家族歴は詳細に聴取し，血圧・脈拍数測定・心肺聴診を含む一般診察，心電図検査(徐脈，不整脈の有無)のほか，(必要に応じ)心エコーや小児循環器専門医の受診を行う．またプロプラノロールの β-2 遮断作用は気管支収縮をきたすため，乳児喘息の患児では禁忌，そうでなくとも下気道感染(特に注意すべきものは RS ウイルス感染症である)を生じると，それを契機に喘鳴・呼吸困難を起こすため注意を要する．検査に異常がみられなくとも，治療中に低血圧・徐脈・喘鳴などの症状を生じた際は，直ちに投与を中止する(なお，投与後一過性に，無症候性で，特に治療を要さない血圧低下や徐脈を呈することも多いので，そのことにも留意する)．さらに，通常低血糖発作を生じると，低血糖から回復するためカテコールアミンが分泌されるが，プロプラノロールはこの低血糖からの回復を抑制し，また低血糖の症状の発見を遅らせるため，注意する(またステロイドとの併用は，低血糖のリスクを高める可能性があり，注意する)．外来通院中の患児をもつ家族には，不機嫌・哺乳の不良・蒼白・身震い・不整な心拍がみられた際には，直ちに来院するよう伝える．ところで近年，Kasabach-Merritt 現象(KMP)を発症した患児に対するプロプラノロール投与症例が散見される．ただし乳児血管腫は KMP の原因とはならない．KMP を惹起しうる血管腫は，Kaposi 肉腫様血管内皮腫か

房状血管腫(いずれも GLUT1 陰性)のいずれかであることに，留意する必要がある．

d) 有害事象

有害事象としては，過剰投与や経静脈投与の際に生じたもの以外，重篤なものは稀とされる．睡眠障害(不眠，悪夢，不穏)，傾眠，末梢の冷感，無症候性・一部症候性の血圧低下，無症候性・一部症候性の徐脈，低血糖(早産児・ステロイド投薬の児)，喘鳴，細気管支炎，呼吸困難(感染症を契機に)，高カリウム血症，下痢，胃食道逆流，歯牙カリエス，脳血管奇形や大動脈縮窄を有するPHACE(S)症候群に生じる脳卒中や下半身の血流低下，乾癬様皮疹が有名なものである．

ここで重篤な副作用は稀とされる，と述べたが，developmental stage の初期にプロプラノロールが少なくとも一定時期投与されることによる中枢神経系への影響に関する懸念が，2 つのグループから指摘され，症例の検討が始められた[19)20)]．プロプラノロールは非選択性 β アドレナリン受容体拮抗薬であるが，脂溶性で，中枢神経への移行が水溶性のものよりもよく，その降圧作用，また有害事象の発現にも，中枢における β 遮断作用が関与するとされる．プロプラノロールの投与を受けた多くの成人(高血圧症患者や，今回の study に参加した成人ボランティア)においては，短期・長期の記憶障害，気分障害，うつ，睡眠障害，悪夢，幻覚，性欲低下，情緒への影響など，多くの中枢性の副作用が知られているが，プロプラノロールの投与を受けた乳児血管腫の乳幼児でも，不眠，悪夢，不穏や気分・情緒の異常，また歩行開始の遅れなど，多くの中枢神経症状が報告されており，さらに遅発性の副作用が生じる可能性も懸念されている．このことを端緒に，プロプラノロールの乳児血管腫の児への投与が，どのような症例に，どのタイミングで，どのくらいの期間，投与されるべきか，が根本的に見直されることとなり，また，他の治療の選択肢があるなかで，リスク・ベネフィットをよく検討し，本剤は妥当な症例に対してのみ投与すべきである，という慎重論が生み出されることともなった．なお，欧米で既に乳児血管腫の児に使用されている β1 アドレナリン受容体拮抗薬であるアテノロールは，悪夢や興奮，不穏などの副作用がプロプラノロールより少ないことが知られており，あるいは乳児血管腫に対する β 遮断薬の選択も，将来変更されていくのかもしれない．

図1 に筆者の治療例を示す．プロプラノロールの投与法としては，0.25 mg/kg/日を開始量とし，血圧・脈拍測定・血糖値測定を行いつつ，2 日ごとに 0.25 mg/kg/日ずつ増量，2.0 mg/kg/日を維持投与量とし，継続した．有害事象は観察されなかった．wait and see の方針に切り替え，診療を継続している．

● EBM の視点からの俯瞰

各国から多数の報告があり，さらに加速度的に増えている．紙面の都合上，ここではごく一部を紹介する．

1. 有効性と安全性

Marqueling らは 2008〜2012 年の間の 41 施設，1,264 人(うち女児 806 人)に対する治療結果を MEDLINE と Cochrane database に基づき総括した(systematic review)．これらの児は平均生後 6.6 か月から開始し，2.1 mg/kg/日の投与量で，平均 6.4 か月間の投与がなされた．overall の奏効率は 98％で，顔面では 100％，また，気道 100％，眼瞼周囲 98％，頭頸部 97％，耳下腺 87％ と，alarming/life-threatening hemangioma となるリスクがある部位でも奏効し，それらのリスクは回避された．しかし治療後の再発が 17％にみられ，そのうち 45％で治療が再開されている．副作用は 39 施設 1,189 人中 371 人にみられ，睡眠の変化(136 人)，先端チアノーゼ(61 人)が最も多く，また，重篤な合併症としては低血圧が 44 人，徐脈が 9 人，低血糖が 4 人にみられた．全体の outcome としては，乳児血管腫のプロプラノロール治療の有効性の推奨 grade は 1，quality of evidence は

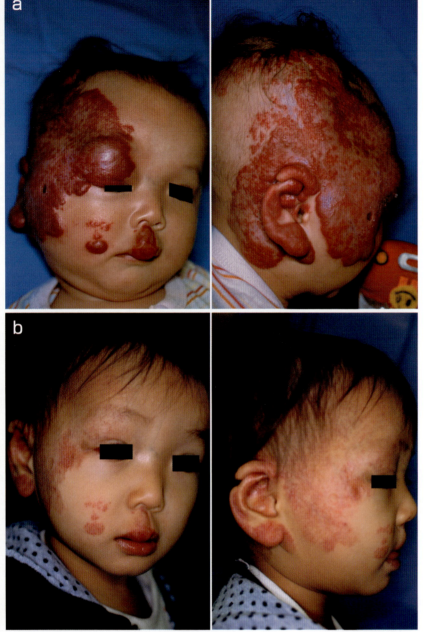

図1
自験例
PHACE(S)症候群などの合併のない乳児血管腫の女児に対し、プロプラノロールを11か月投与した。有害事象は認められなかった。再増大はその後、みられておらず、wait and see の方針に切り替え、診療を現在継続中である。
　a：投与前
　b：投与後

Aと評価、complicated infantile hemangioma の第一選択薬剤として、プロプラノロールを推奨している（本剤は色調と体積の両者に対して奏効する）。副作用に関しては、推奨grade 1, quality of evidence としてAまたはBと評価され、重篤な副作用はありうるが、その頻度は低く、初期のモニタリングをよくすることで、まず回避できると結論している[21]。

2．プロプラノロール抵抗性の乳児血管腫

プロプラノロール抵抗性の乳児血管腫もあることが報告されている。フランスでの多施設で治療を受けた1,130人による解析（retrospective study）では、10人（0.9％）が治療抵抗性であることが示された。発症時期はさまざまであり、またさまざまなtypeのproliferative-およびpost-proliferative-phaseのhemangiomaの患児において、観察されている[22]。

3. プロプラノロール内服療法とステロイド内服療法との比較

多施設でのretrospective studyのなかに，プロプラノロール内服療法とステロイド内服療法の，両者の効果を比較したものがある．平均7.9か月のプロプラノロール内服群(68人)と，平均5.2か月のプレドニン内服群(42人)において，75％以上の縮小がプロプラノロール投与群の82％に，プレドニン投与群の29％にみられ，副作用はプロプラノロール群では2例であったのに対し，プレドニン投与群では全例でみられた．またプロプラノロール投与群では投与終了後，2例で再燃をきたしたが，再開によりそれにも奏効していることから，Priceらはプロプラノロールをfirstline agentとすべきと結論している[23]．しかし「効果のみについていえば，プロプラノロールの効果はステロイドの効果と同等である」，と評価する論文もある．そのなかではプロプラノロール内服とプレドニゾロン内服が，効果が現れるか，副作用により中止を余儀なくされるまで，継続されており(生後2週～6か月の児，44例，investigator-blinded, multi-institutional RCT)，効果に関しては，4か月間の治療では両者に有意差はなく，さらに長期の観察ではプレドニゾロンの効果の発現のほうが早かった，とするものである．有害事象全体の発現率に関しては，両者間に有意差はなかったが，重篤な副作用の発現はプレドニゾロンのほうで有意に多かった[24]．

4. 有害事象

実際に生じる頻度は少なく，安全な薬物の範疇に入るといえるが，投与にあたっては慎重な投与と，慎重な患児の経過観察を要する．Hermansらによる，complicated hemangiomaに対し，1施設においてプロプラノロール内服投与がなされた174症例(うち女児が123例)に基づいて検討された，prospective studyがある．本論文では，血管腫の増殖パターンはsuperficial macular-, superficial nodular-, deep-, mixed-, と分類・記載されており，顔面・頭頸部・四肢からdiaper areaに至る，それぞれ視力障害・聴力障害・気道閉塞・潰瘍形成・栄養障害をきたすリスクを有する症例への投与である．平均4.8か月から開始，99.4％に増大の停止，色調・体積・硬さの改善がみられ，懸念されたリスクは回避されている．重要な副作用は低血圧(3.4％)，喘鳴(9.2％)，夜間の不穏(22.4％)，四肢の冷感(36.2％)であり，うち1例で投与中止，15例では減量を余儀なくされたが，奏効率に変化はなかった．結論として，副作用は少なく，有効性は明らかで，complicated hemangioma (life-threatening situation・severe functional impairment・cosmetically permanent sequelaなどの問題点を有する)に対する，熟練の医師によるプロプラノロール内服療法は，推奨される治療法であるとされた[25]．

従って慎重な，長期にわたる観察を前提として投与されるのであれば，増殖期の初期から，積極的な治療が必要な乳児血管腫に対し，プロプラノロール内服療法は(ときには別の治療modalityと併用されながら)，本邦においても最初に選択されるべき治療法となる可能性があると考えられる．ただし，前述した中枢神経に対する長期的な影響の可能性など，プロプラノロールの乳幼児への作用は，まだ明らかにされているわけではない．治療上のリスク・ベネフィットをよく検討したうえで，必要な症例への投与がなされることが，大切である．

（倉持　朗）

● 文　献

1) 倉持　朗：乳児血管腫/いちご状血管腫. 皮膚臨床，47：1589-1606, 2005.
2) 倉持　朗：血管腫・脈管形成異常. 今日の皮膚疾患治療指針, 第4版(塩原哲夫, 宮地良樹, 渡辺晋一ほか編), 医学書院, pp.697-703, 2012.
3) 倉持　朗：いちご状血管腫「巨大いちご状血管腫がさらに腫大し緊張性腫瘤となった」. 外来皮膚科ER最前線(宮地良樹編), メディカルレビュー社, pp.268-278, 26-30, 2011.
4) 倉持　朗：血管腫・脈管奇形/脈管形成異常. 今日

の臨床サポート改訂第2版（永井良三ほか編），エルゼビア・ジャパン，2015.
   http://clinicalsup.jp/jpop/
5) 倉持　朗：皮膚乳児血管腫に対するパルス色素LASER治療は推奨されるか？ EBM 皮膚疾患の治療 up-to-date（宮地良樹編），中外医学社，pp. 240-247，2015.
6) 神人正寿：乳児血管腫についての最近の知見．西日皮膚，**75**：295-300，2013.
7) 鑑　慎司：プロプラノロール．皮膚臨床，**57**：362-365，2015.
8) 戸田さゆり，秀　道広：乳児血管腫に対するプロプラノロール療法．臨皮，**68**：111-116，2014.
9) Léaute-Labrèze C, Dumas de la Roque E, Hubiche T, et al：Propranolol for severe hemangiomas of infancy. *N Engl J Med*, **358**：2649-2651, 2008.
10) Storch CH, Hoeger PH：Propranolol for infantile haemangiomas；insights into the molecular mechanisms of action. *Br J Dermatol*, **163**：269-274, 2010.
11) Drolet BA, Frommelt PC, Chamlin SL, et al：Initiation and use of propranolol for infantile hemangioma：report of a consensus conference. *Pediatrics*, **131**：128-140, 2013.
12) Ji Y, Li K, Xiao X, et al：Effects of propranolol on the proliferation and apoptosis of hemangioma-derived endothelial cells. *J Pediatr Surg*, **47**：2216-2223, 2012.
13) Itinteang T, Brasch HD, Tan ST, et al：Expression of components of the renin-angiotensin system in proliferating infantile haemangioma may account for the propranolol-induced accelerated involution. *J Plast Reconstr Aesthet Surg*, **64**：759-765, 2011.
14) England RW, Hardy KL, Kitajewski AM, et al：Propranolol promotes accelerated and dysregulated adipogenesis in hemangioma stem cells. *Ann Plast Surg*, **73**(Suppl 1)：S119-124, 2014.
15) Lee D, Boscolo E, Durham JT, et al：Propranolol targets the contractility of infantile haemangioma-derived pericytes. *Br J Dermatol*, **171**：1129-1137, 2014.
16) 倉持　朗，池田重雄：血管腫の MRI 診断．臨皮，**52**：79-86，1998.
17) 倉持　朗：母斑症，血管腫・脈管形成異常，腫瘍の MRI 診断．日皮会誌，**122**：3095-3099，2012.
18) 倉持　朗：血管腫・脈管形成異常に対する画像診断の有用性．医薬の門，**53**：234-238，2013.
19) Labrèze C, Volsard JJ, Delarue A, et al：Risk of neurodevelopmental abnormalities in children treated with propranolol. *Br J Dermatol*, **173**：1562-1564, 2015.
20) Langley A, Pope E：Propranolol and central nervous system function：potential implications for paediatric patients with infantile haemangiomas. *Br J Dermatol*, **172**：13-23, 2015.
21) Marqueling AL, Oza V, Frieden IJ, et al：Propranolol and infantile hemangiomas four years later；a systematic review. *Pediatr Dermatol*, **30**：182-191, 2013.
22) Caussé S, Aubert H, Saint-Jean M, et al：Propranolol-resistant infantile haemangiomas. *Br J Dermatol*, **169**：125-129, 2013.
23) Price CJ, Lattouf C, Baum B, et al：Propranolol vs corticosteroids for infantile hemangiomas：a multicenter retrospective analysis. *Arch Dermatol*, **147**：1371-1376, 2011.
24) Bauman NM, McCarter RJ, Guzzetta PC：Propranolol vs prednisolone for symptomatic proliferating infantile hemangiomas：a randomized clinical trial. *JAMA Otolaryngol Head Neck Surg*, **140**：323-330, 2014.
25) Hermans DJ, Bauland CG, Zweegers J, et al：Propranolol in a case series of 174 patients with complicated infantile haemangioma：indications, safety and future directions. Br J Dermatol, **168**：837-843, 2013.

TOPICS

2 乾癬治療薬として公知申請に向け動き出したメトトレキサート

● 適応外使用の問題点

臨床の現場では医薬品の適応外使用が常に問題となってきた．適応外使用とは，医薬品を薬事承認の範囲外，つまり添付文書に記載される効能・効果以外の疾患，病態に使用することで，海外では既に常識とされているが国内では未承認とされているものから，医師個人の考えで使用するものなどその範囲は広く，なかには不適切な適応外使用があったことも事実である．しかし希少疾患の治療には適応外使用なくしては成り立たない面もあることも事実であり，さらに日々進歩する医学に薬事承認が追いつかず，最適な治療を行うには適応外使用を行わざるを得ず，海外とのドラッグラグがクローズアップされてきたのは周知の通りである．

では日本の保険制度が適応外使用を認めてこなかったかというとそうではなく，実はいわゆる「55年通知」というものがあって[1]，効能・効果などにより機械的に判断するのではなく，個々の症例ごとに個別に保険適用の可否を判断してよいと，医師の裁量権の範囲で適応外使用を保険診療として認めてきた歴史がある．「55年通知」では，国内で承認され，再審査期間が終了した医薬品を対象とし，学術上の根拠と薬理作用に基づく適応外使用を認めることとされていたが，その後社会保険診療報酬支払基金は，審査に関する支部間差異を解消し審査の透明性を高めるため，審査情報提供検討委員会を平成16年に設置し，レセプト審査の場で専門的，医学的見地から判断し適応外使用としての妥当性が認められているものを審査情報として情報提供を行ってきた．身近な例としては平成21年9月15日(第6次審査情報提供事例)で，ヘパリン類似物質を「アトピー性皮膚炎に伴う乾皮症」に対し処方した場合，当該使用事例を審査上認めるとの通達が出されている[2]．

しかしこういった対応についてもいろいろな問題が指摘されている．具体的には，再審査期間が終了した医薬品に限られる，レセプト審査の現場での判断基準が明確でなく都道府県でも取り扱いに差異が生じている，などである．また，副作用被害救済制度の救済対象とするためにも，適切に使用されるためには基本的に薬事承認，保険適用を目指すべきであるとの観点から未承認薬・適応外薬を速やかに保険適用とする制度の構築はかねてから求められていた．

● 公知申請とは

平成11年2月1日，厚生省健康政策局研究開発振興課長と厚生省医薬安全局審査管理課長の連名の通知(いわゆる二課長通知)[3]により，公知申請が可能となった．その公知申請とは，本邦で承認済の医薬品の適応外処方について，科学的根拠に基づいて「医学薬学上公知」であると認められる場合に，承認申請のための臨床試験の全部または一部を新たに実施することなく効能または効果などの追加承認が可能となる制度である．公知申請を行うに当たっては以下の1)〜3)の条件に該

当する必要がある[4]．
1）欧米において既に当該適応が承認され，その承認申請資料が入手できる場合
2）欧米において既に当該適応が承認され，国際的に信頼できる学術雑誌に掲載された科学的根拠となりうる論文などがある場合
3）公的な研究などにより実施されるなど倫理性，科学性および信頼性が確認しうる臨床試験成績がある場合

二課長通知に沿って平成11年12月のシスプラチン，D-ペニシラミンの適応拡大を皮切りに抗菌剤，抗がん剤を中心として公知申請が認められた．

●未承認薬・適応外薬が保険適用となるまでの流れ

厚生労働省は平成22年2月に「医療上の必要性の高い未承認薬・適応外薬検討会議」を立ち上げたが，それに先立ち平成21年6〜8月までに未承認薬・適応外薬に係る要望の公募を実施した．公募した要望の条件として欧米4か国(米,英,独,仏)のいずれかの国で承認されている未承認薬・適応外薬であることが挙げられ，学会，患者団体などから要望を募ったところ374件の要望が集まった．これらについて医療上の必要性を評価した後，企業への開発要請，開発企業の募集を行い，翌平成22年8月の同会議で5成分の薬事承認の申請について公知申請が可能と判断された[5]．この際，薬事・食品衛生審議会で公知申請についての事前評価が終了した医薬品の適応外使用については，薬事承認を受けるまでの間，適応外であっても保険適用できるように取り決められた．そのリストはウェブサイト上に公開され随時更新されており，平成27年12月現在，90品目に達している[6]．このサイトをみてわかるように保険適用日と薬事承認日には約6か月のタイムラグがあるが，その期間の使用も保険適用されるというわけである．

保険適用される公知申請品目に関する情報については独立行政法人医薬品医療機器総合機構(PMDA)のホームページ上でも，「薬事・食品衛生審議会において公知申請に係る事前評価が終了し，薬事承認上は適応外であっても保険適用の対象となる医薬品」，「薬事・食品衛生審議会において公知申請に係る事前評価が終了し，その後，薬事承認された医薬品」としてみることができる[7]．

医療上の必要性の高い未承認薬・適応外薬の要望については，厚生労働省医政局研究開発振興課・医薬食品局審査管理課にて随時募集を受け付けており，その要綱がウェブサイト上に公表されている[8]．現在では，欧米など6か国(米・英・独・仏・加・豪)のいずれかの国で承認された医薬品であって，医療上その必要性が高いものが対象となっており，承認申請のために実施が必要な試験の妥当性や公知申請への該当性を確認することなどにより，製薬企業による未承認薬・適応外薬の開発を促している．すなわち，提出された要望については学会の要望見解，製薬企業の見解などを検討した後，関係企業への開発要請または開発企業の募集が行われ，その結果，要望のあるものは承認申請に向けた開発の実施(臨床試験)が行われることとなる一方で，一部が公知申請されることとなる．

また，厚生労働省の別サイトでは「医療上の必要性の高い未承認薬・適応外薬検討会議での検討結果を受けて開発企業の募集又は開発要請を行った医薬品のリスト」が公開されているが，そこでの「企業に開発の要請を行った医薬品」リストで公知申請が行われたものについては報告書が添付されている[9]．

●公知申請へ向け動き出したメトトレキサート(MTX)

MTXは尋常性乾癬，関節症性乾癬の標準治療薬として欧米で広く使用されていることはよく知られているが，本邦では昭和38年に抗悪性腫瘍薬として発売されたがほかの適応症は有していなかった．平成11年MTXは臨床試験を経てリウ

マトレックス®として関節リウマチ治療薬として承認され，さらに平成 23 年，16 mg/週までの増量および第一選択薬などとしての使用が公知申請として認められた．

　乾癬については以前から MTX の適応拡大を求める声が強かったが，実際に動きだすには至っていなかった．ここへきてようやく医療上の必要性の高い未承認薬・適応外薬の要望の 1 つとして平成 26 年 12 月に提出するに至った．相談の際，担当官より MTX の使用実態調査を提出するよう求められたため，生物学的製剤承認施設を対象に急遽アンケート調査が行われ，その結果が日本皮膚科学会雑誌に掲載された[10]．MTX が当局から臨床試験を行うよう求められる可能性がないとはいえないが，海外での十分なデータおよび本邦での実態調査から公知申請として検討される可能性が高いと考える．しかしながら既に多数の薬剤の申請があり，MTX はようやく審査対象として俎上に載ったばかりであり，まだまだ紆余曲折が予想される．

（五十嵐敦之）

● 文　献

1) 厚生労働省：保険診療における医薬品の取扱いについて（昭和 55 年 9 月 3 日付け保発第 51 号厚生省保険局長通知）
http://www.mhlw.go.jp/shingi/2008/10/dl/s1027-16e_0004.pdf

2) 社会保険診療報酬支払基金　審査情報提供事例（薬剤）
http://www.ssk.or.jp/shinsajoho/teikyojirei/yakuzai.html

3) 厚生労働省：適応外使用に係る医療用医薬品の取扱いについて
http://www.mhlw.go.jp/shingi/2005/01/dl/s0124-9h1.pdf

4) 厚生労働省：適応外使用の保険適用について
http://www.mhlw.go.jp/stf/shingi/2r9852000018toj-att/2r98520000018tzy.pdf

5) 厚生労働省：公知申請とされた医薬品の取扱いについて（案）
http://www.mhlw.go.jp/stf2/shingi2/2r9852000000jw4f-att/2r9852000000jw9k.pdf

6) 厚生労働省：公知申請に係る事前評価が終了した適応外薬の保険適用について
http://www.mhlw.go.jp/bunya/iryouhoken/topics/110202-01.html

7) 医薬品医療機器総合機構：保険適用される公知申請品目に関する情報について
https://www.pmda.go.jp/review-services/drug-reviews/review-information/p-drugs/0016.html

8) 厚生労働省：医療上の必要性の高い未承認薬・適応外薬の今後の要望募集について
http://www.mhlw.go.jp/stf/seisakunitsuite/bunya/kenkou_iryou/iyakuhin/misyounin/index.html

9) 厚生労働省：医療上の必要性の高い未承認薬・適応外薬検討会議での検討結果を受けて開発企業の募集又は開発要請を行った医薬品のリスト
http://www.mhlw.go.jp/stf/seisakunitsuite/bunya/kenkou_iryou/iyakuhin/kaihatsuyousei/

10) 大槻マミ太郎，五十嵐敦之，中川秀己，日本皮膚科学会医療問題検討委員会：皮膚科におけるメトトレキサート使用実態調査―日本皮膚科学会による生物学的製剤使用承認施設を対象としたアンケート調査―．日皮会誌，**125**：1567-1571, 2015.

TOPICS

3 帯状疱疹ワクチン開発の現況

　帯状疱疹はヘルペスウイルス属に属する水痘・帯状疱疹ウイルス(varicella-zoster virus；VZV)の再活性化による病態であり，片側の支配神経領域に一致した疼痛と小水疱の帯状の集簇を特徴とする．帯状疱疹は水痘既感染者なら誰でも発症しうる疾患であるが，50歳を過ぎるとその発症率は上昇する．米国の疫学調査では帯状疱疹患者の50％が50歳以上であった．また日本皮膚科学会が行った皮膚科受診患者の多施設横断調査においても55歳以上で患者数の著明な増加がみられた[1]．宮崎県での10年間にわたる大規模疫学調査では，帯状疱疹患者数は10年間で23％増加していたが，その要因として，50歳代以下での発症率がほとんど変わらない一方で，60歳以降での発症率の顕著な増加があるためと考えられた[2]．このように，高齢そのものが帯状疱疹の発症リスクの1つに挙げられるが，これは年齢とともにVZV特異T細胞免疫が低下することがその原因であると考えられている．また，このVZV特異的細胞性免疫低下は帯状疱疹の重症化や帯状疱疹後神経痛(PHN)の発症に関わっていることが明らかになってきている[3]．

　帯状疱疹に対しては抗ウイルス薬の早期投与が重症化の阻止や疼痛期間の軽減に効果があることが示されているが，一部の患者はPHNを発症する．最近の日本の疫学調査では，外来で抗ウイルス薬治療を受けた患者の12.4％が90日後に，4.0％が360日後に疼痛が残存していた．また，高齢者，初診時の皮疹や疼痛が重症な群では疼痛残存率が上昇する傾向にあった[4]．米国では水痘ワクチン定期接種が始まって以降，帯状疱疹患者数が増加しているとの報告もあり[5]，2014年から定期接種が始まった我が国でも今後同様の傾向をとる可能性が高い．本稿では現在欧米で使われている帯状疱疹生ワクチンの現状および，新規開発中の帯状疱疹ワクチンの最新の情報についても触れたいと思う．

● 水痘生ワクチンの現況

　水痘生ワクチンは，1974年大阪大学微生物学研究所の高橋理明により開発された．水痘患児より分離，継代された弱毒株(生ワクチン)であり，患児の名前からOka株と命名された．高橋らは，ステロイド薬服用中やネフローゼ症候群の患児が多く入院する病棟で水痘が発症したときに，患児23名にOka株を緊急接種した．ワクチン接種したすべての患児で水痘抗体価の上昇を確認でき，水痘の院内流行を阻止できた[6]．日本では1987年に，白血病などのハイリスク患児に対し任意接種が承認，その後，健康小児も接種対象に追加された．現在Oka株はWHOが認める世界で唯一のワクチンであり，2006年には小児を中心として80か国で1,600万人が接種を受けている．我が国でも2014年10月より定期接種(1歳の誕生日の前日から3歳の誕生日の前日までに3か月以上の間隔をおいて2回接種)が開始された．

●帯状疱疹生ワクチンの現況

ワクチン接種によりVZVに対する特異的細胞免疫を誘導することで帯状疱疹発症の予防や重症化の阻止が期待できる．2005年に発表された，米国での60歳以上の38,546名を対象とした大規模な無作為化二重盲検プラセボ対照（RCT）試験では，帯状疱疹生ワクチン接種後平均3.12年の追跡期間中，帯状疱疹発症頻度はワクチン群がプラセボ群に比して51.3％減少，PHNは66.5％減少，重症度も61.3％減少したことが報告されている[7]．ワクチンの副反応は接種部の局所反応が主体で，重篤なものはみられなかった．また，その後のサブ解析で，60歳代接種群のほうが70歳以上接種群に比べワクチン効果が高いことが明らかとなった．米国では2006年5月より免疫能正常な60歳以上を対象として帯状疱疹生ワクチン（Zostavax®）の接種が推奨されていたが，2011年3月からはその年齢が50歳以上に引き下げられた．また，帯状疱疹生ワクチンに関する8つのRCTに関するシステマティックレビュー（n=52,269）では，ワクチン接種群で帯状疱疹発症率の減少（relative risk（RR）：0.49，95％ CI：0.43-0.56，60歳代 RR：0.36，95％ CI：0.30-0.45，70歳代 RR：0.63，95％ CI：0.53-0.75）が認められた[8]．

日本の水痘生ワクチンは接種0.5 ml 当たり1,000 PFU以上の弱毒ウイルスが含有するよう定められているが，実際には少なくとも10,000 PFU以上のウイルスが含まれている．一方，Zostavax®の力価は19,400 PFU/dose 以上とされている．我が国でも，VZVに対する免疫能が低下した高齢者を対象として，免疫賦活化の目的で水痘生ワクチンを接種することは可能であるが，水痘生ワクチンを帯状疱疹予防目的のワクチンとして適応拡大するための申請が現在行われている．

●帯状疱疹生ワクチンの問題点

Zostavax®は生ワクチンのため，妊婦，非寛解状態の血液がん患者，造血幹細胞移植後，固形がんで3か月以内に化学療法施行の患者，免疫抑制療法施行中の患者やHIV患者など帯状疱疹発症リスクが高いと思われる患者には禁忌であることが問題点として挙げられる．また，臨床治験後の長期追跡調査により，Zostavax®のワクチン効果は8年，疾病負荷に対する効果は10年で統計学的に有意な効果が消失することが判明している[9]．

●新規ワクチンの開発

前述のようにZostavax®はOka株を用いた生ワクチンであるため，免疫抑制状態の患者では安全に使用できない．新規ワクチン候補として，サブユニットワクチンであるHZ/suの開発が進められている．サブユニットワクチンとは，生ワクチンや不活化ワクチンと違ってウイルス粒子そのものでなく，ウイルス蛋白の一部を免疫源とし，免疫賦活薬であるアジュバントを加えたものである．HZ/suはVZVの糖蛋白gEとアジュバントAS01$_B$とから構成されるサブユニットワクチンである．AS01$_B$はTLR4作動薬であるmonophosphoryl lipid A（MPL）とサポニン構成要素であるQS 21（植物抽出物）にリポソームが配合されており強い液性，細胞性免疫誘導能を持つ．またAS01$_B$を用いて，マラリア，B型肝炎，HIV，結核ワクチンの開発が進められている．HZ/suは第Ⅰ，Ⅱ相試験で，高齢者での安全性と，少なくとも3年間の強い免疫誘導能が確認されている[10]．

HZ/suの第Ⅲ相試験は，国際共同プラセボ対照研究として日本を含むアジア，アメリカ，ヨーロッパの18か国，50歳以上の健常人（帯状疱疹の既往もしくはワクチン接種歴のあるものは除外）15,411名を対照に行われた[11]．参加者は0, 2か月目にワクチンもしくはプラセボ接種を2回行い，その後帯状疱疹の発症を平均3.2年間追跡された．観察期間中ワクチン接種群（n=7,698）では6名の，プラセボ群（n=7,713）では210名の帯状疱疹発症が確認された．ワクチンによる帯状疱疹発

症阻止効果は97.2%（95% CI：93.7-99.0, p＜0.001）と驚くべき結果が得られた．また年齢別の解析でも，50歳代96.6%（95% CI：89.6-99.3），60歳代97.4%（95% CI：90.1-99.7），70歳以上97.9%（95% CI：87.9-100.0）と年齢による効果の差もみられなかった．プラセボに比べ副反応の発現率は高かったが，軽〜中程度であり一過性のものであった．Grade 3の副作用はワクチン群で17.0%，プラセボ群で3.2%であったが，重篤な副作用や死亡率などは2群間に差はみられなかった．長期的な効果，PHN発症阻止効果などについては今後のさらなる追跡が必要だが，HZ/suは免疫抑制患者での安全性，また高齢者での高い有効性を示していることから今後の認可が待たれる．

（渡辺大輔）

●文 献
1) 古江増隆，山崎雙次，神保孝一ほか：本邦における皮膚科受診患者の多施設横断四季別全国調査．日皮会誌, 119：1795-1809, 2009.
2) Toyama N, Shiraki K；Society of the Miyazaki Prefecture Dermatologists：Epidemiology of herpes zoster and its relationship to varicella in Japan：A 10-year survey of 48,388 herpes zoster cases in Miyazaki prefecture. *J Med Virol*, 81：2053-2058, 2009.
3) Asada H, Nagayama K, Okazaki A, et al：An inverse correlation of VZV skin-test reaction, but not antibody, with severity of herpes zoster skin symptoms and zoster-associated pain. *J Dermatol Sci*, 69：243-249, 2013.
4) Imafuku S, Nakayama J, Higa K, et al：One-year follow-up of zoster-associated pain in 764 immunocompetent patients with acute herpes zoster treated with famciclovir（FAMILIAR study）. *J Eur Acad Dermatol Venereol*, 28：1716-1722, 2014.
5) Hales CM, Harpaz R, Joesoef MR, et al：Examination of links between herpes zoster incidence and childhood varicella vaccination. *Ann Intern Med*, 159：739-745, 2013.
6) Takahashi M, Otsuka T, Okuno Y, et al：Live vaccine used to prevent the spread of varicella in children in hospital. *Lancet*, 30：1288-1290, 1974.
7) Oxman MN, Levin MJ, Johnson GR, et al：A vaccine to prevent herpes zoster and postherpetic neuralgia in older adults. *N Engl J Med*, 352：2271-2284, 2005.
8) Gagliardi AM, Gomes Silva BN, Torloni MR, et al：Vaccines for preventing herpes zoster in older adults. *Cochrane Database Syst Rev*, 10：CD008858, 2012.
9) Morrison VA, Johnson GR, Schmader KE, et al：Long-term persistence of zoster vaccine efficacy. *Clin Infect Dis*, 60：900-909, 2015.
10) Chlibek R, Smetana J, Pauksens K, et al：Safety and immunogenicity of three different formulations of an adjuvanted varicella-zoster virus subunit candidate vaccine in older adults：a phase II, randomized, controlled study. *Vaccine*, 32：1745-1753, 2014.
11) Lal H, Cunningham AL, Godeaux O, et al：Efficacy of an adjuvanted herpes zoster subunit vaccine in older adults. *N Engl J Med*, 372：2087-2096, 2015.

TOPICS

4 日本人の肌の色を決定する遺伝子は？

● はじめに

ヒトの皮膚色を決定しているのは主にメラニンである．このメラニン合成に関わる遺伝子は200以上存在するが，これらが等しくメラニン合成に関わるわけではなく，そのうちのいくつかの遺伝子のバリアントの組み合わせが皮膚色の違いを生んでいると考えられている．

民族間あるいは民族集団内における皮膚色の違いがどの遺伝子によるかは，未知の点が多い．近年ヨーロッパ系白人とアジア系・アフリカ系黒人との間で *SLC24A5* のSNPに違いが見つかり，この遺伝子が民族間の皮膚色の決定に関わっている可能性が示唆された[1]．

一方，日本人は国際的には比較的均一な皮膚色の集団といわれているが，実際には日本人のなかにあっても皮膚色には個体差がある（図1）．だからこそ古来より「色の白いは七難隠す」として色白を珍重してきた．そこで我々は，日本人皮膚色の個体差を決定している遺伝学的因子は何か調べてみることにした．

● メラニンとその合成について

メラニンはメラノサイト内の細胞小器官であるメラノソームでチロシナーゼなどの酵素やさまざまな分子（図2）を介してチロシンから作られる．

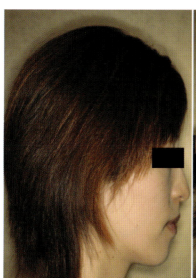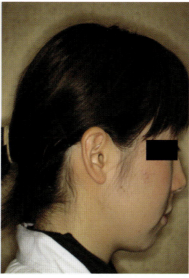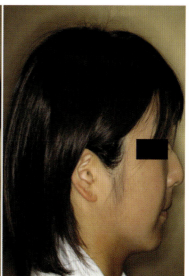

図1　日本人の皮膚色の違い

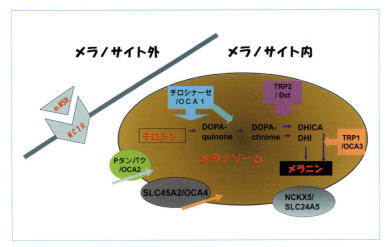

図2 メラニン合成メカニズム

表1 重回帰分析結果

variants	standardized partial regression coefficient (β)	p-value	correlation coefficient (r)	contribution
age	−0.0475	0.277	−0.117	0.00557
sex	0.160	0.000261	0.167	0.0267
SLC45A2 V507L	0.0191	0.649	0.0199	0.000379
SLC45A2 T500P	0.083	0.0472	0.083	0.00689
SLC45A2 L374G	0.0159	0.703	0.00301	4.79E−05
SLC45A2 E272K	0.0587	0.163	0.0667	0.00391
TYR D125Y	−0.0185	0.658	−0.0344	0.000637
OCA2 H615R	0.245	1.00E−07	0.135	0.0330
OCA2 A481T	0.309	2.11E−11	0.218	0.0673
OCA2 T387M	0.117	0.00576	0.0898	0.00105
MC1R R67Q	0.0448	0.284	0.068	0.00305
MC1R V92M	0.0564	0.282	0.0319	0.0018
MC1R I120T	0.0351	0.432	0.0237	0.00083
MC1R R163Q	0.0408	0.449	0.0324	0.00132

メラノソームは成熟すると，メラノサイトに近接したケラチノサイトに受け渡される．

●健常日本人の皮膚色決定に関わる遺伝子

我々はこれまで眼皮膚白皮症（oculocutaneous albinism；OCA）の原因遺伝子の解析のなかで，OCA2型の患者にみられた遺伝子変異の1つが健常人の2割程度にもみられることを報告した[2]．このことからOCAの原因遺伝子のなかに，健常人の皮膚色の違いを生んでいるバリアントがあるのではないかという仮説を立てた．またフェオメラニンからユーメラニンへの調節因子であり，欧米では白い肌，赤毛，そばかすに関連するとの報告があるメラノコルチン1受容体遺伝子（MC1R）についても，日本人におけるバリアントの報告があったので，併せて解析を行うこととした．

対象は色素性病変のない健常日本人女性456名，男性65名（20〜63歳，平均36.7歳）．皮膚色はコニカミノルタ CM2600d という皮内メラニン量（メラニンインデックス）を非侵襲的に測定でき

る機器を用い，あまり日光に当たることのない上腕内側を測定した．また唾液よりDNAを抽出し，これまで日本人で報告されているOCAの原因遺伝子（*TYR*，*OCA2*，*SLC45A2*）と*MC1R*のバリアントのうちアミノ酸置換を伴う12個についてタイピングを行った．そしてメラニンインデックスと各genotypeとの相関を重回帰分析にて統計学的に解析した．

その結果，表1に示すように*OCA2*のA481TとH615Rでメラニン量との統計学的に高度に有意なアソシエーションを見いだした（それぞれ$p=2.11×10e-11$，$p=1.00×10e-7$）．さらに*OCA2* T387Mや*SCL45A2* T500P，性別でも有意差を認めた（それぞれ$p=0.00576$，$p=0.0472$，$p=0.000261$）．これら4つのバリアントと性別の寄与率を求めたところ，日本人の皮膚色の約14％について説明することができた（図3）．

今回の調査では，男性は農業や作業現場など外の仕事に従事することが多く，紫外線などの環境要因による皮膚色への影響が高いと考えられた．また*MC1R*については本調査では日本人皮膚色との関連は低いという結果であった．

● まとめ

皮膚色は紫外線などの環境要因と遺伝的要因に

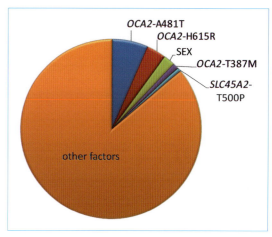

図3　標準化偏回帰係数

よって決定される[3]．今回の解析では，その遺伝的要因のうち*OCA2*のA481TとH615Rが日本人皮膚色に大きく関わっていることが明らかになった．

（阿部優子，鈴木民夫）

● 文　献

1) Lamason RL, Mohideen MA, Mest JR, et al：SLC24A5, a putative cation exchanger, affects pigmentation in zebrafish and humans. *Science*, **310**：1782-1786, 2005.
2) Suzuki T, Miyamura Y, Tomita Y：High frequency of the Ala481Thr mutation of the P gene in the Japanese population. *Am J Med Genet A*, **118A**：402-403, 2003.
3) Sturm RA, Duffy DL：Human pigmentation genes under environmental selection. *Genome Biol*, **13**：248, 2012.

TOPICS

5 IgG 4 関連疾患

● IgG 4 関連疾患の疫学

IgG 4 関連疾患は高 IgG 4 血症と病変部への IgG 4 陽性形質細胞の浸潤，線維化を主体とした腫瘤性，肥厚性病変を呈する慢性疾患で，本邦発の新たな疾患概念である[1]．2011 年には国内で IgG 4 関連疾患包括診断基準（表 1）も制定された[2]．

IgG 4 関連疾患の病因はいまだ不明であり，IgG 4 が直接病態と関わっているかどうかも不明である．圧倒的に日本を含むアジアに患者が多いことから，遺伝子との関連性がいわれており，実際日本人，韓国人においては関連の深い遺伝子変異も報告されている．また男性に多く，40 歳以上に好発している．

● IgG 4 関連疾患の特徴と診断

高 IgG 4 血症があり，組織での IgG 4 陽性形質細胞の浸潤を伴う慢性炎症性皮膚病変を有する患者をみたら疑う．病理組織学的所見では著明なリ

表 1　IgG 4 関連疾患包括診断基準 2011（厚生労働省 岡崎班・梅原班）（文献 2 より）

概　念
IgG 4 関連疾患とは，リンパ球と IgG 4 陽性形質細胞の著しい浸潤と線維化により，同時性あるいは異時性に全身諸臓器の腫大や結節・肥厚性病変などを認める原因不明の疾患である． 罹患臓器としては膵臓，胆管，涙腺・唾液腺，中枢神経系，甲状腺，肺，肝臓，消化管，腎臓，前立腺，後腹膜，動脈，リンパ節，皮膚，乳腺などが知られている． 病変が複数臓器におよび，全身疾患としての特徴を有することが多いが，単一臓器病変の場合もある． 臨床的には各臓器病変により異なった症状を呈し，臓器腫大，肥厚による閉塞，圧迫症状や細胞浸潤，線維化に伴う臓器機能不全など，ときに重篤な合併症を伴うことがある．治療にはステロイドが有効なことが多い．
臨床診断基準
1．臨床的に単一または複数臓器に特徴的なびまん性あるいは限局性腫大，腫瘤，結節，肥厚性病変を認める． 2．血液学的に高 IgG 4 血症（135 mg/dl 以上）を認める． 3．病理組織学的に以下の 2 つを認める． 　①組織所見：著明なリンパ球，形質細胞の浸潤と線維化を認める． 　②IgG 4 陽性形質細胞浸潤：IgG 4/IgG 陽性細胞比 40％以上，かつ IgG 4 陽性形質細胞が 10/HPF を超える． 上記のうち， 1＋2＋3 を満たすものを確定診断群（definite） 1＋3 を満たすものを準確診群（probable） 1＋2 のみを満たすものを疑診群（possible）とする． ただし，できる限り組織診断を加えて，各臓器の悪性腫瘍（癌，悪性リンパ腫など）や類似疾患（Sjögren 症候群，原発性硬化性胆管炎，Castleman 病，二次性後腹膜線維症，Wegener 肉芽腫，サルコイドーシス，Churg-Strauss 症候群など）と鑑別することが重要である． 本基準により確診できない場合にも，各臓器の診断基準により診断が可能である．

ンパ球，形質細胞の浸潤と線維化を認める．他臓器では好酸球浸潤に加えて，花筵状の線維化，閉塞性静脈炎が組織学的特徴として知られているが，皮膚ではこうした所見に乏しい[3]．さらにIgG4陽性形質細胞の組織への浸潤はIgG4関連疾患以外でも認められることがあるため，これに頼って診断すると誤診する可能性が指摘されている[4]．検査所見においては，IgG4のクラススイッチにIL-4，IL-13などのTh2系サイトカインが関わっているため，Th2優位の免疫学的特徴を示すことが多く，実際，多くの症例で高γグロブリン血症とともに，好酸球増多，高IgE血症を認めるとされ，喘息の合併も多い[5]．ステロイド内服加療が著効するのも特徴である．

● IgG 4 関連疾患の皮膚症状

IgG4関連疾患の皮膚症状については，海外報告23例のまとめからいくつかの特徴がみえてくる[6]．皮疹の分布では，耳周囲，頬部など頭頸部の

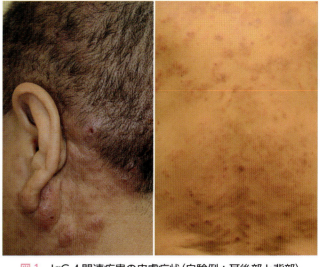

図1 IgG 4 関連疾患の皮膚症状（自験例：耳後部と背部）
頭部，顔面を含む略全身に強い瘙痒を伴う紅斑，結節が多発

皮疹が23例中18例と多い．皮疹の性状は，紅斑，紅色丘疹，（皮下）結節と多彩である．皮疹が初発症状である症例が過半数を占める一方で，18例では，他臓器に病変が見つかった段階で確定診断されており，皮膚所見だけでの診断への慎重さも伺える．この他，angiolymphoid hyperplasia with

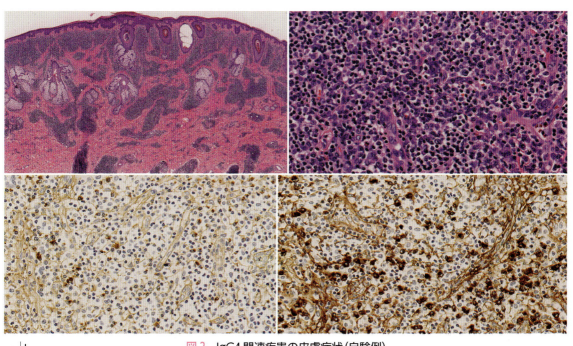

a	b
c	d

図2　IgG4 関連疾患の皮膚症状（自験例）
a：HE 染色（弱拡大）　b：HE 染色（×400）
c：IgG 染色（×400）　d：IgG4 染色（×400）

eosinophilia, 偽リンパ腫との鑑別が必要な症例もある. 図1, 2に自験例の臨床と組織像を示す. 全身に強い瘙痒を伴う紅斑, 紅色丘疹, 結節が多発し, 血清IgG 4高値, 皮膚と唾液腺生検から診断し, ステロイド内服が著効した.

まとめ

国内で皮膚症状からIgG 4関連疾患と診断された症例の報告数は決して多くない. これはIgG 4関連疾患に伴う皮膚症状の認知度が低く, 見過ごされている可能性があることと, 皮膚症状のみからIgG 4関連疾患を診断することが難しいことが理由として考えられる. 組織学的に形質細胞, 好酸球が目立ち, 他臓器病変があるような症例ではIgG 4関連疾患の皮膚症状の可能性も考えたほうがよさそうである. 皮疹が初発症状であることも多く, 日本に多いため, 日本の皮膚科医がIgG 4関連疾患を皮膚症状から想起して, 精査する重要性が示唆される.

（多田弥生, 武岡伸太郎, 井関紗月）

文献

1) Stone JH, Zen Y, Deshpande V：IgG4-related disease. *N Engl J Med*, **366**：539-551, 2012.
2) IgG4関連全身硬化性疾患の診断法の確立と治療方法の開発に関する研究班・新規疾患IgG4関連多臓器リンパ増殖性疾患確立のための研究班：IgG 4関連疾患包括診断基準2011. 日内会誌, **101**：795-804, 2012.
3) 能登原憲司：IgG4関連疾患の病理. リウマチ科, **50**：661-668, 2013.
4) Strehl JD, Hartmann A, Agaimy A：Numerous IgG4-positive plasma cells are ubiquitous in diverse localised non-specific chronic inflammatory conditions and need to be distinguished from IgG4-related systemic disorders. *J Clin Pathol*, **64**：237-243, 2011.
5) Zen Y, Fujii T, Harada K, et al：Th2 and regulatory immune reactions are increased in immunoglobin G4-related sclerosing pancreatitis and cholangitis. *Hepatology*, **45**：1538-1546, 2007.
6) Kempeneers D, Hauben E, De Haes P：IgG4-related skin lesions：case report and review of the literature. *Clin Exp Dermatol*, **39**：479-483, 2014.

TOPICS

 ジェネリック外用薬の問題点

●ジェネリック外用薬の効果

　クロベタゾールプロピオン酸エステルクリームでは含量には差は認められないものの,ジェネリック医薬品7品目中5品目で透過性に有意な差が認められる(図1)[1].我々の検討でも,クロベタゾールプロピオン酸エステル軟膏のジェネリック外用薬5品目中4品目は,先発医薬品に比べ透過性が劣っている.外用薬は基剤中に溶解している主薬が皮膚を透過することから,基剤への溶解性が問題となる.主なステロイド外用薬の基剤中に溶解しているステロイドの濃度を測定した結果,図2に示すように差が認められている[2].

　基剤中の溶解性は基剤の組成に影響される.クロベタゾールプロピオン酸エステル軟膏では表1に示すように基剤の組成が先発医薬品とジェネリック医薬品で異なる製品がある.

　ジェネリック医薬品の臨床試験では健常人を対象とするため,保湿効果では差が出にくい.ヘパリン類似物質含有ローション剤ではジェネリック外用薬は先発外用薬と基剤や性状が異なり,ヒト乾燥皮膚モデルでは保湿効果に差が認められている(図3)[3].これに対し,10%尿素製剤ではヒト乾燥皮膚モデルでの評価でも保湿効果に差がない[4].

●ジェネリック外用薬の副作用

　クロベタゾールプロピオン酸エステル軟膏の

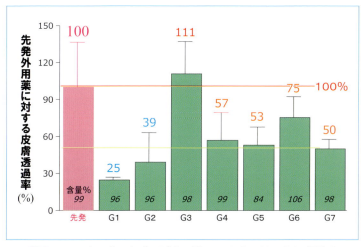

図1　クロベタゾールプロピオン酸エステルクリームにおける先発外用薬とジェネリック外用薬(G)の皮膚透過性

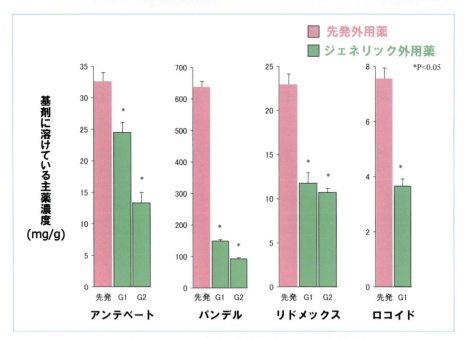

図2 主なステロイド軟膏の基剤に溶けている主薬濃度

表1 クロベタゾールプロピオン酸エステル軟膏の組成

先発外用薬・G1	G2	G3	G4	G5
プロピレングリコール	プロピレングリコール	流動パラフィン	スクワラン	スクワラン
セスキオレイン酸ソルビタン	クエン酸	セスキオレイン酸ソルビタン	ステアリン酸グリセリン	オクチルドデカノール
	硬化ヒマシ油	マイクロクリスタリンワックス	セバシン酸ジエチル	マイクロクリスタリンワックス
		牛脂	パラベン	フィトステロール
			クロタミトン	セタノール

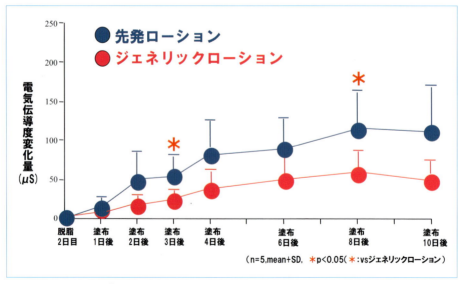

図3 ヘパリン類似物質含有ローションの先発品とジェネリック品の
ヒト乾燥皮膚モデルによる保湿効果

ジェネリック外用薬では，接触皮膚炎の原因物質として知られている防腐剤のパラベン類や可溶化剤のクロタミトンが配合されている品目がある（表1）．可溶化剤のクロタミトンはステロイドのジェネリック外用薬に配合されている製品が多く，注意する．クロタミトンはケトプロフェンテープでもジェネリック外用薬の約7割に配合されており，切替えによる接触皮膚炎の発現が認められている．ジェネリック外用薬への切り替えに際しては組成を調べ，副作用歴やアレルギー歴を確認する必要がある．

●問題が指摘されているジェネリック外用薬と対応

問題が指摘されたジェネリック医薬品は厚生労働省の委嘱により，2008年から国立医薬品食品衛生研究所などの公的機関が試験を行っている．ジェネリック医薬品の錠剤や注射薬では多くの検討が行われ，(独)医薬品医療機器総合機構(PMDA)ホームページに「ジェネリック医薬品品質情報検討会」として評価結果が公表されている．しかし，外用薬に関しては問題が指摘された論文や学会報告の収集は行っているものの，再評価は行われていない．2012年2月のジェネリック医薬品品質情報検討会において，「ケトプロフェンテープ」に関して国立医薬品食品衛生研究所が背景を調査し，対応することが議事録に明記されているが，現在までに結果は公表されていない．そのため現時点では問題が指摘されている外用剤では切り替えに注意を要する．

収集されたジェネリック外用薬で問題が指摘された件数はケトプロフェンテープが11件と最も多く，次いでステロイド外用剤やラタノプロスト点眼液が7件である．ヘパリン類似物質含有製剤，ツロブテロールテープ，リドカインテープも複数の指摘がある．外用薬は再評価を一切行っていないため，臨床現場では先発医薬品を最初に使用し，その後ジェネリック外用薬に切り替えることで先発医薬品との効果および副作用の違いを確認することが大切である．

（大谷道輝）

●文 献

1) Tsai J : Content and transdermal delivery of clobetasol 17- propionate from commercial creams and ointments. *J Food Drug Anal*, **10** : 7-12, 2002.
2) 大谷道輝，松元美香，山村喜一ほか：基剤中に溶解している主薬濃度および皮膚透過性を指標としたステロイド外用薬の先発および後発医薬品の同等性評価．日皮会誌，**121**：2257-2264，2011．
3) 野澤 茜，大谷道輝，松元美香ほか：ヘパリン類似物質含有製剤の先発医薬品と後発医薬品の評価．日皮会誌，**122**：371-373，2012．
4) 大谷道輝，野澤 茜，大谷真理子ほか：10%尿素製剤の先発医薬品と後発医薬品におけるヒトでの保湿効果の検討．日皮会誌，**123**：2263-2267，2013．

TOPICS

7 好酸球性膿疱性毛包炎—日本の現状は？

● 好酸球性膿疱性毛包炎とは

　好酸球性膿疱性毛包炎（eosinophilic pustular folliculitis；EPF）は，1970年に太藤重夫博士（1917～2013年）が提唱した疾患概念である[1)2)]．主に顔面に出現し，強い瘙痒を伴う．毛包一致性丘疹ないし無菌性膿疱が，環状に配列しつつ，遠心性に拡大する局面を形成し（図1-a），病理学的には毛包脂腺系への稠密な好酸球主体の細胞浸潤で特徴づけられる[3)]．しばしばステロイド治療に抵抗するが，インドメタシンの内服が奏効する．白癬・痤瘡・酒皶などのありふれた疾患や菌状息肉症との鑑別を要する（図1-b）．

　EPFは，①明らかな基礎疾患を伴わない古典型（いわゆる太藤病），②免疫抑制状態と関連する免疫抑制関連（immunosuppression-associated；IS）型，③乳幼児に発症する小児型，の3型に分類されている（表1）．日本人症例の大部分は古典型である（図2-a，b）[4)5)]．

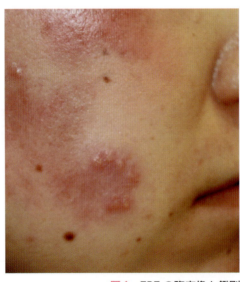

<鑑別疾患>
白癬
疥癬・毛包虫
尋常性痤瘡
酒皶
LMDF*
細菌性毛包炎
PPP**
虫刺症
脂漏性湿疹
菌状息肉症

*顔面播種状粟粒性狼瘡
**掌蹠膿疱症

a|b

図1　EPFの臨床像と鑑別疾患
a：無菌性膿疱が環状に配列する局面を形成し，遠心性に拡大する．本写真では明らかでないが，一定の大きさになった局面は色素沈着を残して消褪傾向を示す（中心治癒傾向）．
b：EPFの鑑別疾患を記した．EPFが掌蹠に限局した場合は，臨床像だけでは鑑別は困難である．

表1　EPFの分類

分類	古典型 classic type	免疫抑制関連型 immunosuppression associated (IS) type	小児型 infancy associated type
基礎疾患	なし	HIV感染（IS/HIV） その他（IS/non-HIV） IRIS*の存在	なし
発疹分布	顔面（88％），体幹（40％）， 四肢（26％），掌蹠（18％）， 頭皮（11％）	顔面（67％），体幹（61％）， 四肢（11％），頭皮（17％）	頭皮（50〜100％）
臨床所見	無菌性膿疱 遠心性拡大 環状配列 中心治癒傾向 色素沈着	孤立性膿疱 多様な局面形成 （浮腫性・蕁麻疹様）	孤立性膿疱 間歇性再発
病理組織	毛包漏斗部海綿状変化 毛包・脂腺系好酸球への浸潤	古典型に同じ	定見なし
治療戦略	インドメタシン内服・外用 タクロリムス外用 抗生剤内服 紫外線	基礎疾患の治療 古典型に準じた対症療法 ステロイド外用 紫外線	マクロライド系内服 経過観察

*IRIS（免疫再構築症候群：immune reconstitution inflammatory syndrome）

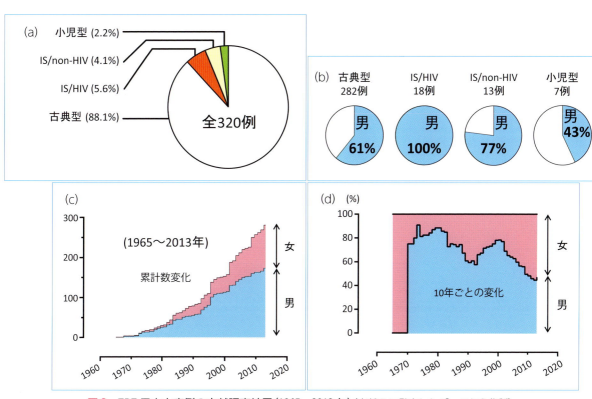

図2　EPF日本人症例の文献調査結果（1965〜2013年）（文献5に発表したデータから作製）
a：1965〜2013年に医中誌またはPubMedに記載された日本人症例は320例であった．古典型が88.1％，HIV感染を伴った免疫抑制関連型（IS/HIV）が5.6％，それ以外の免疫抑制関連型（IS/non-HIV）が4.1％，小児型が2.2％を占めていた．
b：各型の実数と男性比を示す．
c：古典型の男女の累計数を示す．太藤による最初の1例は1965年に発表された女性であった．2013年末で計282例を数えた．
d：古典型男女比の10年単位ごとの変化を示す．2000年以降，文献上の古典型男女比が1：1に近づいていく様子がわかる．

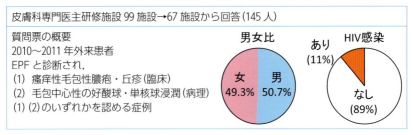

図3 国内疫学調査(2010〜2011年)の概要(文献7より)
EPFと診断され，左図の質問票の(1)(2)のいずれかを認めた145人のEPF患者が確認された．男女比は50.7%対49.3%で，HIV感染者は11.0%であった．

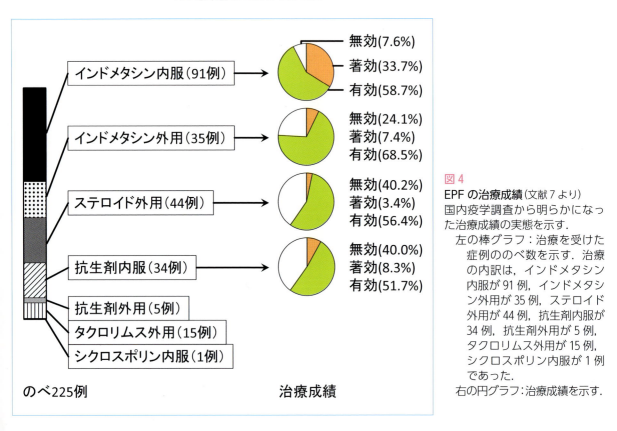

図4
EPFの治療成績(文献7より)
国内疫学調査から明らかになった治療成績の実態を示す．
　左の棒グラフ：治療を受けた症例ののべ数を示す．治療の内訳は，インドメタシン内服が91例，インドメタシン外用が35例，ステロイド外用が44例，抗生剤内服が34例，抗生剤外用が5例，タクロリムス外用が15例，シクロスポリン内服が1例であった．
　右の円グラフ：治療成績を示す．

●文献からみた国内EPFの傾向

　古典型EPFは男性に多いといわれてきた．しかし1965〜2013年に発表された文献を網羅的に調査したところ，2000年以降女性症例数が増加し(図2-c)，特に10年間隔で計算すると2013年の時点で男性比はほぼ50%であった(図2-d)(難治性疾患克服研究事業/好酸球性膿疱性毛包炎の病態解明と新病型分類の提言班会議：代表 宮地良樹，以下，EPF班会議による調査)[5]．また北海道大学皮膚科学外来で，1993〜2011年にEPFと診断された19例はすべて古典型で，男女比は10：9だった[6]．女性患者が増加しつつあるのか，皮膚科医が見いだす機会が増えたのかは不明である．

●国内EPFの現状

　EPF班会議により実施された全国規模疫学調査から現状が明らかになった[7]．調査は，日本皮膚科学会認定皮膚科専門医主研修施設(以下，主施設)に質問票を郵送して行われた．全99施設中，回答のあった67施設(67.7%)に，2010〜2011年に合計145人のEPF患者が通院していた(図3)．

患者平均年齢は45.3歳，50.7%が男性だった．11.0%はHIV感染者だった．男性比は文献情報から計算した直近10年間の比率と一致した（図2-d）[5]．

治療実態も調査された（図4）．患者145人中の62.8%（91例）がインドメタシンの内服（92.4%有効以上，33.7%著効），24.1%（35例）がインドメタシンの外用（75.9%有効以上，7.4%著効），30.3%（44例）がステロイドの外用（59.7%有効以上，3.4%著効），23.4%（34例）が抗生剤内服（60.0%有効以上，8.3%著効），3.5%（5例）が抗生剤外用，10.3%（15例）がタクロリムス外用，0.7%（1例）がシクロスポリン内服で治療されていた．

● まとめ

EPF班会議による文献調査・疫学調査から，近年のEPFの男女比は1:1であることが明らかになった．難治性の膿疱・丘疹性疾患を認めた場合は，男女問わずEPFも鑑別し，HIV感染の有無を検索すべきだろう．

EPFの病態はまだ謎に包まれている．Th2型免疫変調の存在が察せられるが，それだけではインドメタシンの奏効性，プロスタグランジンD_2/PPARγの介在性，病変の中心が毛包漏斗部であることは説明できない[8)~10)]．HIVや末梢血幹細胞移植後などに好発することから，免疫再構築症候群との関連も示唆されるが，古典型では好酸球増多以外に明らかな免疫異常はない[4)5)]．今後もEPF症例の蓄積と病態研究の継続が必要である．

（野村尚史）

● 文 献

1) Ise S, Ofuji S：Subcorneal pustular dermatosis, A follicular variant？ Arch Dermatol, **92**：169-171, 1965.
2) Ofuji S, Ogino A, Horio T, et al：Eosinophilic pustular folliculitis. Acta Derm Venereol, **50**(3)：195-203, 1970.
3) 宮地良樹：好酸球性膿疱性毛包炎．最新皮膚科学大系6巻，1版（玉置邦彦ほか編），中山書店，pp. 244-249，2002.
4) Katoh M, Nomura T, Miyachi Y, et al：Eosinophilic pustular folliculitis：a review of the Japanese published works. J Dermatol, **40**(1)：15-20, 2013.
5) Nomura T, Katoh M, Yamamoto Y, et al：Eosinophilic pustular folliculitis：the transition in sex differences and interracial characteristics between 1965 and 2013. J Dermatol, **42**(4)：343-352, 2015.
6) 中里信一, 藤田靖幸, 濱出洋平ほか：若年女性の好酸球性膿疱性毛包炎の1例と当科19例の検討．皮膚臨床, **56**(3)：341-344, 2014.
7) Yamamoto Y, Nomura T, Kabashima K, et al：Clinical epidemiology of eosinophilic pustular folliculitis：results from a nationwide survey in Japan. Dermatology, **230**(1)：87-92, 2015.
8) Satoh T, Shimura C, Miyagishi C, et al：Indomethacin-induced reduction in CRTH2 in eosinophilic pustular folliculitis (Ofuji's disease)：a proposed mechanism of action. Acta Derm Venereol, **90**(1)：18-22, 2010.
9) Nakahigashi K, Doi H, Otsuka A, et al：PGD_2 induces eotaxin-3 via PPARgamma from sebocytes：a possible pathogenesis of eosinophilic pustular folliculitis. J Allergy Clin Immunol, **129**(2)：536-543, 2012.
10) 野村尚史, 山本洋介, 松村由美ほか：好酸球性膿疱性毛包炎．皮膚臨床, **56**(3)：303-311, 2014.

TOPICS

8　足底メラノーマは汗腺由来？

　メラノーマ(悪性黒色腫)は悪性度の高い色素細胞系譜の悪性腫瘍であり[1]，非白色人種では特に無毛部である掌蹠(手掌，足底)にメラノーマが多く発生する．掌蹠の早期メラノーマでは，病理組織でエクリン汗腺近傍の表皮にメラノーマ細胞が認められ，ダーモスコピーでは"parallel ridge pattern"と呼ばれる診断に有用な特徴的パターンを示すことが知られており(図1)[2～5]，その特異度は99％にも及ぶ[5]．

　有毛部では，毛包のバルジ領域に色素幹細胞が存在し同領域がニッチとなっており[6,7]，毛包色素幹細胞は，①未熟(immature)で，②slow-cyclingな状態で存在し，③ゲノムストレスを受けると子孫細胞を分化させ表皮に供給することが明らかとなっていた[7]．

　掌蹠のような無毛部における色素幹細胞(前駆細胞)はこれまでに特定されていなかったが，2014年，汗腺分泌部に前述の幹細胞の①～③の性質を持つ色素細胞系譜の細胞が存在することが証明された[8]．これにより，掌蹠無毛部では汗腺分泌部に色素幹細胞が局在し同領域がニッチとなっていることがわかった．掌蹠の汗腺の発生過程をたどると，胎生期に汗腺の成長に伴いGFP陽性細胞が表皮から後に分泌部となる汗腺尖端まで下行し，最終的に分泌部となる部位にとどまる様子が観察される(図2)[8]．

　2015年にはヒトでも調べられ，胎生期に足蹠に色素細胞マーカーであるgp100に陽性細胞が存在し，汗腺の成長に伴い汗腺尖端まで下行することが報告されている[9]．成人においても掌蹠皮膚の汗腺分泌部に色素細胞マーカーあるMART1免疫染色に陽性の細胞を認め，マウスの色素幹細

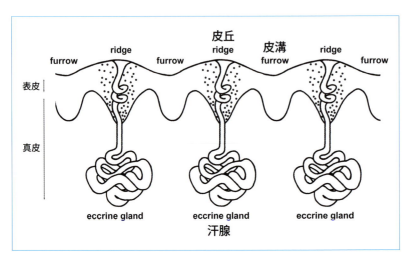

図1
Parallel ridge patternの模式図

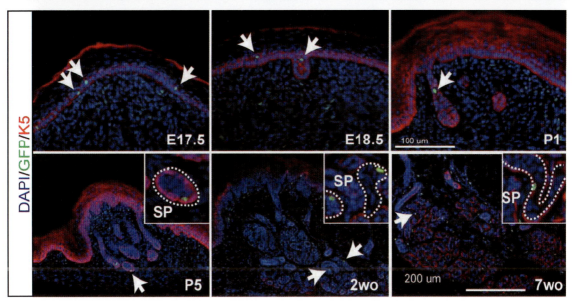

図2 マウスにおける胎生期から成体期の汗腺の発達と色素系譜細胞の局在（文献8より引用）
矢印：色素細胞系譜細胞
SP：汗腺分泌部（secretory portion），E：embryonic day，P：postnatal day，wo：weeks old

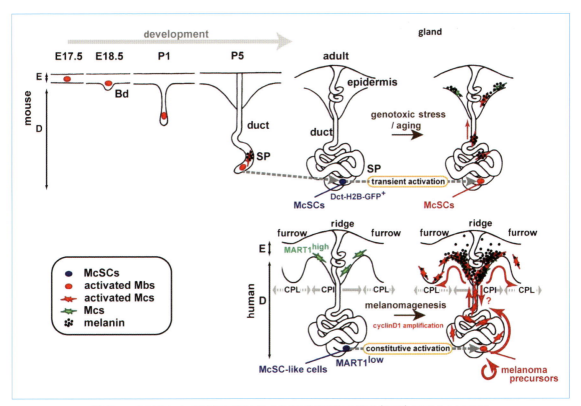

図3 マウスとヒトの汗腺を取り巻く色素系譜細胞の挙動（仮説）（文献8より引用）
McSCs：色素幹細胞（melanocyte stem cells），Mbs：色素芽細胞（melanoblasts），Mcs：色素細胞（melanocytes），CPI：crista profunda intermedia，CPL：crista profunda limitans，E：表皮（epidermis），D：真皮（dermis），Bd：epidermal budding，SP：分泌部（secretory portion）

胞に類似する細胞であると考えられている[8]．

メラノーマサンプルでの検証では，病変と病変領域内の特定の汗腺分泌部とその汗管にMART1陽性細胞を多数認め，また，掌蹠メラノーマ細胞の23.8〜44.4％にみられると報告されているcyclin D1遺伝子の増幅の解析では，病変部の特定の汗腺にのみ分泌部から汗管と表皮に連続的にcyclin D1増幅細胞がみられ，分泌部よりも表皮に分布する細胞のほうが高度に増幅されていることが報告されている[8]．これらのことから，ヒトの汗腺分泌部にメラノーマ前駆細胞が分布し，汗管を通じてメラニン顆粒をもつ成熟したメラノーマ細胞を表皮へ供給しうると考えられる(図3)．

以上より，臨床の初期の掌蹠メラノーマの診断・治療において汗腺分泌部の腫瘍細胞の評価は重要なポイントであろう．

（岡本奈都子）

● 文　献

1) Garbe C, Eigentler TK, Keilholz U, et al：Systematic review of medical treatment in melanoma：current status and future prospects. *The Oncologist*, **16**：5-24, 2011.
2) Oguchi S, Saida T, Koganehira Y, et al：Characteristic epiluminescent microscopic features of early malignant melanoma on glabrous skin：A videomicroscopic analysis. *Arch Dermatol*, **134**：563-568, 1998.
3) Saida T：Morphological and molecular uniqueness of acral melanoma. *Expert Rev Dermatol*, **2**：125-131, 2007.
4) Saida T, Koga H, Uhara H：Key points in dermoscopic differentiation between early acral melanoma and acral nevus. *J Dermatol*, **38**：25-34, 2011.
5) Saida T, Miyazaki A, Oguchi S, et al：Significance of dermoscopic patterns in detecting malignant melanoma on acral volar skin：results of a multicenter study in Japan. *Arch Dermatol*, **140**：1233-1238, 2004.
6) Nishimura EK, Granter SR, Fisher DE：Mechanisms of hair graying：incomplete melanocyte stem cell maintenance in the niche. *Science*, **307**：720-724, 2005.
7) Nishimura EK, Jordan SA, Oshima H, et al：Dominant role of the niche in melanocyte stem-cell fate determination. *Nature*, **416**：854-860, 2002.
8) Okamoto N, Aoto T, Uhara H, et al：A melanocyte-melanoma precursor niche in sweat glands of volar skin. *Pigment Cell Melanoma Res*, **27**：1039-1050, 2014.
9) Nakamura M, Fukunaga-Kalabis M, Yamaguchi Y, et al：Site-specific migration of human fetal melanocytes in volar skin. *J Dermatol Sci*, **78**：143-148, 2015.

TOPICS

9 がん性皮膚潰瘍臭改善薬 —メトロニダゾールゲル

● がん性皮膚潰瘍とは

がん性皮膚潰瘍とは，腫瘍の皮膚への浸潤や転移により起こる潰瘍病変である．その頻度は，過去の疫学調査によれば乳がん，頭頸部がん，食道がんなどでみられ，特に乳がんに高く，乳がん患者の約5〜10％といわれている．がん性皮膚潰瘍は，その外観，多量の滲出液，痛み，出血のみならず強い不快な臭い（がん性皮膚潰瘍臭）により，肉体的，精神的苦痛を強いられる．その原因には，潰瘍病変における嫌気性菌の感染，ならびにがん病巣の壊死過程における代謝産物である脂肪酸類が関与していると考えられる．不快な臭いが伴う場合には，患者の自尊心を低下させ，社会的孤立感を招き，quality of life（QOL）を著しく低下させる危険性がある．さらに，家族や医療関係者にとっても，臭いによって患者とのコミュニケーションを煩わしく感じる恐れがあるため，深刻な問題である（図1）[1)2)]．

● がん性皮膚潰瘍の症状とそのケアマネジメント

がん性皮膚潰瘍の症状に対するケアの目標は，患者の全人的な苦痛を改善するために，創傷の症状コントロールを図り，患者QOLを向上させることが目標である（図2）．そのためには，がん性皮膚潰瘍の早期発見と発生時における創部の継続的なケアマネジメントが必要である[3)]．

1．Pain（痛み）& Itch（痒み）の軽減

創部の疼痛に対しては，痛みの状態に応じて非

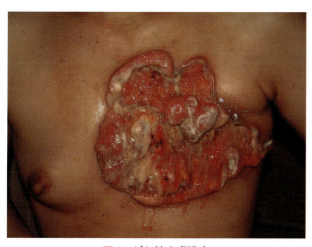

図1　がん性皮膚潰瘍

症状を緩和しつつ、良好なQOLを保つ

- Pain（痛み）& Itch（痒み）の軽減
- Bleeding（出血）の軽減
- Exudate（滲出液）の軽減
- Odor（悪臭）の軽減
- Psychological distress（精神的苦痛）の緩和

図2　がん性皮膚潰瘍の治療目標

図3　ロゼックス®ゲル0.75%の使い方（文献6より）

ステロイド性抗炎症薬（NSAIDs）やオピオイド製剤の全身投与が効果的である．痒みに対しては，プロスタグランジンのような炎症関連物質によって起こるといわれ，非ステロイド性抗炎症薬が有効であるとの報告もあるが，創部を清潔に保つことととともに，ドレッシング材の適切な選択を行うことが大切である．

2．Bleeding（出血）の軽減

創部の出血に対しては，非固着性ガーゼや非粘着性ドレッシング材やアルギン酸塩ドレッシング材を適応する．また，1,000倍希釈のエピネフリン液で圧迫止血を行うと効果がみられる場合もある．

3．Exudate（滲出液）の軽減

滲出液に対しては，非固着性ガーゼや非粘着性ドレッシング材などのドレッシング材を滲出液の量に応じて用いることで滲出液の漏れを防ぐとともに，臭気の軽減にもつながる．滲出液が多い場合は，ドレッシング材に加えて，その上から高吸収ポリマーを含む高吸収外科用あてパッドを覆う．

4．Odor（悪臭）の軽減

がん性皮膚潰瘍臭に対しては，創部を十分に洗浄し清潔に保つことに加え，臭いの原因である創部の嫌気性菌をターゲットにしたメトロニダゾール外用剤（ゲル）が有効である．

5．Psychological distress（精神的苦痛）の緩和

精神的なケアとして，ボディイメージの変容は患者にとって精神的なダメージや羞恥心や周囲とのコミュニケーション障害を起こしやすいので，精神面を含めたケアが重要である．

●がん性皮膚潰瘍臭改善薬　—メトロニダゾールゲル

がん性皮膚潰瘍臭の治療については，世界保健機構（WHO）や米国臨床腫瘍学会（ASCO）のガイドラインでもメトロニダゾール外用剤が推奨されていたが，これまで本邦では承認されておらず病院薬局製剤として患者に適応していた．しかし，2014年12月に国内初の「がん性皮膚潰瘍部位の殺菌・臭気の軽減」の効能・効果で，メトロニダゾールゲル（ロゼックス®ゲル0.75%）が承認された．

ロゼックス®ゲル0.75%の臨床試験では，がん性皮膚潰瘍をもつ乳がん患者21名に対して1日

1〜2回,14日間ロゼックス®ゲルを塗布したことにより,21例中20例(95.2%)の患者で「においの改善」が認められた.患者のQOLの全般改善度は,14日間塗布により21例中15例(71.4%)で著明改善または改善と評価され,がん性皮膚潰瘍臭の軽減効果に対する満足度,有用性が示された.しかしながら,21例中2例(9.5%)に潰瘍部位からの出血の副作用が認められた.この原因はガーゼ交換の際,無理に剥がしてしまったことに起因していると考えられている[4].このことは,添付文書の使用上の注意でも注意喚起されており,ロゼックス®ゲル0.75%を使用する患者に対しては,「患者さま用ガイド ロゼックス®ゲル0.75%を使用される方へ」を用いて患者に十分説明すべきである(図3)[5,6].

本邦においてロゼックス®ゲル0.75%が承認されたことによって,がん性皮膚潰瘍臭によりQOLが損なわれている患者およびその家族のQOLの改善が期待される.

(渡部一宏)

● 文 献

1) The World Health Organization (WHO): Symptom Relief in Terminal Illness, pp. 88-98, 1998.
2) American Society of Clinical Oncology (ASCO): Optimizing Cancer Care-The Importance of Symptom Management: ASCO Curriculum, Kendall Hunt Pub Co, 2001.
3) Robert Twycross: トワイクロス先生のがん患者の症状マネジメント(武田文和監訳), 医学書院, pp. 337-380, 2003.
4) Watanabe K, Shimo A, Tsugawa K, et al: Safe and effective deodorization of malodorous fungating tumors using topical metronidazole 0.75% gel(GK567): a multicenter, open-label, phase III study (RDT. 07. SRE. 27013). *Supportive Care in Cancer*, 2015. (in press)
5) 渡部一宏:適応拡大クローズアップ メトロニダゾールゲル(商品名:ロゼックスゲル0.75%). 月刊薬事, **57**: 759-761, 2015.
6) ガルデルマ株式会社:患者さま用ガイド ロゼックス®ゲル0.75%を使用される方へ. ロゼックス®ゲル0.75% 添付文書(渡部一宏監修), 第2版, 2015.

索 引

欧文

A
α-Gal ……………………………… 168
A 型ボツリヌス毒素療法 ………… 228

B
basal cell carcinoma ……………… 50
BPO ………………………………… 2, 208

C
CA-MRSA ………………………… 235
café au lait spot ………………… 331
CASPAR …………………………… 305
congenital speckled lentiginous nevus
 ……………………………………… 333
cytokine polymorphisms ………… 313

D
DAMPs …………………………… 311
dermatophytoma ………………… 9
DESIGN-R ………………………… 230

E
EGFR 阻害薬 ……………………… 219
eosinophilic pustular folliculitis … 366
EPF ………………………… 366, 368

F
field cancerization ……………… 162
field therapy ……………………… 162
finger tip unit …………………… 131
furrow ink test …………………… 45

G
Gutter 法 …………………………… 217

H
HA-MRSA ………………………… 235
hemangioma-derived stem cell … 345
hemangioma-derived pericyte … 345
Henoch-Schönlein 紫斑病 ……… 240
HIV ………………………………… 369
HPV ……………………………… 198

human papillomavirus …………… 198
Hutchinson 徴候 ………………… 339

I
iC3b ………………………………… 83
IgA 血管炎 ………………………… 240
IgG 4 関連疾患 …………………… 360
infantile hemangioma …………… 344
inverse agonist …………………… 116
ipilimumab ……………………… 28
IVIg ………………………………… 87

J
JAK 阻害剤 ……………………… 278

K
Kerydin® …………………………… 13

L
Latisse® …………………………… 35
LF-QSYL 治療 …………………… 288
Loceryl® ………………………… 12
longitudinal spike ………………… 9
low fluence Q-switched Nd：
 YAG laser 治療 ……………… 288

M
Mac-1 ……………………………… 83
Moll & Wright …………………… 305
MSSA ……………………………… 235
MTX ……………………………… 352

N
NAPSI ……………………………… 146
NERDS …………………………… 231
nevus spilus ……………………… 331
nivolumab ………………………… 24
NSAIDs …………………………… 136

O
Oka 株 …………………………… 354

P
P. acnes …………………………… 2

palpable purpura ………………… 240
PAMPs …………………………… 311
parallel ridge pattern …………… 370
PD-1/PD-L1 経路 ………………… 23
PDT ……………………………… 199
pencil-in-cup …………………… 305
Penlac® …………………………… 12
photodynamic therapy ………… 199
propranolol ……………………… 344
PRRs ……………………………… 311
pull test …………………………… 192

Q
Q スイッチルビーレーザー …… 335

R
renin angiotensin system ……… 345

S
S. aureus ………………………… 235
seborrheic keratosis …………… 48
SERPINB7 ……………………… 315
soft corn ………………………… 248
superficial white onychomycosis … 9
SWO ……………………………… 9

W
wait and see policy ……………… 344

Z
ZAP ……………………………… 135

和文

あ

悪循環 129
悪性黒色腫 370
足白癬 104, 108
アジュバント 355
汗 262
汗アレルギー 263
アセトアミノフェン 136
アゼライン酸 212
アダパレン 3, 207
アタマジラミ症 30
アダリムマブ 92
圧迫療法 299
アドヒアランス 129, 204
アトピー性皮膚炎 123, 267, 276
アフェレシス 85
アモロルフィン 12
アルギン酸 231
アレルギー性接触皮膚炎 310
アレルギーマーチ 267
アロディニア 136

い

1 mm ミニグラフト 178
イミキモド 162
医療面接 160
インターフェロン-γ 325
インドメタシン 366
インバース・アゴニスト 122
インフリキシマブ 92

う

ウステキヌマブ 93
運動 265

え

疫学調査 322
エキシマライト 74
エクリン汗腺 263
エフィナコナゾール 9
塩化アルミニウム液外用療法 225
円形脱毛症 58, 190

炎症性皮疹 208

お

オープンテスト 70

か

疥癬 29
疥癬トンネル 52
開放型質問 133
外用抗真菌薬 104
角化型疥癬 32
角栓 284
角層水分量 284
過酸化ベンゾイル 2
下腿潰瘍 299
学校保健 209
活性型ビタミン D_3 16
活性型ビタミン D_3 外用 178
化膿性肉芽腫 220
カフェオレ斑 331
カモフラージュ療法 178
顆粒球吸着療法 80
カルシポトリオール水和物 16
カレイ魚卵 168
寛解維持療法 125
眼合併症 339
眼瞼色素過剰 38
がん性皮膚潰瘍 373
がん性皮膚潰瘍臭 374
乾癬 74, 92
汗腺 370
陥入爪 217
肝斑 287
眼皮膚白皮症 358
がん免疫逃避機構 23

き

基剤 104
基底細胞癌 48, 327
逆作動説 116
吸引植皮 178
休止期脱毛 193
牛肉アレルギー 168
鏡検 108

局所免疫療法 196
菌状息肉症 321
金属アレルギー 68

く

グルタルアルデヒド 188, 200
クレナフィン 9

け

鶏眼 247
経口抗真菌薬 104
形質細胞 360
経皮感作 268
ケブネル現象 184
ケリージン® 13
牽引試験 192
健康信念モデル 130
剣創状強皮症 292

こ

抗 CTLA-4 抗体 28
高 γ グロブリン血症 361
抗 PD-1 抗体 24
抗菌ペプチド 264, 311
好酸球性膿疱性毛包炎 366
格子様パターン 42
光線力学治療法 199
公知申請 351
好中球性皮膚症 80
抗ヒスタミン薬 118
黒色三角 53
コミュニケーションスキル 129
混合調剤 17

さ

細線維状パターン 42
在宅光線療法 75
サブユニットワクチン 355
サリチル酸 188
三環系抗うつ薬 138
三叉神経 339

し

ジェネリック医薬品品質情報検討会 ･･････････････････････････････ 365
ジェネリック外用薬･･････････････ 363
紫外線照射････････････････････ 322
紫外線療法････････････････････ 178
色素幹細胞････････････････････ 370
シクロスポリン･･････････････････ 294
シクロピロクス････････････････････ 12
刺激性皮膚炎･･････････････････ 104
自己効力感････････････････････ 133
指趾炎････････････････････････ 306
脂腺母斑･･････････････････････ 327
自然免疫･･････････････････････ 310
紫斑病性腎炎･･････････････････ 242
ジャパニーズスタンダードアレルゲン ･･････････････････････････････ 64
シャルコー足･･････････････････ 247
シャワー･･････････････････････ 265
重症度分類････････････････････ 159
酒皶･･････････････････････････ 211
硝酸銀････････････････････････ 188
掌蹠角化症････････････････････ 315
掌蹠多汗症････････････････････ 224
掌蹠膿疱症･････････････････････ 76
静脈性潰瘍････････････････････ 299
睫毛貧毛症･････････････････････ 34
褥瘡･･････････････････････････ 256
食物アレルギー････････････････ 267
女性型脱毛症･･･････････････････ 58
脂漏性角化症･･･････････････････ 48
侵害受容性疼痛････････････････ 135
神経障害性疼痛････････････････ 135
人工爪法･･････････････････････ 217
尋常性乾癬･････････････････････ 16
尋常性痤瘡･･････････････････ 3, 204
尋常性白斑････････････････････ 178
診断･･････････････････････････ 108
浸軟･･････････････････････････ 104
蕁麻疹････････････････････････ 118

す

水道水イオントフォレーシス療法 227

水痘・帯状疱疹ウイルス･･･････････ 339
水痘生ワクチン････････････････ 354
スキンケア･･････････････････ 160, 267
ステロイド･････････････････････ 108
ステロイドパルス療法･････････････ 190

せ

生活指導･･････････････････････ 291
正常微生物叢･･････････････････ 262
生物学的製剤･･･････････････････ 92
セツキシマブ･･････････････････ 168
接触皮膚炎･････････････････････ 64
接触免疫療法･･････････････････ 201

そ

創固定････････････････････････ 260
爪床乾癬･･････････････････････ 145
創の変形･･････････････････････ 257
爪母乾癬･･････････････････････ 145
増量療法･･････････････････････ 112
足底装具･･････････････････････ 161
足底疣贅･･････････････････････ 198
そら豆パターン･････････････････ 46

た

ターゲット型エキシマライト･････････ 74
ダーモスコピー･･････････････････ 48
体位変換･･････････････････････ 256
体外循環療法･･･････････････････ 80
帯状疱疹･･････････････････････ 339
帯状疱疹関連痛････････････････ 135
帯状疱疹生ワクチン･････････････ 355
耐性菌････････････････････････ 237
大量γグロブリン療法･････････････ 87
タバボロール･･･････････････････ 13
男性型脱毛症･･･････････････････ 58
弾性ストッキング･･･････････････ 299
弾性包帯･･････････････････････ 301
弾性ワイヤー法････････････････ 217

ち

治療のゴール･･････････････････ 130

つ

爪乾癬････････････････････････ 143
爪扁平苔癬････････････････････ 146

て

手足症候群････････････････････ 157
デスモグレイン抗体･･････････････ 88
テトラサイクリン･･･････････････ 211
伝染性軟属腫･･････････････････ 183
伝染性膿痂疹･･････････････････ 235
天然保湿因子･･････････････････ 276
天疱瘡･････････････････････････ 87

と

糖尿病････････････････････････ 247
ドキシサイクリン･･･････････････ 214
特発性蕁麻疹･･････････････････ 113
ドップラー聴診････････････････ 299
ドボベット®軟膏･････････････････ 16
トラコーマ鑷子････････････････ 183
トラネキサム酸内服･････････････ 290
トラムセット®･････････････････ 137
トリコスコピー･･････････････････ 58
トリコチロマニア･･････････････ 58, 193

な

長島型掌蹠角化症･･････････････ 315
ナローバンドUVB･･････････････････ 74
軟膏･････････････････････････ 104

に

ニキビ････････････････････････ 204
二次性腫瘍････････････････････ 327
ニッケル･･･････････････････････ 67
日光角化症････････････････････ 162
日本紅斑熱････････････････････ 168
乳児血管腫････････････････････ 344
乳児血管腫pericyte･････････････ 345
乳児血管腫幹細胞･･････････････ 345
入浴･････････････････････････ 265
尿蛋白････････････････････････ 243

の

ノイロトロピン®……………………… 140
膿疱性乾癬…………………………… 81
ノーマルフローラ…………………… 262

は

配合薬………………………………… 16
ハイドロコロイド…………………… 232
ハイドロファイバー®………………… 231
白癬菌………………………………… 108
白斑…………………………………… 76
発汗…………………………………… 262
発汗テスト…………………………… 319
発汗量………………………………… 281
パッチテスト………………………… 64
パッチテストパネル®(S)…………… 64
パラフェニレンジアミン…………… 68
瘢痕性脱毛症………………………… 58

ひ

皮丘点状パターン…………………… 47
皮丘平行パターン…………………… 42
皮溝平行パターン…………………… 42
皮脂…………………………………… 262
ヒゼンダニ……………………… 30, 52
非鎮静性抗ヒスタミンH_1薬……… 112
ヒト乳頭腫ウイルス………………… 198
美白化粧品…………………………… 151
皮膚色の違い………………………… 357
皮膚バリア障害………………… 267, 313
皮膚リンパ腫………………………… 321
ビマトプロスト……………………… 34
表在性白色爪真菌症………………… 9
ピレスロイド………………………… 30

ふ

フィールド療法……………………… 162
フィラグリン…………………… 269, 275
フェノトリン………………………… 29
不感蒸泄……………………………… 265
副腎皮質ステロイド………………… 16
副腎皮質ステロイド薬……………… 243
付着部炎……………………………… 305
プレガバリン………………………… 137
プロアクティブ療法………………… 123
プロプラノロール…………………… 344
プロプラノロール内服療法………… 344
分子標的薬…………………………… 157

へ

閉鎖型質問…………………………… 133
ベタメタゾンジプロピオン酸エステル
　……………………………………… 16
ヘパリン類似物質含有クリーム… 281
ペルメトリン………………………… 30
偏光…………………………………… 54
胼胝…………………………………… 247
扁平母斑……………………………… 331
ペンラック®…………………………… 12

ほ

防腐剤………………………………… 68
保湿剤………………………………… 281
保存的治療…………………………… 290
ポリウレタンフィルム……………… 232
ポリウレタンフォーム……………… 233
ボリノスタット……………………… 325

ま

巻き爪………………………………… 217
マダニ………………………………… 168
マラセチア…………………………… 263
マルチキナーゼ阻害薬……………… 157
慢性蕁麻疹…………………………… 113

み

ミゾリビン…………………………… 245

密封療法……………………………… 225

め

メトトレキサート…………………… 352
メトロニダゾール…………… 212, 374
メラニンインデックス……………… 358
メラニン合成………………………… 357
メラニン生成抑制物質……………… 150
メラノーマ…………………………… 370
メレダ病……………………………… 315
免疫チェックポイント阻害薬……… 23
免疫抑制……………………………… 366

も

毛芽腫………………………………… 327
毛包虫………………………………… 211
モガムリズマブ……………………… 325

や

薬剤感受性…………………………… 236
薬剤耐性菌…………………………… 2

よ

痒疹…………………………………… 281
ヨクイニン…………………… 189, 202

り

リアクティブ療法…………………… 123
リドカインテープ…………………… 184
臨床像………………………………… 108

れ

レーザートーニング………………… 289

ろ

ロセリル®……………………………… 12
ロドデノール誘発性脱色素斑……… 150

そこが知りたい
達人が伝授する日常皮膚診療の極意と裏ワザ

2016年5月20日　第1版第1刷発行（検印省略）

編者　宮地良樹
発行者　末定広光
発行所　株式会社 全日本病院出版会
東京都文京区本郷3丁目16番4号7階
郵便番号 113-0033　電話 (03) 5689-5989
FAX (03) 5689-8030
郵便振替口座　00160-9-58753
印刷・製本　三報社印刷株式会社

©ZEN-NIHONBYOIN SHUPPAN KAI, 2016.

・本書に掲載する著作物の複製権・翻訳権・上映権・譲渡権・公衆送信権（送信可能化権を含む）は株式会社全日本病院出版会が保有します．
・JCOPY ＜(社)出版者著作権管理機構 委託出版物＞
本書の無断複写は著作権法上での例外を除き禁じられています．複写される場合は，そのつど事前に，(社)出版者著作権管理機構（電話 03-3513-6969, FAX03-3513-6979, e-mail：info@jcopy.or.jp）の許諾を得てください．
本書をスキャン，デジタルデータ化することは複製に当たり，著作権法上の例外を除き違法です．代行業者等の第三者に依頼して同行為をすることも認められておりません．

定価はカバーに表示してあります．
ISBN 978-4-86519-218-6　C3047